中医经典名著入门导读系列

《黄帝内经·灵枢》入门导读

主编◎张登本

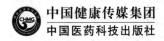
中国健康传媒集团
中国医药科技出版社

内 容 提 要

　　《灵枢》是《黄帝内经》的重要组成部分，共分九卷八十一篇，其内容除精气、阴阳五行、脏腑、病因病机、治疗原则外，重点论述了经络、腧穴、针具、刺法以及相关病证等，为经络学、腧穴学、针灸治疗学的形成和发展奠定了重要基础。

　　本书紧扣《灵枢》原文的经旨大义，分清内容的轻重主次，运用简洁明快的语言，逐篇进行了注释和语译，并结合原文的意涵予以扼要地导读，畅明其要言大意。本书可供中医院校师生，各类中医、中西医结合从业人员，以及中医药爱好者学习和研究之用。

图书在版编目（CIP）数据

《黄帝内经·灵枢》入门导读/张登本主编 . —北京：中国医药科技出版社，2024.8
（中医经典名著入门导读系列）

ISBN 978 - 7 - 5214 - 4695 - 1

Ⅰ . ①黄…　Ⅱ . ①张…　Ⅲ . ①《灵枢经》　Ⅳ . ①R221. 2

中国国家版本馆 CIP 数据核字（2024）第 110255 号

美术编辑　陈君杞
版式设计　诚达誉高

出版　**中国健康传媒集团** | 中国医药科技出版社
地址　北京市海淀区文慧园北路甲 22 号
邮编　100082
电话　发行：010 - 62227427　邮购：010 - 62236938
网址　www. cmstp. com
规格　787 × 1092mm ¹⁄₁₆
印张　31¼
字数　702 千字
版次　2024 年 8 月第 1 版
印次　2024 年 8 月第 1 次印刷
印刷　北京印刷集团有限责任公司
经销　全国各地新华书店
书号　ISBN 978 - 7 - 5214 - 4695 - 1
定价　85. 00 元

获取新书信息、投稿、为图书纠错，请扫码联系我们。

丛书编委会

总 主 编　张登本　吕志杰　孙理军

副总主编　（按姓氏笔画排序）

王晓玲　任红艳　李翠娟　宋 健　贾成文

惠 毅

编 委　（按姓氏笔画排序）

王 军　王洪玉　王素芳　王晓玲　王道军

王强虎　艾 霞　石少楠　付春爱　邢文文

巩振东　吕志杰　任红艳　刘 娟　刘 静

闫文理　闫曙光　许 霞　孙 嫘　孙玉霞

孙理军　杜怀峰　李佳赛　李绍林　李翠娟

杨 斌　杨 赫　杨忠瑶　杨宗林　宋 健

张 辉　张亚宁　张莉君　张登本　孟红茹

赵水安　贾 奇　贾成文　高 莉　黄以蓉

崔锦涛　惠 毅　雷正权　薛 婷

本书编委会

总 前 言

本套丛书之所以遴选《黄帝内经》（以下简称《内经》）等 10 部中医经典名著进行注解导读，是缘于这些论著为现代中医药学奠定了坚实的理论基础和基本的临床思维路径。这套《中医经典名著入门导读系列》包含《〈黄帝内经·素问〉入门导读》《〈黄帝内经·灵枢〉入门导读》《〈难经〉入门导读》《〈神农本草经〉入门导读》《〈伤寒论〉入门导读》《〈金匮要略〉入门导读》《〈针灸甲乙经〉入门导读》《〈中藏经〉入门导读》《〈脉经〉入门导读》《〈温病条辨〉入门导读》，可用"理、法、方、药"四字概之。

理，是指中医药学科的理论根基和知识架构，由《素问》《灵枢》和《难经》相互羽翼，共同奠定了中医药学的理论基础（包括中医药学的基本概念、基本原理、基本知识体系），并且在构建中医学理论体系时，不仅将精气－阴阳－五行－神论等中华传统文化的基因作为解释生命现象的认识方法和思维路径，而且将其直接移植于所构建的医学理论之中，渗透于中医药学的所有领域和各个层面，并与相关的生命科学知识融为一体，自此成为中医药学的文化基因并在其各个知识层面都有充分的表达和广泛的应用。如果要使中医药学科得以普及和使中医药文化知识得以传承，让广大读者能够明白中医中药之理，就必须用易懂而通俗的语言讲解《素问》《灵枢》《难经》。

法，法则、方法之谓。此处之"法"，分为治病之法和诊病之法。就治病之法而言，张仲景撰著的《伤寒杂病论》（后世分为《伤寒论》和《金匮要略》），以其所载方药予以呈现；华佗的《中藏经》载有医论 49 篇，联系脏腑生理病理分析内伤杂病的症状、脉象，辨治各脏腑疾病的虚实寒热，治疗时方剂配伍严密，重视服药方法；皇甫谧撰著的《针灸甲乙经》，将《内经》所载不足 140 穴增至 349 穴，记载了 880 余病证的治疗、配穴、针刺操作，蕴涵丰富的针刺、艾灸之法；《温病条辨》为吴瑭多年来温病学术研究和临床总结的力作，他创立了温病的三焦辨证体系，阐述风温、温毒、暑温、湿温等病证的治疗，条理分明。就诊病之法而言，王叔和撰著的《脉经》作为现存最早的脉学专著，应属于中医诊断方法的重大总结和成果，本书采撷《内经》《难经》及张仲景、华佗等有关诊病知识，搜集后汉以前的医学著作，阐述 24 种脉象，并论述了脏腑、经络、病证、治则、预后等，联系临床实际详述脉理，使脉学走向临床。

方，即方剂，是根据病情的需要将药物按照一定的规则进行组合运用。《内经》将这种把多种药物组合在一起的法则以"君臣佐使"规范之，张仲景则践行了《内经》的组方原则并将其付之于临床实践，以经典名方垂范后人如何进行组方，怎样随证遣方用药，使这些方剂至今仍作为研究方剂的典范。

药，即防治疾病的药物。《神农本草经》是最早的中药学著作，载药 365 种，首次遵循《内经》的旨意，从理论上总结出了药物的四气五味、主治功效、七情合和，其中虽然未明言药物的升降浮沉，但在其记述药物主治功效中深刻地蕴涵着这一命题。毫无争议地说，《神农本草经》是中药学科的发端和源头。虽然其中的义理并不深奥，但古人以写实的方法记录了应用药物所治病证及其功效，文字晦涩，不注不译不讲解，今人难以通晓明白，广大民众更会因其神秘而感到困惑。

方和药物是用来治病的，理论和治法是指导人们如何将药物组成有效方剂而对临证所见各种病证施加干预的，而《伤寒论》《金匮要略》《中藏经》以及清代《温病条辨》就是践行中医理论，运用《神农本草经》及其开创的中药学传载的诸种药物于临床治疗活动的具体体现。《伤寒论》和《温病条辨》所论以外感诸病的辨证施治为务，《金匮要略》《中藏经》则是以内科诸疾和妇科病证为主，从临床实践的角度阐述和发挥着《内经》《难经》及《神农本草经》所开创的中医中药学之宏伟事业。这些典籍，专业性强，义理深奥，中医中药专业人士习读尚且吃力，如果不注不译，不使其通俗易懂，那将使它们永远蒙上让广大读者难识其庐山真面目的神秘面纱，这就是我们要通俗讲解这些典籍的动因。

由于编著中医经典名著通俗解读版本是一件非常严肃而又审慎的工作，团队每个成员均勤勤勉勉，不敢有丝毫的懈怠，在选题、立题、注译、讲解各方面，历时数年，都是一丝不苟。要使全套 10 本中医经典名著的通俗讲解符合"信、达、雅"的最高境界绝非易事，整个团队顶住了重重压力，完成了这一艰巨的任务，尽管如此，仍有未尽人意之处，敬祈广大读者不吝赐教，以待再版时完善。

陕西中医药大学　张登本

2023 年 12 月 12 日

编写说明

  《黄帝内经》包括《素问》《灵枢》两部分，是我国现存最早的一部医学经典著作，也被视为中医四大经典之首。《灵枢》是《黄帝内经》的重要组成部分，共分九卷八十一篇，其内容除精气、阴阳五行、脏腑、病因病机、治疗原则外，重点论述了经络、腧穴、针具、刺法以及相关病证等，为经络学、腧穴学、针灸治疗学的形成和发展奠定了重要基础。全面继承和发扬其学术思想，进一步满足和顺应广大中医药人才成长中的读经典、做临床、跟名师、取众长之迫切诉求，是我们编著本书的初衷和动因。

  本书是《灵枢》的通俗读本，在保留原著知识体系的前提下，集标点、校勘、注释、导读于一体，力求详注、语译、通俗、精要，畅明原文的要言大义。

（一）底本、校本

  本书以明代赵府居敬堂影印本为底本，校本则为人民卫生出版社 1963 年出版的《灵枢经》横排铅印本（俗称"梅花本"）。

（二）体例

  本书正文内容编排以《灵枢》篇目为纲，并对篇名进行题解；以每篇原文中相对独立的文理、医理知识为单元，进行注释、语译和导读。南宋史崧之序照录，并予注释解析，给读者完整的版本。每单元的内容依次为原文、注释、语译、导读四部分。

1. 题解

  解释各篇命名的由来、内涵、主要学术成就，以便读者开宗明义。同时，对本书前九篇篇名后的"词缀"予以诠释。

2. 原文

  （1）照录原著文字，错讹字、异体字、俗字等径改为现行标准简化字。

  （2）原文依据问答分段：凡见"黄帝问曰"或"黄帝曰""岐伯曰"等，起行分段；问语一般自为一段。答语如果较短，自立为段；如果较长，则依内容层次分段；原文中无问答者，即以内容层次分段。

  （3）为准确地反映原文意义，本书在前人点校的基础上，依据文义，重新作了标点。

3. 注释

（1）校勘：本书采用"注释为主，校勘为从"的原则，将影响原文经义理解的"校勘"条目合并于"注释"栏下，不另设栏目。

（2）注释对象：生僻字、通假字、古今字、名词术语、疑难词语、典范的语法现象与修辞现象、译文难尽其义的词语等。

（3）注释原则

①生僻字先注音、后释义；通假字的注释为：某，通"某"；古今字的注释为：某，同"某"。

②词语的注释为先总叙其义，后分注其中的疑难字词。

③若诸家之言贴切允当者直接援引为注。

④典范的语法现象与修辞现象的注释均酌情为注。

⑤鉴于本书的通俗特征，注释不做考证论述。

⑥某些字词语句有不同说法时，只选择通行、广泛认可者。

⑦凡注语引用诸家观点时，冠以注家姓名及其时代。

⑧较难的字词语句在各篇则重复作注，确保各篇相对的独立性。

4. 语译

为了便于读者对经文的理解，本书在严格遵循经文宏旨大义的前提下，应用直译和意译相结合的方法对原文予以畅晓简洁的文字陈述，尽可能使语译达到"信、达、雅"的基本要求。

5. 导读

（1）导读置于原文、注释、语译之后，鉴于本书为中医经典名著入门导读，故而只"导"不"论"，不予冗繁的考据和论证，简洁明快地"导"出原文的微言大义，针对重要的学术观点、具有临床指导意义的内容予以适当解读。

（2）为了引导读者阅读原文，对相关原文做了附图处理。

在本书的形成过程中汲取了该书成书以来历代医家的研究成就，浸渍着历代医家的智慧和结晶，蕴涵着我们陕西中医药大学中医基础理论学科几十年来对这部内容丰富、气势恢宏的巨制名典学习、研究和传授的心得体会，凝聚着众学者的心血和劳动成果，在此一并致谢。

张登本

2023 年 12 月于咸阳

目 录

序

【原文】昔黄帝作《内经》十八卷，《灵枢》九卷，《素问》九卷，乃其数焉，世所奉行[1]唯《素问》耳。

【注释】

[1] 奉行：犹言相继流传。

【导读】西汉末期刘歆《七略·方技略》最早记载了"《黄帝内经》十八卷"，此后东汉班固于《汉书·艺文志》录之，均未明该书的具体内容。东汉张仲景之《伤寒杂病论·自序》中，第一次出现了"素问""九卷"之名。西晋皇甫谧《针灸甲乙经》（以下简称《甲乙经》）缘于《内经》自称"针经"（《灵枢·九针十二原》《素问·八正神明论篇》）而为名。而《灵枢经》名谓则始于中唐王冰之《黄帝内经素问次注》（《素问·三部九候论篇》注语），隋唐时期又称之为《九灵经》《九灵》《九墟》等。

【原文】越人[1]得其一二而述《难经》，皇甫谧次[2]而为《甲乙》，诸家之说，悉自此始，其间或有得失，未可为后世法[3]。

【注释】

[1] 越人：即扁鹊（秦越人）。

[2] 次：编次。此有编撰之义。

[3] 法：效法，遵循。

【语译】从前，黄帝创作了《内经》十八卷，其中包括《灵枢》九卷、《素问》九卷，这便是该十八卷的卷数了。后来社会上人们遵行的《内经》只有《素问》罢了。

【语译】秦越人选取其中很少的一部分理论而编著了《难经》，皇甫谧又将其整编成《甲乙经》。后世各家的医学理论，全都是在此基础上发展起来的。然而其中有时难免存在着这样那样的错误，不能成为后世医家必须遵循的法则。

【导读】西晋皇甫谧总结了魏晋以前的针灸学成就，充分吸纳《素问》《针经》《明堂孔穴针灸治要》的精华，删除其繁冗，精心甄别筛选整理，结合自己的实践经验而著成《甲乙经》（12卷，128篇，成书于公元282年），又称《黄帝甲乙经》《黄帝三部针经》，或《黄帝针灸甲乙经》。

【原文】则谓如《南阳活人书》[1]称：咳逆者，哕也。谨按《灵枢经》曰：新谷气入于胃，与故寒气相争，故曰哕。举而并之，则理可断矣。又如《难经》第六十五篇，是越人标指《灵枢·本输》之大略，世或以为流注。谨按《灵枢经》曰：所言节者，神气之所游行出入也，非皮肉筋骨也。又曰：神气者，正气也。神气之所游行出入者，流注也，井荥输经合者，本输也。举而并之，则知相去不啻[2] 天壤之异。但恨《灵枢》不传久矣，世莫能究。

【注释】

[1] 南阳活人书：《宋史》载："朱肱《南阳活人书》二十卷。"

[2] 不啻（chì 赤）：不但，不只。

【语译】 就如人们常说《南阳活人书》中"咳逆者，哕也"的说法，我谨慎地查考《灵枢经》中的原文为："新谷气入于胃，与故寒气相争，故曰哕。"如果把这两种说法放在一起比较，那么其中的是非曲直就能决断了。再如《难经》第六十五篇，本来是秦越人揭示《灵枢·本输》基本问题的内容，后世有人却认为是讲述腧穴中气血流注运行状态的。我慎重地查考《灵枢经》中的原文则是："所言节者，神气之所游行出入也，非皮肉筋骨也。"其中又说："神气者，正气也。神气之所游行出入者，流注也。井、荥、输、经、合者，本输也。"如果把这两种观点放在一起比较，便能认识它们之间的距离何止是天上地下的差别。只可惜《灵枢经》失传的时代已经很久了，因而后世没有谁能够深究其中的道理。

【导读】 史崧通过三书的文字比较，以相关原文为例，强调其整理是书工作之意义。所谓"《灵枢》不传久矣"，是指《针经》到了北宋初年早已亡佚，当时只存有《灵枢经》，所以高保衡、林亿等校正医书的时候，他们进书表中所列举的书名只有《灵枢经》而没有《针经》。当他们校正医书的时候，即公元十一世纪中期，本书虽然存世，但业已严重残缺。《素问·调经论篇》"神气乃平"句下的《新校正》认为："据今《素问》注中引《针经》多称《灵枢》之文，《灵枢》今不全，故未得尽知。"到宋哲宗元祐八年（1093 年），高丽献的医书里面有一部九卷的《黄帝针经》，下诏颁布天下，中国方才又有一部完整的《针经》。《宋史》载："元祐八年正月庚子，诏颁高丽所献《黄帝针经》于天下。"现今存世的《灵枢经》即是以高丽所献《黄帝针经》为底本，经南宋史崧于绍兴二十五年（1155 年）将其家藏旧本《灵枢》九卷，增修音释，编为二十四卷，即成了现在所见到的内容，此后再无变动。

【原文】 夫为医者，在读医书耳，读而不能为医者有矣，未有不读而能为医者也。不读医书，又非世业，杀人尤毒于梃刃。是故古人有言曰：为人子而不读医书，犹为不孝也。

【语译】 要想成为医生，就需要大量阅读医书。读了医书却不能成为医生的人是有的，但是不读医书却能做医生的人是没有的。如果不认真研读医书，而又不是世代相承地从事济世活人的医学，在临床上对患者造成的伤害比用刀杖伤人还要严重。因此，古人说：如果做儿女的不读医书，仍然是对父母的不孝敬。

【导读】 从古到今，凡有成就的名医，尽管其成长道路不同，或家学，或师承，或自学，但都必须认真地读医书，不读书而医学事业有所成就者绝无仅有，所以徐灵胎有"一切道术，必有本源。未有目不睹汉唐以前之书，徒记时尚之药数种，而可为医者"（《慎疾刍言》）之告诫，《医宗金鉴·凡例》也有"医者，书不熟则理不明，理不明则识不精。临证游移，漫无定见。药证不合，难以奏效"之要求，都与史崧强调业医者读书之重要性的立场一致。

【原文】 仆[1]本庸昧，自髫迄壮，潜心斯道[2]，颇涉其理，辄不自揣[3]，参对诸书，再行校正家藏旧本《灵枢》九卷，共八十一篇，增修音释，附于卷末，勒[4]为二十四卷。庶[5]使好生之人，开卷易明，了无差别。除已具状经所属申明外，准使府指挥依条申转运司选官详定，具书送秘书省[6]、国子监[7]。今崧专访请名医，更乞参详，免误将来。利益无穷，功实有自。

时宋绍兴乙亥[8]仲夏望日[9]
锦官[10]史崧题

【注释】

[1] 仆：自谦之辞。

[2] 自髫（tiáo 条）迄壮，潜心斯道：谓自己从儿童时代到成年，一直认真用心地钻研医学道理。髫，指儿童时期，即少年。斯，指代医学，这里指《灵枢经》。

[3] 颇涉其理，辄不自揣：史氏谓其对《灵枢经》医理的理解也比较深刻，即或如此也不能马上作出判断揣度。辄，即刻，马上。揣：揣度，判断。

[4] 勒：刻印；汇总。

[5] 庶：副词，或许之义，表示希望。

[6] 秘书省：《宋史》载："秘书省，掌古今经籍图书国史天文历数之事。"

[7] 国子监：古代官事机构。

[8] 绍兴乙亥：公元 1155 年。绍兴，南宋高宗年号。

[9] 望日：每月的十五。

[10] 锦官：今四川省成都市。《成都县志》载："史崧，成都人。"

【语译】 我的禀赋本来平庸愚昧，但从幼年到壮年，一直专心深入地钻研医学这门技术；尽管深感已经涉猎了医学的道理，但常常对自己的所学不敢自以为是，因而便参考了各种有关书籍，对我家珍藏的旧本《灵枢》九卷，共计八十一篇的内容进行反复校勘修正，增添了注音和释义，并附在每卷之末，然后刻印成一部二十四卷的著作。我希望这样做能使爱护生命的人们，在打开书卷阅读之时心中容易明白，不至出现任何的差错。这项工作完成之后，我除了写成文状向有关主管部门做过说明外，还打算恳请府指挥依据条例向转运司申请，选定官员，详细审定，呈送公文到秘书省和国子监。现在，我专门访求聘请名医，请他们进一步仔细参核，以免贻误今后的读者，从而给人们带来无穷无尽的益处，由此可见，这一功绩确实是有其来历的。

【导读】《灵枢经》在汉魏以后，因传抄出现多种不同名称的传本。王冰所引用古本《针经》传本佚文与古本《灵枢经》传本佚文基本相同，为同一祖本。但与南宋史崧发现的《灵枢经》传本（即现存《灵枢经》传本）则不尽相同。史载北宋有高丽献《针经》镂版刊行，今无书可证。至南宋初期，《灵枢经》和《针经》各种传本均失传。绍兴二十五年（1155 年），史崧据其家藏《灵枢经》九卷八十一篇重新校正，扩展为二十四卷，附加音释，镂版刊行。至此，《灵枢经》传本基本定型，取代各种传本而流传至今。

九针十二原第一 法天

【题解】 九针，指九种针具。十二原，既指六腑阳经左右两侧十二原穴，也指人体五脏阴经原穴和膏之原、肓之原计十二原穴，都是治疗内脏相关疾患的十二个要穴，故名。

所谓"法天"，即比照天（自然）理、四时之序等法则，论证生命科学的相关知识。法，效法、比照。本书开篇之所以用"法天"作为其篇名词缀，是要昭告书中建构生命科学知识内容的基本理念和基本思维方法，是遵循《易经》中的论人道必遵天道的理念。

【原文】 黄帝问于岐伯曰：余子[1] 万民，养百姓，而收其租税。余哀其不给[2]，而属[3] 有疾病。

【注释】

[1] 子：用如动词，当作儿子一般爱护。

[2] 不给（jǐ己）：生活不能自足。

[3] 属（zhǔ主）：接续。

【语译】 黄帝向岐伯问道：我把亿万民众当作儿子一般爱护，供养天下的百姓，并征收他们的租税。我哀怜他们生活不能自足，而又接连不断地身患病痛。

【导读】 此节体现了西汉"民本"思想对《内经》相关知识建构的影响。《内经》在这一时期成书，与"民本"政策有着紧密的关系。

【原文】 余欲勿使被毒药[1]，无用砭石[2]，欲以微针[3] 通其经脉，调其血气，营其逆顺出入之会。令可传于后世，必明为之法。令终而不灭，久而不绝，易用难忘，为之经纪[4]。异其章，别其表里，为之终始。令各有形，先立针经。愿闻其情。

【注释】

[1] 毒药：古人对药物的通称。

[2] 砭石：即石针，古代治病工具，以石打磨而成。

[3] 微针：本指较细之针，这里指九针。

[4] 经纪：条理、纲纪的意思，这里指条理清楚的理论体系。

【语译】 我想不让他们遭受药物的伤害，在不使用砭石的情况下，用微针疏通他们的经脉，调和他们的血气，从而使血气在逆顺往来的交会之际正常地运行。为了使这种微针技术能够流传后世，就必须明确地制定法则；为了使这些永不埋没，长久流传而不消失，并且容易使用而又便于记忆，就要为它确定纲纪，分辨章节，辨别表里，并且要建立从始到终的顺序，从而使它各具不同的形态，因而先要编成一部《针经》。我希望听听其中的具体情况。你能谈谈吗？

【导读】 此节论撰写《针经》的指导思想。一是推广针刺治病方法。当时，针刺疗法已发展到了一定程度，有必要加以总结，予以推广。二是将针刺治病的重要性和方法传于后世，则必先立《针经》，使针道不灭。

【原文】岐伯答曰：臣请推而次之，令有纲纪，始于一，终于九焉。请言其道。

【语译】岐伯回答说：请容我对这些情况进行推理分析并逐条陈述，使它条理清楚，就像万物起于一而终于九的规律一样清楚明白。请让我谈谈针刺治病的一般道理。

【导读】为何将"始于一，终于九"作为医道之纲纪且在《内经》全书四次论及？结合《灵枢·九宫八风》篇的内容可知，"始于一，终于九"是指"洛书"1~9之数及其所表达的天文历法理念，即一年阴阳消长状态和五行生克制化规律，无论是论证诊脉，还是问症察神色，乃至对疾病的定性、定位诊断辨证，以及施针刺穴、砭刺放血、处方用药，都必须遵循自然界的阴阳消长和五行制化规律，这就是将其奉为"纲纪"的理由。

【原文】小针[1]之要，易陈而难入，粗守形，上守神[2]，神乎，神客在门，未睹其疾，恶知其原。

刺之微，在速迟，粗守关，上守机[3]，机之动，不离其空，空中之机，清静而微，其来不可逢，其往不可追。

知机之道者，不可挂以发[4]，不知机道，叩之不发[5]，知其往来，要与之期[6]，粗之暗[7]乎，妙哉工独有之[8]。

往者为逆，来者为顺，明知逆顺，正行无问[9]。逆而夺之，恶[10]得无虚，追而济之，恶得无实，迎之随之，以意和之，针道毕矣。

【注释】

[1] 小针：泛指九针。

[2] 粗守形，上守神：谓技术粗疏的医生只是拘泥于患者外在的形态，手段高明的医生却能抓住其内在经气、正气的变化规律。粗，粗工，即技术低劣的医生。上，上工，即技术高明的医生。

[3] 粗守关，上守机：技术粗疏的医生仅仅拘泥于四肢关节的穴位，手段高明的医生方能抓住血气往来的机宜。关，关节，此指四肢关节附近的穴位。机，动静，机宜，此指血气往来的机宜。

[4] 不可挂以发：不出现丝毫的偏差。

[5] 叩之不发：类比有失机宜就如同箭在弦不能发射出去一样。叩，拉弦射箭。

[6] 要与之期：总是能够契合针刺的时机。要，总是。

[7] 暗：昏昧。

[8] 工独有之：只有高明的医生才能掌握针刺的道理。

[9] 正行无问：奉行正确的方法而不用去向他人请教。

[10] 恶（wū乌）：何，哪里。

【语译】使用九针治病的要领，说起来容易，可要达到精妙的境界却很困难。技术粗疏的医生只拘泥于患者外在的形态，唯有手段高明的医生能够掌握患者内在血气虚实的变化机制。患者血气虚实的奇特变化多么神妙啊，高明的医生能够分辨正气与客邪交争于何经的腧穴。如果观察不到疾病的症状，怎么能认识到发病的原因呢？针刺的巧妙技术，在于正确使用疾徐的不同手法。技术粗疏的医生仅仅拘泥于四肢关节的穴位，手段高明的医生却能抓住血气正邪往来的机宜。这种血气正邪往来的机宜在到来之时，是不会脱离该经腧穴的。腧穴中所蕴含的机宜，其表现是清虚静泰而又非常幽微的。如果错过时机，这种机宜即使到来了也会失之交臂；要是已经消失，即使奋起直追也难以抓住。认识到这种机宜往来变化规律的人，就会紧紧抓住而不至于出现丝毫的差错；认识不到这种机宜往来变化规律的人，就像箭在弦上不能发射出去一样地达不到目的。在认识到气血的往来规律之后，便总是能够契合针刺治疗的时机。技术粗疏的医生对此昏暗不明，其中的道理只有高明的医生能够掌握。正气离去时称之为逆，正气来复时称之为顺。如果明确地认识到正气逆顺的道理，就可以大胆地奉行正确的施针方法而不必再去向他人询问请教。假如在正气已去的亏虚之时采用泻法消夺它，怎么会不使它更虚呢？假如在邪气正旺的盛实之时采用补法，怎么会不使它更实呢？是迎着经气的到来而采取泻法，还是随着经气的逝去而采取补法，这就得用心思考，斟酌使用。至此针刺的道理便尽在其中了。

【导读】 此节论辨证施针。此节认为粗工只知死守刺法，不知辨证。上工既能守神、守机，掌握正气的盛衰变化以定补泻，也能静候其气、掌握机变。而粗工施针，仅拘守于四肢腧穴而不辨血气之盛衰、邪正之进退。《灵枢·小针解》："粗守关者，守四肢而不知血气正邪之往来也，上守机者，知守气也。"虚、实是辨证之纲领，也是针治的前提。辨证明确，才能施治，这是治疗上的总要求，针刺也不例外。

【原文】 凡用针者，虚则实之，满则泄之，宛陈则除之[1]，邪胜则虚之。《大要》[2]曰：徐而疾则实，疾而徐则虚[3]。言实与虚，若有若无，察后与先，若存若亡，为虚与实，若得若失[4]。

虚实之要，九针最妙，补泻之时，以针为之。泻曰：必持内[5]之，放而出之[6]，排阳得针[7]，邪气得泄。按而引针，是谓内温[8]，血不得散，气不得出也。补曰随之，随之意若妄之，若行若按，如蚊虻止[9]，如留如还，去如弦绝，令左属右[10]，其气故止，外门已闭，中气乃实，必无留血，急取诛之。

【注释】

[1] 宛陈则除之：恶血郁积已久便要清除之。宛，通"郁"。

[2]《大要》：古医经篇名。

[3] 徐而疾则实，疾而徐则虚：慢进针而快出针的方法就是针刺的补法，快进针而慢出针的方法就是针刺的泻法。实，指补法。虚，指泻法。

[4] 为虚与实，若得若失：采用泻法还是采用补法，其目的是使患者感到补有所得而泻有所去。虚，用泻法针刺。实，用补法针刺。

[5] 内：同"纳"，刺入。

[6] 放而出之：摇大针孔使邪气排出。放，针刺后摇大针孔。

[7] 排阳得针：在排开表阳之后出针。得，取得，此指出针。

[8] 按而引针，是谓内温：如果出针后按压针孔，便是常说的使邪气蕴积于内的错误泻法。引针，出针。温，通"蕴"，蕴积，郁积。

[9] 如蚊虻止：针刺的动作轻缓，犹如蚊虫在皮肤上叮咬。

[10] 令左属右：使左手在右手出针之时紧跟着按闭针孔。属，接续，紧接着。

【语译】 凡是在针刺治病之时，如果气血亏虚就要用补法充实，如果宿食满盈就要泄法泻除，如果恶血郁积已久就要用破除法除掉，如果邪气已盛就要用攻下法消去。《大要》说：慢进针而快出针的方法就是针刺补法，快进针而慢出针的方法就是针刺泻法。患者对补泻刺法所产生的不同针感，常常处于似有若无之间；医生在进针之时要仔细观察气血的后来与先至，以此决定是否留针及留针的久暂；采用泻法针刺还是采用补法针刺，其目的是使患者感到补有所得而泻有所失。

掌握补虚泻实的要领，以正确运用九针之法最为奥妙；在补虚泻实之时，可以用针刺的手法取得功效。泻实的方法是，必须持针刺入，摇大针孔使邪气得以排出，排开表阳之后出针，使邪气能够随针外泄。如果出针后按压针孔，这就是人们常说的使邪气郁积于内的错误泻法。要是这样，瘀血就不能消散，邪气就不会泄出。补虚的方法是，要紧紧抓住患者气血往来的时机进行针刺，意念上要若无其事，动作上要似行似止，就像蚊虫轻轻地叮在皮肤上一样。候气之时，针石似乎在留连徘徊；得气以后，出针就像琴弦断绝一样果断迅速。在右手出针之时，要用左手立即按闭针孔，从而使经气能够内守。这时，针孔已经闭合，正气就会得到充实，皮下一定不会有瘀血；要是意外地出现瘀血，就应赶快把它除去。

【导读】 此节论针刺补泻手法。一是迎随补泻法。从针刺的方向以行补泻，进针的方向与经脉的循行方向相逆，可使邪气由实而虚，此谓"迎而夺之，恶得无虚"，乃以泻法以夺其实。进针的方向与经脉的循行方向一致，可使正气由虚转实，此谓"追而济之，恶得无实"，乃用补法以济其虚。二是疾徐补泻法。以进针和出针的速度以行补泻。进针慢出针快，此谓补法，即"徐而疾则实"。进针快出针慢，此谓泻法，即"疾而徐则虚"。此乃出针快则正气不泄，出针慢则邪气易出。《素问·针解篇》："徐而疾则实者，徐出针而疾按之；疾而徐则虚者，疾出针而徐按之。"二者所述方法有别，可互参。

【原文】 持针之道，坚[1]者为宝，正指直刺[2]，无针左右，神在秋毫[3]，属意病者[4]，审视血脉者，刺之无殆。方刺之时，必在悬阳，及与两卫[5]，神属勿去，知病存亡。血脉者，在腧横居[6]，视之独澄，切之独坚[7]。

【注释】

[1] 坚：指精神坚毅、手指坚劲两个方面而言。

[2] 正指直刺：以端正的指法将针垂直刺入。

[3] 神在秋毫：精神贯注在极为细微的针刺技巧之中。秋毫，本指秋天野兽身上的细毛，比喻极为细微的东西。

[4] 属（zhǔ 主）意病者：意念集中于患者的血脉特点之上。属，聚集，集中。

[5] 必在悬阳，及与两卫：一定要观察到患者两目及眉目之间的部位。悬阳，指日月，在此隐指两目。卫，《甲乙经》作"衡"，即眉目之间。

[6] 在腧横居：在腧穴的周围横结分布。

[7] 视之独澄，切之独坚：看起来清楚分明，摸起来坚硬有感。澄，清楚。坚，坚硬有感。

【语译】 持针的方法，以精神集中、

手指坚定有力最为重要。应以平正的指法将针垂直刺下，进针时不能偏左偏右。精神要驰骋于如同秋天野兽身上的细毛一样细微的针刺技巧之中，意念要集中在患者的血脉特点之上。能够全面观察患者血脉特点的医生，在针刺治疗上不会出现危险

的情况。针刺之时，一定要观察患者两目及眉目之间的部位；只有全神贯注地体察了这些状况而不放弃它，才能把握住病邪存在和消失的契机。人体浅表上的血脉，横结分布在腧穴的周围，看起来清楚分明，摸起来坚硬有感。

【导读】 此节所论针刺的注意事项有四。①"持针之道，坚者为宝"。持针要坚定有力，如"手如握虎者，欲其壮也"（《素问·针解篇》）之义。②"正指直刺，无针左右"。针体刺入要正要直下，不可左右歪斜。③"神在秋毫，属意病者"。要全神贯注，神情高度集中，明察秋毫，要"如临深渊，手如握虎，神无营于众物"（《素问·宝命全形论篇》）。④"方刺之时，必在悬阳"。强调针刺之始，必先将患者的神气调节到最佳状态，并体察阴阳的虚实，以免伤犯神气。

【原文】 九针之名，各不同形：一曰镵针[1]，长一寸六分；二曰员针[2]，长一寸六分；三曰锓针[3]，长三寸半；四曰锋针，长一寸六分；五曰铍针[4]，长四寸，广二分半；六曰员利针，长一寸六分；七曰毫针，长三寸六分[5]；八曰长针，长七寸；九曰大针，长四寸。镵针者，头大末锐，去泻阳气。员针者，针如卵形，揩摩分间，不得伤肌肉，以泻分气。锓针者，锋如黍粟之锐，主按脉勿陷，以致其气。锋针者，刃三隅，以发痼疾，铍针者，末如剑锋，以取大脓。员利针者，大如牦[6]，且员且锐，中身微大，以取暴气。毫针者，尖如蚊虻喙[7]，静以徐往，微以久留之而养，以取痛痹。长针者，锋利身薄，可以取远痹。大针者，尖如梃[8]，其锋微员，以泻机关[9]之水也。九针毕矣。

【注释】

[1] 镵（chán 缠）针：其针因针尖锐利而

得名。

[2] 员针：员，通"圆"。下文"员"同。其针因针头微圆而得名。

[3] 锓（dī 滴）针：锓，通"镝"，箭镞。其针因似箭镞而得名。

[4] 铍（pī 披）针：其针因其针尖有如剑锋而得名。

[5] 长三寸六分：《灵枢·九针论》《甲乙经》均作"长一寸六分"。

[6] 牦（máo 毛）：即牦牛尾，此指马尾，言针细如马尾。

[7] 喙（huì 会）：蚊虻的嘴。喙，昆虫鸟兽的嘴。

[8] 梃（tǐng 挺）：棍棒。

[9] 机关：身体的关节。

【语译】 九针的名称，反映着各个不相同的形状：第一种针具是镵针，长度为一寸六分；第二种针具是员针，长度为一寸六分；第三种针具是锓针，长度为三寸五分；第四种针具是锋针，长度为一寸六分；第五种针具是铍针，长度为四寸，宽度为二分半；第六种针具是员利针，长度为一寸六分；第七种针具是毫针，长度为三寸

六分；第八种针具是长针，长度为七寸；第九种针具是大针，长度为四寸。镵针是针头大而针尖锐利的针具，适用于浅刺以泻去肌表的邪热；员针是针尖有如卵形的针具，用以按压摩擦分肉之间，既不会损伤肌肉，又能泻除分肉之间的邪气；锟针是针尖如米粒一样微圆的针具，用于按压经脉而不致将针尖刺入，从而遏止邪气，使正气流通；锋针是三面有刃的针具，可用来刺血泻火，除去痼疾；铍针是针尖如同剑锋的针具，可用来刺治痈疡，排出脓血；员利针是形如马尾、针尖圆而锐利、针身略粗的针具，可用来除去暴气，治疗急性发作的病患；毫针是针尖细如蚊虻之嘴的针具，进针时要静候脉气，缓缓刺入，然后观察脉气的具体情况做较长的留针，从而调养脉气，治除痛痹；长针是针锋锐利、针身极细的针具，可以治除久治不愈的痹病；大针是针形犹如棍棒的针具，针锋略呈圆形，用以泻除郁滞在关节内的积水。明白了这些道理，九针的情况就完全掌握了。

【导读】此节论九针名称、长度、形状及其适应证。这是古代医生长期临床实践知识的积累和经验结晶，可与《灵枢·官针》《灵枢·九针论》篇的相关内容相互参照。

【原文】夫气之在脉也，邪气在上[1]，浊气在中[2]，清气在下[3]。故针陷脉[4]则邪气出，针中脉[5]则浊气出，针太深则邪气反沉，病益[6]。故曰：皮肉筋脉各有所处，病各有所宜，各不同形，各以任其所宜。无实无虚，损不足而益有余，是谓甚病，病益甚。取五脉[7]者死，取三脉者恇[8]；夺阴者死，夺阳者狂[9]，针害毕矣。

刺之而气不至，无问其数；刺之而气至，乃去之，勿复针。针各有所宜，各不同形，各任其所为。刺之要，气至而有效，效之信，若风之吹云，明乎若见苍天，刺之道毕矣。

【注释】

[1] 邪气在上：风热形成的邪气损伤人体的上部。

[2] 浊气在中：饮食积滞形成的邪气损伤肠胃。浊气，指水谷积滞之气。

[3] 清气在下：清冷形成的邪气伤害人体的下部。

[4] 陷脉：骨陷中的腧穴。因人体头部的腧穴多在骨陷之中，而在此专指头部穴位。

[5] 中脉：中焦足阳明之脉。

[6] 病益：《甲乙经》"益"下有"甚"字，语义为顺。

[7] 五脉：五脏腧穴。

[8] 取三脉者恇（kuāng 匡）：对阳气不足的患者取刺六腑经穴就会使其形气虚衰。恇，弱、怯弱。

[9] 夺阴者死，夺阳者狂：泻夺了五脏之阴会导致患者死亡，泻夺了六腑之阳会引起患者发狂。阴，指五脏之气。阳，指六腑之气。

【语译】邪气入侵经脉之内的具体情况是：风热形成的损伤处在人体的上部，饮食积滞形成的邪气损伤人体的中部，寒湿形成的邪气伤害人体的下部。因此，针刺头部骨陷中的各经腧穴，由风热造成的邪气就会被泄出；针刺中焦阳明的合穴，由饮食积滞导致的邪气就会被泄出；病在浅层而刺得过深，邪气反而会被引入深层，使病势更加严重。所以说：皮肉筋脉各有不同的部位，不同的疾病在针刺时也有着应当选取的不同腧穴；所使用的针具形状各不相同，应根据病情和腧穴的需要加以选择。如果不分疾病的虚实，就会使正气不足的虚证遭到损害，使邪气过盛的实证得到增强，这就是会使病势更加严重的错误治法。如果病势越来越加重，在中气不足的情况下取刺了五脏腧穴就会导致患者死亡，在阳气亏虚的情况下取刺了六腑经穴就必然导致患者形气虚弱，误泻阴经会使患者因五脏之气外泄而死亡，误泻阳经会使患者因六腑之气外泄而发狂。这些都是用针不当所带来的危害。

针刺之后如果经气未至，不必拘泥于捻转和进针次数的多少，直到得气为止；针刺之后经气已至，就应出针，不要继续用针。九针各有不同的治疗范围，具有不同的形态。能根据它们的不同治疗范围加以正确的选择，是针刺治疗的关键所在。针刺后要是得气便能收到治疗效果，这个效果的可靠性，就如同风吹云散，晴朗的苍天清明可见一样灵验。针刺治病的不二法门尽在其中。

【导读】此节论述病各有所宜，针各任其所宜。一要随病之所在而治之。病邪有在上、在中、在下之分。针刺时，针陷脉，取之上，可使邪气外出；针中脉，取之阳明合穴，可除肠胃中之浊气；凡病邪浅浮者，不宜深刺。二要无实实，无虚虚。实证不可用补法，虚证不可用泻法。原文指出："损不足而益有余，是谓甚病。"并强调误泻阴经，则"夺阴者死"；误泻阳经，则"夺阳者狂"。三是强调针刺得气的重要性。针刺之效，以得气为要，故针刺必须候气，关注得气。因此，"刺之而气不至，无问其数，刺之而气至，乃去之，勿复针"。

【原文】黄帝曰：愿闻五脏六腑所出之处。

岐伯曰：五脏五腧，五五二十五腧[1]；六腑六腧，六六三十六腧[2]。经脉十二，络脉十五[3]，凡二十七气，以上下[4]，所出为井[5]，所溜为荥[6]，所注为腧[7]，所行为经[8]，所入为合[9]，二十七气所行，皆在五腧也。

节之交，三百六十五会，知其要者，一言而终，不知其要，流散无穷。

所言节者，神气[10]之所游行出入也，非皮肉筋骨也。

【注释】

[1] 五脏五腧，五五二十五腧：五脏分别有井、荥、输、经、合五输，五脏经脉共有二十五个腧穴。腧，通"输"。

[2] 六腑六腧，六六三十六腧：六腑分别有井、荥、输、原、经、合六输，六腑经脉共有三十六个腧穴。

[3] 络脉十五：人体十二经各有一络脉，再加任脉之络鸠尾、督脉之络长强、脾之大络大包，共计十五络脉。

[4] 上下：用如动词，谓上下流注。

[5] 所出为井：唐·杨上善曰："井者，古者以泉源出水之处为井也……人之血气，出于四肢，故脉出处以为井也。"

[6] 所溜为荥：明·马莳曰："水从此而流，则为荥穴。荥者，《释文》：'为小水也'。"溜，水流貌，此指经气开始流动。

[7] 所注为腧：明·张介宾曰："注，灌注也。腧，输运也。脉注于此而输于彼，其气渐盛也。"

[8] 所行为经：明·张介宾曰："脉气大

行，经营于此，其正盛也。"

[9] 所入为合：明·张介宾曰："脉气至此渐为收藏，而入合于内也。"入，由外至内。

[10] 神气：血气。

【语译】黄帝说：我希望听听五脏六腑经气所出之处的具体情况。

岐伯回答说：五脏的经脉分别有五输穴，五五共二十五个腧穴；六腑的经脉分别有六输穴，六六共三十六个腧穴。人体的经脉有十二条，络脉有十五条，总共有二十七条气脉，它们通行出入于周身上下手足之间。经气如泉水初涌之处为"井"，

经气如泉源始流之处为"荥"，经气如水流逐渐汇聚之处为"输"，经气如江河急流之处为"经"，经气如百川入海之处为"合"。这二十七条气脉的流注循行，都在五输之中。人体经络之气在聚汇之时，共有三百六十五个会合处。懂得其中奥妙要领的人，一句话就能把问题说得清楚；不懂得其奥妙要领的人，在阐述问题时就会漫无边际。这里说的"节"是指血气运行出入的腧穴，而并不是皮肉筋骨的交会之处。

【导读】此节论述二十七气所行，皆在五输。人脏有五，腑有六，复有手厥阴心主一经，是为十二经。十二经各有络脉，又有任脉之络、督脉之络、脾之大络，共为十五络。十二经、十五络合为二十七气，以通周身上下。二十七经络所行之气，皆在五输之中，即所出为井，所溜为荥，所注为输，所行为经，所入为合。此经气所行之由小到大也。

【原文】睹其色，察其目，知其散复；一其形，听其动静[1]，知其邪正[2]。

【注释】

[1] 一其形，听其动静：专心辨察患者的身体强弱和脉象变化。两句互文。一，专一。听，有考察、考量、思辨并决断之义。动静，脉象波动变化情况。

[2] 知其邪正：《灵枢·小针解》："知其邪正者，知论虚邪与正邪之风也。"

【语译】仔细观察了患者气色和眼神的变化情况，就能认识并掌握他们神志气血散乱与恢复的契机，专心辨察了患者的身体强弱和脉象变化的情况，就能认识并掌握患者机体被虚邪与正风所伤之不同特点。

【导读】此节强调医生专心致志地诊察病情、分析患者的临床表现，认真地思考、考察脉象状态及其所反映的邪正盛衰变化而进行断决的重要意义。

【原文】右主推之，左持而御之，气至而去之。

凡将用针，必先诊脉，视气之剧易，乃可以治也。五脏之气已绝于内，而用针者反实其外，是谓重竭[1]，重竭必死，其死也静，治之者，辄反其气，

取腋与膺[2]；五脏之气已绝于外，而用针者反实其内，是谓逆厥[3]，逆厥则必死，其死也躁，治之者，反取四末[4]。刺之害中而不去，则精泄；害中而去，则致气[5]。精泄则病益甚而恇，致气则生为痈疡。

【注释】

[1] 重竭：阴气反复受损而衰竭。

[2] 取腋与膺：取刺腋下与胸前之间的腧穴。

[3] 逆厥：阳气受损而逆乱。

[4] 反取四末：违反了气虚补阳的原则，反而取刺四肢末梢的穴位。四末，四肢末梢的穴位。

[5] 致气：使邪气留聚于所刺之处。

【语译】 在认识并掌握了这些情况之后，用右手将针推入穴道，用左手护持针身帮助进针，等待针下经气到来之时才能出针。

凡是在将要用针之前，一定要首先诊察患者的脉象，观察脏气病情的轻重之后，才能根据这些情况进行针刺治疗。如果五脏之气在体内已经衰竭，用针刺治疗的医生却反而去补其在外的阳经，这样导致的结果就叫作阴气反复受损而衰竭的"重竭"。如果患者因阴气反复受损而出现衰竭就会使其死亡，并且死亡时的表现也相当安静。这是由于对这种五脏之气已在体内衰弱的患者进行针刺治疗的医生常常违反了经气变化的规律，取刺了腋下与胸前交会处脏气所出的经穴，引起阴气更加衰竭所导致的。如果五脏之气在体表已经衰竭的话，使用针刺治疗的医生反而去补其在内的阴经，这样导致的结果就叫作阳气逆乱的"逆厥"。如果患者因阳气愈竭而逆乱便会使其死亡，并且死亡时的表现也相当烦躁。这是由于对这种五脏之气在体表衰竭的患者进行治疗的医生错误地取刺属于诸阳之本的四肢末梢的穴位，引起阳气竭绝所造成的。针石刺中了病害却留针不去，就会使精气外泄；刺中了病害而邪气未尽、正气未复便过早出针，就会使邪气留滞于针刺之处。精气外泄便会使病势加重并使身体虚弱，邪气留滞在针刺之处就会生成痈疡。

【导读】 此节论明辨五脏虚实病机在针刺中的意义。以误补致害和误泻致害为例，强调用针当先诊脉，明辨五脏虚实的临床意义，如若不明五脏阴阳之虚实，草率施治，非但不能医人，反致害人。

【原文】 五脏有六腑[1]，六腑有十二原[2]，十二原出于四关[3]，四关主治五脏。五脏有疾，当取之十二原，十二原者，五脏之所以禀三百六十五节气味[4]也。五脏有疾也，应出十二原，而原各有所出，明知其原，睹其应，而知五脏之害矣。

阳中之少阴，肺也，其原出于太渊[5]，太渊二。阳中之太阳，心也[6]，其原出于大陵[7]，大陵二。阴中之少阳，肝也[8]，其原出于太冲[9]，太冲二。阴中之至阴，脾也[10]。其原出于太白[11]，太白二。阴中之太阴，肾也[12]，其原出于太溪[13]，太溪二。膏之原出于鸠尾[14]，鸠尾一。肓之原出于脖胦[15]，脖胦一。

凡此十二原者，主治五脏六腑之有疾者也。

【注释】

[1] 五脏有六腑：五脏之气与六腑之气表里相通，故五脏之外有六腑。

[2] 六腑有十二原：六腑所属阳经左右两侧共有十二经脉，总计十二原穴。

[3] 四关：两肘、两膝四个关节。

[4] 气味：清·孙鼎宜认为：气，是"之"的草书形误；味，是"会"的声误。

[5] 阳中之少阴……其原出于太渊：明·张介宾曰："心肺居于膈上，皆为阳脏，而肺则阳中之阴，故曰少阴太渊。"太渊，手太阴肺经输穴，阴经无原，故以输代之。肺应秋，秋为少阴。

[6] 阳中之太阳，心也：明·张介宾曰："心为阳中之阳，故曰太阳。"心应夏，夏为太阳。

[7] 大陵：手厥阴心主的输穴。明·张介宾曰："大陵系于手厥阴，心主腧穴也。"

[8] 阴中之少阳，肝也：明·张介宾曰："肝脾肾居于膈下，皆为阴脏，而肝则阴中之阳，故曰少阳。"肝应春，春为少阳。

[9] 太冲：肝经输穴。

[10] 阴中之至阴，脾也：明·张介宾曰："脾属土而象地，故谓阴中之至阴。"脾应长夏，长夏为至阴。

[11] 太白：脾经输穴。

[12] 阴中之太阴，肾也：明·张介宾曰："肾在下而属水，故为阴中之太阴。"肾应冬，冬为太阴。

[13] 太溪：肾经输穴。

[14] 膏之原出于鸠尾：膏的本原出于鸠尾。膏，脏腑的膏膜。一说：心尖的脂肪。鸠尾，膏的原穴，属任脉。

[15] 肓之原出于脖胦：肓的本原出于气海。肓，肠胃的膜原。一说：心脏与膈膜之间的部位。脖胦，任脉气海穴的别名。

【语译】五脏配六腑，六腑之外有十二原穴。十二原穴的经气都出于两肘两膝四大关节之处。两肘两膝四大关节的原穴可以主治五脏的疾患。要是五脏患上了疾病，就应当取刺五脏经脉的十二原穴。十二原穴是五脏用以禀承全身经脉三百六十五个气穴经气聚集的地方。五脏患有疾病，相应的病变会表现在十二原穴之上，而十二原穴也会表现出相应的病变情况。清楚地认识到这十二原穴的功能，全面观察到它相应的病变情况，就可掌握五脏的不同病患。

阳脏中的少阴（春）是肺脏，肺气的本源出于太渊穴，太渊有左右两个穴位；阳脏中的太阳是（夏）心脏，心气的本源出于大陵穴，大陵穴有左右两个穴位；阴脏中的少阳（春）是肝脏，肝气的本源出于太冲穴，太冲穴有左右两个穴位；阴脏中的至阴（长夏）是脾脏，脾气的本源出于太白穴，太白穴有左右两个穴位；阴中的太阴（冬）是肾脏，肾气的本源出于太溪穴，太溪穴有左右两个穴位；膏的本源出于鸠尾穴，鸠尾穴只有一个穴位；肓的本源出于气海穴，气海穴只有一个穴位。所有这些十二原穴，针刺可以疏通脏腑表里之气，治疗五脏六腑的各种疾病。

【导读】此节所论"十二原穴"，其义有二。①指六腑阳经左右两侧总计十二原穴（即原文之"六腑有十二原"）；②指五脏阴经左右两侧各一原穴并膏之原穴（鸠尾）、肓之原（脖胦），总计十二原穴也。所以杨上善、马莳、张介宾等均以此而释之五脏和六腑各有十二原穴。强调其意义在于"五脏有疾，当取之十二原"。

【原文】胀取三阳，飧泄[1]取三阴。

今夫五脏之有疾也，譬犹刺也，犹污也，犹结也，犹闭也。刺虽久，犹可拔也；污虽久，犹可雪也；结虽久，犹可解也；闭虽久，犹可决也。或言久疾之不可取者，非其说也。

夫善用针者，取其疾也，犹拔刺也，犹雪污也，犹解结也，犹决闭也。疾虽久，犹可毕也。言不可治者，未得其术也。

刺诸热者，如以手探汤[2]；刺寒清者，如人不欲行[3]。阴有阳疾者，取之下陵三里[4]，正往无殆[5]，气下[6]乃止，不下复始也。疾高而内者，取之阴之陵泉[7]；疾高而外者，取之阳之陵泉也[8]。

【注释】

[1] 飧（sūn 孙）泄：以大便清稀、完谷不化、肠鸣腹痛等为主症的泄泻。

[2] 以手探汤：用手指探试热水的温度。比喻刺治热证的浅刺疾出的方法。

[3] 人不欲行：行人留恋家乡不愿出行。比喻刺治寒证的深刺久留的方法。

[4] 下陵三里：即足三里穴。

[5] 殆：通"怠"，懈怠。

[6] 气下：邪气退去。

[7] 疾高而内者，取之阴之陵泉：明·张介宾曰："疾高者，在上者也，当下取之。然高而内者属脏，故当取足太阴之阴陵泉。"

[8] 疾高而外者，取之阳之陵泉也：明·张介宾曰："高而外者属腑，故当取足少阳之阳陵泉也。"

【语译】 患有腹胀时可针刺足三阳经的腧穴，患有飧泄时可针刺足三阴经的腧穴。

五脏患了疾病，打个比方来说，就像身上扎入了刺，就像衣服受到了污染，就像绳子打了结，就像水道发生了堵塞。不过，身上的刺即使很久，仍是可以拔掉的；衣服上的污垢即使很久，仍是可以洗去的；绳子的结即使很久，仍可以解开；水道堵塞即使很久，仍可以疏通。有人说久病不能治愈，这种说法是不对的。

善于运用针刺治病的医生，治疗五脏的疾病，就像拔掉身上的刺，就像洗去衣上的污垢，就像解开绳上的结，就像疏通堵塞的水道。即使患病时间长了，仍可以治愈。说久病不能治愈的人，是还没有掌握恰当的医术。

针刺治疗各种热证的方法，就像用手试探热水的温度一样浅刺疾出；针刺治疗各种寒证的方法，就像行人不愿离家一样深刺久留。对阴分藏有热邪的患者，应当取刺其阳明经的足三里穴，正确施行针术而不能懈怠，等邪气退去才可出针，邪气不退还可重新针刺。对于病位在上部且内连五脏的患者，应当取刺足太阴经的合穴阴陵泉；对于病位在上部且外连六腑的患者，应当取刺足少阳经的合穴阳陵泉。

本输第二 法地

【题解】 本输，即主要的腧穴。本篇对各经的井、荥、输、经、合各穴的名称、部位，及手足之阳经、任督脉在颈项的穴名和部位，作了推本求源的论述，故名。

"法地"，就是要遵循天地自然之理，论证生命科学知识，即所谓"凡人之生也，天出其精，地出其形，合此以为人"（《管子·内业》）之义。无论人体的经脉，还是人体的腧穴等理论，均离不开"天地自然"之大背景。此篇冠以"法地"是提示人们在论证包括腧穴知识在内的相关理论时，不可脱离"天地为人类生存之父母"的思维背景。

【原文】 黄帝问于岐伯曰：凡刺之道，必通十二经络之所终始[1]，络脉之所别处[2]，五输[3]之所留，六腑之所与合[4]，四时之所出入[5]，五脏之所溜处[6]，阔数[7]之度，浅深之状，高下所至。愿闻其解。

【注释】

[1] 十二经络之所终始：从每一经由浅入深的起止而言，十二经的经气皆出于指（趾）端，从四肢末端逐渐深入到脏腑。

[2] 经脉之所别处：十五络脉沟通表里所别出的部位。

[3] 五输：指每经的井、荥、输、经、合各腧穴。古人以自然界中水流的动态比喻气血在经脉中运行的情况，五类腧穴的命名具有不同的涵义。此外，六阳经"输穴"之外还有"原穴"，即"所过为原"。原有本源之义，是指经气源源不断地流注于原穴的部位。同时，原穴又是人体原气作用表现的部位。手足三阳经各有一个原

穴，其位置在输穴之后，腕、踝关节附近。

[4] 六腑之所与合：六腑与五脏表里相合的关系。

[5] 四时之所出入：经脉气血随着四季气候的变化而出入往来的状态。

[6] 五脏之所溜处：五脏腧穴流注运行的部位。溜，水流貌，此指流注。

[7] 阔数：宽窄。

【语译】 黄帝向岐伯道：大凡运用针刺治病的道理，是一定要通晓十二经脉循行的起点和终点、络脉沟通表里自经脉别行的所在、五脏输穴留止的部位、六腑阳经与五脏阴经表里相合的关系、经脉气血随着四季气候的变化而出入往来的状态、五脏的气血在经脉中流行灌注的状况、经脉与孙络的宽窄程度和深浅情况以及经脉气血上下循行所到的不同部位。我希望听听你对这些问题的讲解。

【导读】

1. "五腧穴"是针刺者必须掌握的基本知识

针刺者要通晓经络学说的基本理论，掌握和熟悉经络系统的组成和循行的部位，井、荥、输、经、合五输穴在四肢上的具体分布，五脏六腑表里相合的关系，四时气候阴阳消

长对经气出入的影响，五脏之气所注于五输穴的部位及病变表里、深浅、高下、本末的道理等基本知识，方能行针刺治疗。

2. 五输穴的五行属性及其临床意义

五输穴的五行属性，原文仅论及"阴井属木"和"阳井属金"。其他五输穴的五行属性据《难经·六十四难》补入，五输穴与五行相配，故又名五行输。阴经的五输穴和阳经的五输穴在五行属性上各不相同，是缘于阳经为刚，阴经为柔，阴阳相配，各从其类而刚柔相济。故阴井从木始，阳井从金始。

临床应用时，要根据五行生克原理，结合《难经》"虚则补其母""实则泻其子"的原则进行选穴、配穴。如肺之实证，泻其本经的合穴尺泽，尺泽属水，即是实则泻其子；肺之虚证，针刺当补本经输穴太渊，因太渊属土，土能生金，土为金母，即为虚则补其母。五行输在临床上的运用亦可结合时间的周期性，五输穴的五行生克关系，按照气血运行及经穴的开合而处方，子午流注就是其应用的范例。

【原文】岐伯曰：请言其次[1]也。

肺出于少商，少商者，手大指端内侧也，为井木[2]；溜于鱼际，鱼际者，手鱼[3]也，为荥；注于太渊，太渊，鱼后一寸陷者中也，为腧；行于经渠，经渠，寸口中也，动而不居[4]，为经；入于尺泽，尺泽，肘中之动脉也，为合，手太阴经也。

【注释】

[1] 其次：各经五输穴的次序。

[2] 井木：十二经的井、荥、输、经、合五输穴按五行配属，凡阴经均起于木，会于水，次序是木、火、土、金、水。凡阳经均起于金，会于土，其次序是金、水、木、火、土。

[3] 手鱼：手大指本节之后，因肉隆起，色白如鱼腹而名。

【导读】此节论手太阴肺经的井、荥、输、经、合穴名称、解剖部位。

【原文】心[1]出于中冲，中冲，手中指之端也，为井木；溜于劳宫，劳宫，掌中中指本节之内间[2]也，为荥；注于大陵，大陵，掌后两骨之间方下[3]者也，

[4] 动而不居：常动而不止息。

【语译】岐伯回答道：请让我来谈谈各经五输穴的顺序。

肺脏所属经脉的经气出自少商穴。少商穴位于手大指端的内侧，是肺经经气所出的井穴，属性为木。肺脏所属经脉的经气流行于鱼际穴。鱼际穴位于手鱼的边缘，是肺经经气初流的荥穴。肺脏所属经脉的经气灌注于太渊穴。太渊穴位于手鱼后一寸的凹陷之中，是肺经经气由浅入深的输穴。肺脏所属经脉的经气通行于经渠穴。经渠穴位于腕后的寸口之中，始终搏动而不止息，是肺经经气迅速流过的经穴。肺脏所属经脉的经气汇入尺泽穴。尺泽穴就是位于肘中的动脉，是肺经经气汇合的合穴。这就是手太阴肺经经气的流行情况。

为腧；行于间使，间使之道，两筋之间，三寸之中也，有过则至，无过则止，为经；入于曲泽，曲泽，肘内廉[4]下陷者之中也，屈而得之，为合，手少阴也。

【注释】

[1] 心：即心主、心包。《黄帝内经太素》（以下简称《太素》）作"心主"。《素问·气穴论篇》唐·王冰注作"心包"。此指手厥阴心包经的五输穴。

[2] 掌中中指本节之内间：指劳宫穴。在掌中第三、四掌骨之间。本节，凡指骨接于掌骨或趾骨接于跖骨的第一节，均称本节。

[3] 方下：正当两骨之下。

[4] 内廉：内侧。廉，边缘，侧边。

【语译】心包所属经脉的经气出自中冲穴。中冲穴位于手中指的指端，是心包经经气所出的井穴，属木。心包所属经脉的经气流行于劳宫穴。劳宫穴位于手掌心

中指本节的内间，是心包经经气初流的荥穴。心包所属经脉的经气灌注于大陵穴。大陵穴位于手掌后面的高骨之间，正当两骨之下的部位，是心包经经气由浅入深的输穴。心包所属经脉的经气通行于间使穴。间使穴位于两筋之间，离掌后三寸的凹陷之中。本经有病时，经脉的异常变化就会在此发生，无病时异常变化就会消失。它是心包经经气迅速流过的经穴。心包所属经脉的经气汇入曲泽穴。曲泽穴位于肘内侧的凹陷中，在屈肘时才能找得它，它是心包经经气汇合的合穴。这是手厥阴心包经经气的流行情况。

【导读】此节论手厥阴心包经的井、荥、输、经、合穴名称、解剖部位。据《灵枢·邪客》"手少阴之脉独无腧"之观点，此处"心"经之五腧穴实乃手厥阴心包经之穴。

【原文】肝出于大敦，大敦者，足大指[1]之端及三毛[2]之中也，为井木；溜于行间，行间，足大指间也，为荥；注于太冲，太冲，行间上二寸陷者之中也，为腧；行于中封，中封，内踝[3]之前一寸半，陷者之中，使逆则宛，使和则通[4]，摇足而得之，为经；入于曲泉，曲泉，辅骨[5]之下，大筋之上也，屈膝而得之，为合，足厥阴也。

【注释】

[1] 指：通"趾"。

[2] 三毛：指足大趾第一节的背面、趾甲根之后的部位。

[3] 踝（huái 怀）：胫骨之下、跗骨之上的骨突。内侧为内踝，外侧为外踝。又，手腕处外突之骨亦称"踝"。

[4] 使逆则宛，使和则通：针刺中封穴治疗疾病时，要是逆其气则经气郁滞，和其气则经气流通。宛，通"郁"。

[5] 辅骨：膝旁股骨下端内侧的内辅骨。

【语译】肝脏所属经脉的经气出自大敦穴。大敦穴位于足大趾趾端及三毛之中，是肝经经气所出的井穴，其气属木。肝脏所属经脉的经气流行于行间穴。行间穴位于足大趾与次趾之间，是肝经经气初流的荥穴。肝脏所属经脉的经气灌注于太冲穴。太冲穴位于行间穴之上二寸的凹陷之中，是肝经经气由浅入深的输穴。肝脏所属经脉的经气通行于中封穴。中封穴位于内踝前一寸半的凹陷之中。针刺时要是逆其经气，气血就会郁滞；要是和其经气，气血就会通畅。该穴在摇动足部后才能找出，是肝经经气迅速流过的经穴。肝脏所属经脉的经气汇入曲泉穴。曲泉穴位于膝内辅骨的下面、大筋的上方，只有在屈膝时才能得到，是肝经经气汇合的合穴。这是足厥阴肝经经气的流行情况。

【导读】此节论足厥阴肝经的井、荥、输、经、合穴名称及其所在的解剖部位。

【原文】脾出于隐白，隐白者，足大指之端内侧也，为井木；溜于大都，大都，本节之后，下陷者之中也，为荥；注于太白，太白，腕骨[1]之下也，为腧；行于商丘，商丘，内踝之下，陷者之中也，为经；入于阴之陵泉[2]，阴之陵泉，辅骨之下，陷者之中也，伸而得之，为合，足太阴也。

【注释】

[1] 腕骨：第一关节骨突，又称"核骨"。

[2] 阴之陵泉：穴名，通称"阴陵泉"。

【语译】脾脏所属经脉的经气出自隐白穴。隐白穴位于足大趾趾端的内侧，是脾经经气所出的井穴，属木。脾脏所属经脉的经气流行于大都穴。大都穴位于足大趾本节后内侧的凹陷之中，是脾经经气初流的荥穴。脾脏所属经脉的经气灌注于太白穴。太白穴位于足内侧核骨之下，是脾经经气由浅入深的输穴。脾脏所属经脉的经气通行于商丘穴。商丘穴位于足内踝下面的凹陷之中，是脾经经气迅速流过的经穴。脾脏所属经脉的经气汇入阴陵泉穴。阴陵泉穴位于膝内侧辅骨之下的凹陷之中。在伸展腿脚时可以得到该穴，是脾经经气汇聚的合穴。这是足太阴脾经经气的流行情况。

【导读】此节论足太阴脾经的井、荥、输、经、合穴名称及其所在的解剖部位。

【原文】肾出于涌泉，涌泉者，足心也，为井木；溜于然谷，然谷，然骨[1]之下者也，为荥；注于太溪，太溪，内踝之后，跟骨之上，陷中者也，为腧；行于复留，复留，上内踝二寸，动而不休[2]，为经；入于阴谷，阴谷，辅骨之后，大筋之下，小筋之上也，按之应手，屈膝而得之，为合，足少阴经也。

【注释】

[1] 然骨：内踝前然谷穴上的大骨。

[2] 动而不休：复溜穴的部位下有动脉跳动不止。一说：复溜穴在诸书记载及实际切按时并无动脉，疑为太溪穴。

【语译】肾脏所属经脉的经气出自涌泉穴。涌泉穴位于足心部位，是肾经经气所出的井穴，属木。肾脏所属经脉的经气流行于然谷穴。然谷穴位于足内踝前大骨的下陷之中，是肾经经气初流的荥穴。肾脏所属经脉的经气灌注于太溪穴。太溪穴位于内踝之后、跟骨之上的凹陷之中，是肾经经气由浅入深的输穴。肾脏所属经脉的经气通行于复溜穴。复溜穴位于内踝之上二寸处，搏动而不止息，是肾经经气迅速流过的经穴。肾脏所属经脉的经气汇入阴谷穴。阴谷穴位于膝内侧辅骨后面的大筋之下、小筋之上的部位，切按时脉动应手，屈膝时可触及，是肾经经气汇聚的合穴。这是足少阴肾经经气的流行情况。

【导读】此节论足少阴肾经的井、荥、输、经、合穴名称及其所在的解剖部位。

【原文】膀胱出于至阴，至阴者，足小指之端也，为井金[1]；溜于通谷，通谷，本节之前外侧也，为荥；注于束骨，束骨，本节之后，陷者中也，为腧；过于京骨，京骨，足外侧大骨之下，为原；行于昆仑，昆仑，在外踝之后，跟骨之上，为经；入于委中，委中，腘[2]中央，为合，委而取之[3]，足太阳也。

【注释】

[1] 井金：六腑经脉的五输穴（不包括原穴），都起于金而会于土，其次序为金、水、木、火、土。

[2] 腘：膝弯。

[3] 委而取之：在伏卧时取得该穴。委，伏卧。一说：屈足。

【语译】膀胱所属经脉的经气出自至

阴穴。至阴穴位于足小趾端的外侧，是膀胱经经气所出的井穴，属金。膀胱所属经脉的经气流行于通谷穴。通谷穴位于足小趾前的外侧，是膀胱经经气初流的荥穴。膀胱所属经脉的经气灌注于束骨穴。束骨穴位于足小趾本节后的凹陷中，是膀胱经经气由浅入深的输穴。膀胱所属经脉的经气从京骨穴经过。京骨穴位于足外侧的大骨之下，是膀胱经经气源源不断流入其中的原穴。膀胱所属经脉的经气通行于昆仑穴。昆仑穴位于足外踝的后面，处于跟骨的上方，是膀胱经经气迅速流过的经穴。膀胱所属经脉的经气汇入于委中穴。委中穴位于膝弯中央，是膀胱经经气汇聚的合穴，可在伏卧时取得。这是足太阳膀胱经经气的流行情况。

【导读】此节论足太阳膀胱经的井、荥、输、原、经、合穴名称及其所在的解剖部位。

【原文】胆出于窍阴[1]，窍阴者，足小指次指之端[2]也，为井金；溜于侠溪，侠溪，足小指次指之间也，为荥；注于临泣，临泣，上行一寸半陷者中也，为腧；过于丘墟，丘墟，外踝之前，下陷者中也，为原；行于阳辅，阳辅，外踝之上，辅骨之前及绝骨[3]之端也，为经；入于阳之陵泉，阳之陵泉，在膝外陷者中也，为合，伸而得之，足少阳也。

【注释】

[1] 窍阴：此指足窍阴穴。另，本经在头部完骨之上的窍阴穴称为"头窍阴"。

[2] 足小指次指之端：足小趾之侧的次指，即第四趾的顶端。

[3] 绝骨：在足外踝上三寸许的凹陷处。又

称"悬钟"。

【语译】胆所属经脉的经气出自足窍阴穴。足窍阴穴位于足小趾侧的次趾尖端上，是胆经经气所出的井穴，属金。胆所属经脉的经气流行于侠溪穴。侠溪穴位于足小趾与四趾之间，是胆经经气初流的荥穴。胆所属经脉的经气灌注于临泣穴。临泣穴位于侠溪穴上行一寸半处的凹陷之中，是胆经经气由浅入深的输穴。胆所属经脉的经气从丘墟穴经过。丘墟穴位于足外踝骨前下方的凹陷之中，是胆经经气源源不断地流入其中的原穴。胆所属经脉的经气通行于阳辅穴。阳辅穴位于足外踝骨上方、辅骨前方，连接绝骨的顶端，是胆经经气迅速流过的经穴。胆所属经脉的经气汇入阳陵泉穴。阳陵泉穴位于膝外侧的凹陷中，

是胆经经气汇聚的合穴，可在伸足时取得 该穴。这是足少阳胆经经气的流行情况。

【导读】此节论足少阳胆经的井、荥、输、原、经、合穴名称及其所在的解剖部位。

【原文】胃出于厉兑，厉兑者，足大指内次指之端[1]也，为井金；溜于内庭，内庭，次指外间也，为荥；注于陷谷，陷谷者，上中指内间上行二寸陷者中也，为腧；过于冲阳，冲阳，足跗[2]上五寸陷者中也，为原，摇足而得之；行于解溪，解溪，上冲阳一寸半陷者中也，为经；入于下陵，下陵，膝下三寸，胻骨外三里也[3]，为合；复下三里三寸为巨虚上廉，复下上廉三寸为巨虚下廉也，大肠属上，小肠属下，足阳明胃脉也，大肠小肠，皆属于胃，是足阳明也。

【注释】

[1] 足大指内次指之端：足大趾之侧的次指，即第二趾的顶端。

[2] 足跗：足背，足面。

[3] 下陵……胻骨外三里也：下陵，是指位于膝下三寸、胻骨外的足三里穴。胻骨，小腿胫、腓骨的通称。

【语译】胃所属经脉的经气出自厉兑穴。厉兑穴位于足大趾侧的次趾顶端，是胃经经气所出的井穴，属金。胃所属经脉的经气流行于内庭穴。内庭穴位于次趾外侧的凹陷中，是胃经经气初流的荥穴。胃所属经脉的经气灌注于陷谷穴。陷谷穴位于从中趾内侧上行二寸的凹陷中，是胃经经气由浅入深的输穴。胃所属经脉的经气从冲阳穴流过。冲阳穴位于足背从趾缝向上约五寸的凹陷中，是胃经经气源源不断地注入其中的原穴，可在摇动足部后取得该穴。胃所属经脉的经气通行于解溪穴。解溪穴位于冲阳穴上行一寸半的凹陷中，是胃经经气迅速流过的经穴。胃所属经脉的经气汇入下陵穴。下陵穴就是位于膝下三寸、胫骨外缘的足三里穴，是胃经经气汇聚的合穴。足三里往下三寸是上巨虚穴，上巨虚穴再往下三寸是下巨虚穴；大肠经经气与上巨虚穴相连属，小肠经经气与下巨虚穴相连属，都与足阳明胃经密切相关，大肠、小肠都与胃经经气连属在一起。这是足阳明胃经经气的流行情况。

【导读】此节论足阳明胃经的井、荥、输、原、经、合穴名称及其所在的解剖部位。

【原文】三焦者，上合手少阳，出于关冲，关冲者，手小指次指之端也，为井金；溜于液门，液门，小指次指之间也，为荥；注于中渚，中渚，本节之后陷者中也，为腧；过于阳池，阳池，在腕上陷者之中也，为原；行于支沟，支沟，上腕三寸，两骨之间陷者中也，为经；入于天井，天井，在肘外大骨之上陷者中也，为合，屈肘乃得之；三焦下俞[1]，在于足大指之前[2]，少阳之后，出于腘中外廉，名曰委阳，是太阳络也。手少阳经也。三焦者，足少阳太阴之所将[3]，太阳之别也，上踝五寸，别入贯腨肠[4]，出于委阳，并太阳之正[5]，入络膀胱，约下焦，实则闭癃[6]，虚则遗溺[7]，遗溺则补之，闭癃则泻之。

[1] 下俞：手三阳经上行于手而下合于足，故将下合于足的腧穴称为"下腧"。俞，通"腧"。

[2] 足大指之前：据《灵枢·邪气脏腑病形》及《甲乙经》《太素》，应为"足太阳之前"。

[3] 三焦者，足少阳太阴之所将：三焦经经气与足少阴经及足太阳经互相联系。张介宾认为"足少阳太阴"之"阴阳互谬"当为"足少阴太阳"，可从。

[4] 腨（shuàn 涮）肠：小腿肚。

[5] 太阳之正：足太阳经的正脉。

[6] 闭癃：小便不通。

[7] 溺：同"尿"，小便。

【语译】 三焦所属经脉的经气，向上运行与手少阳经相合，其经气出自关冲穴。关冲穴位于小指之侧的无名指的顶端，是三焦经经气所出的井穴，属金。三焦经经气流行于液门穴。液门穴位于小指与无名指之间，是三焦经经气初流的荥穴。三焦经经气灌注于中渚穴。中渚穴位于无名指

【导读】 此节论手少阳三焦经的井、荥、输、原、经、合穴名称、所在的解剖部位，及其所治病证。

【原文】 手太阳[1]小肠者，上合手太阳，出于少泽，少泽，小指之端也，为井金；溜于前谷，前谷，在手外廉本节前陷者中也，为荥；注于后溪，后溪者，在手外侧本节之后也，为腧；过于腕骨，腕骨，在手外侧腕骨之前，为原；行于阳谷，阳谷，在锐骨[2]之下陷者中也，为经；入于小海，小海，在肘内大骨之外，去端半寸陷者中也，伸臂而得之，为合，手太阳经也。

【注释】

[1] 手太阳：与各条行文不一致，当删。

[2] 锐骨：腕后小指侧的高骨。

本节后面的凹陷中，是三焦经经气由浅入深的输穴。三焦经经气从阳池穴经过。阳池穴位于手腕之上的凹陷中，是三焦经经气源源不断地注入其中的原穴。三焦经经气通行于支沟穴。支沟穴位于腕上三寸两骨间的凹陷中，是三焦经经气迅速流过的经穴。三焦经经气汇入天井穴。天井穴位于肘外侧大骨之上的凹陷中，是三焦经经气汇聚的合穴。该穴在屈肘时才能取得。三焦经下腧穴位于足太阳经之前、足少阳经之后，出于膝部腘窝的外侧，名叫委阳穴，足太阳经的别络，属手少阳经。三焦又与足少阴经及足太阳经互相联系，是足太阳经的别络，它的经气从外踝上行五寸，由别络进入并贯通腿肚，再出于委阳穴，并入足太阳经的正脉，进入腹内连络膀胱，从而约束下焦之气。下焦气实便导致小便不通，下焦气虚便导致遗尿；治疗遗尿应采取补法，治疗小便不通应采取泻法。

【语译】 小肠所属经脉的经气向上运行与手太阳经相合，经气出自少泽穴。少泽穴位于小指尖端的外侧，是小肠经经气所出的井穴，属金。小肠经经气流行出前谷穴，前穴谷位于手外侧小指本节前的凹陷中，是小肠经经气初流的荥穴。小肠经经气灌注于后溪穴。后溪穴位于手外侧小指本节的后方，是小肠经经气由浅入深的输穴。小肠经经气从腕骨穴经过。腕骨穴位于手外侧的腕骨之前，是小肠经经气源源不断地注入其中的原穴。小肠经经气通行于阳谷穴。阳谷穴位于腕后锐骨前下方的凹陷中，是小肠经经气迅速流过的经穴。

小肠经经气汇入小海穴。小海穴位于肘内侧的大骨之外，离肘尖半寸处的凹陷中，在伸臂时才能取得该穴，是小肠经经气汇聚的合穴。这是手太阳小肠经经气的流行情况。

【导读】此节论手太阳小肠经的井、荥、输、原、经、合穴名称及其所在的解剖部位。

【原文】大肠上合手阳明，出于商阳，商阳，大指次指[1]之端也，为井金；溜于本节之前二间，为荥；注于本节之后三间，为腧；过于合谷，合谷，在大指歧骨[2]之间，为原，行于阳溪，阳溪在两筋间陷者中也，为经；入于曲池，在肘外辅骨[3]陷者中，屈臂而得之，为合，手阳明也。

【注释】

[1] 大指次指：手大指侧的次指，即食指。

[2] 歧骨：手大指与次指本节后两骨分歧处，即第一、二掌骨之间。

[3] 肘外辅骨：桡骨头与肱骨外上髁接合处。

【语译】大肠所属经脉的经气向上运行与手阳明经相合，经气出自商阳穴。商阳穴位于大指之侧的食指的尖端，是大肠经经气所出的井穴，属金。大肠经经气流行于食指本节之前的二间穴，是大肠经经气初流的荥穴。大肠经经气灌注于食指本节之后的三间穴，是大肠经经气由浅入深的输穴。大肠经经气从合谷穴经过。合谷穴位于大指与次指的歧骨间，是大肠经经气源源不断地注入其中的原穴。大肠经经气通行于阳溪穴。阳溪穴位于手腕上两筋之间的凹陷中，是大肠经经气迅速流过的经穴。大肠经经气汇入曲池穴。曲池穴位于肘外侧辅骨的凹陷中，在屈臂之时才能得到该穴，是大肠经经气汇聚的合穴。这是手阳明大肠经经气的流行情况。

【导读】此节论手阳明大肠经的井、荥、输、原、经、合穴名称及其所在的解剖部位。

【原文】是谓五脏六腑之腧，五五二十五腧[1]，六六三十六腧也。六腑皆出足之三阳，上合于手者也。

【注释】

[1] 五五二十五腧：即前面所讲的五脏输穴，共二十五穴。但本篇所说的五脏有心包而无心，后世补入心经之五输穴。

【语译】这里所讲的，就是五脏六腑的五输穴，其中五脏阴经共计五五二十五个腧穴，六腑阳经共计六六三十六个腧穴。六腑的经气都出于足太阳、足阳明、足少阳三阳经，上行之后与手的三阳经相结合。

【导读】本篇论五脏六腑之五输穴的名称、部位及其五行属性。手足三阴经的井穴属性为木，手足三阳经的井穴属性为金，概之为"阴井木，阳井金"（《难经·六十六难》）。虽然各条经脉五输穴中的其他腧穴未言及五行属性，但据五行相生之序其属性自明。五输穴的属性规定，就为针刺五输穴实施"子母补泻针刺方法"（《难经·六十九难》）选配腧穴提供了理论依据。

本篇对十二经脉的五输穴论述仅有十一经，缺手少阴心经，而以手厥阴心包经代替了手少阴心经，文中心之五输穴，实乃心包经的输穴，此与心包代替心受邪的理论相关，所以在治疗方面，用心包经的五输穴代替。后世医家从临床实践出发，补充心的五输穴如下：心井为少冲，荥为少府，输为神门，经为灵通，合为少海，其依据是《难经》和《甲乙经》的有关记载。

【原文】缺盆之中，任脉也，名曰天突，一次任脉侧之动脉，足阳明也，名曰人迎；二次脉手阳明也，名曰扶突；三次脉手太阳也，名曰天窗；四次脉足少阳也，名曰天容[1]；五次脉手少阳也，名曰天牖；六次脉足太阳也，名曰天柱；七次脉颈中央之脉，督脉也，名曰风府。

腋内动脉，手太阴也，名曰天府。腋下三寸，手心主[2]也，名曰天池。刺上关者，呿[3]不能欠[4]；刺下关者，欠不能呿；刺犊鼻者，屈不能伸；刺两关[5]者，伸不能屈。足阳明挟喉之动脉也，其腧在膺中[6]。手阳明次在其腧外，不至曲颊一寸[7]。手太阳当曲颊[8]。足少阳在耳下曲颊之后。手少阳出耳后，上加完骨之上[9]。足太阳挟项大筋之中发际。

【注释】

[1] 天容：《甲乙经》："在耳曲颊后，手少阳脉气所发。"

[2] 手心主：手厥阴心包经。

[3] 呿（qū屈）：张口貌，此指张口。

[4] 欠：打呵欠时张口复合貌，此指闭口。

[5] 两关：指前臂的内外关。

[6] 其腧在膺中：足阳明经的经气下行，其腧穴分布在胸的两旁。膺，胸的两旁。

[7] 不至曲颊一寸：扶突穴离颊部有一寸的距离。不至，相距之义。曲颊，颊部。

[8] 手太阳当曲颊：手太阳的动脉天窗穴正

处在曲颊下。

[9] 手少阳出耳后，上加完骨之上：手少阳三焦经的动脉天牖穴在耳后，其上部有足少阳胆经的完骨穴。完骨，又名寿台骨，颞骨的乳突，位于两耳廓中部向后之处，此指该处的完骨穴。

【语译】左右两缺盆的中央是任脉所行之处，其穴是天突穴；次于中行任脉第一行的脉动部位是足阳明经所行之处，脉动的部位是人迎穴；次于中行任脉第二行的是手阳明经所行之处，脉动的部位是扶突穴；次于中行任脉第三行的是手太阳经所行之处，脉动的部位是天窗穴；次于中行任脉第四行的是足少阳胆经所行之处，脉动的部位是天容穴；次于中行任脉第五行的是手少阳经所行之处，脉动的部位是天牖穴；次于中行任脉第六行的是足太阳经所行之处，脉动的部位是天柱穴；次于中行任脉第七行、居于项中央的，是督脉所行之处，脉动的部位是风府穴。

处于腋下上臂内侧的脉动部位是手太阴经所行之处，脉动的部位是天府穴；处于腋下三寸的胸侧脉动部位，是手厥阴心包经所行之处，脉动的部位是天池穴。针刺上关穴时，患者要张口而不能闭口；针刺下关穴时，患者要闭口而不能张口；针刺犊鼻穴时，患者要屈膝而不能伸足；针刺内关、外关两穴时，患者要伸手而不能弯臂。足阳明经的人迎穴在结喉两旁，它的经气下行，有腧穴分布于胸膺部位；手阳明经的扶突穴的行次在人迎之外，离曲颊有一寸的距离。手太阳经的天窗穴正处于曲颊的下方。足少阳经的天容穴处在耳朵下方、曲颊后面的部位。手少阳经的天牖穴处于耳后，其上部有足少阳胆经的完骨穴。足太阳经的天柱穴在项后两侧，处于大筋两旁的发际处。

【导读】 此节论述颈项及腋下的主要穴位与部位。经脉名称是指从颈前正中线向左右依次旁开的次序，任脉位于前正中线，为第一行（即"一次"，次第为一），依次为第二行足阳明胃经、第三行手阳明大肠、第四行手太阳小肠经、第五行足少阳胆经、第六行手少阳三焦经、第七行足太阳膀胱经、第八行督脉风府颈中央（项后正中线）。腋下有二穴，一是腋内动脉，手太阴肺经之天府穴；二是手厥阴心包经之天池穴。

【原文】 阴尺动脉在五里，五输之禁也[1]。

【注释】

[1] 五输之禁也：五里穴是禁刺之穴。因误刺五里穴可使五输穴所内通的脏气竭尽，故列为禁刺之穴。

【语译】 手太阴尺泽穴之上三寸的脉动部位是手阳明经的五里穴，它是误刺便导致五输穴所内通的脏气竭尽的禁刺之穴。

【导读】 此处强调手太阴尺泽穴上三寸有动脉处为手阳明经的五里穴，该穴是经脉的要害，不可针刺，刺之则脏气败绝，故为禁刺之穴。与《灵枢·小针解》之"夺阴者死，言取尺之五里，五往者也"义同。

【原文】 肺合大肠，大肠者，传道之腑[1]。

心合小肠，小肠者，受盛之腑[2]。

肝合胆，胆者，中精之腑[3]。

脾合胃，胃者，五谷之腑[4]。

肾合膀胱，膀胱者，津液之腑[5]也。

少阳[6]属肾，肾上连肺，故将两脏[7]。

三焦者，中渎之腑[8]也，水道出焉，属膀胱[9]，是孤之腑[10]也。

是六腑之所与合者。

【注释】

[1] 传道之腑：大肠是输送小肠已化之物的器官。

[2] 受盛之腑：小肠是受纳由胃而来之物的器官。

[3] 中精之腑：胆是居中而受纳精汁的器官，内藏胆汁，汁清而不浊，故称"中精之腑"。

[4] 五谷之腑：胃是受纳消化五谷的器官。五谷，泛指食物。

[5] 津液之腑：膀胱是贮藏津液的器官。

[6] 少阳：当作"少阴"。《甲乙经》作"少阴"。

[7] 将两脏：肾气能够统率三焦与膀胱。将，统率。

[8] 中渎之腑：三焦在体内是沟渠一样的行水器官。渎，沟渠。

[9] 属膀胱：三焦下通膀胱。

[10] 孤之腑：三焦没有脏与之相配，是一独立无匹配的器官。

【语译】 肺和大肠相配合，大肠是输送小肠已化之物的器官。

心和小肠相配合，小肠是受纳由胃而来之物的器官。

肝和胆相配合，胆是体内受纳清汁的器官。

脾和胃相配合，胃是受纳消化食物的器官。

肾和膀胱相配合，膀胱是贮存代谢后的水液，气化排尿的器官。

少阴隶属于肾，肾脉上行又与肺相连。所以肾气能够统帅三焦与膀胱，三焦是决渎之官，可疏通水道，下通膀胱并与之直接联系，是一个独立无匹配的器官。

这些就是六腑与五脏互相配合的情况。

【导读】此节一论"少阳属肾，肾上连肺，故将两脏"。诸家有不同理解，李今庸（《读古医书随笔》）与《甲乙经》观点同，认为肾的经脉上连于肺；张志聪认为肾将三焦与肺；马莳、张介宾从经脉联系说明肾合膀胱三焦与中医理论相吻合，且有《灵枢·本脏》之"肾合三焦膀胱"佐证。《甲乙经》及李氏所释颇合经义，文理医理皆通，故可取。临床可见肺肾功能失常可致水肿或气喘，对此可采取宣上利下（提壶揭盖）治疗水肿，喘病可用益肾纳气的方法治疗，故此观点对指导临床有一定的意义。

二论三焦。由于三焦之形态结构，唯其最大，包括上焦之胸腔，中焦之腹腔，下焦之盆腔，三腔合为一腔无与伦比，故张介宾认为，三焦是"脏腑之外，躯体之内，一腔之大腑也"。就其功能而言，三焦主持诸气，总司全身的气机和气化，为水液运行之道路。

三论脏腑相合。脏有内合与外合之分，其外合有心在体合脉，肝在体合筋，肺在体合皮，脾在体合肉，肾在体合骨。其内合是肺与大肠相合，心与小肠相合，肝与胆相合，脾与胃相合，肾与膀胱相合，三焦为孤腑，无相合之脏。脏与腑相合其基础是阴阳相配，五行属性归类一致，经脉相互络属，生理功能密切相关，病变相互传变和影响，此种密切的配合关系谓之"脏腑相合"。

【原文】春取络脉诸荥大经分肉之间，甚者深取之，间[1]者浅取之。夏取诸腧孙络[2]肌肉皮肤之上。秋取诸合[3]，余如春法。冬取诸井[4]诸腧之分，欲深而留之。此四时之序，气之所处[5]，病之所舍，脏之所宜[6]。

【注释】

[1] 间：本指病愈。与"甚"相对而言，指轻病。

[2] 诸腧孙络：各经的腧穴和表浅的支络。诸腧，指各经的腧穴，如太渊、太白、大陵、太冲、束骨之类。孙络，由络脉再分出的细小支络。

[3] 诸合：各经的合穴，如尺泽、阴陵泉、

阴谷、曲泉、曲池之类。

[4] 诸井：各经的井穴，如肺经的少商、大肠经的商阳之类。

[5] 气之所处：人体经脉气血所存的部位。

[6] 脏之所宜：脏腑病变时针刺取穴所适宜的部位。

【语译】在春季发病时应取刺浅表部位的络脉、各经的荥穴以及经脉与肌肉的间隙，重病患者要刺深一些，轻病患者要刺浅一些；在夏季发病时应取刺各经的输穴和支络的肌肉皮肤之上，秋季发病时应取刺各经的合穴，除此之外的深刺、浅刺的具体方法与春季取刺一样。冬季发病时应取刺各经的井穴、输穴，可以深刺并留针。这是根据四季气候变化的顺序、经脉

气血运行的深浅部位，疾病所侵入的不同部位，脏腑病变时所适的部位而决定的四时刺法。

【导读】 此节论四时取穴法。人与自然界息息相通，四时的气候变化，对于人体的脏腑气血、疾病皆有影响，故应随四时的不同，取穴与针刺的方法应该有所区别。

【原文】 转筋者，立而取之，可令遂已。痿厥者，张而刺之，可令立快也。

【语译】 对转筋的患者针刺时，应让患者站立着施针，这样可以使其痉挛现象迅速消除；对痿厥的患者针刺时，应让患者四肢舒展开来施针，这样可以使其立刻感到爽快。

小针解第三法人

【题解】小针，泛指九针。九针虽有大小、长短之分，但较之砭石则微小，故在《灵枢·九针十二原》中称小针或微针。本篇就其中的一些问题进行了解释，故名。

本篇之"法人"源自儒家"立天之道，曰阴与阳；立地之道，曰柔与刚；立人之道，曰人与义"（《易传·说卦》）之论，自此确立了中华传统文化之天、地、人三才观念，《内经》论证生命科学知识时也不例外。本书前三篇先论天地，再论人体，将人体置于天地之间是其基本的论证方法，以法天、法地、法人昭告后学，学习和研究经文时，不能背离这一思维背景。

【原文】所谓易陈者，易言也。难入者，难著[1]于人也。

粗[2]守形者，守刺法[3]也。

【注释】

[1] 著（zhuó 灼）：同"着"，附着，此指密切结合患者病情的实际。

[2] 粗：技术粗浅的医生。

[3] 守刺法：只是机械地拘泥于刺法，而不去认真分辨患者气血变化的实际情况。

【语译】所谓"易陈"，是指九针治病的要领容易用语言表述出来。"难入"，是指这一要领难以在临床实践中密切结合患者病情的实际而达到精妙的境界。"粗守形"，是指技术粗浅的医生只是拘泥于刺法而不知变通。

【导读】此节论"粗工守形"。明确批评粗工只知道某法治某病，而不明白此种治法之所以能治此病的原理，因而就无法做到灵活变通，举一反三。

【原文】上守神者，守人之血气有余不足，可补泻也。

【语译】"上守神"，是指手段高明的医生能够掌握患者内在血气的虚实特点，并据此运用针石进行正确的补泻。

【导读】此节论"上工守神"。此处以上工为例，指出运用小针治病的关键在于守神。所谓"守神"，就是要密切地观察患者的精神活动状态，以及血气之虚实、邪正之盛衰，强调高水平的医生必须熟悉气血活动情况，随时把握针下得气的感应，不会错过时机而误用补泻。

【原文】神客者，正邪共会也。神者，正气也。客者，邪气也。在门者，邪循正气之所出入也。

未睹其疾者，先知邪正何经之

疾也。

恶知其原者，先知何经之病所取之处也。

【语译】"神客"，是指正气与邪气互相干扰交争的情况。"神"是指正气，"客"是指邪气。"在门"是指邪气随着正气的不

足侵入人体的途径。"未睹其疾"的说法，是强调医生要首先认识到邪气与正气交争引起了哪一经的疾病。"恶知其原"的说法，是强调医生要首先认识到对某一经的疾病所应取刺的部位。

【导读】此节论刺者必明病情、知气机。"未睹其疾""恶知其原"，认为没有明确的诊断，就不知邪正盛衰以及病变在何经脉、在何脏腑，不能准确判断病位之所在。只有明确经气运行之逆顺，邪正盛衰之虚实，明确病变部位之所在，才可能做到取穴准确，施法得当。

【原文】刺之微在数迟者，徐疾之意也。

粗守关者，守四肢[1]而不知血气正邪之往来也。

【注释】

[1] 守四肢：只是拘泥于从四肢关节的穴位施针治疗。四肢，此指四关，即上肢的两肘和下肢的两膝。

【语译】"刺之微在数迟"的"数迟"是指针刺时徐疾的不同手法。

"粗守关"是说技术粗浅的医生只是拘泥于从四肢关节的穴位施针治疗，却认识不到血气正邪往来的机宜。

【导读】此节论正确实施补虚泻实之法。认为粗工机械地拘守局部治疗，只限于关注患者的形体或局部穴位的刺治；只懂得四肢关节取穴，而不熟悉气血运行状态，不辨识气血盛衰和正邪斗争情况，因而只能守死法而不能灵活地运用补泻原则。

【原文】上守机者，知守气[1]也。机之动不离其空中者，知气之虚实，用针之徐疾也。空中之机，清净以微者，针以[2]得气，密意[3]守气勿失也。

【注释】

[1] 守气：把握气机往来变化的规律。

[2] 以：通"已"。

[3] 密意：细心。

【语译】"上守机"是指手段高明的医生能够把握住气机往来变化的规律。"机之动不离其空中"的说法，是强调医生要了解患者血气的虚实特点和掌握徐疾施针的正确方法。"空中之机，清净以微"的说法，是强调在用针已经得气时要专心致志地注意并掌握气机变化的机宜，而不能出现任何失误。

【导读】此节论"针以得气"的标准。当针刺入腧穴，已有得气感觉，就要仔细认真地体察气的往来变化，才不至于错过正确运用手法的时机。关于针刺"气至"的标志，如"邪气来也，紧而疾，谷气来也，徐而和"（《灵枢·终始》），以及气至"是谓冥冥，莫知其形，见其乌乌，见其稷稷，从见其飞，不知其谁"（《素问·宝命全形论篇》）。宋代著名针灸学家窦汉卿在《标幽赋》中叙述他对针下得气的体会时有云"气之至也，如鱼吞钩铒

之浮沉；气未至也，如燕处幽堂之深邃""轻滑慢而未来，沉紧涩而已至"。可见针下候气当以"徐和""紧疾""轻滑""沉紧""牢疾"等感觉为是否得气的判断标准。因此，在临床上若刺之而不得气时，就要及时分析经气不至的原因，或因取穴定位不准确、手法运用不当；或针刺角度有误，深浅失当，对此就应重新调整针刺的部位、角度、深度，调整行针手法，这样再次行针时，一般即可得气。

【原文】其来不可逢者，气盛[1]不可补也。其往不可追者，气虚不可泻也。

不可挂以发者，言气易失也。

扣之不发者，言不知补泻之意也，血气已尽而气不下[2]也。

知其往来者，知气之逆顺盛虚也。

要与之期者，知气之可取之时也。

粗之暗者，冥冥不知气之微密也[3]。妙哉！工独有之者，尽知针意也。

往者为逆者，言气之虚而小，小者逆也。

来者为顺者，言形气之平，平者顺也。

明知逆顺，正行无问者，言知所取之处也。

迎而夺之者，泻也。追而济之者，补也。

所谓虚则实之者，气口虚而当补之也。

满则泄之者，气口盛而当泻之也。

宛陈则除之者，去血脉也。

邪胜则虚之者，言诸经有盛者，皆泻其邪也。

徐而疾则实者，言徐内而疾出也。

疾而徐则虚者，言疾内而徐出也。

言实与虚若有若无者，言实者有气，虚者无气也。

【注释】

[1] 气盛：邪气盛实。

[2] 血气已尽而气不下：补泻不得其法，虽然耗尽血气而病气仍然未除。下，去。

[3] 粗之暗者，冥冥不知气之微密也：技术粗浅的医生对气的精微细密的变化情况茫然不知。暗，昏昧。冥冥，昏昧貌。

【语译】"其来不可逢"，是在邪气盛实时不能采取顺着经气循行方向的补法针刺。"其往不可追"，是在正气已虚时不能采取逆着经气循行方向的泻法针刺。"不可挂以发"的比喻，是强调得气的机宜是极易失去的。"扣之不发"的比喻，是强调对补泻的原则缺乏认识，即使耗尽血气，病气也仍然不会被除去。"知其往来"，是要懂得气在往来运行中逆顺盛虚的具体情况。"要与之期"，是要及时掌握最适当的进针时机。"粗之暗"，是技术粗浅的医生对气的精微细密的变化情况茫然不知。"妙哉，工独有之"，是赞美唯独技术高明的医生能够完全掌握用针的原则。"往者为逆"，是邪气已去时脉象虚小，脉象虚小就是逆。"来者为顺"，是正气来复时形气平和，脉象平和就是顺。"明知逆顺，正行无问"，是强调要了解所取刺腧穴的正确部位。"迎而夺之"，是要迎着邪气到来的方向而正确采用泻法；"追而济之"，是要随着邪气离去的方向而正确采用补法。

所谓"虚则实之"，是强调在气口脉虚

时应当采用补法；"满则泄之"，是强调在气口脉盛时应当采用泻法。"宛陈则除之"，是在血脉恶血郁积已久时就要除去它；"邪盛则虚之"，是说各个经脉邪气已盛时，都应用泻法把邪气泻去。"徐而疾则实"，说的是慢进针而快出针的补法；"疾而徐则虚"，是快进针而慢出针的泻法。"言实与虚，若有若无"，是说采用补法会使正气来复，采用泻法会使邪气消失。

【导读】 临证要达到正确施针方法，就必须做到：①脉象定虚实。气口脉虚，所主病证亦虚；气口脉盛，所主病证亦实。这是判定病证虚实性质以施补泻之法的前提和依据。②迎随补泻法。根据经脉的循行方向施以补泻的针刺方法，迎其经气来势而行针为泻法，顺着经气的去势而行针为补法。③徐疾补泻法。在判定邪正盛衰基础上，邪盛为实，当用泻法，施针时就要施以"疾而徐则虚"（即快进针慢出针）之法；正衰为虚，当用补法，就要采用"徐而疾则实"（慢进针快出针）之补法。

【原文】 察后与先，若亡若存者，言气之虚实，补泻之先后也，察其气之已下与常存也[1]。

为虚与实，若得若失者，言补者似然[2]若有得也，泻则恍然[3]若有失也。

【注释】

[1] 察其气之已下与常存也：观察辨别病气已经消退，或者仍然存留在体内。下，病气消退。常，通"尚"，仍然。

[2] 似（bì 必）然：饱满貌。

[3] 恍然：若有所失貌。

【语译】 "察后与先，若亡若存"，是说在进针之时要仔细观察气的虚实，确定采用补法和泻法的先后顺序，进而辨明病气已经消退，或者仍然存留体内。"为虚与实，若得若失"，是说采用补法患者会感到体内气血充实而似有所得，采用泻法患者会感到体内神气清爽而如释重负。

【导读】 此节论针刺疗效的判定。针刺补法就要使患者感到正气充满而似有所得，针刺泻法就要使患者马上有轻松而若有所失之针刺感觉，是根据针刺后患者的自我感觉作为判定针刺疗效的标准。

【原文】 夫气之在脉也，邪气在上者，言邪气之中人也高，故邪气在上也。

浊气在中者，言水谷皆入于胃，其精气上注于肺，浊溜于肠胃。言寒温不适，饮食不节，而病生于肠胃，故命曰浊气在中也。

清气在下者，言清湿地气之中人也。必从足始，故曰清气在下也。

【语译】 "夫气之在脉也，邪气在上"，指风热形成的邪气侵入人体的部位偏高，所以说"邪气在上"；"浊气在中"，指水谷等食物都被纳入胃中，所产生的精微之气向上流注到肺中，混浊之气积留在肠胃之内，进而强调如果寒热不能调适，饮食缺乏节制，疾病就会在肠胃中生成，所以说"浊气在中"；"清气在下"，指清冷潮湿的地气在侵入人体时，是从脚部开始的，所以说"清气在下"。

【导读】此节论邪伤三部。对《灵枢·九针十二原》邪气伤人有上、中、下三部以及所以针刺治疗取穴各有所别予以阐释，强调针刺深浅必须根据邪气伤人部位而定，病位深者宜刺深，病位浅者宜刺浅，若病位浅而反深刺，就会引邪入深。

此处邪伤三部内容与"伤于风者，上先受之；伤于湿者，下先受之"（《素问·太阴阳明论篇》），"风雨袭虚，则病起于上；清湿袭虚，则病起于下"（《灵枢·百病始生》）的发病观念一致，但思维视角有所区别。本节论邪伤三部，体现了邪气性质不同，伤人部位各异的发病立场。

【原文】针陷脉则邪气出者，取之上。针中脉则浊气出者，取之阳明合[1]也。

针太深则邪气反沉者，言浅浮之病，不欲深刺也，深则邪气从之入，故曰反沉也。

皮肉筋脉各有所处者，言经络各有所主也。

取五脉者死，言病在中，气不足，但用针尽大泻其诸阴之脉也。

取三阳之脉者，唯言尽泻三阳之气，令病人恇然[2]不复也。

夺阴者死，言取尺之五里五往者也。夺阳者狂，正言[3]也。

【注释】

[1] 阳明合：指足三里穴。

[2] 恇（kuāng 匡）然：虚怯貌。

[3] 正言：端正言论，指对医生的规谏。

【语译】"针陷脉则邪气出"，指取刺头部骨陷中的腧穴而把风热邪气泄出体外；"针中脉则浊气出"，指取刺中焦阳明的合穴而把由饮食积滞导致的浊邪泄出体外。"针太深则邪气反沉"，指对处在浅表部位的病邪进行治疗时，不要针刺得过深；如果进针过深，邪气就会被针引入深层部位，所以说"反沉"。"皮肉筋脉各有所处"，指经络对皮肉筋脉各自有着不同的主管范围。"取五脉者死"，指病邪处在内脏，在患者中气不足的情况下要是一味地取刺五脏腧穴，用针大泄五脏所属阴经之气，就会导致患者死亡。"取三阳之脉"，指患者在阳气亏虚的情况下一味地取刺六腑经穴，使三阳经之气完全耗泄，就会使患者形气虚衰而难以恢复。"夺阴者死"，指取刺五里穴而误泄阴经会使患者因五脏之气外泄而死亡。"夺阳者狂"，指对取刺六腑经穴而使三阳经之气完全耗泄的错误方法的正面告诫。

【导读】此节一论针刺深浅，随病所宜。"针太深则邪气反沉"，指表证要浅刺，如果误用深刺之法，反而会引邪深入陷里。提示医生在临床施针治病时，要根据病情，选用相应刺治办法。病位浅的只能浅刺，病位深伏的必须深刺。

二论夺阴者死，夺阳者狂。当病发于五脏而元气不足的患者，若屡次误刺手阳明大肠经之五里穴（此穴禁刺），就会更加耗损脏气，甚至造成死亡。若不明病证虚实，误刺三阳经使阳气虚损，可致患者形体衰败。

三论狂证有虚有实。阳气盛实可以致狂，阳虚神明失养也可生狂，不过阳虚之狂属于危象，为虚阳外越之征兆。如说"太阳之人，多阳而少阴，必谨调之，无脱其阴，而泻其阳。阳重脱者易狂"（《灵枢·通天》），以及"石之则阳气虚，虚则狂"（《素问·腹中论篇》）等，即是因虚致狂之例。

【原文】 睹其色，察其目，知其散复，一其形，听其动静者，言上工知相五色于目[1]，有知调尺寸[2]小大缓急滑涩，以言所病也。

【注释】

[1] 相五色于目：从患者眼部表现出的不同颜色进行望诊。相，察看。

[2] 尺寸：诊寸口的脉象。一说：尺，尺

肤；寸，寸口。

【语译】 "睹其色，察其目，知其散复，一其形，听其动静"的说法，是强调技术高明的医生能够重视对患者眼部所表现出的色泽变化进行观察，并且懂得通过对患者寸口脉象大小缓急滑涩的不同情况进行分析，从而说明发病的部位和病因。

【导读】 此节强调要全面地诊察疾病，掌握病证性质的虚实和邪正盛衰变化，只有准确地判断病证之虚实，方能正确无误地施以补虚泻实之刺法，达到调气治病之目的。

【原文】 知其邪正者，知论虚邪与正邪[1]之风也。

右主推之、左持而御之者，言持针而出入也。

气至而去之者，言补泻气调而去之也。

调气在于终始一者，持心[2]也。

【注释】

[1] 虚邪与正邪：均指致病的邪气。

[2] 持心：专心致志。

【语译】 "知其邪正"，指医生要能辨明虚邪与正邪不同病机的盛衰情况。"右主推之，左持而御之"，指右手进针、左手护针的进针与出针手法。"气至而去之"，指在用针补泻时，达到气机调和之后的出针时机。"调气在于终始一"，指调气的关键在于用针时必须专心致志。

【导读】 此节论述针刺在于调气，调气在于专心。①在针刺治病时，必须候气，气至方能达到调治。②调气时主要运用补泻手法，以达到调理经气的目的。③要使内外和调一致，使阴阳气血平衡，就要求医生在针刺治病时，要专心致志。④当补者补，当泻者泻，刺深刺浅，据病情而定，否则非但不能治病，反而会带来针害。

【原文】 节之交三百六十五会者，络脉之渗灌诸节者也。

所谓五脏之气已绝于内者，脉口气内绝不至，反取其外之病处与阳经之合，有留针以致阳气，阳气至则内重竭[1]，重竭则死矣，其死也无气以动，故静。

【注释】

[1] 重竭：阴气反复受损而衰竭。

【语译】 "节之交三百六十五会"，指的是血气由络脉渗灌到全身诸节的不同部位。

所谓"五脏之气已绝于内"，指在脉口所主的五脏之气已经自内衰竭、难以恢复

的情况下，却反而取刺体表发病的部位以及阳经的合穴，并且采取留针的方法来引发外在的阳气；要是阳气在这样的情况下得以恢复，就会使真阴反复受损而衰竭。

患者真阴反复受损而衰竭就会死亡。患者在临死之时，由于经气丧失而不能活动，所以表现得很安静。

【原文】所谓五脏之气已绝于外者，脉口气外绝不至，反取其四末之输，有留针以致其阴气，阴气至则阳气反入，入则逆，逆则死矣，其死也阴气有余，故躁。

【语译】所谓"五脏之气已绝于外"，是说在脉口所主之气已经自外衰竭、难以

恢复的情况下，却反而取刺四肢的腧穴，并且采取留针的方法来引发内在的阴气；要是阴气在这样的情况下得以恢复，就会使阳气反入，而出现内陷的现象，阳气内陷便会导致患者气机逆乱；气机逆乱便会导致患者死亡。患者在临死之时，由于阴气偏盛，所以表现得躁动不安。

【导读】此节论述阳竭之死静，阴胜之死躁。此节既指出脉口是测知阴阳之气盛衰变化的部位，同时也指出辨证不精，补泻反作造成的针害。

【原文】所以察其目者，五脏使五色循明[1]，循明则声章[2]，声章者，则言声与平生异也。

【注释】

[1] 循明：明亮。循，通"绚"。

[2] 声章：声音清亮。章，通"彰"，明

亮，清亮。

【语译】之所以要观察患者眼部的色泽，是由于五脏的精气上注于目，使眼部的色泽明亮清润。眼部的色泽明亮清润，说话的声音也洪亮清晰。说话的声音虽然洪亮清晰，但是与平常却也很不相同。

邪气脏腑病形第四_{法时}

【题解】 邪气，泛指各种致病因素，这里指风雨寒暑等天之邪气。病形，指疾病症状。本篇重点论述邪气伤人的原因、部位和脏腑受邪后出现的各种症状，以及诊断和治疗方法。明·马莳谓："篇内首三节，论邪气入于脏腑。第四节论病形，故名篇。"

时至今日，人类对"时"的本质没有确切的定义，但对"时"的作用及意义已有深刻的理解。"时"具有过程、秩序的内涵，人类生命活动和天地万物一样，都存在着运动的"秩序"和"过程"，必然要用"时"予以认知和表达。可见，"时"就是所有物质的运动秩序和过程，是思维对物质运动过程的分割、划分和度量。《内经》广泛运用年、季、月、日、辰、刻等"时"的计量单位构建其生命科学理论，并对相关的研究对象进行度量。一年有春夏秋冬四季，故"四曰法时"。

【原文】 黄帝问于岐伯曰：邪气之中人也奈何？

岐伯答曰：邪气之中人高也。

黄帝曰：高下有度乎？

岐伯曰：身半已上者，邪中之也；身半已下者，湿中之也。

故曰：邪之中人也，无有常，中于阴则溜于腑，中于阳则溜于经。

黄帝曰：阴之与阳也，异名同类[1]，上下相会，经络之相贯，如环无端[2]。邪之中人，或[3]中于阴，或中于阳，上下左右，无有恒常，其故何也？

【注释】

[1] 异名同类：阴经与阳经虽然名称不同，但是相贯合一，属于同一经脉体系。

[2] 如环无端：比喻经脉与络脉相互贯通如圆环一样周而复始，没有起点也没有尽头。

[3] 或：有时。

【语译】 黄帝向岐伯问道：邪气侵犯人体的情形是怎样的？

岐伯回答说：邪气侵犯人体的部位多偏高。

黄帝问道：邪气侵犯人体部位的高低有一定的标准吗？

岐伯回答说：半身以上的部分是风热等天邪侵犯的部位，半身以下的部分是清湿之邪侵犯的部位。所以说，不同的邪气在侵犯人体时没有固定的部位。邪气若是侵犯了人体五脏的阴经就会流传到属阳的六腑之中，若是侵犯了六腑的阳经便只能在六腑本经之中流传。

黄帝问道：五脏的阴经与六腑的阳经虽然名称不同，但却属于一个整体中的两个方面。其上下运行，互相结合，并且与经脉络脉彼此贯通，就像圆环一样周而复始，既没有起点也没有尽头。邪气在侵犯人体时，有时会侵袭阴经，有时会侵袭阳经，上下左右，并不固定。这是什么道理呢？

【导读】此节论述邪气性质不同，伤人部位有别，以及"无有恒常"的发病观念。不同类型的邪气与人体不同部位有一定亲和性，这与邪气的阴阳属性和部位上下的阴阳属性有关。如风为阳邪，身半以上为阳，故风邪易伤上部；清冷的湿邪属阴，人之身半以下属阴，故湿邪易伤下，属于同气相求。当然，这只是一般发病规律，不能概而论之，故又指出邪气"无有恒常"，体现了《内经》辩证地对待邪气伤人一般规律与特殊状况，提示在临床辨证时，既要知常达变，也要具体情况具体对待。

【原文】岐伯曰：诸阳之会[1]，皆在于面。中人也方乘虚时，及新用力，若饮食汗出腠理开，而中于邪。

中于面则下阳明，中于项则下太阳，中于颊则下少阳，其中于膺背两胁亦中其经[2]。

黄帝曰：其中于阴奈何？

岐伯答曰：中于阴者，常从臂胻[3]始。夫臂与胻，其阴[4]皮薄，其肉淖泽[5]，故俱受于风，独伤其阴。

【注释】

[1] 诸阳之会：手足三阳经的交会处。诸阳，指手足三阳经。

[2] 其中于膺背两胁亦中其经：邪气侵犯了胸膺、背脊和两胁后，也会侵入由此循行的足三阳经。由于膺、背、两胁分别是足阳明、足太阳、足少阳经所循行之处，所以邪气可以由这三个部位侵入足三阳经。

[3] 臂胻（héng 衡）：手臂和脚胫。

[4] 阴：指内侧。

[5] 淖（nào 闹）泽：柔软。

【语译】岐伯回答说：手足三阳经的交会之处，都位于人的面部。邪气侵犯人体，一般是乘人体正气虚弱之际，以及在人刚刚劳累之后，或是在饮食之后出汗、肌肤的纹理开张之时，使人受到它的伤害。

（邪气）侵袭面部之后，就会由此向下流传到足阳明胃经；侵袭后项之后，就会由此向下流传到足太阳膀胱经；侵袭面颊之后，就会由此向下流传到足少阳胆经。如果侵袭胸膺、脊背、两胁，也会分别向下流传而伤及其所属的三阳经。

黄帝问道：如果邪气侵犯了人体的阴经，具体情况是怎样的呢？

岐伯回答说：邪气侵犯阴经时，常常是从手臂和脚胫部位开始的。由于手臂和脚胫部位的内侧皮肤较薄，那里的肌肉也较柔软。所以，即使在同样感受邪气的情况下，也只有阴经最容易受到伤害。

【导读】此节一论正虚邪乘，是发病的主要机制。正气先虚、邪气伤人的发病观认为，风雨寒暑、清湿喜怒、房劳损伤、堕坠等多种致病因素，都能影响脏腑气血而发病。特别强调，邪气中人，一般是在人体脏腑气血虚弱，正气不足之时，乘虚侵犯人体。"两寒相感，中外皆伤""阴阳俱感，邪乃得往"，并以人的头面与臂为例说明其中之理，体现了中医学在发病中重视人体正气的观点，也与"邪之所凑，其气必虚"（《素问·评热病论篇》）一致。

二论邪侵经脉，始于虚处。人体经脉互相贯通，如环无端，是一个有机整体，但也有相对薄弱之处。外邪侵入阳经时是"方乘虚时，及新用力，若饮食汗出腠理开，而中于邪"；其侵入阴经，常从臂胻始，这是由于"其阴皮薄，其肉淖泽"。由此可知，邪气侵入经脉，不论阴经、阳经，由于经脉之气先有虚弱，不能抵抗外邪所致，说明邪侵经脉是"方乘虚时"。

【原文】 黄帝曰：此故[1]伤其脏乎？

岐伯答曰：身之中于风也，不必动脏。故邪入于阴经，则其脏气实，邪气入而不能客，故还之于腑。故中阳则溜于经，中阴则溜于腑。

黄帝曰：邪之中人脏奈何？

岐伯曰：愁忧恐惧则伤心。形寒寒饮则伤肺，以其两寒相感，中外[2]皆伤，故气逆而上行。有所堕坠，恶血留内，若有所大怒，气上而不下，积于胁下，则伤肝。有所击仆[3]，若醉入房，汗出当风，则伤脾。有所用力举重，若入房过度，汗出浴水，则伤肾。

黄帝曰：五脏之中风奈何？

岐伯曰：阴阳俱感，邪乃得往[4]。

黄帝曰：善哉。

【注释】

[1] 故：必定，一定。

[2] 中外：身体内外。

[3] 击仆：受到击打。

[4] 阴阳俱感，邪乃得往：指五脏内有所伤，六腑外有所感，内外皆虚，风邪得以乘虚袭入之。阴，指五脏。阳，指六腑。

【语译】 黄帝问道：这种邪气一定会伤及五脏吗？

岐伯回答说：身体在感受风邪之后，不一定会伤及五脏。因此，当邪气侵入阴经时，如果该经所属之脏正气充实，邪气侵入之后也不能在那里停留，便退回到相应的腑中。所以说，邪气如果侵犯了六腑的阳经便只能在六腑的本经之中流传，如果侵犯了五脏的阴经就会流传到属阳的六腑之中。

黄帝问道：邪气侵袭人体，侵入五脏的情形是怎样的呢？

岐伯回答说：常处于愁忧恐惧的情绪中就会使心脏受到伤害。身体受寒而又饮用冷水就会使肺脏受到伤害，这是由于两种寒邪互相作用，使人的身体从内外两个方面都受到了伤害，所以会使肺气上逆不顺而不能清肃下降。如果遇到从高处摔下而使瘀血积留在体内，或是受到大怒的刺激而肝火亢盛难消、郁结在胁肋之下，会使肝脏受到伤害。如果受到击打，或是在酒醉后行房事、出汗后对风乘凉，会使脾脏受到伤害。如果尽力举起重物，或是房劳过度，出汗之后接着浴洗，会使肾脏受到伤害。

黄帝问道：五脏受到风邪侵袭的情形是怎样的呢？

岐伯回答说：只有在五脏内有所伤，六腑外有所感，内外皆虚的情况下，邪气才能长驱直入地侵入体内。

黄帝说道：你说得很好。

【导读】 邪传脏腑，仍以虚处侵入。此节指出邪气伤于阴经，传于内脏，但也可传于腑，是由于五脏不虚，脏气充实坚固，因此仅传于与五脏为表里的六腑。邪气伤腑，因腑不虚而邪留之于本经，即"中阳则溜于经，中阴则溜于腑"。本节进一步说明"方乘虚时"的发病机制，强调邪气是否侵入，关键在于正气是否虚弱；邪入人体后向何脏、何腑、何经传变，也在于该脏、该腑（或经络）是否虚弱，说明了正虚邪侵是发病及传变的主要机制，进一步论述了五脏常见病的发病机制。

【原文】 黄帝问于岐伯曰：首面与身形也，属骨连筋，同血合于气[1]耳。天寒则裂地凌冰[2]，其卒寒或手足懈惰[3]，然而其面不衣[4]何也？

岐伯答曰：十二经脉，三百六十五络，其血气皆上于面而走空窍[5]，其精阳气[6]上走于目而为睛[7]，其别气[8]走于耳而为听，其宗气[9]上出于鼻而为臭，其浊气[10]出于胃，走唇舌而为味。其气之津液皆上熏于面，而皮又厚，其肉坚，故天气甚寒不能胜之也。

【注释】

[1] 同血合于气：《太素》作"同血和气"。

[2] 凌冰：积冰。

[3] 懈惰：手足因受寒而麻木不仁。

[4] 衣：覆盖。用如动词。

[5] 空窍：即"孔窍"。指头面耳目鼻口等七窍。空，通"孔"。

[6] 精阳气：阳气的精华。

[7] 睛：《太素》作"精"。指眼光明亮。

[8] 别气：别行之气。

[9] 宗气：明·张介宾曰："宗气，大气也。宗气积于胸中，上通于鼻而行呼吸，所以能臭。"

[10] 浊气：谷气。

【语译】 黄帝向岐伯问道：人的头面和身体，筋骨相连，气血相通。天气寒冷之时，会使地被冻裂、冰积成凌。如果是突然寒冷，有的人手足就会被冻得不听使唤，然而他们的面部却并不受冻，这是为什么呢？

岐伯回答说：人体的十二经脉，三百六十五络，其中的血气都上行到面部并且注入七窍之中。其中阳气的精华注入眼中而表现为视力，旁行之气注入耳中而表现为听力，宗气向上运行于鼻而表现为嗅觉，谷气从胃中注入唇舌而表现为味觉。其中各种精气和津液也都向上蒸腾直到面部，并且面部的皮肤又厚，肌肉又坚实，所以即使天气非常寒冷也不被冻伤。

【导读】 此节论"面不衣"而"寒不能胜之"的机制。头面为诸阳之会，精阳之气（阳气之精华）上注于头面，头面阳气充盛，腠理致密，肌肉坚固而耐寒冷，故"天寒""其面不衣"。本节通过面部"皮厚""肉坚"之形容，与臂之"皮薄""肉淖泽"进行对比，一实一虚，实则不为邪中，虚则易伤，进一步强调了邪之"中人也方乘虚时"的发病观。

【原文】 黄帝曰：邪之中人，其病形何如？

岐伯曰：虚邪[1]之中身也，洒淅[2]动形。正邪[3]之中人也微，先见于色，不知[4]于身，若有若无，若亡若存，有形无形，莫知其情。

【注释】

[1] 虚邪：四时反常的邪风，即虚邪贼风。

[2] 洒（xiǎn 显）淅：恶寒的样子。

[3] 正邪：四时应时之风，即正风。此风在主生主长的同时也可乘虚伤人致病，但伤人较轻。

[4] 知：现，表现。

【语译】黄帝问道：邪气侵犯人体后，所导致的疾病的症状是怎样的？

岐伯回答说：虚邪侵袭人的身体后，会使人感觉冷得瑟瑟发抖；正邪侵袭人体后，人的感觉是比较轻微的，首先表现在人的面色上，而不呈现在身体的其他部位，这种感觉若有若无，若止若续，介于虚实之间，没有谁能知道它的具体情形。

【导读】此节论"正邪""虚邪"。此节明确地阐述了正邪、虚邪两种不同性质的外邪侵袭于人体后病情有轻重之别。"虚邪"指逆其时而产生的不正之气，即四时不正之气，如冬应寒而反热，夏天刮西北风。由于非其时而有其气，故伤人后症状明显，病情较重，表现为突然恶寒战栗等。"正邪"即应时而产生之邪，如春风、冬寒等，在正常情况下，可以称之为六气，是万物生长不可缺少的，但若过甚，也会伤人为病，但症状较轻，故其中人表现轻微，色泽有轻微表现。可参考《九宫八风》篇学习。

【原文】黄帝曰：善哉。

黄帝问于岐伯曰：余闻之，见其色，知其病，命曰明；按其脉，知其病，命曰神；问其病，知其处，命曰工。余愿闻见而知之，按而得之，问而极[1]之，为之奈何？

岐伯答曰：夫色脉与尺之相应也，如桴鼓影响之相应也，不得相失也，此亦本末根叶之出候也，故根死则叶枯矣。色脉形肉[2]不得相失也，故知一则为工，知二则为神，知三则神且明矣。

黄帝曰：愿卒闻之。

岐伯答曰：色青者，其脉弦也；赤者，其脉钩[3]也；黄者，其脉代[4]也；白者，其脉毛[5]；黑者，其脉石[6]。见其色而不得其脉，反得其相胜之脉[7]，则死矣；得其相生之脉[8]，则病已矣。

黄帝问于岐伯曰：五脏之所生，变化之病形何如？

岐伯答曰：先定其五色五脉之应，其病乃可别也。

黄帝曰：色脉已定，别之奈何？

岐伯曰：调[9]其脉之缓、急、小、大、滑、涩，而病变定矣。

黄帝曰：调之奈何？

岐伯答曰：脉急者，尺之皮肤亦急；脉缓者，尺之皮肤亦缓；脉小者，尺之皮肤亦减[10]而少气；脉大者，尺之皮肤亦贲[11]而起；脉滑者，尺之皮肤亦滑；脉涩者，尺之皮肤亦涩。凡此变者，有微有甚。故善调尺者，不待于寸；善调脉者，不待于色。能参合而行之[12]者，可以为上工，上工十全九；行二者，为中工，中工十全七；行一者，为下工，下工十全六。

【注释】

[1] 极：穷尽地了解。用如动词。

[2] 形肉：此指尺肤。

[3] 钩：钩脉。其脉象来盛去衰，为心脉。

[4] 代：是脾的正常应时之脉。脾不主时，分旺于四季，季节交替的时间为脉所主，脉见舒缓，故谓之"代"。代，更替之义，与后世"动而中止，不能复还，因而复动"的代脉不同。

[5] 毛：毛脉。脉象轻虚而浮，为肺脉。

[6] 石：石脉。脉象沉濡而滑，为肾脉。

[7] 相胜之脉：与病色相克的脉象。相胜，相克。例如，肝主春季当得弦脉，如出现属肺的

毛脉，便是金来克木。其余类推。

[8] 相生之脉：与病色相生的脉象。如肝主春而出现属肾的石脉，便是水能生木。其余类推。

[9] 调（diào 吊）：诊察，辨别。

[10] 减：瘦薄。

[11] 贲：盛大貌。

[12] 行之：能运用察色、诊脉和诊尺肤三种方法。

【语译】黄帝说道：你回答得真好啊！

黄帝向岐伯问道：我听说通过诊察面色而掌握病情，可以称为智慧明达；通过切按脉象而掌握病情，可以称为技术高超；通过询问病情而掌握患病的部位，可以称为医术精熟。我希望听听通过诊察面色而了解病情，通过切按脉象而掌握病情，通过询问病情而穷尽地探究患病部位的方法，对此如何理解呢？

岐伯回答说：患者的气色、脉象、尺肤与病机密切相连的关系，就像鼓应桴而响、影随形而现、回声接着声音传来一样应验，不会出现什么差失，这种情况也如同树根树干的生机表现于枝叶上的征象一样。所以说，树木的根死后其枝叶就会枯萎，人体的气色、脉象、尺肤各个方面的情况在诊病也不能有所偏失。所以说，对于气色、脉象、尺肤所反应的病只知从问诊这第一个方面去把握的是掌握一般技术的医生，能够从问诊和切诊两个方面去把握疾病的便是智慧超群的医生，只有能够从望诊和问诊、切脉等三个方面去把握病情的才是技术精湛而又智慧明达的医生。

黄帝说道：我希望听你详尽解释。

岐伯说：面色发青的患者，脉象多为弦脉；面色发赤的患者，脉象多为钩脉；面色发黄的患者，脉象多为代脉；面色发白的患者，脉象多为毛脉；面色发黑的患者，脉象多为石脉。观察到某种面色而不能切诊到与之对应的脉象，反而出现与病色相克的脉象，这表明患者预后较差；切诊到与病色相生的脉象，便表明疾病向愈。

黄帝向岐伯问道：五脏所生的疾病，处于变化中的症状怎样呢？

岐伯回答说：只有首先确定了五色、五脉与疾病相对应的规律，才能对五脏所生疾病予以分辨。

黄帝问道：分辨五脏疾病的方法怎样呢？

岐伯回答说：只有辨别出脉象的缓、急、小、大、滑、涩不同状态之后，五脏疾病的变化才能确定。

黄帝问道：怎样辨别脉象的缓、急、小、大、滑、涩不同状态呢？

岐伯回答说：急促的脉象，尺部的皮肤也会拘紧；徐缓的脉象，尺部的皮肤也会弛缓；细小的脉象，尺部的皮肤也会消瘦而缺乏色泽；粗大的脉象，尺部的皮肤也会突起；滑利的脉象，尺部的皮肤也会滑润；塞涩的脉象，尺部的皮肤也会枯涩。脉象所有这些变化，有的隐微不清，有的显著分明。所以，善于尺肤诊法的医生并不依赖于寸口的脉象，擅长诊脉的医生并不依赖于面部的五色。能够将察色、诊脉和察尺肤综合运用于诊断疾病的医生可称之为"上工"，上工诊治十人就可治愈九人；能够将两种方法运用于诊治疾病的医生可称之为"中工"，中工诊治十人就可治愈七人；只将一种方法运用于诊治疾病的医生称为"下工"，下工诊治十人只能把其中的六人治愈。

【导读】此节经文阐述了察色、按脉，诊尺肤三种方法，以及通过询问了解病情的综合诊断方法及其意义。强调临床医生，务必要全面、正确地诊断疾病，做到色、脉、尺肤合参，正所谓"知三则神且明矣"。其关系主要表现有四。

（1）色脉相应。本节指出四时五脏脉与色相应为常，或无病，或病情较轻浅，易于治疗，预后较好。如青为肝之本色，弦脉，为色脉相应，属正常之人不作病态，余类此。

（2）色脉相失。色脉相失有两种情况。①"相胜之脉"：胜者，克也。即见到被克之脏的病脉，如肝病见青色，其脉应弦，而反见毛脉，此为金克木，即相胜之脉，主病情严重，余类此。②"相生之脉"：相生，即扶助、资生之义，如肝病见青色，其脉应弦，然不见弦而得石脉，石为肾脉，是水生木，为相生之脉，主病轻，余类推。

（3）脉尺相应：即脉象和尺肤相一致。如"脉急者，尺之皮肤亦急……脉涩者，尺之皮肤亦涩"，指出脉象变化与尺肤部的病理变化相一致。

（4）色脉尺合参。本节强调高明的医生临床治病，要色、脉、尺肤各种诊法合参，全面诊察，综合分析，才能全面地了解病情。以此指导治疗，才能收获较好的临床疗效。

【原文】黄帝曰：请问脉之缓、急、小、大、滑、涩之病形何如？

岐伯曰：臣请言五脏之病变也。心脉急甚者为瘛疭[1]；微急为心痛引背，食不下。缓甚为狂笑；微缓为伏梁[2]，在心下，上下行，时唾血。大甚为喉吤[3]；微大为心痹[4]引背，善泪出。小甚为善哕；微小为消瘅[5]。滑甚为善渴；微滑为心疝[6]引脐，小腹鸣。涩甚为喑[7]；微涩为血溢，维厥[8]，耳鸣，颠疾[9]。

肺脉急甚为癫疾；微急为肺寒热，怠惰，咳唾血，引腰背胸，若鼻息肉不通。缓甚为多汗；微缓为痿瘘[10]，偏风[11]，头以下汗出不可止。大甚为胫肿；微大为肺痹引胸背，起恶日光。小甚为泄；微小为消瘅。滑甚为息贲[12]上气；微滑为上下出血。涩甚为呕血；微涩为鼠瘘，在颈支腋之间，下不胜其上[13]，其应善酸[14]矣。

肝脉急甚者为恶言[15]；微急为肥气[16]，在胁下若覆杯。缓甚为善呕；微缓为水瘕痹[17]也。大甚为内痈，善呕衄；微大为肝痹阴缩，咳引小腹。小甚为多饮；微小为消瘅。滑甚为㿉疝[18]；微滑为遗溺。涩甚为溢饮[19]，微涩为瘛挛筋痹[20]。

脾脉急甚为瘛疭；微急为膈中[21]，食饮入而还出，后沃沫[22]。缓甚为痿厥；微缓为风痿，四肢不用[23]，心慧然[24]若无病。大甚为击仆；微大为疝气，腹里大脓血，在肠胃之外。小甚为寒热；微小为消瘅。滑甚为㿉癃[25]；微滑为虫毒蛔蝎[26]腹热。涩甚为肠㿉[27]；微涩为内㿉[28]，多下脓血。

肾脉急甚为骨癫疾[29]；微急为沉厥奔豚[30]，足不收，不得前后[31]。缓甚为折脊[32]；微缓为洞[33]，洞者，食不化，下嗌[34]还出。大甚为阴痿[35]；微大为石水[36]，起脐已下至小腹腄腄然[37]，上至胃脘，死不治。小甚为洞泄；微小为消瘅。滑甚为㿉癃；微滑为骨痿，坐不能起，起则目无所见。涩甚为大痈；微涩为不月[38]沉痔[39]。

【注释】

[1] 瘛疭：抽搐。筋脉引急为瘛，筋脉弛张为疭。

[2] 伏梁：病名，五脏积之一。唐·杨上善曰："心脉微缓，即知心下热聚，以为伏梁之病，大如人臂，从脐上至于心，伏在心下，下至于脐，如彼桥梁，故曰伏梁。"

[3] 喉吤：咽喉梗塞不利。吤，通"芥"。

[4] 心痹：病名，五脏痹之一。

[5] 消瘅：病名，是邪热内炽，津液消灼，日渐消瘦的证候。一说为消渴。

[6] 心疝：病名，是寒邪侵犯心经引起的急性痛证，症见心暴痛、气上冲胸等。

[7] 喑：失音。

[8] 维厥：四肢厥逆。维，指四肢。

[9] 颠疾：泛指头部疾患。

[10] 痿瘘：痿，指肺痿、痿躄等病证。瘘，指鼠瘘一类疾患。

[11] 偏风：《脉经》作"漏风"。

[12] 息贲：病名，是五脏积之一，症见喘息气急。

[13] 下不胜其上：下肢软弱无力，难以支撑躯体。犹言"头重脚轻"。

[14] 其应善酸：出现与鼠瘘相应的足膝酸软无力的症状。

[15] 恶言：因忿怒而说出的恶声恶语。

[16] 肥气：病名，为五脏积之一，是胁下痞块如覆杯的疾患。

[17] 水瘕痹：水湿聚于胸下，如水瘕、癖饮之类的病证。瘕，假物成形。痹，闭。

[18] 癀疝：病名，疝病之一。指寒邪侵犯肝胃二经，内蓄瘀血而致少腹拘急疼痛，牵引睾丸，或下腹部有包块，内裹脓血的病证。

[19] 溢饮：病名，症见面色鲜泽，脉濡弱而散或涩，口渴多饮等。

[20] 瘛挛筋痹：筋脉抽搐拘挛。

[21] 膈中：病名。食入即吐的病证。

[22] 后沃沫：大便中多泡沫。后，指大便。

[23] 不用：四肢活动不灵活。

[24] 慧然：心中明白清楚的样子。

[25] 癀癃：癀，指阴囊肿大。癃，指小便不通。

[26] 虫毒蛔蝎：泛指肠道中的各种寄生虫。

[27] 肠澼：病名。广肠脱出的病证。

[28] 内㿗：肠内溃脓。㿗，通"溃"。

[29] 骨癫疾：病邪深入骨中的癫疾，即癫疾的重症。按：《甲乙经》作"骨痿癫疾"。

[30] 奔豚：病名，五脏积之一。症见有气从少腹上冲胸脘、咽喉，异常痛苦。

[31] 不得前后：大小便不通。前，指小便。后，指大便。一说，指身体不能前后俯仰。

[32] 折脊：脊背疼痛如折。

[33] 洞：洞泄。指完谷不化、泻下较剧的病证。

[34] 下嗌：食物下到咽喉。

[35] 阴痿：即"阳痿"。

[36] 石水：水肿病的一种，症见水肿、腹满、脉沉。

[37] 腄（chuí垂）腄然：腹部下坠不适貌。

[38] 不月：月经闭止。

[39] 沉痔：经久难愈的痔疾。

【语译】 黄帝问道：诊察辨别缓、急、小、大、滑、涩不同脉象的方法是怎样的呢？

岐伯回答说：请允许我谈谈五脏病变的具体情况。心脉非常急促主筋脉抽搐；略微急促则主心痛牵引到背部，并且连食物也难以下咽。心脉非常徐缓主失态地狂笑；略微徐缓则主伏梁积病，痞块处在心脏下方，上下游动，且患者不时地唾血。心脉非常粗大主喉间梗塞不通；略微粗大则主心痹牵引到背部，使人容易流泪。心脉非常细小主时常呃逆；略微细小则主日渐消灼的消瘅病。心脉非常滑利主消渴，略微滑利则主心疝并牵引到脐部，小腹中鸣响。心脉非常蹇涩主不能说话的病，略微蹇涩则主出血、四肢厥逆、耳鸣等症以及头部疾患。

肺脉非常急促主癫疾；略微急促则主病位在肺的寒热证，倦怠无力，咳嗽吐血，牵引腰背和胸部作痛，或是鼻中生出赘肉而呼吸不畅。肺脉非常徐缓主多汗；略微徐缓则主痿瘘和漏风，从头部往下大汗不止。肺脉非常粗大主足胫发肿；略微粗大则主肺痹病，牵引胸背作痛，怕见日光。肺脉非常细小主泄泻，略微细小则主日渐消灼的消瘅病。肺脉非常滑利主喘息气逆的息贲病；略微滑利则主口鼻出血和前后阴出血。肺脉非常蹇涩主呕血；略微蹇涩则主鼠瘘，鼠瘘生在颈部和腋下，使人下肢无力，难以支撑躯体，并相应地出现全身疲软乏力的感觉。

肝脉非常急促主说话的言辞和声音愤怒不已；略微急促则主肥气病，肝气郁积在胁下，就像是覆杯一样。肝脉非常徐缓主常常呕吐；略微徐缓则主水湿结聚胁下的水瘕痹。肝脉非常粗大主有内痈病，经常发生呕吐和衄血；略微粗大则主肝痹，阴器萎缩，咳嗽牵引小腹作痛。肝脉非常细小主过量饮水；略微细小则主日渐消灼

的消瘅病。肝脉非常滑利主阴囊肿大；略微滑利则主遗尿病。肝脉非常蹇涩主溢饮病，略微蹇涩则主筋脉抽搐拘挛之病证。

脾脉非常急促主四肢抽搐；略微急促则主膈中，饮食之后随即吐出，大便中多有泡沫。脾脉非常徐缓主四肢痿弱寒冷的痿厥；略微徐缓则主风痿，四肢痿弱乏力，活动不灵，可神态却清楚得像没有患病似的。脾脉非常粗大主被击打昏倒，略微粗大则主疝气，腹中的脓血在肠胃之外大量瘀积。脾脉非常细小主寒热证；略微细小则主日渐消灼的消瘅病。脾脉非常滑利主阴囊肿大和小便不通；略微滑利则主寄生虫引起的腹热。脾脉非常蹇涩主广肠脱出的肠瘕病；略微蹇涩则主肠内溃脓的内瘕病证，常常下利脓血。

肾脉非常急促主病邪入骨的重症癫疾；略微急促则主沉厥和奔豚，两足难以屈伸，大小便不通。肾脉非常徐缓主脊痛如折；略微徐缓则主洞泄。洞泄是一种食后即泻，夹杂有未消化食物的病证。肾脉非常粗大主阳痿，略微粗大则主石水，从脐肿起，往下直到小腹，都有下坠不适之感，如果肿胀上行到胃脘部位，就会不治而死。肾脉非常细小主洞泄；略微细小主消瘅。肾脉非常滑利主小便不通和阴囊肿大；略微滑利则主骨痿，坐下后就不能再站立起来，勉强起来后眼前就什么东西也看不见。肾脉非常蹇涩主大痈；略微蹇涩则主妇女月经不行和久治不愈的痔疾。

【导读】此节以脉之"缓、急、小、大、滑、涩"六者为纲，辨识五脏之病形，详论了五脏的病脉与主病。

【原文】黄帝曰：病之六变[1]者，   刺之奈何？

岐伯答曰：诸急者多寒，缓者多热，大者多气少血，小者血气皆少，滑者阳气盛，微有热，涩者多[2]血少气，微有寒。是故刺急者，深内而久留之。刺缓者，浅内而疾发针，以去其热。刺大者，微泻其气，无出其血。刺滑者，疾发针而浅内之，以泻其阳气而去其热。刺涩者，必中其脉，随其逆顺而久留之，必先按而循之，已发针，疾按其痏[3]，无令其血出，以和其脉。诸小者，阴阳形气俱不足，勿取以针，而调以甘药也。

【注释】

[1] 六变：五脏病证中出现的六种脉象，即上文所述的急、缓、大、小、滑、涩六种病脉。

[2] 多：根据涩脉的性质，当作"少"。

[3] 痏（wěi 伟）：针刺后留下的瘢痕，这里指针刺后的针孔。

【语译】 黄帝问道：针对五脏病变的六种病理脉象，应当怎样针刺呢？

岐伯回答说：各种急促的脉象多主寒邪，徐缓的脉象多主热邪，粗大的脉象多主气有余而血不足，细小的脉象多主血气不足，滑利的脉象主阳气偏盛而微有热，蹇涩的脉象多主血气都不足而微有寒。因此，在针刺急促脉象的病变时，应当进针较深且留针的时间要长些；针刺徐缓脉象的病变时，应当进针较浅且在刺入后迅速出针，从而消除其中的热邪；针刺粗大脉象的病变时，应当微微地泻去其中的有余之气，不要出血；针刺滑利脉象的病变时，应当迅速进针且进针要浅些，以便泻去其中偏盛的阳气并消除其中的微热；针刺蹇涩脉象的病变时，一定要刺中病脉，再根据其经气逆顺的方向行针且留针的时间要长些，在出针之前首先要顺着经脉循行的通路按摩而使其气血流通，在出针之后要迅速地按住针孔，以免流出血来，从而使经脉中的气血得到调和。各种细小脉象的病变，由于阴阳气血都不足，因而不要用针刺治疗，而应当用甘味药物调理。

【导读】 此节论述了六脉主病及针刺原则，提示脉象不同，其病机及临床表现有别，因此要采取不同的针刺方法。本节旨在说明针刺原则的确立及具体操作手法的实施，是在正确辨证的基础上进行的，若气血皆少暂不宜针刺者，需要用甘温之品补益其气。

【原文】 黄帝曰：余闻五脏六腑之气，荥输所入为合，令何道从入，入安连过，愿闻其故。

岐伯答曰：此阳脉之别入于内[1]，属于腑者也。

黄帝曰：荥输与合，各有名乎？

岐伯答曰：荥输治外经，合治内腑。

黄帝曰：治内腑奈何？

岐伯曰：取之于合。

黄帝曰：合各有名乎？

岐伯答曰：胃合于三里，大肠合入于巨虚上廉，小肠合入于巨虚下廉，三焦合入于委阳，膀胱合入于委中央，胆合入于阳陵泉。

黄帝曰：取之奈何？

岐伯答曰：取之三里者，低跗；取之巨虚者，举足；取之委阳者，屈伸而索之；委中者，屈而取之；阳陵泉者，正竖膝予之齐下[2]至委阳之阳[3]取之；取诸外经者，揄申而从之[4]。

[1] 别入于内：手足阳经从络别行进入体内。

[2] 正竖膝予之齐下：正身端坐，使两膝齐平。

[3] 委阳之阳：委阳穴的外侧。

[4] 揄申而从之：通过牵引或伸展肢体来寻找穴位。揄，牵引。申，通"伸"。

【语译】黄帝说道：我听说五脏六腑的经气，是通过荥穴和输穴而进入合穴的。那么，使其进入合穴是遵循什么途径，进入之后又是在何处彼此连属的呢？我希望听你讲讲其中的原委。

岐伯回答说：这是阳脉从络别行进入内部并与六腑相连属的部位。

黄帝问道：荥穴、输穴与合穴，在治疗上各自都有不同的作用吗？

岐伯回答说：取刺荥穴和输穴可以治疗外经的疾病，取刺合穴可以治疗内腑的疾病。

黄帝问道：怎样治疗内腑疾病呢？

岐伯回答说：应当取刺阳经的合穴。

黄帝问道：这些合穴分别都有名称吗？

岐伯回答说：足阳明胃经的合穴在足三里，手阳明大肠经的合穴在巨虚上廉，手太阳小肠经的合穴在巨虚下廉，手少阳三焦经的合穴在委阳，足太阳膀胱经的合穴在委中，足少阳胆经的合穴在阳陵泉。

黄帝问道：取刺这些合穴的具体方法是什么呢？

岐伯回答说：取刺足三里穴要在把足背放得低平的情况下取刺；巨虚穴要在把足抬起的情况下取刺；委阳穴要在屈伸下肢后取刺；委中穴要在屈膝的情况下取刺；阳陵泉穴要在正身端坐、两膝齐平的情况下，在委阳穴的外侧取刺。另外，治疗外经疾病的荥穴和输穴，要伸展四肢来取刺。

【导读】此节指出了六腑合穴的名称及取穴方法。合穴是气血汇合之处，对于针灸治疗具有指导意义。

【原文】黄帝曰：愿闻六腑之病。

岐伯答曰：面热者足阳明病，鱼络血[1]者手阳明病，两跗之上脉竖陷[2]者足阳明病，此胃脉也。

大肠病者，肠中切痛而鸣濯濯[3]，冬日重感于寒即泄，当脐而痛，不能久立，与胃同候，取巨虚上廉。

胃病者，腹膜胀[4]，胃脘当心而痛，上肢两胁，膈咽不通，食饮不下，取之三里也。

小肠病者，小腹痛，腰脊控[5]睾而痛，时窘之后[6]，当耳前热，若[7]寒甚，若独肩上热甚，及手小指次指之间热，若脉陷者，此其候也，手太阳病也，取之巨虚下廉。

三焦病者，腹气满，小腹尤坚，不得小便，窘急，溢则水，留即为胀，候在足太阳之外大络，大络在太阳少阳之间，亦见于脉，取委阳。

膀胱病者，小腹偏肿而痛，以手按之，即欲小便而不得，肩上热，若脉陷，及足小指外廉及胫踝后皆热，若脉陷，取委中央。

胆病者，善太息，口苦，呕宿汁，心下澹澹[8]，恐人将捕之，嗌中吤吤然[9]，数唾，在足少阳之本末[10]，亦视其脉之陷下者灸之，其寒热者取阳陵泉。

【注释】

[1] 鱼络血：手鱼部位（大鱼际）的络脉充血。

[2] 竖陷：足背的冲阳脉出现凸起或陷下的现象。一说：竖，为"坚"字之误。坚陷，指冲阳脉出现坚实或虚弱的情况。

[3] 濯（zhuó 浊）濯：肠中水气冲激而发出的响声。

[4] 膜（chēn 嗔）胀：上腹胀满。

[5] 控：牵引。

[6] 时窘之后：小腹时时感到疼痛窘急而欲大便。

[7] 若：或。

[8] 澹澹：水波动荡貌，形容心悸不安。

[9] 嗌中吤吤然：咽喉如有物梗阻。嗌，咽喉。

[10] 足少阳之本末：足少阳胆经从起点到终点的整个循行道路。

【语译】 黄帝说道：我希望听你谈谈六腑的病变。

岐伯回答说：面部发热是足阳明经发生了病变，手鱼部络脉充血是手阳明经发生了病变，足背冲阳脉出现凸起或下陷是足阳明经发生了病变，这是胃经的表现及其主病。

大肠发病时，肠中剧烈作痛，并发出阵阵肠鸣。如果冬季再次感受寒邪，就会引起泄泻，脐部作痛，甚至难以长时间站立，与胃病的症状相同，可刺巨虚上廉治疗。

胃发病时，上腹胀满，胃脘当心疼痛，甚至牵引上肢和两胁间，胸膈和咽部阻滞不通，饮食不下，可刺足三里穴治疗。

小肠发病时，小腹作痛，从腰脊牵引到睾丸疼痛不安。大便时时窘急难忍，耳前发热，或是全身严重发冷，或是只感到肩上很热，以及手小指和无名指之间发热，或是络脉虚陷不起。这种症状是表明手太阳经发生了病变，可刺巨虚下廉进行治疗。

三焦发病时，腹中胀满，小腹部尤其胀得发硬，小便不通而又窘迫难受，水溢于皮下便形成水肿，留于腹中便导致水胀。这种病的症状表现在足太阳经外侧的大络上，足太阳经外侧的大络处在太阳经与少阳经之间，也表现出相应的脉象，可刺委阳穴治疗。

膀胱发病时，小腹部一侧肿胀疼痛，如果用手按压小腹便很想小便而又尿不出来，肩部同时发热，或者络脉虚陷不起，以及足小趾的外侧和小腿、踝骨的后部同时发热，或是出现络脉虚陷不起的现象，可刺委中穴治疗。

胆经发病时，患者常常叹长气，口苦，呕吐胃中滞留的液汁，心悸不安，好像有人要逮捕自己似的恐惧不已，喉中像被东西堵着似的不时吐唾。可在足少阳经从起点到终点的循行部位上取穴，也可具体观察络脉虚陷不起的部位灸治。如果出现寒热往来，可刺阳陵泉治疗。

【导读】 此节论述六腑的病形及刺治选穴。由于胆、胃、小肠、大肠、膀胱、三焦的生理功能、形态结构、经脉循行、表里关系等各有特征，互有区别，因而各自罹病之后就会有不同的临床表现（即"病形"），所以要辨识病性和准确定位，分经取穴刺治。如大肠病之"病形"为肠中切痛、肠鸣，当脐而痛，不能久立。这是冬日重感于寒之故同，因大肠当脐，主津液，水流肠间，故见当脐而痛；肠鸣濯濯，是寒伤肠道，传导失司之故，当取足阳明胃经的上巨虚穴而刺等。总之，对六腑病证的辨识，务必结合其生理功能、生理特性、经脉循行、发病特征等内容。

【原文】黄帝曰：刺之有道乎？

岐伯答曰：刺此者，必中气穴[1]，无中肉节[2]，中气穴则针染于巷[3]，中肉节即皮肤痛。补泻反则病益笃。中筋则筋缓，邪气不出，与其真相搏，乱而不去，反还内著，用针不审，以顺为逆也。

【注释】

[1] 气穴：腧穴。因腧穴是气血所注之处，与经气相通，故称。

[2] 肉节：肌肉之间的节界。

[3] 针染于巷：沿着经脉循行的路线而出现针感。染，一作"游"。

【语译】黄帝问道：针刺这些部位有一定的法则吗？

岐伯回答说：针刺这些部位时，一定要刺中腧穴，而不能误刺在肌肉间的节界上。刺中了腧穴，经气就会沿着经脉的路线循行而使经脉通畅；刺中肌肉间的节界，就会引起疼痛；补泻的手法要是用反了，病情就会更加严重；如果误刺在筋上，就会使筋弛缓，并且邪气也不会被除去，与真气交争纠缠着不愿离去，反而把病邪滞留在体内。如果用针不够审慎，便常常会把顺证治成逆证。

【导读】此节告诫医生，刺之有道，必中气穴。所谓"刺之有道"，指针刺规律和技巧，而刺"必中气穴"，强调取穴准确、针刺手法得当，及时出现麻、胀、困、重等得气的感觉，对临床具有指导意义。

根结第五法音

【题解】根，根本、本源，经气始生的腧穴。结，归结、归宿、结束，经气终止的腧穴。本篇主要围绕六经的根穴、结穴的部位及其在治疗中的特殊作用等内容进行论述，故明·马莳谓："内有阴阳诸经，根结于某穴，故名篇。"

"音律"与历法一样同为天地自然的产物。《大戴礼记·曾子天圆》之"圣人谨守日月之数，以察星辰之行，以序四时之顺逆，谓之历；截十二管，以宗八音之上下清浊，谓之律也"，就明确地指出了历法、音律同为天文所衍生，此即《周髀算经·陈子模型》所说的"冬至夏至，观律之数，听钟之音"之义。音，有角、徵、宫、商、羽五者，故曰"五曰法音"。

【原文】岐伯曰：天地相感，寒暖相移，阴阳之道，孰少孰多？

阴道偶，阳道奇。

【语译】岐伯说：天气与地气互相感应，气候的寒热互相转换。在这阴阳变化的规律中，究竟哪方面少，哪方面多呢？偶数属性为阴，奇数属性为阳。

【导读】此节论"阴道偶，阳道奇"。在"数"的知识中，奇数属性为阳，偶数属性为阴。此源于中华民族传统文化的"河图""洛书"，白圈"○"是实心圈、太阳光能够照射、属阳，用以表达"奇数"；黑圈"●"是空心圈、太阳光不能照射、属阴，用以表达"偶数"，故称之。

【原文】发于春夏，阴气少，阳气多，阴阳不调，何补何泻？

发于秋冬，阳气少，阴气多，阴气盛而阳气衰，故茎叶枯槁，湿雨下归，阴阳相移，何泻何补？

奇邪离经[1]，不可胜数，不知根结，五脏六腑，折关败枢，开阖而走[2]，阴阳大失，不可复取。

九针之玄，要在终始[3]，故能知终始，一言而毕，不知终始，针道咸绝。

【注释】

[1] 奇邪离经：不正之气离开经脉而流传无定。奇邪，不正之气。离经，病邪离开经脉，并已由经而传入脏腑或其他组织。

[2] 折关败枢，开阖而走：邪气在五脏六腑中折损关守，败坏枢纽，横冲直撞地到处奔走流传。开阖，捭阖，此指到处流传奔走。

[3] 终始：经脉循行的起止。

【语译】如果疾病在春夏两季发生，由于自然界中阴气偏少而阳气偏多，患者体内的阴阳二气便难以协调，对此应当如何运用补泻方法治疗呢？如果疾病在秋冬发生，因自然界中阳气偏少而阴气偏多，阴气旺盛而阳气衰微，所以草木的茎叶干燥枯萎，雨水湿气下流而注入根部，患者体内的阴阳之气发生了转换，对此又当如何运用补泻方法治疗呢？邪气离开经脉后在脏腑中流传无定，造成的病变无穷无尽，难计其数。要是不了解经脉的起始和终结，邪气就会在脏腑中折损关守，挫败枢纽，奔走流传，从而使体内的气血严重耗损而难以恢复。运用九针的奥妙方法，关键在于明察经脉循行的起止。如果能够明察经脉循行起止，一句话就能把运用九针的奥妙解释清楚；若是不明白经脉循行起止，针刺治病的道理就会完全丧失。

【导读】此节阐明了四时阴阳的消长变化规律，以及与针刺理论的关系。"春夏，阴气少，阳气多""秋冬，阳气少，阴气多"是四时阴阳各有盛衰的变化规律。人体阴阳之气的盛衰变化与之相应，疾病的变化也受此影响。因此，治疗疾病时要根据自然界四时阴阳之气的多少及其气候变化特点，运用相应的补泻刺法，勿损其不足之阴或不足之阳，如四时不正之邪侵入经络，治疗不当会深入脏腑，从而形成多种病变。因此临床上必须审经脉根结之本末，察脏腑阴阳之盛衰，明五脏六腑三阴三阳所属开阖枢之作用。

【原文】太阳根于至阴，结于命门[1]，命门者目也。

阳明根于厉兑，结于颡大[2]，颡大者钳耳[3]也。

少阳根于窍阴，结于窗笼[4]，窗笼者耳中也。

太阳为开，阳明为阖，少阳为枢。

故开折则肉节渎而暴病起矣，故暴病者取之太阳，视有余不足，渎者皮肉宛膲[5]而弱也。

阖折则气无所止息而痿疾起矣，故痿疾者取之阳明，视有余不足，无所止息者，真气稽留，邪气居之也。

枢折即骨繇[6]而不安于地，故骨繇者取之少阳，视有余不足。骨繇者，节缓而不收也。所谓骨繇者，摇故也，当穷其本也。

【注释】

[1] 命门：晴明穴。

[2] 颡（sǎng 嗓）大：穴名。头维穴的别称，属足阳明胃经，位于头部额角入发际半寸

处，距头正中线一寸半。

[3] 钳耳：因头维穴钳束于耳，故云。

[4] 窗笼：喻指耳。此指听宫穴。

[5] 宛膲：皮肉干枯消瘦。

[6] 骨繇（yáo 遥）：骨节弛缓不收，摇动不定。繇，通"摇"。

【语译】足太阳膀胱经起始于足小趾外侧的至阴穴，终结于命门，命门是目内眦的晴明穴。足阳明胃经起始于足次趾端的厉兑穴，终结于颡大，颡大是位于耳上的头维穴。足少阳胆经起始于足小趾之侧次趾端的足窍阴穴，终结于窗笼，窗笼是位于耳中的听宫穴。在足三阳经中，太阳经主表，阳明经主里，少阳经主表里转输。因此，在太阳经主表的功能丧失后，肌肉间的交界处就会渎弱而引起暴病发生。所以在暴病发生时可取刺足太阳经的腧穴，并根据病证的虚实情况治疗。所谓"渎"，是指皮肉干枯消瘦的萎弱状态。在阳明经主里的功能丧失之后，正邪交争而引起痿病发生。所以在痿病发生时可取刺足阳明经的腧穴，并根据病证的虚实情况治疗。

所谓"无所止息"，是说真气在经脉中留滞不畅，而邪气却又盘踞其中。在少阳经所主的转输功能丧失之后，就会因骨摇而不能站立行走。在发生骨摇时可取刺足少阳经的腧穴，并根据病证的虚实情况治疗。

所谓"骨摇"，就是骨节弛缓不收、摇动不定之症。称这种病为骨摇，是因为患了这种病后就会骨节摇动的缘故。要对上述这些病治疗，都应彻底弄清经脉循行的终始本末。

【导读】此节一论三阳经之根、结腧穴部位。二论三阳经开、阖、枢关系及其损伤所致病变与治疗。

开、阖、枢是对人体三阴三阳经生理功能、病理特点及其相互关系的概括。其中，"开"指开达向外，"阖"言内敛向里，"枢"则指枢纽，此用开、阖、枢的作用说明六经间的密切关系。后世把开、阖、枢理论运用于阐述人体内外阴阳的配合，如王冰认为三阴三阳经六经的区分标准是气的多少及其功能，强调了开阖、动静、出入之间的关系，即有关必有阖，有出必有入，二者相互配合。三阴三阳开合的功能正常，气化出入才能进行，阴阳气化也才得以维持平衡。至于枢的作用，就是通过对三阴三阳的开阖从而达到对阴阳升降出入的调节。由此可见，开、阖、枢抽象地概括了人体三阴三阳的气化功能。此外，如果从类比思维的视角分析三者关系，杨上善之"闢（门闩）阖（门扇）樞（门轴）"似更合理（下同）。

【原文】太阴根于隐白，结于太仓[1]。

少阴根于涌泉，结于廉泉。

厥阴根于大敦，结于玉英[2]，络于膻中。

太阴为开，厥阴为阖，少阴为枢。

故开折则仓廪[3]无所输膈洞[4]，膈洞者取之太阴，视有余不足，故开折者气不足而生病也。

阖折即气绝而喜悲[5]，悲者取之厥阴，视有余不足。

枢折则脉有所结而不通，不通者取之少阴，视有余不足，有结者皆取之不足。

【注释】

[1] 太仓：中脘穴。《甲乙经》："中脘，一名太仓，胃募也。"

[2] 玉英：玉堂穴。《甲乙经》："玉堂，一名玉英。"

[3] 仓廪：收藏谷物的仓库。这里指具有贮藏和消化食物功能的脾胃。

[4] 膈洞：病名。上见膈塞不能食，下见飧泄食不化。

[5] 喜悲：容易产生悲哀感。喜，善，容易。

【语译】足太阴脾经起始于足大趾内侧之端的隐白穴，终结于腹部的中脘穴。足少阴肾经起始于足心的涌泉穴，终结于任脉经在结喉上的廉泉穴。足厥阴肝经起始于足大趾之端的大敦穴，终结于任脉经在胸部的玉堂穴。在足三阴经中，太阴经主表，厥阴经主里，少阴经主表里转输。因此，在太阴经主表的功能丧失后，脾胃的水谷之气就无从转输而引起膈塞、洞泄。在膈塞、洞泄发生时，可取刺足太阴经的腧穴，并根据病证的虚实情况治疗。太阴主表功能丧失所导致的疾病，是由于脾气亏虚而成。厥阴主里的功能丧失后，患者就会气机不畅而容易产生悲愁的情绪。对情绪悲愁的患者，可刺厥阴经的腧穴，并根据病证的虚实情况治疗。在少阴经的转输功能丧失后，经气就会产生郁结而不能通畅。肾经经气不通时，可刺少阴经的腧穴，并根据病证的虚实治疗；产生郁结时，可刺少阴经的腧穴治疗。

【导读】此节一论三阴经之根、结腧穴部位。二论三阴经开、阖、枢关系及其损伤所致病变与治疗。

"开阖枢"理论见于《素问·阴阳离合论篇》及本篇，前者论述三阴三阳经的生理特点及其相互关系，后篇论述六经开、阖、枢的病理表现，是该理论的奠基著作。后世又作了发挥，使该理论逐渐完善，并对临床诊疗有一定的指导意义。近年来，又有医家对该理论及其应用作了进一步探讨。如杨力认为开、阖、枢是三阴三阳六经功能特点及其相互关系的概括，并对其含义、源流、生理作用及其与病机发病学和治疗学的关系等方面进行了探讨；顾植山则从阴阳消长变化规律角度，应用太极图说、运气理论中的六气知识解释"开阖枢"，亦为一说。

【原文】足太阳根于至阴，溜于京骨，注于昆仑，入于天柱、飞扬也。

足少阳根于窍阴，溜于丘墟，注于阳辅，入于天容[1]、光明也。

足阳明根于厉兑，溜于冲阳，注于下陵[2]，入于人迎、丰隆也。

手太阳根于少泽，溜于阳谷，注于少海，入于天窗、支正也。

手少阳根于关冲，溜于阳池，注于支沟，入于天牖、外关也。

手阳明根于商阳，溜于合谷，注于阳溪，入于扶突、偏历也。

此所谓十二经[3]者，盛络皆当取之。

【注释】

[1] 天容：明·马莳认为"当作天冲（穴）"。

[2] 下陵：明·马莳认为"当作解溪（穴）"。

[3] 十二经：此指手足三阳经。合左右而言，故称十二经。

【语译】足太阳膀胱经起始于足小趾端的至阴穴，流行于足外侧大骨之下的京骨穴，灌注于外踝之后的昆仑穴，向上汇入项后的天柱穴，向下汇入足部的飞扬穴。足少阳胆经起始于足小趾之旁次趾之端的足窍阴穴，流行于外踝之前的丘墟穴，灌注于外踝之上、辅骨之前的阳辅穴，向上汇入颈部的天冲穴，向下汇入足胫部的光明穴。足阳明胃经起始于足大趾旁次趾之端的厉兑穴，流行于足之上的冲阳穴，灌注于冲阳穴之上的解溪穴，向上汇入颈部的人迎穴，向下汇入足胫部的丰隆穴。手太阳小肠经起始于小指之端的少泽穴，流行于锐骨之下的阳谷穴，灌注于肘内大骨外侧的少海穴，向上汇入颈部的天窗穴，向下汇入上肢的支正穴。手少阳三焦经起始于无名指端的关冲穴，流行于腕上的阳池穴，灌注于腕上两骨之间的支沟穴，向上汇入项部的天牖穴，向下汇入上肢的外关穴。手阳明大肠经起始于食指之端的商阳穴，流行于大指歧骨之间的合谷穴，灌注于腕上两筋之间的阳溪穴，向上汇入颈部的扶突穴，向下汇入腕后的偏历穴。这

就是手足三阳经左右共十二经的根、溜、注、入腧穴分布情况，凡因邪气侵入而经

络充满时，可刺这些腧穴。

【导读】此节论手足阳经之根、溜、注、入腧穴分布部位及其主治。

【原文】一日一夜五十营[1]，以营五脏之精，不应数者，名曰狂生[2]。

所谓五十营者，五脏皆受气。

【注释】

[1] 营：此指经脉血气循环的周期。详见《灵枢·五十营》。

[2] 狂生：生理功能失常。

【语译】人体的经脉在一日一夜之间经过五十个循环周期，从而使五脏的精气能够正常运行。如果循行的周期不符合这个定数，就称之为生理功能失常的"狂生"。之所以说经脉需要循环五十个周期，就是因为五脏都要受到精气的灌注和营养。

【导读】此节论经脉之气的循行规律。经脉之气，一昼夜中五十周于人身，以营运五脏之精气，如果有太过或不及，不能合于五十周的规律，即为失常现象。经脉之气运行正常，其脉搏才能跳动正常，亦提示脏气正常。

"五十"之数被称作为"天衍之数"，可用以演绎天地万物之变化。此数之由来，既是"河图""洛书"（是上古时代人们为了把握宇宙万物变化规律所建构的模型）中应用属性为阳的符号（○白圈、实心圈、阳光可以照耀者）和属性为阴的符号（●黑圈、空心圈、阳光无法照耀者）数目之和中各"五十"之故，也是在北斗七星历法背景下，将二十八宿、十二地支（即十二辰）、十天干按一定规律分布于天周之上，用以标记太阳回归周期的相关时空区位，而此中蕴涵有北斗历法、十二月太阳历法和十月太阳历法，都是推算年、月、日，并使其与相关天象对应的方法，都具有协调历年、历月、历日和回归年、朔望月和太阳日的功能，人体所有功能活动无不与这些天文现象有关，这就是为何要用"五十"之数表达人体经脉气血循行的理由。

【原文】持其脉口，数其至也，五十动而不一代[1]者，五脏皆受气；四十动一代者，一脏无气[2]；三十动一代者，二脏无气；二十动一代者，三脏无气；十动一代者，四脏无气；不满十动一代者，五脏无气。予之短期[3]，要在终始。所谓五十动而不一代者，以为常也，以知五脏之期。予之短期者，乍数乍疏也。

【注释】

[1] 代：更代。脉来中止不能自还为代，平脉中而忽见乍数乍疏也叫作代。

[2] 无气：脏气亏虚殆尽。

[3] 短期：病危将死之期。

【语译】在临床上，可以通过切诊寸口的脉象来计算经脉往来的周期。如果脉搏在五十次跳动中不出现一次歇止，就表明五脏全都受到了精气的灌注和营养；脉搏在四十次跳动中出现了一次歇止，就表明五脏中有一脏缺少精气的灌注和营养；脉搏在三十次跳动中出现了一次歇止，就表明五脏中有两脏缺少精气的灌注和营养；

脉搏在二十次跳动中出现了一次歇止现象，这就表明五脏中有三脏缺少精气的灌注和营养；脉搏在十次跳动中出现了一次歇止现象，就表明五脏中有四脏缺少精气的灌注和营养；脉搏在不满十次跳动中出现了一次歇止，就表明五脏全都缺少精气的灌注和营养。预测患者死期的关键，在于明白经脉循行起止。这里所说的在五十次搏动中不出现一次歇止，可以作为脉搏跳动的正常标准，也可据此推测五脏精气的运行周期。预测疾病预后的方法，就在于诊察忽快忽慢的脉象特征。

【导读】 此节论述通过脉搏的歇止多少，推测脏气的盛衰。其规律为，脉搏五十跳中没有歇止的为正常，有歇止的为失常。随着歇止间隔次数的变化，预示脏气损伤程度的轻重。其"代"，止，即歇止。若脉搏跳动出现"乍数乍疏"即忽快忽慢或忽跳忽止的状态，预示疾病死期临近。其以脉动五十而无歇止以及不足五十而有歇止，预测脏腑功能损伤程度和预测死期的方法，临床有借鉴意义。

【原文】 黄帝曰：逆顺五体[1]者，言人骨节之小大，肉之坚脆，皮之厚薄，血之清浊，气之滑涩，脉之长短，血之多少，经络之数，余已知之矣，此皆布衣匹夫之士也。

夫王公大人，血食之君，身体柔脆，肌肉软弱，血气慓悍滑利，其刺之徐疾浅深多少，可得同之乎？

岐伯答曰：膏粱菽藿[2]之味，何可同也。气滑即出疾，其气涩则出迟，气悍则针小而入浅，气涩则大而入深，深则欲留，浅则欲疾。以此观之，刺布衣者深以留之，刺大人者微以徐之，此皆因气慓悍滑利也。

【注释】

[1] 逆顺五体：正常与异常的五种体质。一说，古经篇名。

[2] 膏粱菽藿：精美的肉食和粗淡的饭菜两种不同的食物。膏，肥肉。粱，细粮。膏粱是贵族享用的食物。菽，豆类。藿，蔬菜。菽藿是平民的食物。

【语译】 黄帝问道：正常与异常的五种体质，指各类人的骨节大小、肌肉坚脆、皮肤薄厚、血液清浊、经气滑涩、脉搏长短、血之虚实、经络定数。这些情况，我已经懂了。这都是就平民而言的。那些王公贵族、经常享用肉食的有地位的人士，他们的体质柔脆，肌肉软弱，血气运行强劲滑利，给他们刺治疾病时入针出针的快慢，进针的深浅程度，所刺腧穴的多少，与刺治平民的情况一致吗？

岐伯回答说：对享用精美肉食的贵族和粗淡饭菜的平民，怎么能同样看待呢？脉气滑利的人出针要快，脉气蹇涩的人出针要慢，血气运行强劲的人要用小针浅刺，血气运行涩滞的人要用大针深刺，深刺时要留针，浅刺时要快出。所以，给一般平民针刺时，要深刺且要留针；给王公贵族针刺时，要用小针慢刺。对王公贵族之所以要采取不同的刺法，是因为他们血气运行强劲滑利的缘故。

【导读】 此节论述体质不同，刺当有别。不同社会地位的人，因其物质生活条件的差别，会对其体质产生很大的影响，其骨节的大小、肌肉的强弱、皮肤的厚薄、血液的清浊、经气运行的滑涩、脉道的长短、血的多少等均有差异，因此，针刺治疗疾病时，要结合患者的生活条件、体质状况等多种因素，采用不同的针刺方法。其基本精神仍然强调了因人制宜的治疗原则。此节列举了王公大人、布衣之士即体质弱与强两类人不同的生理状态，及针刺时所使用的针具、针刺的深度、出针的快慢。

【原文】黄帝曰：形气[1]之逆顺奈何？

岐伯曰：形气不足，病气有余，是邪胜也，急泻之。形气有余，病气不足，急补之。形气不足，病气不足，此阴阳气俱不足也，不可刺之，刺之则重[2]不足，重不足则阴阳俱竭，血气皆尽，五脏空虚，筋骨髓枯，老者绝灭，壮者不复矣。

【注释】

[1] 形气：体质的外在表现。

[2] 重：重叠。

【语译】黄帝问道：人体形气的正常

与异常的具体情况以及针刺治疗时应当采取的方法是怎样的呢？

岐伯回答说：如果形气不足而病气有余，这是邪气偏胜的表现，应当迅速泻除体内的病邪；如果形气有余而病气不足，应当赶快补益正气；形气不足，病气也不足，这是阴阳表里两相亏虚之证，不可用针刺的方法治疗，若用针刺方法就会使形气更加不足，形气不足就会使阴阳衰竭，血气耗尽，五脏空虚，筋骨精髓枯竭，老年人遇上这样的情况就会死亡，壮年人遇上这样的情况也将难以康复。

【导读】此节论形气盛衰不同，针刺方法有别。此节论述了形体表现与病气程度的关系，两者有时相符，有时相悖，临证当予鉴别，分别施以不同治法治疗。针刺的关键，在于调阴阳虚实，有余者泻之，不足者补之。刺不知逆顺，犯虚虚实实之戒，则病变丛生。

【原文】形气有余，病气有余，此谓阴阳俱有余也，急泻其邪，调其虚实。故曰有余者泻之，不足者补之，此之谓也。

【语译】形气有余，病气也有余，说阴阳表里全都盛实，应当尽快泻除体内的邪气，调理气血的虚实。所以说，"有余者泻之，不足者补之"，就是这个道理。

【导读】此节论知调阴阳，补虚泻实。此又分两类：一则形气不足（形体虚弱），病气有余（邪盛正衰），应当急泻；病气不足（邪去正衰），不可刺治。二则形气有余（形体壮实），病气不足（正气已衰），宜急补之；病气有余（邪盛正衰），宜急泻之。

【原文】故曰刺不知逆顺，真邪相搏。满而补之，则阴阳四溢，肠胃充郭[1]，肝肺内膜，阴阳相错。虚而泻之，则经脉空虚，血气竭枯，肠胃㒤

辟[2]，皮肤薄著[3]，毛腠夭膲[4]，予之死期。故曰用针之要，在于知调阴与阳，调阴与阳，精气乃光[5]，合形与气，使神内藏。

【注释】

[1] 充郭：肠胃中邪气充盛胀满。郭，通"扩"。

[2] 慑（niè 聂）辟：形容肠胃松弛无力。

[3] 薄著：形容皮肤瘦薄枯涩。

[4] 夭膲（jiāo 焦）：枯槁而消瘦。膲，肉不满，即消瘦。

[5] 光：充盛。《甲乙经》作"充"。

【语译】所以说，在运用针刺时如果不明白经脉的逆顺，就会导致正气与邪气交争的局面；如果是实证却用补法，就会使阴阳二气四处流溢，肠胃中邪气充盛胀满，肝肺之气郁结于内而不能宣通，全身的气血错乱无序；如果是虚证却用泻法，就会使经脉空虚，血气枯竭，肠胃之气松弛无力，皮肤枯瘦，毛发短折，肌肉消瘦，可以预测死期不远。所以说，运用针刺的关键，在于懂得调理阴阳的道理和方法。阴阳得到调理，精气就会充沛；形气和调，就可使神气内藏而不泄散。

【导读】此节论述不知顺逆，误刺后果严重。不明白形气与病气的顺逆关系，治疗时就会犯虚虚实实之戒，使虚者更虚，实者更实。如虚而泻之，则"重不足"而致阴阳俱衰，五脏精气和经脉空虚，筋骨痿弱，骨髓枯竭，胃肠衰弱。实而补之，则阴阳错乱，胃肠邪气充满，肝肺二脏发生膜胀。同时对医生提出了针刺要求：施针前要详细观察五脏病变和脉象是否相应，经络的虚实，皮肤的柔润与粗糙状况等，实质是要求辨阴阳气血的盛衰情况。

【原文】故曰上工平气，中工乱脉[1]，下工绝气危生。故曰下工不可不慎也。必审五脏变化之病、五脉之应、经络之实虚、皮之柔粗，而后取之也。

【注释】

[1] 乱脉：调理经脉。乱，治理。

【语译】所以说，技术高明的医生能够使人体内的阴阳之气保持平和正常，技术一般的医生能够使人的经脉得到调理，技术低劣的医生会使人精气丧失而危及生命。所以说，技术低劣的医生不能不特别慎重地对待这个问题啊！一定要全面诊察五脏疾病的变化，五脉搏动的反应，经络的虚实，皮肉的柔粗，然后才进行针刺治疗。

【导读】其一，本篇论足六经的根、结部位及手足三阳经的根、溜、注、入部位。所谓"根"，指四肢末端的井穴；"结"则指头、胸、腹腧穴的部位。根和结，大体指经脉从四肢末端到头面胸腹之间的联系，强调以四肢为出发点，这是经络理论早期的认识，与《足臂十一脉灸经》《阴阳十一脉灸经》所载经脉循行路径一致。根和结，是突出各经从四肢上达头、胸、腹联系的特点，以说明对临床辨证和取穴治疗上的指导意义。篇中三阴三阳的根结部位，说明了十二经的经气，皆出自四肢末端，而分别向头面、躯干、内脏渐行渐深、渐行渐大。井、荥、输、经、合五输穴的命名就是基于根结理论而来。

其二，论经脉之根结。后世医家认为，"根"是经气起始的根源处，"结"是经气归结的聚汇处。根在下肢的"井穴"，结则在头胸腹的一定部位，足三阳在头面，足三阴在胸腹的任脉上。该理论在于说明四肢与头身的联系与影响。因此，四肢腧穴和头身部腧穴在治疗上可相互为用。后世依据该理论，创立了多种配穴法，如《针灸聚英》之"头面之疾针至阴"，即是以足太阳经结于头面而根于小趾至阴穴为理论依据。反之，当四肢有疾时，可按根结、标本有关"下病上取"理论选取头面、躯干腧穴治疗之，如《外台秘要方》有浮白穴治腿足痿软的记载。现临床常取攒竹穴配养老穴治眼疾，也是这一理论的应用。

寿夭刚柔第六 法律

【题解】寿夭，指人生命的长短。刚柔，指性格的刚直与柔和，后文"有刚有柔"义同。本篇主要讨论了人的形态缓急、气血盛衰、性格刚柔、体质强弱等与生死寿夭的关系。故名。

定音之器（竹管），共有十二，阴阳各六的十二律，是中国古代法律制度确立的依据。十二律各有固定的音高和名称：黄钟、大吕、太簇、夹钟、姑洗、中吕、蕤宾、林钟、夷则、南吕、无射、应钟。区分之，奇数（阳）称六律，偶数（阴）称六吕，合称律吕。历法、音律同为天文所衍生，在《礼记》《吕氏春秋》《淮南子》《史记》《汉书》之中都将"历律"相提并论。因为音律有六律（属阳）六吕（属阴），故"六曰法律"。

【原文】黄帝问于少师曰：余闻人之生也，有刚有柔，有弱有强，有短有长，有阴有阳[1]，愿闻其方。

少师答曰：阴中有阴，阳中有阳，审知阴阳，刺之有方[2]，得病所始，刺之有理[3]，谨度病端，与时相应，内合于五脏六腑，外合于筋骨皮肤。是故内有阴阳，外亦有阴阳。在内者，五脏为阴，六腑为阳；在外者，筋骨为阴，皮肤为阳。

【注释】

[1] 有阴有阳：人的生理、病理变化有阴阳的属性不同。

[2] 审知阴阳，刺之有方：审察属阴属阳，针刺才有规律可循。方，道，即道理，规律。

[3] 得病所始，刺之有理：了解疾病的发病

情况，运用针刺时才会合乎一定的法度。理，此作"法度"解，言针刺合乎法度。

【语译】黄帝问少师说：我听说人的禀赋不同，性格有刚柔之分，体质有强弱之别，体形有高矮之异，生理功能与病理变化也有阴阳属性之殊，我愿听听其中的道理。

少师回答说：人体的生理功能与病理变化有不同的阴阳属性，但并不是绝对的。阴中有阳，阳中有阴。如果能辨清其阴阳属性，就可准确地应用针刺方法，也可辨识疾病的发生原因、致病因素与时序变化是否相应，以及在内合于五脏六腑，在外合于筋骨皮肤。所以体内有阴阳，体外也有阴阳。在内的五脏为阴，六腑为阳；体外的筋骨为阴，皮肤为阳。

【导读】此节一论体质、形态、性格分阴阳。此节在"阴阳者，天地之道也"（《素问·阴阳应象大论篇》）的法则指导下，按照人的性格有刚柔之异，体质有强弱之别，身体有高矮之殊，生理功能、病理变化也不同而予以阴阳属性的划分。

二论形体脏腑的阴阳属性再划分。依据阴阳的可分特性，此处就以人体内外、脏腑、形体阴阳属性的再划分为例，突显了"阴中有阴，阳中有阳"的认知理念，这是缘于"欲

知阴中之阴、阳中之阳者……皆视其所在，为施针石也"（《素问·金匮真言论篇》）服务于临床治疗的理念。

【原文】 故曰病在阴之阴者[1]，刺阴之荣输[2]；病在阳之阳者[3]，刺阳之合[4]；病在阳之阴者[5]，刺阴之经；病在阴之阳者[6]，刺络脉。故曰病在阳者命曰风，病在阴者命曰痹，阴阳俱病命曰风痹。病有形而不痛者，阳之类也[7]；无形而痛者，阴之类也[8]。

无形而痛者，其阳完[9]而阴伤之也，急治其阴，无攻其阳；有形而不痛者，其阴完而阳伤之也，急治其阳，无攻其阴。阴阳俱动[10]，乍有形，乍无形，加以烦心，命曰阴胜其阳，此谓不表不里，其形不久[11]。

【注释】

[1] 病在阴之阴者：病变部位在脏。内为阴，五脏属阴为内中之阴，故病在脏称病在阴之阴。

[2] 阴之荣输：手足三阴经分布在四肢肘膝关节以下的井、荣、输、经、合中的荣穴和输穴。

[3] 病在阳之阳者：病变部位在皮肤。外为阳，皮肤在外为阳，故皮肤有病称病在阳中之阳。

[4] 阳之合：手足三阳经的合穴，属土。

[5] 病在阳之阴者：病变部位在筋骨。外为阳，筋骨为外之阴，故筋骨有病，称病在阳之阴。

[6] 病在阴之阳者：病变部位在腑。内为阴，六腑为内之阳，故病在腑，称病在阴之阳。

[7] 病有形而不痛者，阳之类也：在体表有可见之形但无疼痛的病。如皮肤发斑疹等，属于阳病。

[8] 无形而痛者，阴之类也：体内筋骨血脉的气血不通而致疼痛的病。如关节筋骨疼痛，在体表并无病形表现，所以称为阴病。

[9] 阳完：阳分未受病。完，完备。此指未病。

[10] 阴阳俱动：阴阳都发生变化。动，变化。

[11] 其形不久：病在半表半里，且阴病偏盛，病渐入里，故在外的有形表现不会长久，随病邪入里而消失。

【语译】 要根据发病部位及疾病阴阳属性，选定刺治的腧穴，如病在内而属于五脏，或病属于五脏而外应于筋骨，是阴病在阴分，刺阴经的荣穴和输穴；病在外而属于皮肤，或病属六腑而外应于皮肤，是阳病在阳分，刺阳经的合穴；病在外属于筋骨，或病在六腑而外应于筋骨，是阳病在阴分，刺阴经的经穴；病在内而属六腑，或病在五脏而外应于皮肤，是阴病在阳分，刺阳经的络穴。所以，病邪在阳分的叫风，病在阴分的叫痹，阴分和阳分都患病的，称作"风痹"。病在皮肤筋骨等处，有形而不痛的，为病浅在外，属于阳病之类；病在脏腑等处，无形而痛者，为病深在内，属于阴病之类。前一类有形而不疼痛的属阳病，其阴分完好而阳分受了外邪的损伤，应急治于阳，不要攻伐阴分；后一类无形而疼痛的属阴病，其阳分完好而阴分受了病邪的损伤，应当刺治其阴分，不要攻伐其阳分。如果阴分、阳分都发生了病变，有时表现为有形，有时表现为无形，并有心烦不安的症状，这是脏腑阴阳气机失调的表现，称为阴病胜于阳病，这种病不全属表，也不全属里，病情复杂，临床表现持续时间不会太久。

【导读】此节论病证的阴阳属性归类。凡病在外者为阳，病在内者为阴；脏腑在内，其病为阴；筋骨皮肤在外，其病为阳。阴、阳是相对的、可分的，因此病在内的五脏为阴中之阴，病在六腑为阴中之阳；病在外的筋骨为阳中之阴，病在皮肤为阳中之阳。

又对病邪的阴阳属性进行划分，认为人体不同属性的部位易于感染属性不同的邪气，亦把邪气分为阴阳两类，如伤人体表和上部的风邪属阳，伤人内脏或下部的湿邪属阴，此即"病在阳者命曰风，病在阴者命曰痹"之义。

疾病症状亦可进行阴阳属性的划分。可根据症状特点将不同性质邪气所致病证分为阴阳两类。风邪伤人皮肤筋骨，虽有形态变化，但疼痛不明显，说明病位浅在，故其属阳；寒湿伤及内脏，虽无形态改变，但有疼痛感觉，病位较深，故属阴，此即"病有形而不痛者，阳之类也，无形而痛者，阴之类也"。

总之，病证阴阳属性不同，刺法有别。审知阴阳的目的，是为正确针刺提供依据。如"病在阴之阴者，刺阴之荣输……病在阴之阳者，刺络脉"。病在皮肤筋骨，阳伤则"急治其阳，无攻其阴"。病在五脏六腑，阴伤则"急治其阴，无攻其阳"。若阴阳俱动，病属阴阳俱伤，病情危重，则应阴阳同治。

【原文】黄帝问于伯高曰：余闻形气病[1]之先后，外内之应[2]奈何？

伯高答曰：风寒伤形，忧恐忿怒伤气；气伤脏，乃病脏；寒伤形，乃应形；风伤筋脉，筋脉乃应。此形气外内之相应也。

【注释】

[1] 形气病：形病与气病。形病，指皮肤筋骨体表等形态发生改变的疾病。气病，指脏腑的精气和功能紊乱而产生的疾病。

[2] 外内之应：明·张介宾曰："形见于外，气运于中，病伤形气，则或先或后，必各有所应。"

【语译】黄帝问伯高说：我听说在外之形病与在内之气病的发病有先后，并有内外相应的关系，是怎么回事？

伯高回答说：风寒之邪外侵必先伤害形体，忧恐忿怒等七情刺激易影响人体内部的气机。气机损伤则影响人体的五脏，使五脏生病；寒邪伤害形体则使形体生病；风邪伤害了筋脉，就会使筋脉发病。这就是形病与气病内外相应的情况。

【导读】此节不仅指出人体不同部位对不同性质的邪气易感性不同，而且提出了疾病可分为气病、形病两大类，为后世开内伤、外感疾病分类之先河。

【原文】黄帝曰：刺之奈何？

伯高答曰：病九日者，三刺而已。病一月者，十刺而已。多少远近，以此衰之[1]。久痹不去身者，视其血络，尽出其血。

黄帝曰：外内之病，难易之治奈何？

伯高答曰：形先病而未入脏者，刺之半其日[2]；脏先病而形乃应者，刺之倍其日。此月内难易之应也。

黄帝问于伯高曰：余闻形有缓急，气有盛衰，骨有大小，肉有坚脆，皮有厚薄，其以立寿夭奈何[3]？

伯高答曰：形与气相任则寿，不相任则夭。皮与肉相果[4]则寿，不相果则夭。血气经络胜形则寿，不胜形则夭。

黄帝曰：何谓形之缓急？

伯高答曰：形充[5]而皮肤缓[6]者则寿，形充而皮肤急者则夭。形充而脉坚大者顺也，形充而脉小以弱者气衰，衰则危矣。若形充而颧不起[7]者骨小，骨小则夭矣。形充而大肉䐃坚而有分者[8]肉坚，肉坚则寿矣；形充而大肉无分理不坚者肉脆，肉脆则夭矣。此天之生命，所以立形定气[9]而视寿夭者。必明乎此立形定气，而后以临病人，决死生。

【注释】

[1] 以此衰之：以病程长短为依据，来递减针刺的次数。病程长者，多刺；病程短者，少刺。

[2] 形先病而未入脏者，刺之半其日：皮肤筋骨先病尚未传入脏腑者，病情轻而且浅，针刺的时间只需要一般标准的一半就可以痊愈。

[3] 其以立寿夭奈何：明·张介宾曰："此欲因人之形体气质，而知其寿夭也。"

[4] 相果：明·张介宾曰："肉居皮之里，皮为肉之表，肉坚皮固者是为相果，肉脆皮疏者是为不相果，相果者气必畜故寿，不相果者，气易失故夭。"果，通"裹"，引申为匀称协调。

[5] 形充：形体气血充盛。

[6] 皮肤缓：皮肤和缓柔软富有弹性。

[7] 颧不起：面部颧骨小，其突起不显见。颧，即颧骨。

[8] 大肉䐃坚而有分者：肌肉发达而且条块分明的人。大肉，指臀、臂、腿部的肌肉。䐃，即肌肉结聚丰满处。

[9] 立形定气：通过观察以确立形体刚柔强弱，审知气血阴阳的盛衰。

【语译】黄帝问：怎样刺治呢？

伯高回答说：患病九天以内者，针刺三次就能痊愈；患病一月以内的，针刺十次可以痊愈。根据得病的时间长短，按照以上针刺次数的标准来衡量比较，确定针刺的次数。若久患痹病，病不易去除的，应当诊察其血络，如有瘀血，要刺破排除恶血。

黄帝问伯高说：形体脏腑内外之病，有难治的，有易治的，针刺时如何区别？

伯高回答说：外邪伤害形体尚未传入五脏的，病位浅，针刺的次数应当减半。如果五脏有病并波及外部形体的，病位深，针刺的次数要加倍。这是根据人体内外相应，发病原因不同，以及疾病治疗的难易程度而提出的处理方法。

黄帝问伯高说：我听说人的形体有缓有急，气有盛衰，骨骼有大有小，肌肉有坚有脆，皮肤有厚有薄，怎样从这些方面观察人的寿命长短呢？

伯高回答说：人的形和气相当的就长寿，形与气不相当的就容易夭亡；皮肤与肌肉匀称协调的就长寿，不匀称、不协调的就短寿；血气经络充实于形体的就能长寿，血气经络不充实的就容易夭亡。

黄帝问岐伯说：什么是形体的缓急？

伯高回答说：凡是形体充实而皮肤和缓的，则气脉从容而长寿；形体充实而皮肤拘紧的，则气脉急迫而短命；形体充实而脉象坚大的，是表里如一，为顺；形体充实而脉象弱小的，是外实而内虚，为气衰，气衰就危险了。形体充实而颧骨小的，则骨骼弱小，是容易夭折的危象；形体充实而肌肉发达坚实、分肉腠理明显的，是长寿的形态；形体充实而肌肉松软脆弱、分肉腠理不明显的，是夭亡的形态。这都是人的禀赋不足造成的，所以从其形气的盛衰，可以看出长寿还是短命。明白这个道理，才能在临床上判断吉凶。

【导读】"立形定气"是观察寿夭的重要方法。要推断患者的生死寿夭，必须首先掌握正常人的体质、形态、气血、经络等变化情况，并以此为标准，评价患者的具体病理变化，进而推测生死寿夭。如若各个方面很完善，而且相互之间协调，这是身体健康、生命长寿的表现。反之，如果这些方面配合不协调，如病而形肉脱，出现气胜形，就是回光返照的危象。"立形定气"亦是以常达变的方法，提示医生诊治疾病，先要掌握人的各种生理常态，这样才能准确诊断疾病，提高治疗效果。

【原文】黄帝曰：余闻寿夭，无以度之。

伯高答曰：墙基卑[1]，高不及其地[2]者，不满三十而死；其有因加疾者，不及二十而死也。

黄帝曰：形气之相胜，以立寿夭奈何？

伯高答曰：平人而气胜形[3]者寿；病而形肉脱，气胜形者死，形胜气者危矣。

【注释】

[1] 墙基卑：耳廓单薄瘦小。墙基，指耳廓。卑，即小的意思。

[2] 地：耳前的肉。

[3] 气胜形：气血充盛于体表。

【语译】黄帝问伯高说：我听说长寿与短命，是很难预测的？

伯高说：耳廓单薄瘦小，高度不及耳前肌肉的是骨衰肉胜，活不到三十岁就要夭亡；如果再有其他疾病，就连二十岁也活不到。

黄帝问伯高说：从形体与气脉相胜与否，来判断长寿与短命，是怎样的呢？

伯高答：气对人体生命极为重要，所以平常人如果气足神全胜于形体则寿长，若病到形肉消脱，虽然气还不衰，但亦能死亡。也有的形肉没有脱减，而元气已经衰竭，气衰神衰，也同样处于危险状态，也不会长寿。

【导读】此节从八个方面论述人体形体刚柔与气血阴阳盛衰关系，概之曰"立形定气"。

（1）从形气关系测寿夭。形体壮实，气血充盛，相互适应、协调（即"相任"），方可长寿。平人而气胜形则寿，病者气胜形或形胜气则夭。

（2）从形脉关系测寿夭。形与脉的关系，实质是形与气血的关系。形体充实，气血旺盛，脉道充盈，和缓有力，即为脉坚大，提示表里如一，此为顺，顺者则能长寿；形虽充实，但气血亏少，脉道不充，故脉小无力，则病危，危者短寿。

（3）从形骨关系测寿夭。肾主藏精而养于骨，肾精充足，骨得其养则壮实有力；肾精亏虚，骨失其养，则骨软无力。颧骨为肾之外候，颧骨小而不坚，提示先天不足，根本不固，故易夭亡。

（4）从形肉关系测寿夭。形体壮实，肌肉丰满，纹理明显的，为后天脾胃强健，气血化源充足，故能长寿；形体虽充实，但肌肉松软脆弱瘦削的，提示脾胃渐衰，气血化生之源将竭，故短寿。

（5）从皮与肉关系测寿夭。皮肤致密，肌肉坚实，相称协调，人可长寿；肌肉消瘦，皮肤松弛，其寿必短。

（6）从形体与皮肤关系测寿夭。形体壮实，皮肤柔和，富有弹性，提示气血旺盛，经脉通畅，故能长寿；形体似乎壮实，但皮肤拘急而无弹性，提示气血已衰，经络不畅，故寿命短。

（7）从气血经络与形体关系测寿夭。气血旺盛，经络畅通，充盛于形体，人体得到滋养，则生命力强，故能长寿；气血衰少，经络不畅，形体失其滋养，生命力弱，故易短寿。

（8）从耳廓与耳前之肉关系测寿夭。肾主耳，为先天之本；脾主肉，为后天之本。因此，耳廓与耳前之肉的关系，实质揭示了先天与后天的关系，二者不相协调，即可导致夭亡。

【原文】黄帝曰：余闻刺有三变[1]，何谓三变？

伯高答曰：有刺营者，有刺卫者，有刺寒痹之留经者。

黄帝曰：刺三变者奈何？

伯高答曰：刺营者出血，刺卫者出气，刺寒痹者内热[2]。

【注释】

[1] 刺有三变：针刺方法有三种不同的变化。三变，即刺营、刺卫、刺寒痹三法。

[2] 刺寒痹者内热：刺寒痹病变，必须使针下出现热感，以温经散寒。内，同"纳"。内热，指用火针或温针，使针下出现热感。

【语译】黄帝问伯高说：我听说针刺有三种变化，什么叫三变呢？

伯高回答说：有刺营分的，有刺卫分的，有刺寒痹停留经脉的。

黄帝问：这三种不同的刺法是怎样的？

伯高答：针刺治疗营分病要放血，因为血是营气所化；针刺卫分的病要宣发卫气，因气属卫阳，行于皮肤分肉之间，故取气于卫；病寒痹要留针温经散寒。

【导读】此节论述不同体质所产生的病证及其刺治方法，即所谓"刺有三变"。一为刺营法，适应于营分病证。邪在血分，又见血液上下妄行的临床表现者为营分证，其刺法是"刺营者出血"。因营与血并行脉中，故治血即所以治营。放血即给邪气以出路，营病可愈。二为刺卫法，适用于卫分病证。卫分病证浅在，主要表现为气痛。卫分证之刺法是"刺卫者出气"。因卫属阳，行疾滑利，不能入于脉，循皮肤之中，分肉之间，散于胸中。故刺卫出气，以祛其邪，调畅气机，卫病可愈。三是刺寒痹法。

【原文】黄帝曰：营、卫、寒痹之为病奈何？

伯高答曰：营之生病也，寒热少气，血上下行[1]。卫之生病也，气痛时来时去[2]，怫忾贲响[3]，风寒客于肠胃之中。寒痹之为病也，留而不去，时痛而皮不仁。

黄帝曰：刺寒痹内热奈何？

伯高答曰：刺布衣者，以火焠之[4]。刺大人者，以药熨之[5]。

【注释】

[1] 血上下行：明·张介宾曰："邪在血，故为上下妄行。所以刺营者，当刺其血分。"

[2] 卫之生病也，气痛时来时去：明·张介宾曰："卫属阳，为水谷之悍气，病在阳分，故为气痛，气无定形，故时来时去。"

[3] 怫（fú 拂）忾贲响：气机失调，腹部郁闷不舒，奔动作响。怫忾，郁闷气满之义。

[4] 以火焠（cuì 脆）之：用火将针烧红后迅速刺入体内急速拔出。焠，火烧。

[5] 以药熨之：外治法之一。用药物粗末炒热布包外熨，用以治疗和缓解风寒湿痹，脘腹冷痛等病证或症状。

【语译】黄帝问：营、卫、寒痹病情怎样？

伯高答：营主血属阴，病在阴分，阴病则阳胜，阴与阳争，故见寒热，阴耗则少气，邪在血中，随血上下妄行。卫主气属阳，病在卫分，故为气痛，气无定形，故时来时去，并有气郁满闷和腹胀肠鸣，这是风寒邪气侵入胃肠所致。寒痹是邪气停留于经络而不去，所以时时疼痛而麻木不仁。

黄帝问：刺寒痹怎样用纳热呢？

伯高说：人体的体质不同，纳热的方法也不一样，对平民，须用火针或艾灸，对达官贵人要用药物熨贴。

【导读】此节论寒痹刺治方法。寒痹是风寒湿邪气（寒邪偏胜）侵袭人体引起的寒痹证，部位相对固定，病程迁延日久，疼痛时常发作，皮肤麻木不仁。对此证的刺治方法为"刺寒痹者内热"，因为寒湿之邪属性为阴易伤阳气，气血失于阳气温运，凝滞不通则冷痛，故治疗时纳热以温补阳气，祛除寒邪，血脉通畅，则冷痛、麻木不仁之症可除。

患者体质不同，具体治法有所区别。"刺布衣者，以火焠之"，体质强者因为身体强健，皮厚肉坚，耐受性强，故可用火针法治之；"刺大人者，以药熨之"，体质弱者因为身体脆弱，不耐火针，故用药熨之法治疗。

【原文】黄帝曰：药熨奈何？

伯高答曰：用淳酒二十升，蜀椒一升，干姜一斤，桂心一斤，凡四种，皆㕮咀[1]，渍酒中。用绵絮一斤，细白布四丈，并内酒中。置酒马矢煴中[2]，盖封涂，勿使泄。五日五夜，出布绵絮，曝干之，干复渍，以尽其汁。每渍必晬[3]其日，乃出干。干，并用滓与绵絮，复布为复巾[4]，长六七尺，为六七巾。则用之生桑炭炙巾，以熨寒痹所刺之处，令热入至于病所，寒复炙巾以熨

之，三十遍而止。汗出以巾拭身，亦三十遍而止。起步内中，无见风。每刺必熨，如此病已矣，此所谓内热也。

【注释】

[1] 㕮咀（fǔ jǔ 府举）：弄碎，古代中药的加工方法。

[2] 置酒马矢煴（yūn 晕）中：谓将酒器放在马粪火中煨烤。矢，同"屎"。煴，无焰的火。

[3] 晬（zuì 醉）：一昼夜的时间。

[4] 复布为复巾：复布，即多层布。复巾，即用多层布制成的夹袋，如热水袋之类。

【语译】黄帝问：什么是药熨疗法呢？

伯高答：用醇酒二十升，蜀椒一升，干姜一斤，桂心一斤，以上诸药物弄碎，浸入酒中，再用棉絮一斤，细白布四丈许，一并放入酒中，然后将酒器严密封固，不使气泄，放在燃烧的干马粪中煨。待五天五夜后，将布及棉絮取出晒干，干后再浸再曝直到药汁浸尽。再浸，必须一天一夜后才取出晒干。此后，将布制成夹袋，纳入棉絮和药渣，夹袋长六七尺，共做六七个夹袋，然后用生桑炭火烤炙夹袋，烤热后熨贴在寒痹的部位上，使热力达到病所。袋凉后再烤，如法熨贴，这样反复熨贴三十遍而止，这时病者就出汗，汗出后，再烤夹袋拭身，也是三十遍为止。最后让患者在密室中散步，不要见风。每次针后，都要用上法熨贴，这样就能使寒痹痊愈。这就是所谓的刺治寒痹的纳热法。

【导读】此节论寒痹熨法（包括药巾的制作及使用方法）。由于寒邪入侵经络血脉之中，久留不去，以致血脉不行，凝滞而痛。病情严重者，影响营卫运行，而致麻木不仁的寒痹证。导致寒邪的侵袭，乃是命火不足，心血虚损，肝筋失养的缘故。因此，寒痹的治法，必以补命门真火，益肝心血源，通行经络，调和营卫为原则。本方用棉布浸药酒熨贴以治寒痹，是最早的外治方法之一。方中药物，酒性热而悍急，有通行十二经之力。蜀椒赋纯阳之性，为交通心肾的主药；干姜健胃培土，化生血气；桂心引火归原，温养肝筋。三味中药又得酒力及炭火的热力，装入夹袋中，在针刺之后，熨贴患处，久久施行，则营卫通，汗液出，寒痹自能痊愈。此方虽然制作较繁，然其理法，颇有深意。

官针第七法星

【题解】 官针，指大家公认的针具和操作规范。明·张介宾云："官，法也，公也。制有法而公于人，故曰官针。"

日月星辰是中医药的文化源头。"星"，包括北斗七星在内的众星辰（如日月、木火土金水五星，以及二十八宿）。北斗有七星，故而确定天周二十八宿，这是《内经》论述人体卫气昼夜运行规律的依据。此处昭示后学，北斗七星知识是《内经》建构生命科学知识体系时的重要天文背景，也是研究其中内容所必备的天文知识，故曰"法星"。

【原文】 凡刺之要，官针最妙。九针之宜，各有所为，长短大小，各有所施也。不得其用，病弗能移。疾浅针深，内伤良肉，皮肤为痈[1]。病深针浅，病气不泻，反[2]为大脓。病小针大，气泻太甚，疾必为害。病大针小，气不泄泻，亦复为败。失针之宜[3]，大者泻，小者不移。已言其过，请言其所施。

【注释】

[1] 内伤良肉，皮肤为痈：指针刺部位因感染引起的脓肿。痈，泛指体表针刺部位的感染灶。

[2] 反：原作"支"，据《太素》及《素问·长刺节论篇》王注引文改。

[3] 失针之宜：偏离正确的用针原则。失，脱离，不能正确运用之谓。

【语译】 针刺治疗疾病的重要环节，是要选择合乎规格的针具。九种针具各有不同的用途，针的长短、大小各有不同的适用范围。在用九针治病时，如果针具使用不当，就不能祛除病邪。疾病部位表浅而针刺过深，就会损伤内部健康的肉分，引起皮肉发生痈肿。如果疾病部位深，反而用了浅刺，不但不能治病，而且还会引起大的脓肿。轻而表浅的病，用大针去刺，就会伤害正气，使病情加重；深重的疾病，用小针去刺，病气得不到泻除，也难获得满意的效果。因此，九针的用途和适用范围掌握不好，病大疾深须用大针泻其邪气，用小针则病不能除；病小疾浅须用小针轻泻其邪，用大针则易损伤正气，遗留病患。以上仅谈了不能正确选用针具的害处，让我们再来说说各种针具的规范使用情况。

【导读】 刺治疾病，针具选择至关重要。篇首明确提出"凡刺之要，官针最妙"，认为针刺务必使用合乎规格的针具，理由有二：①"九针之宜，各有所为"。针有九种，其大小、长短、粗细、形状各不相同，这是根据不同病证的特点而精心设计，规格型号有别的针具所治病证有所差异，针刺疾病时，务必要结合疾病病位的浅深、病情的轻重、病程的长短而选用不同的针具，即所谓"长短大小，各有所施"之义。②"不得其用，病弗能移"。倘若不能严格根据病情选用不同规格的针具进行治疗，非但不能愈病，反而可加重病情。如病情轻、病位浅而深刺，就会损伤人体的肌肉组织，使人体正气耗泻；若病情重、病位深而用小针、浅刺，既不能祛除病邪，亦无益于正气，此所谓"病小针大，气泻太甚，疾必为害"之义。

【原文】病在皮肤无常处者[1]，取以镵针于病所，肤白勿取[2]。

病在分肉间，取以员针于病所。

病在经络痼痹[3]者，取以锋针。

病在脉，气少当补之者，取以锭针于井荥分输。

病为大脓者，取以铍针。

病痹气暴发者，取以员利针。

病痹气痛而不去者，取以毫针。

病在中者[4]，取以长针。

病水肿不能通关节者，取以大针。

【注释】

[1] 皮肤无常处者：皮肤疼痛无固定的部位。

[2] 肤白勿取：此指不要刺正常部位。

[3] 痼（gù 固）痹：日久不愈的痹病。痼，久治不愈的病。

[4] 病在中者：病位深而在里的疾患。中，

内也，里也。

【语译】病在皮肤而没有固定的病位，乃是由于风热气盛，风邪游行无常所致，可以用镵针刺治，以泻除阳热之邪。如果皮肤色白而不红的，说明火热之邪已去，就不能用镵针刺泻。病在分肉之间的，应该用员针在病变部位揩摩。病在经络日久不愈形成的痹病，应该用锋针治疗。病属脉气不足的虚证，要用补法治疗的，当取用不刺入皮肤的锭针，分别按压各经的井、荥、输、经、合等穴，以导引脉气的来复。若属化脓性疾病，应当用铍针以排除脓血。对突然发生的痹病，应当用员利针治疗。对疼痛日久不愈的痹病，应当用毫针治疗。当病位深在于里，应当选用长针治疗。如果患了水肿病，关节之间有气滞不通者，应当选用大针治疗。

【导读】此节论述九针的不同规格及其适应证。此为当时官方的规范要求，也即"九针之宜，各有所为"之义。根据不同病情选用不同规格的九种针具（镵针、员针、锋针、锭针、铍针、员利针、毫针、长针、大针），即所谓"病不同针，针不同法"之义。

【原文】病在五脏固居[1]者，取以锋针，泻于井荥分输，取以四时[2]。

【注释】

[1] 固居：病变部位固定不移。

[2] 取以四时：根据时令变化取穴和针刺。

【语译】病邪深入于里，病在五脏的，邪气固定不移，可用锋针，根据各经井荥等腧穴与四季的对应关系，用泻法进行治疗。

【导读】此节论针刺"取以四时"。因为人体五脏通应四时，人体正气随着季节气候的不同变化，运行的部位也有差异。因此，在选用不同针具刺治不同五脏疾病的同时，还应根据人与自然息息相通、五脏与四时密切相关的理论，分别采用不同的方法刺治。

所谓"井荥分输"，即各条经脉的五输穴。"输"，此指经脉。"取以四时"，根据四季

时令的不同病变，分别选择与季节相应的腧穴，如"春取络脉诸荥""冬取诸井诸腧之分"（《灵枢·本输》）等即是其例。

【原文】凡刺有九，以应九变。一曰输刺：输刺者，刺诸经荥输脏腧也[1]。

二曰远道刺：远道刺者，病在上，取之下，刺腑腧也[2]。

三曰经刺：经刺者，刺大经[3]之结络[4]经分也。

四曰络刺：络刺者，刺小络之血脉也。

五曰分刺：分刺者，刺分肉之间也[5]。

六曰大泻刺：大泻刺者，刺大脓以铍针也。

七曰毛刺：毛刺者，刺浮痹皮肤也。

八曰巨刺：巨刺者，左取右，右取左[6]。

九曰焠刺[7]：焠刺者，刺燔则取痹也。

【注释】

[1] 刺诸经荥输脏腧也：明·张介宾曰："诸经荥输，凡井荥经合之类皆腧也。脏腧，背间之脏腑腧也。"

[2] 远道刺者……刺腑腧也：明·张介宾曰："腑腧，谓足太阳膀胱经，足阳明胃经，足少阳胆经。十二经中，惟此三经最远，可以因下取上，故曰远道刺。"

[3] 大经：即十二经脉。

[4] 结络：经与络之间，有结聚不通之处。

[5] 刺分肉之间也：明·张介宾曰："刺分肉者，泄肌肉之邪也。"

[6] 巨刺者……右取左：身体左侧有病，针刺右侧的穴位；右侧有病，针刺左侧穴位，是交叉针刺用以治疗经脉的病变。

[7] 焠（cuì 翠）刺：用火针刺治。

【语译】针刺的方法有九种，以针对九种不同性质的病变。第一种刺法叫输刺，是针刺诸经在四肢的井、荥、输、经、合五输穴和背部的脏俞、腑俞。第二种刺法叫远道刺，是病在上取之下，即刺六腑在足三阳经上的下合穴以治六腑病。第三种叫经刺，是刺经脉所过部位中气血瘀滞不通、有结聚现象的地方（瘀血、硬结、压痛等），主要治疗经脉本身的病变。第四种叫络刺，是浅刺体表瘀血的细小络脉出血以治实证、热证。第五种叫分刺，是针刺直达肌肉部位的一种刺法，以治疗肌肉的痹病、痿病或陈旧性损伤疾病。第六种叫大泻刺，是用铍针针刺脓疡之处，切开排脓、放血泻水的治法。第七种叫毛刺，是浅刺在皮毛治疗浮痹的刺法。第八种叫巨刺，是左病取右，右病取左，刺大经的一种刺法。第九种叫焠刺，是用火将针烧红后刺入体表的一种刺法，用以治疗寒痹。

【导读】所谓九变刺法，是指九种疾病变化应采取的相应刺治方法，即输刺法、远道刺、经刺法、络刺法、分刺法、大泻刺法、毛刺法、巨刺法、焠刺法，规定了九种针刺方法的命名、操作规范，以及主治病证等。

【原文】凡刺有十二节[1]，以应十二经。

一曰偶刺[2]：偶刺者，以手直心若背[3]，直痛所，一刺前，一刺后，以治心痹，刺此者傍针之也。

二曰报刺：报刺者，刺痛无常处也，上下行者，直内无拔针，以左手随病所按之，乃出针复刺之也。

三曰恢刺[4]：恢刺者，直刺傍之，举之前后，恢筋急，以治筋痹[5]也。

四曰齐刺：齐刺者，直入一，傍入二，以治寒气小深[6]者。或曰三刺：三刺者，治痹气小深者也。

五曰扬刺：扬刺者，正内一，傍内四，而浮之，以治寒气之博大者也。

六曰直针刺[7]：直针刺者，引皮乃刺之，以治寒气之浅者也。

七曰输刺[8]：输刺者，直入直出，稀发针而深之，以治气盛而热者也。

八曰短刺[9]：短刺者，刺骨痹[10]，稍摇而深之，致针骨所，以上下摩骨也。

九曰浮刺[11]：浮刺者，傍入而浮之，以治肌急而寒者也。

十曰阴刺：阴刺者，左右率刺之，以治寒厥，中寒厥，足踝后少阴[12]也。

十一曰傍针刺：傍针刺者，直刺傍刺各一，以治留痹久居者也[13]。

十二曰赞刺：赞刺者，直入直出，数发针而浅之出血，是谓治痈肿也。

【注释】

[1] 十二节：十二种规范的刺法。节，节制、制度，引申为规范。

[2] 偶刺：胸腹与后背前后阴阳相配取穴针

刺。偶，即偶合。

[3] 以手直心若背：用手正对着前胸和后背按压，寻找压痛点。

[4] 恢刺：针刺的范围宽阔，不是仅仅针刺一点，而是直刺病所后，举针，再向前向后旁刺，起而复刺。恢，阔，大的意思。

[5] 筋痹：《素问·长刺节论篇》："病在筋，筋挛节痛，不可以行，名曰筋痹。"

[6] 寒气小深：邪稽留部位较小而深在的寒痹。

[7] 直针刺：先用手挟持捏起穴位的皮肤，然后将针沿皮下刺入的方法。

[8] 输刺：直入直出，以泻邪气的刺法。

[9] 短刺：渐渐刺入。

[10] 骨痹：病名。《素问·长刺节论篇》："骨重不可举，骨髓酸痛，寒气至，名曰骨痹。"

[11] 浮刺：斜针浅刺的方法。

[12] 足踝后少阴：足内踝后肾经的太溪穴。

[13] 以治留痹久居者也：明·张介宾曰："正者刺其经，旁者刺其络，故可以刺久居之留痹。"

【语译】有十二条规范的刺法，以应十二经之病证的治疗。第一种叫偶刺，偶刺的方法，是用手在前胸和后背按压寻找压痛点进针，一针刺前胸，一针刺后背，可治心痹病。第二种叫报刺，是治疗游走性疼痛之病证的刺法，根据患者所说的痛处下针，然后将针提到皮下，再行刺入，如此反复提插施针。第三种叫恢刺，就是把针直刺在拘急之筋的两旁，或前或后的提插捻转行针，令患者活动关节，不断更换针刺的方向，以疏通经气，舒缓筋急。第四种叫齐刺，是在病痛部位正中先刺一针，然后在两旁各刺一针；因三针齐刺，所以又叫三刺法，以治疗病变范围小而部位深的疼痛性疾病。第五种叫扬刺，是在穴位正中刺一针，然后在上下左右各浅刺一针，刺的部位较为分散，以治疗寒气比较广泛的病证。第六种叫直针刺，先挟持捏起穴位处的皮肤，然后用针沿皮下刺入，治疗寒气较浅的病证。第七种叫输刺，是垂直刺入较深处候气，得气后慢慢将针退出，从阴引阳，疏泄邪热的刺法，以治疗气盛的热病。第八种叫短刺，是慢慢进针，轻轻摇动针身，逐渐向深处进针，在接近骨骼时将针上下提插以摩其骨，可以治疗骨痹等深部的病痛。第九种叫浮刺，是斜针浅刺的一种方法，以治疗肌肉寒急的病证。第十种叫阴刺，是左右两侧穴位同用的针刺方法，以治下肢寒厥，如用刺左右两侧的足少阴肾经的太溪穴以治阴寒。第十一种叫傍针刺，是指在病痛部位先直刺一针，再在近傍斜向加刺一针。多用于压痛部位明显，而且固定不移，久久不愈的痹病。第十二种叫赞刺，是直入直出，刺入浅而出针快，连续分散浅刺出血的方法，用以治疗痈肿、丹毒等病。

【导读】所谓十二节刺法，是指十二种疾病变化应采取规定的相应刺治方法，即偶刺法、报刺法、恢刺法、齐刺法（三针齐用，也叫三刺法）、扬刺法（相当于现在的"围刺法"）、直针刺法、输刺法、短刺法、浮刺法、阴刺法、傍针刺法、赞刺法。规定了十二种病证针刺方法的命名、操作规范，以及主治病证等。

【原文】脉之所居深不见者刺之，微内针而久留之，以致其空脉气[1]也。脉浅者勿刺，按绝其脉乃刺之，无令精出，独出其邪气耳。所谓三刺则谷气[2]出者，先浅刺绝皮[3]，以出阳邪；再刺则阴邪[4]出者，少益深，绝皮致肌肉，未入分肉间也；已入分肉之间，则谷气出。故《刺法》曰：始刺浅之，以逐邪气而来血气[5]；后刺深之，以致阴气之邪；最后刺极深之，以下谷气。此之谓也。

【注释】

[1] 致其空脉气：引导其孔穴中的经气上行，产生感应。

[2] 谷气：明·张介宾曰："谷气，即正气，亦曰神气。"

[3] 绝皮：浅刺时要刺穿皮肤。

[4] 阴邪：明·张介宾曰："绝皮及肌，邪气稍深，故曰阴邪。"

[5] 以逐邪气而来血气：唐·杨上善曰："逐邪者，逐阳邪；来血气，引正气也。"

【语译】经脉居于深部而不可见，针刺时要轻微进入，留针的时间可以长些，以引导其经气上行。对脉络浅显者，不要急刺，要先将穴位所在的脉络按住，使之暂不流通，然后再刺，使脉中精气不致外泄而只排出邪气。所谓三刺而使谷气出现的刺法，是先用浅刺法，刺透皮肤，达于肌腠，以泻除卫分的阳邪；再刺时稍微加深，刺透皮肤到肌肉，但不进入分肉间，以泻除营分的阴邪；最后更深地刺入，达到分肉的中间，以通导谷气，产生较强的针感。所以《刺法》中说：开始浅刺以驱逐浅表邪气而使体表气血流通，后深刺以引导阴分的邪气外泄，最后刺得极深，以使谷气到来而产生针感，这就是三刺法。

【导读】所谓"三刺"，是指根据邪气在人体部位深浅不同，而以针刺的先后、深浅分为三个步骤的刺法。当邪气伤及表浅部位时，针刺时从浅处刺透皮肤，以宣泄阳分之邪，畅通经脉气血；当邪气接近分肉之间，针刺时稍微深入皮肤而接近分肉，以祛除阴分之邪；当邪气深入分肉，针刺深至分肉之间，以达到由谷气而产生的得气感应。针刺治疗的方式方法尽管多种多样，但总以扶正祛邪，逐邪而不伤正，恢复人体正常功能为根本宗旨。

【原文】 故用针者，不知年之所加[1]，气之盛衰，虚实之所起，不可以为工也。

【注释】

[1] 年之所加：五运六气学说中的客主加临，每年各有风、寒、暑、湿、燥、火六气加临之期，是构成当年气候变化的重要因素之一。

【语译】 所以运用针刺治疗疾病的人，若不知道每年的运气情况，主气的盛衰，客气的加临等天气变化，及人体与之相应而出现的各脏器虚实情况，就不能当医生。

【导读】 所谓"年之所加"，是指天文历法的推演。包括：①太阳历法对每年（365又1/4日）所余1/4日的置闰；②阴阳合历的3年一闰，5年再闰，19年七闰的调整方法；③运气理论中气运太过不及，以及客主加临等情况；④《灵枢·阴阳二十五人》中的"年忌"（即人类自七岁始，凡遇加九的年份）。"气之盛衰"，是指各年份及其不同季节气候变化得太过与不及。"虚实之所起"，是指不同季节气候变化给人体造成的虚实病理改变。指出作为针灸医生，不仅要掌握多种针刺方法，还必须熟悉天时气候的变化、运气的盛衰，以及因气候关系而引起疾病的情况。如此则在临床施针治疗时，才能把人体病变情况与六气加临产生的不同气候特点结合，才能取得满意的疗效，所以将其列为医生入职的门槛。

【原文】 凡刺有五，以应五脏。

一曰半刺：半刺者，浅内而疾发针，无针伤肉，如拔毛状，以取皮气，此肺之应也。

二曰豹文刺[1]：豹文刺者，左右前后针之，中脉为故，以取经络之血者，此心之应也。

三曰关刺[2]：关刺者，直刺左右，尽筋上[3]，以取筋痹，慎无出血，此肝之应也，或曰渊刺，一曰岂刺。

四曰合谷刺：合谷刺者，左右鸡足，针于分肉之间，以取肌痹[4]，此脾之应也。

五曰输刺：输刺者，直入直出，深内之至骨，以取骨痹，此肾之应也。

【注释】

[1] 豹文刺：用针较多，刺点分布形如豹纹的刺法。文，同"纹"

[2] 关刺：刺四肢关节部位的刺法。关，四肢大关节。又称渊刺法、岂刺法。

[3] 尽筋上：明·张介宾曰："即关节之处也。"

[4] 肌痹：病名。唐·杨上善曰："寒湿之气，客于肌中，名曰肌痹。"

【语译】 刺法有五种，以与五脏相应，治疗与五脏相关的疾病。第一种叫半刺。半刺法浅刺于皮肤，不伤肌肉，针刺浅，出针快，好像拔去毫毛一样，用以治疗浅表部位的邪气。因肺合皮毛，所以是与肺相应之皮肤患病时的刺法。第二种叫豹纹刺。豹纹刺是在患处的前后左右部位针刺，以刺中络脉使之出血为度。因其散刺出血点多，形如豹纹，所以叫豹纹刺。因心主血脉，故本法适用于与心相应的血脉有病、产生红肿热痛等症的治疗。第三种叫关刺。关刺是在四肢关节附近的肌腱上进行针刺，用以治疗筋痹，不要刺出血。因肝应筋，所以这种刺法适用于与肝相应的筋病治疗。这种刺法也叫渊刺，又叫岂刺。第四种叫合谷刺。合谷刺是在肌肉之间针刺时所用的方法。进针后，先退至浅层，再依次向两旁斜刺，形如鸡爪的分叉，所以叫合谷刺。因脾主肌肉，故这种刺法适用于与脾相应的肌肉病证的治疗。第五种叫输刺。输刺是直进针、直出针、深刺至骨骼的一种刺法，用以治疗骨痹。因肾主骨，这种刺法适用于与肾相应的骨病的治疗。

【导读】所谓五刺法，是针对五脏系统病证所采用的五种针刺方法，有半刺法、豹纹刺法、关刺法、合谷刺法、输刺法，规定了五脏病证针刺方法的命名、操作规范等。

本篇论述了九针的功用、适应证，九变刺法、十二节刺法、五刺法的操作方法、适应证等内容，对刺法的发展有着积极的影响。文中所列刺法，是举例而言，旨在说明制定不同刺法的目的，是为了适应不同的疾病，示人不可墨守成规。

本神第八 法风

【题解】本，有本源，根本之义。就本篇而言，神，指生命规律、天时自然规律及精神状态。篇首"先必本于神"，指的是针刺时首先必须以患者的精神状态及其活动为根本依据，故名。

"法风"之"风"，泛指全年各季节的不同气候，而"四立""二分二至"是观察全年气候变化的八个重要时间节点和八个空间区位，也就成为《内经》论病因［"此寒气之肿，八风之变也"（《素问·脉要精微论篇》）］、论发病［"八风发邪……邪气发病"（《素问·金匮真言论篇》）］、论养生［"从八风之理"（《素问·上古天真论篇》）］、论病证［如"汤液十日，以去八风五痹之病"（《素问·移精变气论篇》）］等的重要依据。"风"有"八"，故"八日法风"。

【原文】黄帝问于岐伯曰：凡刺之法，先必本于神。血、脉、营、气、精、神，此五脏之所藏也，至其淫泆[1]离脏则精失，魂魄飞扬，志意恍乱，智虑去身者，何因而然乎？天之罪与？人之过乎？何谓德、气、生、精、神、魂、魄、心、意、志、思、智、虑？请问其故。

【注释】

[1] 淫泆：因太过而散失。泆，通"溢"，水满而外流。

【语译】黄帝向岐伯问道：大凡针刺治病的法则，首先要以患者的精神状态及其活动为根本依据。因为血、脉、营、气、精、神，这些都是五脏所藏守的东西。如果这些东西流散于外而离开五脏，维持生命的精微物质就会随之丧失，从而导致魂魄飘荡涣散、志意恍惚迷乱、智虑离开躯体，是什么原因造成这样的结果呢？是来自于自然的惩罚呢？还是人为的过失造成的呢？什么叫作德、气、生、精、神、魂、魄、心、意、志、思、虑、智？请谈谈其聚散变化缘由。

【导读】针刺为何"必先本于神"？神，指生命规律、天时自然规律及精神状态。在诊治过程中，必须依此为据而予以相应的治疗方法。因为患者的疾病状态（生命规律）中的有神、无神直接关系到治疗效果的好坏，也可以根据患者的神识变化对其预后作出判断。诊断中的得神、失神是根据患者对外界刺激的反应、语言气息、食欲口味、面色、眼神、舌象脉象等予以分析，以此作为能否针刺、针刺效果、预后等的判断指标。这就是针刺治病为何要"必先本于神"的理由。

"血、脉、营、气、精、神……智虑去身者"之例，论证物质与精神的关系，突出五脏及其所藏的血、脉、营、气、精是精神活动的物质基础，故有"血气者，人之神"（《素问·八正神明论篇》），"神者，水谷之精气也"（《灵枢·平人绝谷》）之论。形神统一，才能保障正常的生命活动。如果精神过度耗散而脱离五脏（即"淫泆离脏"），就会造成"魂魄飞扬，志意恍乱，智虑去身"等形与神分离的严重后果。在养生方面，也强调了精神的耗散会引起一系列病变。因此下文之"故智者养生也，必顺四时而适寒暑，和喜怒而安居处，节阴阳而调刚柔，如是则僻邪不至，长生久视"，即是遵循自然规律、生命规律的养生方法及其意义。

【原文】岐伯答曰：天之在我者德也[1]，地之在我者气也，德流气薄而生者[2]也。故生之来谓之精[3]，两精相搏谓之神[4]，随神往来者谓之魂[5]，并精而出入者谓之魄[6]，所以任物者谓之心[7]，心有所忆谓之意[8]，意之所存谓之志[9]，因志而存变谓之思[10]，因思而远慕谓之虑[11]，因虑而处物谓之智[12]。

【注释】

[1] 天之在我者德也：自然赋予万物的本质属性，及发生、存在的规律。

[2] 德流气薄而生者：自然赋予万物发生的物质基础（即"气"），与万物发生的规律相互作用下，产生了生物。薄，通"迫"，相互作用。"生"，即生命现象、生命体。

[3] 故生之来谓之精：与人类生命俱来的基本物质称之为精。

[4] 两精相搏谓之神：男女两性之精结合而形成的生命称之为神。神，指生命规律、生命现象。

[5] 随神往来者谓之魂：依赖于神并与之往来活动的知觉功能称之为魂。

[6] 并精而出入者谓之魄：依赖于先天之精并与之往来活动的生理本能称之为魄。

[7] 所以任物者谓之心：承担接受外界事物刺激并做出相应反应的器官称之为心。任，担负，主持。

[8] 心有所忆谓之意：具有接受外界事物刺激并做出相应反应的器官所进行的思维活动称之为意。忆，思念，回忆。指思维活动。

[9] 意之所存者谓之志：对表象、联想等意念积累之后所形成的认识称为志。存，保存，积累。志，通"识"，记忆。

[10] 因志而存变谓之思：根据感性认识而进行反复考量的过程称为思。主要指对感性认识反复考量的过程。

[11] 因思而远慕谓之虑：在思考过程中，由近及远的推想称为虑。

[12] 因虑而处物谓之智：在进行思虑的基础上，能够正确地判定并处理外界事物的过程称为智。智，理性认识。

【语译】岐伯回答说：天所赋予万物的德（存在、发生、演变的规律），地所赋予万物的是气（物质基础），天德地气相互作用便有了生命。人类的生命是由气中最为精粹的物质生成的，这种与生俱来而维持人体生命活动的基本物质就称为精，阴阳两精交媾而生成的新生命就称为神，伴随神到来的知觉功能称为魂，与生殖之精形成生命活动的同时也就有了魄，用来接受外界事物的刺激并能做出相应反应的器官称为心，心能接受事物刺激而产生思维活动称为意，思维活动中所需信息的储存过程称为志，根据感性认识而进行反复考量的过程称为思，在思的基础上所进行的由近及远的推想就称为虑，在虑的基础上形成的正确结论并对事物做出最佳处理的能力就称为智。

【导读】此节一论天地万物的演化规律。认为"气"是天地万物发生的物质本原；"德"，即"道"的体现［"道生之，德畜之"（《老子·五十一章》）］，是天地万物发生、存在、演化的规律及其自然属性。在德（规律）和气（天地万物发生的物质基础）的作用下→万物（"我"）→生物（"生者"）→人类生命（"神"之广义）。

二论精是人类发生的基本物质。此正是"烦气为虫，精气为人"（《淮南子·精神训》）观点的体现。

三论神和魂、魄的关系。"肝藏魂，肺藏魄"（《素问·宣明五气篇》），是支撑心所藏之神的两大支系，神、魂、魄相互协同，维系着人的精神、情感活动。

四论狭义神以及思维过程。经文细化了人类思维发生的过程：志（记忆、信息储存）→意（信息提取）→思（信息处理）→虑（广泛联想）→智（做出判断，制定方案，行为实施）。用"智"表达思维结果的理由在于：思维所需的信息必须是真实的，信息处理分析必须是缜密的，得出的思维结论必须是准确的，制定的处理方案必须是正确的，处理事物的结果必须是最优的，这就是用"智"表达其结果的完整理由。

【原文】故智者之养生也，必顺四时而适寒暑，和喜怒而安居处，节阴阳[1]而调刚柔[2]，如是则僻邪[3]不至，长生久视[4]。

【注释】

[1] 阴阳：据《素问·阴阳应象大论篇》"阴阳者，血气之男女也"，此指性生活。

[2] 刚柔："劳"即"刚"，"逸"即"柔"，此指劳逸结合。

[3] 僻邪：泛指致病邪气。

[4] 久视：长久地活着，即长寿。言"视"者，因五脏六腑之精气皆上注于目而为之精。

【语译】所以能够正确对待事物的智者在养生方面，一定能够顺应四季气候的寒暑变化，使情绪正常而安于所处的环境，劳逸适度而使阴阳和调。这样去做，邪气就不会侵袭身体，从而可以延年益寿。

【导读】此节论养生的最高境界及其最佳效果。养生的具体方法：顺四时而适寒暑（包括形体和饮食的寒温调适）；和喜怒（七情和合，心情愉悦）；安居处（生活起居有规律，良好的生活习惯，环境宜居）；节阴阳（性生活和谐而不过度）；调刚柔（劳逸结合，即"形劳而不倦"）。通过养生达到的最佳效果：一是僻邪不至——健康；二是长生久视——长寿。

【原文】是故怵惕思虑者则伤神，神伤则恐惧流淫而不止。因悲哀动中者，竭绝而失生。喜乐者，神惮散而不藏。愁忧者，气闭塞而不行。盛怒者，迷惑而不治。恐惧者，神荡惮而不收。

【语译】恐惧思虑的情绪太过，神气就会受到损伤；神气受到损伤，就会惊慌不安，阴精流泄不止；因悲哀过度而内伤精气，就会导致心神衰竭而死亡；喜乐过度的话，神气就会四散而不能藏守于内；愁忧过度，气机就会闭塞而不能正常运行；过度发怒，神志就会昏迷惶惑而散乱；恐惧过度，神气就会散失而难以收聚。

【导读】此节论情志致病规律。①不同的情志因素，所伤的脏腑不同，如"怵惕思虑"伤心神，"愁忧"伤脾等。②不同的情志因素，所致的临床表现各异，如"盛怒者，迷惑而不治"等。③情志致病，直接伤及内脏，而且所伤的内脏也有一定的针对性。④情志致病，会表现出情绪异常的症状，如"恐惧者，神荡惮而不收"等。

【原文】心，怵惕思虑则伤神，神伤则恐惧自失[1]，破䐃脱肉[2]，毛悴色夭，死于冬。脾，愁忧而不解则伤意，意伤则悗乱[3]，四肢不举，毛悴色夭，死于春。肝，悲哀动中则伤魂，魂伤则狂忘不精，不精则不正当人[4]，阴缩而挛筋，两胁骨不举，毛悴色夭，死于秋。肺，喜乐无极则伤魄，魄伤则狂，狂者意不存人，皮革焦，毛悴色夭，死于夏。肾，盛怒而不止则伤志，志伤则喜忘其前言，腰脊不可以俯仰屈伸，毛悴色夭，死于季夏[5]。

恐惧而不解则伤精，精伤则骨酸痿厥，精时自下。是故五脏，主藏精者也，不可伤，伤则失守而阴虚，阴虚则无气，无气则死矣。

是故用针者，察观病人之态，以知精神魂魄之存亡，得失之意。五者以伤，针不可以治之也。

【注释】

[1] 自失：控制不住自己。

[2] 破䐃脱肉：肌肉消瘦下陷。

[3] 悗（mán 蛮）乱：昏迷烦乱。

[4] 魂伤则狂忘不精，不精则不正当人：魂受到伤害，人就会情绪狂乱而处事有失理智，神志不清。精，神情清爽。

[5] 季夏：又称"长（zhǎng）夏"。

【语译】心因恐惧思虑就会使其所藏之神受到伤害，神受到伤害就会因恐惧而

不能自主，并且会使肌肉消瘦下陷、毛发衰败、面色灰暗，从而预示着会在冬季死亡。脾因忧愁不解就会使其所藏之意受到伤害，意受到伤害就会昏迷烦乱，会使四肢无力举动、毛发衰败、面色灰暗，预示着会在春季死亡。肝因悲哀过度就会使其所藏之魂受到伤害，魂受到伤害就会狂乱而处事有失精明，处事有失精明便会邪妄不正，会使阴器萎缩、筋脉拘挛、两胁骨下垂、毛发衰败、面色灰暗，预示着会在秋季死亡。肺因喜极无度就会使其所藏之魄受到伤害，魄受到伤害就会导致癫狂，癫狂的人对外界的刺激无动于衷，旁若无人，并且皮肤干枯、毛发衰败、面色灰暗，预示着会在夏季死亡。肾因过度发怒不止就会使其所藏之志受到伤害，志受到伤害就会容易对从前说过的话失去记忆，并且使腰脊难以自如地俯仰屈伸、毛发衰败、面色灰暗，预示着会在长夏死亡。

恐惧的情绪摆脱不掉就会使精受到伤害，精受到伤害骨节就会软，阳气就会衰竭，进而常常发生遗精的现象。五脏是藏守精气的器官，是不能受到伤害的，如果受到伤害就会丧失藏守的功能而导致阴精亏虚，阴精亏虚就会失去正气的化源，失去正气的化源就会导致死亡。

因此，用针治病的人，必须观察患者的具体病态，并以此掌握其精、神、魂、魄的存亡得失情况。如果五脏精气受到了

严重的损伤，就不能用针刺治疗了。

【导读】此节论情志致病规律。①不同的情志因素，所伤的脏腑不同，如"愁忧不解"伤脾，"恐惧而不解"伤肾等。②不同的情志因素，所致的临床表现各异，如心"神伤则恐惧自失"，肾"精伤则骨酸痿厥，精时自下"等。③情志致病，直接伤及内脏，所伤的内脏也有一定的针对性。④情之所至的病证，会表现出情感方面的症状，如"意伤则悗乱"，"魄伤则狂，狂者意不存人"等。⑤五脏被伤，会有其功能伤害的症状，如"四肢不举""骨痿厥，精时自下"等。⑥五脏严重损伤，病情加重或死亡于所不胜之时，如脾病死于春、心病死于冬等。⑦各脏的气血衰败，是病情极为严重的阶段。如"毛悴色夭"何也？因心"其荣色也"（《素问·五脏生成篇》，下同），"心主身之血脉"（《素问·六节藏象论篇》，下同）；肺"其荣毛也""肺者气之本"之故。⑧脏病难治。⑨"察观病人之态"，以知伤神的程度，决定是否可以进行针刺治疗，以及如何治疗。

【原文】肝藏血，血舍魂，肝气虚则恐，实则怒。脾藏营，营舍意，脾气虚则四肢不用，五脏不安，实则腹胀、经溲不利[1]。心藏脉，脉舍神，心气虚则悲，实则笑不休。肺藏气，气舍魄，肺气虚则鼻塞不利、少气，实则喘喝[2]胸盈仰息。肾藏精，精舍志，肾气虚则厥，实则胀，五脏不安。必审五脏之病形，以知其气之虚实，谨而调之也。

【注释】

[1] 经溲不利：大小便不利。经，《甲乙经》作"泾"。

[2] 喘喝：呼吸急促而有声。

【语译】肝藏血，而血中又寓居着魂，

所以肝气亏虚就容易恐惧，盛实则容易发怒；脾藏营，而营中又寓居着意，所以脾气亏虚，四肢就不能灵活运动，五脏就不能安和，盛实则腹胀，大小便不通；心藏血脉，而血脉中又寓居着神，所以心气亏虚就容易悲哀，盛实则会狂笑不止；肺藏气，气中又寓居着魄，所以肺气亏虚就鼻塞不通而气短，盛实则会喘促、胸满，甚至仰面呼吸；肾藏精，而精中又寓居着志，所以肾气亏虚就四肢厥冷，盛实则少腹胀，五脏不能安和。如果五脏发生病变，一定要明察其症状，以此判断病性虚实，从而谨慎地调治。

【导读】此节论五脏藏神的机制及五神脏病证的辨证。

（1）五脏之所藏不同，因而主藏之神亦有差异。

（2）五脏之所藏不同，功能有别，因而所患的虚实病证及其临床表现不同。

（3）五脏虚实病证的辨证要点。①各脏的功能虽然相同，但是所患虚实病证的临床表现有别。如肝病"虚则恐，实则怒"。②各脏虚实病证的临床表现，既可以有所主之神失常时的表现，又会有其他功能障碍的症状。如心、肝两脏常表现为神失常的症状，肺、脾、肾三脏常表现为其他功能障碍的症状。

（4）脾、肾两脏病证都有"五脏不安"的病理反应，既突出了脾、肾在脏腑中的重要地位，也是后世"脾为后天之本""肾为先天之本"的理论源头。

终始第九 法野

【题解】 终，止也。始，起也。此指经脉气血运行的起止。一说，指古文献名。本篇讲述了三阴三阳脏腑经脉的生理、病理，以及经脉病变的辨证刺治原则，针刺补泻手法、禁忌、要求、取穴法则等内容。因本篇自始至终是围绕着针刺治病主题，也是施针者所必须掌握的知识，故名。

"法野"之"野"指天地区间。天之区间称"九宫"，地之区间称"九州"。"夫自古通天者……其气九州九窍，皆通乎天气……九分为九野，九野为九脏……以应之"（《素问·六节藏象论篇》）之论，就是《内经》在"法野"思维模式下建构生命科学知识的范例。

【原文】 凡刺之道，毕于终始，明知终始，五脏为纪，阴阳[1]定矣。阴者主脏，阳者主腑，阳受气于四末，阴受气于五脏。故泻者迎之，补者随之[2]，知迎知随，气可令和。和气之方，必通阴阳，五脏为阴，六腑为阳，传之后世，以血为盟[3]，敬之者昌，慢之者亡，无道行私，必得天殃。谨奉天道，请言终始。

【注释】

[1] 阴阳：手足阴阳经脉。

[2] 故泻者迎之，补者随之：在用泻法时，要迎着经气循行的方向行针；在用补法时，要随着经气循行的方向行针。迎、随，是针刺入方向与经脉循行方向而言，逆其经脉循行方向进针就是"迎"；顺其经脉循行方向进针就是"随"。迎为泻，随为补。

[3] 以血为盟：即"歃血为盟"。古时会盟，双方口含牲畜之血或以血涂口旁，表示信誓，称为歃血。此处用以表示经脉的道理和用针方法是千古不变的信条。

【语译】 大凡针刺的原则，都包含在根据经脉气血的运行情况，对病变进行整体分析、全面论治的方法之中。如果明确地掌握了经脉气血自始至终的变化规律，并以五脏之气为纲纪，手足阴阳经脉的关系便能确定下来。手足三阴经是主五脏的经脉，手足三阳经是主六腑的经脉。主六腑的阳经受气于四肢，主五脏的阴经受气于五脏本身。所以在运用泻法时应迎着经气循行的方向进针，运用补法时应随着经气循行的方向进针。懂得了迎随补泻的方法然后用针，才能使经气调和。使经气调和的方法，关键在于要通晓阴阳变化的规律。如果明白了五脏为阴、六腑为阳的道理，才能将其流传后世，作为千古不变的信条。敬奉这一信条，生命就能存续；轻慢这一信条，身体就会死亡；不遵循经脉理论而一味按照自己的意志行事，便会招致死亡的祸患。为了敬奉自然界的变化规律，请容许我谈谈根据气血运行情况对病变进行整体分析和综合论治的方法。

【导读】此节论经脉的生理功能。①阴经连属五脏，阳经系通六腑。②阴经之气源于内脏，阳经之气源于体表。

【原文】终始者，经脉为纪[1]，持其脉口人迎[2]，以知阴阳有余不足，平与不平，天道毕矣。所谓平人者不病，不病者，脉口人迎应四时也，上下[3]相应而俱往来也，六经之脉不结动[4]也，本末之寒温之相守司也[5]，形肉血气必相称也，是谓平人。

【注释】

[1] 终始者，经脉为纪：终始是诊测经脉虚实的准则。为，相当于"之"。纪，准则。一说：终始以经脉作为认识人体生理、病理，指导诊断、治疗的纲领。

[2] 脉口人迎：脉口，亦称气口或寸口，在两手腕部桡骨头内侧桡动脉搏动处，属手太阴经。人迎，在颈部喉结两侧颈总动脉搏动处，属足阳明经。二者都是切脉的部位。

[3] 上下：上指人迎，下指脉口。

[4] 六经之脉不结动：六经的脉搏既无结涩不足的病象，又无动疾有余的病象。

[5] 本末之寒温之相守司也：内在脏气之本与外在肌肤之末在寒温不同的气候中都能保持正常功能，并相协调。守司，管束协调。

【语译】根据气血运行情况对病变进行整体分析和全面认识的方法，是以经脉为准则。诊测了脉口和人迎部位的脉象，就能把握气血阴阳的有余与不足、平衡与不平衡，而人体与四时气候相应之理也就完全掌握了。所谓"平人者不病"，不病是指脉口、人迎的脉象能够与四季气候的变化相适应，脉象上下相应而往来不息，六经的经气既不结涩也不躁动，内在脏气之本与外在肌肤之末在寒温不同的气候中都能保持正常的活动状态，形肉血气各得其所而又协调一致，这就是"平人"的特征。

【导读】此节论常人的脉象标准。①脉口、人迎应四时。人迎、脉口的脉象当随四时气候的变化而变化，如《灵枢·禁服》之"春夏人迎微大，秋冬寸口微大，如是者名曰平人"者是。②人迎、脉口脉象相称。人迎脉象体现阳分气血的变化，脉口脉象体现阴分气血的变化，故《灵枢·四时气》有"气口候阴，人迎候阳"之论。所谓人迎、脉口相称，即各部脉象大小、浮沉相一致，即"阴阳上下，其动也若一"（《灵枢·动输》）。③六脉和调。指六脉搏动滑利，快慢适度，如"脉弱以滑""徐而和"，及《素问·平人气象论篇》记载的"一呼脉再动，一吸脉亦再动，呼吸定息脉五动"等，均为调和之象。④形脉相保。即体质状态与脉象应相一致，所谓"形肉血气必相称"，即《灵枢·寿夭刚柔》之"形充而脉坚大者，顺也"。

【原文】少气者，脉口人迎俱少而不称尺寸[1]也。如是者，则阴阳俱不足，补阳则阴竭，泻阴则阳脱。如是者，可将以甘药，不可饮以至剂[2]。如此者弗灸，不已者因而泻之，则五脏气坏矣。

【注释】

[1] 不称尺寸：称，相合。此指脉口和人迎的脉气都不符合正常的脉象标准。尺寸，本为度量单位，引申为脉象的正常标准。一说，指尺肤与寸脉。

[2] 至剂：性猛量大的药剂。

【语译】正气虚弱的人，其脉口和人迎的脉气都很虚弱而不符合正常人的标准。像这种情况，表明阴阳全都亏虚不足，如果补阳就会使阴气衰竭，如果泻阴又会使阳气虚脱。如果出现了这样的情况，可以用甘味的药剂来调养，而不能饮服性猛量大的药剂。如果出现了这样的情况，也不能使用灸法治疗，假如因不能治愈而使用了泻法，五脏之气就会遭到毁坏。

【导读】此节一论"少气"病证的诊治及注意事项举例。经脉是人体气血运行的通路，人体气血的盛衰、阴阳的变化可通过经脉予以体现，此以"少气"病证为例，说明人迎、脉口脉象不合正常人的标准，而见无力迟缓时，则表明人体气血阴阳虚衰。治疗当用甘味药物以补养脾胃，滋其气血阴阳之化源；所用药性不宜过猛，量也不宜过大，所谓"不可饮以至剂"；禁用灸法，免复伤阴阳；根据《灵枢·邪气脏腑病形》"阴阳形气俱不足，勿取以针，而调之甘药"的记载，针刺治疗本病当慎重。

二论针刺的治疗原则。针刺治疗时，首先辨明虚实，然后根据经气流注方向施以"泻者迎之，补者随之，知迎知随，气可令和"的针刺治疗。提示掌握经脉理论，对于制定正确的治疗原则和方法有帮助。

【原文】人迎一盛[1]，病在足少阳，一盛而躁，病在手少阳。人迎二盛，病在足太阳，二盛而躁，病在手太阳。人迎三盛，病在足阳明，三盛而躁，病在手阳明。人迎四盛，且大且数，名曰溢阳，溢阳为外格[2]。脉口一盛，病在足厥阴，厥阴[3]一盛而躁，在手心主。脉口二盛，病在足少阴，二盛而躁，在手少阴。脉口三盛，病在足太阴，三盛而躁，在手太阴。脉口四盛，且大且数者，名曰溢阴，溢阴为内关，内关不通死不治。人迎与太阴脉口俱盛四倍以上，命曰关格[4]，关格者与之短期。

人迎一盛，泻足少阳而补足厥阴，二泻一补[5]，日一取之，必切而验之，躁取之，上气和乃止[6]。人迎二盛，泻足太阳，补足少阴，二泻一补，二日一取之，必切而验之，躁取之，上气和乃止。人迎三盛，泻足阳明而补足太阴，二泻一补，日二取之，必切而验之，取之上，气和乃止。脉口一盛，泻足厥阴而补足少阳，二补一泻，日一取之，必切而验之，躁而取之[7]，上气和乃止。脉口二盛，泻足少阴而补足太阳，二补一泻，二日一取之，必切而验之，躁取之，上气和乃止。脉口三盛，泻足太阴而补足阳明，二补一泻，日二取之，必切而验之，躁而取之，上气和乃止。所以日二取之者，太阳[8]主胃，大富于谷气，故可日二取之也。人迎与脉口俱盛三倍以上，命曰阴阳俱溢，如是者不开，则血脉闭塞，气无所行，流淫于中，五脏内伤。如此者，因而灸之，则变易而为他病矣。

【注释】

[1] 人迎一盛：人迎之脉大于寸口一倍。盛，旺盛而大。下文"二盛、三盛、四盛"，就是比寸口之脉大两倍、三倍、四倍之义。"脉口一盛、二盛、三盛、四盛"，也与上文一致，意

相仿。

[2] 溢阳为外格：阳经的邪气过于亢盛淫溢，便会将阴经之气格拒于外。

[3] 厥阴：《甲乙经》《太素》皆无此二字。当从。

[4] 关格：阴阳俱盛而不相协调的实证。

[5] 二泻一补：以泻为主，以补为辅。一说：泻法取二穴，补法取一穴。

[6] 躁取之，上气和乃止：若见人迎脉象躁急，就取手之相应阳经的腧穴刺治，待人迎脉气恢复平和就停止治疗。唐·杨上善曰："人迎躁而上行，皆在手经，故曰取上。"躁，原作"躁"，据《太素》改，下同。上气和，即在上部的人迎脉气（脉象）平和。

[7] 躁而取之：当据《甲乙经》《太素》及上下文句式为"躁取之"。

[8] 太阳：《甲乙经》《太素》均作"太阴"，明·马莳、清·张志聪均认为当作"阳明"。

【语译】如果人迎的脉象比寸口大一倍，表明病邪在足少阳胆经；大一倍而又脉象躁动，表明病邪在手少阳三焦经。如果人迎的脉象比寸口大两倍，表明病邪在足太阳膀胱经；大两倍而又脉象躁动，表明病邪在手太阳小肠经。如果人迎的脉象比寸口大三倍，表明病邪在足阳明胃经；大三倍而又脉象躁动，表明病邪在手阳明大肠经。如果人迎的脉象比寸口大四倍，而且脉象又大又数，叫作"溢阳"；溢阳就是阳经的邪气亢盛淫溢而将阴经之气格拒于外的"外格"。如果脉口的脉象比人迎大一倍，表明病邪在足厥阴肝经；大一倍而又脉象躁动，表明病邪在手厥阴心包经。如果脉口的脉象比人迎大两倍，表明病邪在足少阴肾经，大两倍而又脉象躁动，表明病邪在手少阴心经。如果脉口的脉象比人迎大三倍，表明病邪在足太阴脾经；大

三倍而又脉象躁动，表明病邪在手太阴肺经。如果脉口的脉象比人迎大四倍，而且脉象又大又数，叫作"溢阴"；溢阴是阴经的邪气亢盛淫溢而将阳经之气关闭于内的"内关"；阳气被关闭于内而又壅塞不通，是不能治愈的死证。如果人迎与寸口的脉象都比其平常大了四倍以上，称为"关格"；出现关格现象，就可以预测其死期。

如果人迎的脉象比寸口大一倍，应当泻足少阳胆经而补足厥阴肝经，采取以泻为主、以补为辅的方法，每天刺治一次，一定要切按脉象加以检验，人迎若出现躁动脉象，应当刺手部相应的经脉，直到脉气平和后才可停止用针。如果人迎的脉象比寸口大两倍，应当泻足太阳膀胱经而补足少阴肾经，采取以泻为主、以补为辅的方法，每两天刺治一次，一定要切按脉象加以检验，人迎若出现躁动脉象，就应当刺手部相应的经脉，直到脉气平和后才可停止用针。如果人迎的脉象比寸口大三倍，应当泻足阳明胃经而补足太阴脾经，采取以泻为主，以补为辅的方法，每天刺治三次，一定要切按脉象加以检验，人迎若出现躁动脉象，就应当刺手部相应的经脉，直到脉气平和后才可停止用针。如果寸口的脉象比人迎大一倍，应当泻足厥阴肝经而补足少阳胆经，采取以补为主、以泻为补的方法，每天刺治一次，一定要切按脉象加以检验，寸口若出现躁动脉象，就应当刺手部相应的阴阳经脉，直到脉气平和后才可停止用针。如果寸口的脉象比人迎大两倍，应当泻足少阴肾经而补足太阳膀胱经，采取以补为主，以泻为辅的方法，每两天刺治一次，一定要切按脉象加以检验，寸口若出现躁动脉象，就应当刺手部

相应的阴阳经脉，直到脉气平和后才可停止用针。如果寸口的脉象比人迎大三倍，应当泻足太阴脾经而补足阳明胃经，采取以补为主、以泻为辅的方法，每天刺治三次，一定要切按脉象加以检验，寸口若出现躁动脉象，就应当刺手部相应的阴阳经脉，直到脉气平和后才可停止用针。之所以每天刺治两次，是由于足阳明经主胃，其中谷气特别丰富，因而在一天之中可以针刺两次。如果人迎与寸口的脉象都比平常大了三倍以上，称为"阴阳俱溢"。如果出现了这种阴阳俱溢情况而不予疏通，就会使血脉闭塞而脉气无法通行，邪气在体内妄行横溢而使五脏的真阴内伤。在这种情况下假如使用灸法，便会导致其他的病变。

【导读】

1. 人迎、脉口脉盛的诊断和治疗

人迎候阳，人迎脉盛表明阳经邪气亢盛；脉口候阴，脉口脉盛表明阴经邪气亢盛。所以人迎脉盛者，采取泻阳经之邪为主，补相表里的阴经之气为辅；脉口脉盛者，采取泻阴经之邪为主，补相表里的阳经之气为辅的方法。

至于脉盛而躁，除了说明邪气盛，同时也标志着正气受到较大损伤。治疗时，则针对所病经脉的表里经针刺，当补即补，当泻即泻，以消除脉盛躁象为原则，所谓"躁取之，上气和乃止"。此外，又当视其病变所在经脉的生理特点，确定相应的法度，或一天刺治一次，或两天刺治一次。如阳明经属胃所主，气血俱盛，所谓"大富于谷气"，因此，阳明经邪盛，一天可以刺治两次。

2. 人迎、脉口脉盛的病理及预后

(1) 论人迎、脉口脉象"四盛"时所体现的溢阳、外格、溢阴、内关的病机、所致病证，及其预后。

(2) 论人迎、脉口脉象同时大于常人三倍或四倍以上所体现的阴阳俱溢、关格之病机、病证及其预后。

【原文】

凡刺之道，气调而止，补阴泻阳[1]，音气益彰，耳目聪明，反此者血气不行。所谓气至而有效者，泻则益虚[2]，虚者脉大如其故而不坚也，坚如其故者，适虽言故，病未去也。补则益实，实者脉大如其故而益坚也，夫如其故而不坚者，适虽言快，病未去也。故补则实，泻则虚，痛虽不随针，病必衰去。必先通[3]十二经脉之所生病，而后可得传于终始矣。故阴阳不相移，虚实不相倾，取之其经[4]。

【注释】

[1] 补阴泻阳：由于阴主内而阳主外，"补阴泻阳"是指补其内在的正气而泻其外来的病邪。一说：补阴泻阳是互文的表达方式，即补泻阴阳，就是对经脉中的阴阳之气根据情况予以补泻。亦通。

[2] 泻则益虚：实证用泻法，便会逐渐出现虚象。益，逐渐。下文"补则益实"义仿此。

[3] 通：通晓。

[4] 故阴阳不相移……取之其经：要使阴阳虚实保持正常状态而不发生错乱，必须取其所属经脉的穴位针刺。移，改变。倾，排斥，此指错乱。

【语译】大凡针刺的方法，应以气机和调为目的。通过补其内在的正气和泻其外来的病邪，患者就会声音清朗、耳聪目明，与此相反的治法则会使患者血气运行不畅。所谓针下产生针感便立即取得疗效的情况，是指对实证用了泻法后便逐渐出现虚象。虚象是指脉象的大小恢复到原来的正常状态，而又没有原来那样坚实。如果脉象的坚实程度也恢复到原来的情况，这仅是一时的恢复，病邪并没有被除去。对虚证用了补法后便逐渐出现实象，是指脉象恢复到原来的状态而又比原来更具坚实之象，如果脉象的大小恢复到原来的状态却不出现坚实之象，这仅是一时的舒服，病邪并没有被除去。所以补法会出现实象，泻法会出现虚象。在正确运用补泻之后，即使病痛不能随针刺而消除，但病势必然会衰退。必须通晓十二经脉所导致的各种疾病，才能将根据经脉气血的运行情况，对病变进行整体分析和全面论治的方法传授给他。因此，要使阴阳虚实保持正常状态而不发生改变和错乱，就必须取所属经脉的穴位进行针刺。

【导读】

（1）针刺的目的在于扶助正气、祛除邪气、调和气血、协调阴阳，使机体恢复健康。

（2）针刺的疗效判定标准。①孔窍通利。原文以音气益彰，耳目聪明为例，表明针刺后脏腑功能恢复正常，气血得以调和。这就是孔窍通利，标志针刺取得疗效的道理。②经脉和调。邪气实的病证，经针刺治疗后，脉见柔和；正气虚的病证，经针刺治疗后，脉得实大，皆说明取得了疗效，达到了扶正祛邪的目的。否则，经补虚泻实治疗后，脉象尚无变化，实证脉象仍为坚大，虚证脉象还是弱小，即使患者自觉症状有所减轻，但还不能说明病情真正好转。反之，脉象有好转的变化，而自觉症状却尚未减轻，说明病有好转的趋势，即"补则实，泻则虚，痛虽不随针，病必衰去"之义。

【原文】凡刺之属，三刺至谷气[1]，邪僻妄合，阴阳易居[2]，逆顺相反[3]，沉浮异处[4]，四时不得[5]，稽留淫泆[6]，须针而去。故一刺则阳邪出，再刺则阴邪出，三刺则谷气至，谷气至而止。所谓谷气至者，已补而实，已泻而虚，故以知谷气至也。邪气独去者，阴与阳未能调，而病知愈[7]也。故曰补则实，泻则虚，痛虽不随针，病必衰去矣。

【注释】

[1] 三刺至谷气：运用深浅不同的三种刺法引导谷气而产生针感。三刺，指针刺皮肤、肌肉、分肉三种深浅不同的刺法。

[2] 阴阳易居：内居之阳僭越于外，外居之阴沉陷于内。

[3] 逆顺相反：气血运行逆顺方向失常。

[4] 沉浮异处：经脉沉浮所呈现的部位发生了改变。

[5] 四时不得：脉气不能与四季时令相协调。

[6] 稽留淫泆：外邪滞留于体内而到处扩散。淫，盛实扩散。泆，通"溢"，水满而外流。

[7] 知愈：表现出痊愈的迹象。知，现。一说，知，即"病愈"。

【语译】大凡针刺治病的方式，是运用深浅不同的三刺法使谷气在针下产生效应。凡是邪气妄行而与正气交争、阴阳失其位而紊乱、经脉血气运行的逆顺方向反常、脉象沉浮所呈现的部位发生改变、脉气不能与四季时令相协调、外邪留滞于内而到处扩散等，都必须以针刺将其除去。因此，初刺皮肤可将阳邪除去，二刺肌肉可将阴邪除去，三刺分肉可使谷气在针下产生，等谷气在针下产生效应后就应停止用针。所谓谷气在针下产生效应，就是在用了补法之后出现了实象，在用了泻法之后出现了虚象，就可以认识到谷气已经运行至针下了。邪气被单独除去后，即使体内的阴阳气血还未能调和，但病情表现出了好转的迹象。所以说用了补法就会出现实象，用了泻法就会出现虚象，即使病痛没有随针刺而消除，但病势必然会因此衰退。

【导读】"三刺"是指以针刺的深度来获得不同作用的针刺三步骤。一刺，为浅刺，消除阳分的病邪；二刺，为深刺，消除阴分的病邪；三刺，恢复正气。通过此种步骤和方法治疗，虚者可令正气充实，实者可使邪气消除。故针疗三刺，是针刺治病的基本方法。

【原文】阴盛而阳虚，先补其阳，后泻其阴而和之。阴虚而阳盛，先补其阴，后泻其阳而和之。三脉[1]动于足大指之间，必审其实虚。虚而泻之，是谓重虚，重虚病益甚。

凡刺此者，以指按之，脉动而实且疾者疾泻之，虚而徐者则补之，反此者病益甚。其动也，阳明在上，厥阴在中，少阴在下。膺腧中膺[2]，背腧中背[3]。肩髆虚者，取之上[4]。重舌，刺舌柱以铍针也[5]。手屈而不伸者，其病在筋，伸而不屈者，其病在骨，在骨守[6]骨，在筋守筋。补[7]须一方[8]实，深取之，稀按其痏，以极出其邪气；一方虚，浅刺之，以养其脉，疾按其痏，无使邪气得入。邪气来也紧而疾，谷[9]气来也徐而和。脉实者，深刺之，以泄其气；脉虚者，浅刺之，使精气无得出，以养其脉，独出其邪气。

刺诸痛者，其脉皆实。故曰：从腰以上者，手太阴阳明皆主之；从腰以下者，足太阴阳明皆主之。病在上者下取之，病在下者高取之，病在头者取之足，病在足者取之腘。病生于头者头重，生于手者臂重，生于足者足重，治病者先刺其病所从生者也。

【注释】

[1] 三脉：足阳明、足厥阴、足少阴三条经脉。

[2] 膺腧中膺：治疗膺部腧穴所主的阴病必须针刺膺部的腧穴。膺腧，即分布于胸旁两侧高处的腧穴，如手太阴肺经的中府、云门，手厥阴心包经的天池等。

[3] 背腧中背：治疗背部腧穴所主的阳病必须针刺背部的腧穴。背腧，即分布于背部的腧穴，如手少阳三焦经的肩髎、天髎，手太阳小肠经的天宗、曲垣、肩外俞等。

[4] 肩髆虚者，取之上：病在肩髆之间，应当取刺与上肢经脉相通的膺背部各腧穴。肩髆，肩部和臂髆。上，上肢经脉。

[5] 重舌，刺舌柱以铍（pī 披）针也：治疗舌下肿起的重舌病，应当用铍针刺破舌柱，排出恶血。重舌，舌下肿胀高起，形如小舌，故称重舌。舌柱，即舌下大筋，其形如柱，故称舌

柱。铍针，九针之一，其末如剑锋，主要用于排除脓血。

[6] 守：守护，引申为"治疗"。下同。

[7] 补：唐·杨上善注："量此'补'下脱一'泻'字。"

[8] 方：唐·杨上善注："处也。"

[9] 谷：原本作"邪"，误，据上下文义改。

【语译】如果阴经的邪气盛实而阳经的正气亏虚，应当首先补益阳经的正气，然后泻除阴经的邪气而使其调和正常；如果阴经的正气亏虚而阳经的邪气盛实，应当首先补益阴经的正气，然后泻除阳经的邪气而使其调和正常。足阳明、足厥阴、足少阴三经都在足大趾间，有动脉分布，针刺时必须明辨病证的虚实。如果是虚证而误用了泻法，叫作虚上加虚的"重虚"；出现了重虚，病势会更加严重。凡是针刺的穴位，要用手指切按，如果脉动又实又快应立即泻除其邪气，又虚又慢则要补益其正气；如果采取了与此相反的手法，病势就会更加严重。这三经之脉搏动的位置是：足阳明经在足跗之上，足厥阴经在足跗之中，足少阴经在足附之下。治疗膺部的阴病必须取刺膺部的腧穴，治疗背部的阳病必须取刺背部的腧穴。肩膊出现虚证，应当取刺与上肢经脉相通的膺背部腧穴；

治疗舌下肿起的重舌症，应当用铍针刺破舌柱，排出恶血。如果出现手臂弯曲而不能伸开的症状，表明病邪在筋上；出现能伸开而不能弯曲的症状，表明病邪在骨中。病邪在骨则治骨，病邪在筋则治筋。运用补泻的方法，必须在脉气盛实之处取穴深刺，刺后缓缓地按压针孔，使其中的邪气尽量排出；在脉气亏虚之处取穴浅刺，调养其中的脉气，刺后迅速按压针孔，以免邪气从此侵入。由于邪气的来势非常紧急，谷气的聚积徐缓柔和，因此，对脉气盛实的人，应当深刺，泻除其中的邪气；对脉气虚弱人，应当浅刺，使精气不致外泄，调养其脉气，只排出其中的邪气。

针刺各种疼痛病证时，脉象都是盛实的。腰部以上的病痛，属于手太阴肺经和手阳明大肠经主治的范围；腰部以下的病痛，属于足太阴脾经和足阳明胃经主治的范围。病在上部的可刺下部的腧穴，病在下部的可刺上部的腧穴，病在头部的可刺足部的腧穴，病在足部的可刺腘部腧穴。病生在头部的会感到头重，生在手部的会感到臂重，生在足部的会感到足重。治疗这些病证，要在疾病最初发生的部位取穴针刺。

【导读】此节一论虚实病证的脉象，并作为虚实补泻治法的依据。审其病之虚实是针刺的基本前提。原文认为脉见洪大、急数、弦紧有力者多为实证；脉见细小、迟缓、虚弱者多为虚证。掌握虚实脉象的基本特点，有助于正确判断虚实病证。

二论取穴方法。①循经取穴法。依据经脉循行而选穴，如"膺腧中膺，背腧中背，肩膊虚者取之上"即是。②局部取穴法。针刺取穴主要着眼于病变所在部位，如"重舌刺舌柱"即是。③随证取穴法。根据疾病证候表现而进行辨证取穴的方法，如"在骨守骨，在筋守筋"即是。④近端取穴法。在病位就近的经脉上取穴，如腰以上病者，在手太阴、手阳明经上取穴治疗；腰以下病者，在足太阴、足阳明经上取穴治疗。⑤远端取穴法。在距病位较远的部位取穴，如"病在上者下取之……病在足者取之腘"均为其例。

【原文】春气在毛，夏气在皮肤，秋气在分肉，冬气在筋骨，刺此病者各以其时为齐[1]。故刺肥人者，秋冬之齐；刺瘦人者，以春夏之齐。病痛者阴也，痛而以手按之不得者阴也，深刺之。病在上者阳也，病在下者阴也。痒者阳也，浅刺之。病先起阴者，先治其阴而后治其阳；病先起阳者，先治其阳而后治其阴。

刺热厥者，留针反为寒；刺寒厥者，留针反为热。刺热厥者，二阴一阳；刺寒厥者，二阳一阴。所谓二阴者，二刺阴也；一阳者，一刺阳也。久病者邪气入深，刺此病者，深内而久留之，间日[2]而复刺之，必先调其左右，去其血脉，刺道毕矣。

【注释】

[1] 齐：通"剂"。古代以针为砭剂。此指针刺深浅、次数等。

[2] 间日：隔日。

【语译】在春天邪气往往侵袭人体的毫毛，在夏天邪气易侵袭人体的皮肤，在秋天邪气往往侵袭人体的分肉，在冬天邪气易侵袭人体的筋骨。刺治这些疾病，要根据不同季节所发之病的部位深浅来确定恰当的针刺方式。所以对肥胖之人施针，应比照针刺秋冬两季邪气所致疾病的刺法；给瘦弱之人施针，应比照针刺春夏两季邪气所致疾病的刺法。患痛证的人，病邪多在阴分，如果疼痛并且不能触及者，表明病邪在阴分，应当深刺。病在上部，属阳证；病在下部，属阴证。皮肤瘙痒，属于阳证，应当浅刺。病邪先发于阴经，先刺阴经，再刺阳经；病邪先发于阳经，先治阳经，再治阴经。

针刺热厥证时，留针可使热邪退去而出现寒象；针刺寒厥证时，留针可使寒邪退去而出现热象。针刺热厥证时，采用"二阴一阳"的方法；针刺寒厥证时，采用"二阳一阴"的方法。所谓"二阴"，是刺阴经两次；"一阳"，指刺阳经一次。久病不愈的人，邪气已深入体内。针刺这种宿病时，应当深刺，留针时间要长，隔日再刺。针刺之时，先调和左右的经脉，除去血脉中的郁结。针刺的道理尽在其中了。

【导读】此节所论针刺原则有四。

（1）审病本而刺。抓住疾病的关键进行治疗，正如"治病者先刺其病所从生者也"即是。

（2）因人而刺。针刺方法应视患者体质而定，如人有胖瘦之异，针刺应随之有浅深之别。

（3）因时而刺。针刺治疗时，应结合时令气候，制定适宜的法度，当"各以其时为齐"，仅就针刺之深浅而言，春夏当浅刺，秋冬应深刺。

（4）视病而刺。①因疾病不同而刺。如痛、痒是不同的病证，痛的部位较痒深，故云痛病属阴，痒病属阳；在针刺时，痛病当深刺，痒病当浅刺。②视脉之虚实而刺。病证有虚实之别，刺法应随之不同，脉实者，当深刺，出针后勿闭针孔，使邪气易出；脉虚者，当浅刺，出针后急闭针孔，使正气不得外泄，邪不能复入。③因病机不同而刺。即或同一疾病，因其病机不同，刺法也各有别，如"厥病"有寒厥、热厥之分，病机有阳虚、阴虚之殊（《素问·厥论篇》），故刺寒厥当以补阳兼泻其阴，故谓"刺寒厥者二阳一阴"；刺热厥当以补阴而兼泻其阳，故谓"刺热厥者二阴一阳"。④视病程长短而刺。病有久新之异，刺法亦应有别，如"久病者"因"邪气入深"，气血损伤，病邪经久，故针刺治疗时应采取"深内而久留之，间日而复刺之，必先调其左右，去其血脉"的反复刺治方法，方能奏效。

【原文】 凡刺之法，必察其形气，形肉未脱，少气而脉又躁，躁厥者[1]，必为缪刺[2]之，散气可收，聚气可布。深居静处[3]，占神往来[4]，闭户塞牖，魂魄不散[5]，专意一神，精气之分，毋闻人声[6]，以收其精，必一其神[7]，令志在针，浅而留之，微而浮之，以移其神[8]，气至乃休。男内女外[9]，坚拒勿出，谨守勿内，是谓得气。

【注释】

[1] 躁厥者：躁动而厥逆之证。

[2] 缪刺：病在左而刺右，病在右而刺左的刺络之法。

[3] 深居静处：医生在施针时为了避免外界的干扰而处在极为幽静的环境之中。

[4] 占神往来：医生在施针时细心体察患者的精神状态。占，推测，体察。神，指患者的精神状态。

[5] 魂魄不散：医生在施针时思想集中而心无旁骛。魂魄，此指医生的精神状态。

[6] 精气之分，毋闻人声：医生在施针时内在的精与外在的气各安其位，不被外界人声所影响。"精气之分"，统而言之，即是说形神交融，内外协调。

[7] 以收其精，必一其神：医生在施针时要敛精收神，精神集中。两句互文。

[8] 浅而留之……以移其神：医生在针刺时无论采用哪种方法，都要随着患者气血的变化而灵活使用奥妙的技术。浅、留、微、浮，都是针刺的手法或形式。神，医生的心神。

[9] 男内女外：明·张介宾曰："既刺之后，尤当戒慎。男子忌内（入内、入房，防止入房耗损肾精。下同），女子忌外（外耗正气）。忌外者坚拒勿出，忌内者谨守勿内。则其邪气必去，正气必复，是谓得气。"

【语译】 大凡针刺的法则，是在针刺时必须明察患者的形体元气的强弱盛衰。如果形肉尚未极度消瘦，正气虚少而又脉象躁动，这便是躁厥之证，对此一定要采取右病刺左络、左病刺右络的"缪刺法"。这样，散失之气便可收聚，郁结之气便可散开。针刺之时，医生要处于幽静深秘的环境中，细心体察患者的思想活动，关闭门窗，思想集中，意念专注，形神交融而又各安其位，将神志完全集中于针上，或是浅刺留针，或是微捻提浮，都要随着患者气血的变化而灵活使用奥妙的针刺技术，直到谷气随针到来才停止。要根据男女性别差异，分别采用不同方法，坚决抵御邪气而使正气不致外泄，谨慎守护正气而使邪气不致内侵，这就叫作"得气"。

【导读】 此节论针刺要领。①必审病证虚实。辨证是针刺的前提，要求针刺之前"必审其虚实"，才能恰当地施行补泻，如"阴盛而阳虚"者，当"先补其阳后泻其阴而和之"；"阴虚而阳盛"者，要"先补其阴后泻其阳而和之"。若不明阴阳虚实之主次，便不知针刺补泻之先后，就会触犯"虚虚实实"之戒。②必审形气盛衰。必须关注患者体质状况，即所谓"凡刺之法，必察其形气"，如此才能选法得当。③环境安静，思想集中。治疗环境要安静，医生注意力要集中，患者神情平静，有利于针刺效果的提高。④根据男女不同性别采取不同刺法，祛邪扶正。⑤谨慎操作，消除患者的恐惧心理。应采取多种行之有效的刺法进行治疗，目的在于转移、消除患者的恐惧心理，从而达到针刺得气以愈病的效果。

【原文】 凡刺之禁：新内[1]勿刺，新刺勿内。已醉勿刺，已刺勿醉。新怒勿刺，已刺勿怒。新劳勿刺，已刺勿劳。已饱勿刺，已刺勿饱。已饥勿刺，已刺勿饥。已渴勿刺，已刺勿渴。大惊大恐，必定其气，乃刺之。乘车来者，卧而休之，如食顷[2]乃刺之。出行来者，坐而休之，如行十里顷乃刺之。

凡此十二禁者，其脉乱气散，逆其营卫，经气不次，因而刺之，则阳病入于阴，阴病出为阳，则邪气复生，粗工勿察，是谓伐身，形体淫泆，乃消脑髓，津液不化，脱其五味[3]，是谓失气[4]也。

【注释】

[1] 内：入内、入房，指性交。

[2] 食顷：吃一顿饭的时间。

[3] 脱其五味：丧失水谷精气的营养。脱，脱落，丧失。五味，指水谷所化生的精微物质。

[4] 失气：失去真气。

【语译】 大凡针刺的禁忌，在刚行过房事后不能针刺；刚针刺之后也不能行房

事。醉酒之后不能针刺；针刺之后也不能醉酒。刚发怒之后不能针刺；针刺之后也不能发怒。刚劳累之后不能针刺；针刺之后也不能劳累。饭吃得过饱之后不能针刺；针刺之后也不能吃得过饱。饥饿之时不能针刺；针刺之后也不能受饿。口渴之时不能针刺；针刺之后也不能受渴。在患者大恐大惊之后，一定要使其精神安定下来才能针刺；乘车远道而来的患者，要使他躺下休息，大约经过吃一顿饭的时间才能针刺；步行而来的患者，一定要让他坐下休息，大约经过走十里路的时间才能针刺。以上十二条禁忌的理由在于，其时，患者脉气紊乱、正气散失、营卫不调、经气不能依次正常运行。如果针刺，便会使阳分的病入侵阴分，阴分的病外攻阳分，从而使邪气进一步蔓延滋长。技术粗疏的医生往往没有体察到这些禁忌便妄行针刺，这就叫作摧残患者身体的做法。这样会导致患者形体松散、脑髓消耗、津液不能运化、难以接受水谷之气，这便叫作"失气"。

【导读】 此节论针刺禁忌。①针刺前后禁房事。②针刺前后禁醉酒。③针刺前后禁喜怒。④针刺前后禁劳累。⑤针刺前后禁饱食。⑥针刺前后禁饥饿。⑦针刺前后禁大渴。⑧惊恐之时禁针刺。⑨剧烈活动后禁针刺。

在上述诸种情况下，营卫气血本已失常，如若再妄行针刺，不仅无益于取效，反会加重阴阳气血乖乱，可能会有"乃消脑髓，津液不化，脱其五味"的严重后果，这就是制定针刺禁忌的理由。

【原文】 太阳之脉，其终也，戴眼、反折、瘛疭[1]，其色白，绝皮乃绝

汗[2]，绝汗则终矣。少阳终者，耳聋，百节尽纵，目系[3]绝，目系绝一日半则死矣，其死也，色青白乃死。阳明终者，口目动作[4]，喜惊妄言，色黄，其上下之经[5]盛而不行则终矣。少阴终者，面黑齿长[6]而垢，腹胀闭塞，上下不通而终矣。厥阴终者，中热嗌干，喜溺心烦，甚则舌卷卵上缩而终矣。太阴终者，腹胀闭不得息，气噫[7]善呕，呕则逆，逆则面赤，不逆则上下不通，上下不通则面黑皮毛燋[8]而终矣。

【注释】

[1] 戴眼、反折、瘈疭：戴眼，两目上视而不转动。反折，角弓反张。瘈疭（chì zòng 赤纵），手足痉挛。

[2] 绝皮乃绝汗：绝皮，皮肤失去血色。绝汗，汗出如珠，着身不流，是人临死之汗。

[3] 目系：眼球深部连于脑的脉络。

[4] 动作：抽搐。

[5] 上下之经：头颈部的手足阳明之脉。

[6] 齿长：齿龈萎缩而牙齿变长。

[7] 气噫：即嗳气。由于胃气阻郁不畅而上逆有声。

[8] 燋：通"焦"。皮毛如火灼伤而干枯的现象。

【语译】太阳经的经气在即将终绝的时候，患者就双目上视不动、角弓反张、手足痉挛、面色苍白、皮肤失去血色、大出绝汗，绝汗一出便会死亡。少阳经的经气在即将终绝的时候，患者就会耳聋失聪、全身关节松弛无力、眼球连脑的脉络之气断绝，一天半之后便会死亡，死时面色青白。阳明经的经气在即将终绝的时候，患者就会口眼抽搐、容易惊悸、胡言乱语、面色发黄，如果手足阳明经的脉象都非常大而气血不能运行就面临死亡。少阴经的经气在即将终绝的时候，患者就会面色发黑、牙齿因牙龈萎缩而变长并且垢腻无光、腹中胀满壅塞、上下气机不通，从而导致死亡。厥阴经的经气在即将终绝的时候，患者就会胸中发热、咽喉发干、尿频心烦，甚至舌体卷曲、睾丸上缩，从而导致死亡。太阴经的经气在即将终绝的时候，患者就会腹胀、二便闭塞不通、呼吸不畅、多嗳气、多呕吐、呕吐时便气逆、气逆则面色发赤；如果气不上逆，就会上下不通，上下不通就会面色发黑，皮毛干枯，从而导致死。

【导读】此节论六脉经终。所谓"经终"，是指经脉之气严重衰竭的病理变化，缘于脏腑精气严重损伤，而致经脉之气终绝所表现的濒死证候。本节所论各脉经终的证候：一是论述本经脉所属脏腑精气衰竭的证候；二是论述与该经循行相关部位的病证表现，如太阳经脉（手太阳小肠经和足太阳膀胱经）终绝有戴眼、反折、瘈疭等症状，就与两经循行路径相关。又，太阳主表，为诸阳之属；膀胱为津液之腑，故经终绝则有阳气外脱，津液泄竭之"绝汗乃出"。其他类此。

临床上，无论是急性病或是慢性病，到濒死之时，阴阳离决，正气相脱，往往出现如此危候。其预示凶多吉少，不可救治或难以救治。《素问·诊要经终论篇》亦有论述，基本内容一致。

经脉第十

【题解】本篇强调了经脉的重要性，对十二经脉的名称、循行路径、病证、诊断、治疗原则，以及经脉气绝证、经脉与络脉的区别和十五别络的名称、循行路径、病证作了详尽的论述，故名。

【原文】雷公问于黄帝曰：《禁脉》之言[1]，凡刺之理，经脉为始，营其所行[2]，制其度量[3]，内次五脏，外别六腑[4]，愿尽闻其道。

黄帝曰：人始生，先成精，精成而脑髓生，骨为干[5]，脉为营[6]，筋为刚[7]，肉为墙[8]，皮肤坚而毛发长，谷入于胃，脉道以通，血气乃行。

【注释】

[1]《禁脉》之言：指《灵枢·禁服》中的内容。

[2] 营其所行：要探求经脉的循行路线。营，度，求。一说：营，指经脉运行。"营"与"制"相对而言，前说为妥。

[3] 制其度量：应确定经脉的长短、大小等标准。制，裁断，确定。度量，指经脉的长度、大小等。制，《禁服》篇作"知"。

[4] 内次五脏，外别六腑：二句互文，指依次分辨出各条经脉与五脏六腑内外相通的联系。次、别二字，《禁服》篇均作"刺。"

[5] 骨为干：骨骼构成了人体的支架。干，即筑墙时立于两头的木架。

[6] 脉为营：经脉构成运行血气的通道。营，输运。

[7] 筋为刚：筋构成人体连骨属肉的网络。刚，通"纲"。

[8] 肉为墙：肌肉构成人体的外围屏障。墙，比喻肌肉卫护机体的作用。

【语译】雷公向黄帝问道：《禁服》篇所说，大凡针刺治病的原理，是以经脉为根本，探求循行路线，确定长短、大小等标准，从而依次分辨出各经脉与五脏六腑内外相通的联系，我希望听你详尽地谈谈其中的道理。

黄帝回答说：人类生命在孕育之初，首先形成的是阴阳之精，阴阳两精媾合而发育成熟后，脑髓便随之生成。接着生成的骨骼构成人体的支架、脉构成人体血气运行的通道、筋构成人体彼此维系的网络、肉构成人体的外围屏障，皮肤生成并长得坚韧后毛发就得以生长。人在出生之后，水谷的精气进入胃而运化，经脉的通路便得以畅通，血气才能运行全身。

【导读】此节论述经脉的重要意义。开篇引用《禁服》篇之言，强调经脉理论是生命科学知识体系中的重要内容，临证医生必须掌握其循行路线、度量方法及气血之多少。原文认为因先天之精的形成和后天胃气的推动，经脉道路得以通畅，气血才能循行，人体才能生长发育。只有经脉道路畅通，先天与后天结合，气血方能运行正常，各组织才能在其营养连络下，形成人体，从而维持人体正常的生理功能，使生命活动正常。经络有"决死生，处百病，调虚实"的重要作用，医生须精通并能自如地运用。

经文基于唯物主义立场，简明扼要地论述人类胚胎发育过程，这是在脏腑经络理论指导下独特的人体形成发育学，也是"气聚成形"哲学观念的体现。

【原文】雷公曰：愿卒闻经脉之始生。

黄帝曰：经脉者，所以能决死生，处百病，调虚实，不可不通。

【语译】雷公说道：我希望听你详尽地谈谈经脉最初生成的基本情况。

黄帝回答说：掌握经脉的循行变化等情况，是用来决断死生、治疗各种疾病、调节气血虚实的主要方法，是不能不通晓的知识。

【导读】此节论掌握经脉理论的重要性。经文之所以认为，经脉能"决生死，处百病，调虚实，不可不通"，缘于经脉是人体十分重要的系统及其重要生理功能而提出。

经络系统的主要生理功能：①通达表里上下，联络脏腑官窍；②输送气血，营养全身，如"经脉者，所以行血气而营阴阳，濡筋骨，利关节者也"（《灵枢·本脏》）者是；③调节机体平衡与卫外固表；④经络感传。在病理方面，经络能传注病邪，反映病候。所以，通过经络可以了解内脏的病变，判断病情轻重吉凶等预后情况，并可以针刺某些穴位治疗多种疾病，调整机体的虚实状态。

【原文】肺手太阴之脉，起于中焦[1]，下络大肠[2]，还循胃口[3]，上膈属肺[4]，从肺系横出腋下[5]，下循臑内[6]，行少阴心主之前[7]，下肘中，循臂内上骨下廉[8]，入寸口，上鱼，循鱼际，出大指之端；其支者，从腕后直出次指内廉，出其端。

【注释】

[1] 起于中焦：手太阴经起始于中脘部位。起，经脉的起点。中焦，指中脘。

[2] 下络大肠：向下绕行而与大肠相连络。

[3] 还循胃口：经气返回沿着胃的上口运行。还，经脉改变方向，去而复回。循，经脉沿着其部位运行。胃口，指胃上口贲门。

[4] 上膈属肺：经气向上穿过膈膜，归入本脏，与肺相连属。上，经脉自下而上运行。膈，横膈膜。属，指经脉连接本脏。

[5] 从肺系横出腋下：经脉从喉部横着向外出于腋下。肺系，指喉咙。横，经脉平行。出，经脉由深部行到浅部。

[6] 臑（nào 闹）内：上臂的内侧。臑，肩、肘之间部位。

[7] 行少阴心主之前：此脉从手少阴心经和手厥阴心包经的前面走过。行，经脉从他经之旁走过。少阴、心主，指手少阴心经和手厥阴心包经。

[8] 臂内上骨下廉：前臂内侧桡骨的前缘。廉，边，侧。

【语译】手太阴肺经的经气起始于中脘部位，向下绕行与大肠相连络，又返回沿着胃的上口运行，向上穿过膈膜而与肺相连接，在喉咙处横着外行，从腋下出体表，向下沿着上臂内侧，行于手少阴心经和手厥阴心包经之前，向下运行到肘窝，再沿前臂内侧桡骨前缘进入寸口，经过鱼

际，沿鱼际边缘循行，从拇指内侧之端出来。其分支从手腕后分出，沿食指内侧端

直行与手阳明大肠经相接。

【导读】手太阴肺经的循行路径：起于中焦→大肠→循胃上下口→膈→肺→喉→腋下→上肢内侧→肘→前臂桡侧→寸口→鱼际→大拇指尖。其支：从寸口上腕→食指端，交手阳明大肠经。

【原文】是动[1]则病肺胀满膨膨而喘咳，缺盆[2]中痛，甚则交两手而瞀[3]，此为臂厥[4]。是主肺所生病[5]者，咳，上气，喘渴[6]，烦心胸满，臑臂内前廉痛厥，掌中热。气盛有余，则肩背痛风寒，汗出中风，小便数而欠[7]。气虚则肩背痛寒，少气不足以息，溺色变[8]。为此诸病，盛则泻之，虚则补之，热则疾之[9]，寒则留之[10]，陷下则灸之[11]，不盛不虚，以经取之[12]。盛者寸口大三倍于人迎，虚者则寸口反小于人迎也。

【注释】

[1] 是动：本经因受外邪影响而出现异常情况。动，变动。

[2] 缺盆：此指锁骨上窝。

[3] 瞀（mào 冒）：视力模糊不清。

[4] 臂厥：臂部经脉之气厥逆上行之证。

[5] 所生病：本经治疗其所连接的脏腑发生的病变。

[6] 喘渴：气喘有声貌。渴，当作"喝"，喘气声。

[7] 小便数而欠：小便次数多而尿量少。欠，不足。一说：指呵欠。

[8] 溺色变：尿色异常。如色黄、混浊等。

[9] 热则疾之：热证要快刺快出，以泻其

邪热。

[10] 寒则留之：寒证要留针，以祛寒邪而使正气来复。

[11] 陷下则灸之：阳气内衰而脉陷不起之证应采用灸法，以便温阳复脉、扶危固脱。

[12] 不盛不虚，以经取之：如果不是血气偏实或偏虚导致的疾病，只是经气不和，就不能用补泻之法，只能在本经斟酌取穴，予以调理。

【语译】手太阴肺经因受外邪影响而出现病变，就会发作肺气壅塞、胸中胀满而气喘咳嗽，锁骨上窝疼痛，甚至于双手交叉于胸前便眼前发黑，这是臂厥证。本经主治肺脏发生的病变有：咳嗽气逆，喘息有声，心烦胸满，前臂内侧前缘疼痛厥冷，掌心发热等。如果本经气盛有余，肩背部便会因感冒风寒而发作疼痛，出汗后被风邪侵害，则会导致小便频数而量少；如果本经气虚不足，也会引起肩背部疼痛寒冷，同时气短不足，呼吸困难，小便颜色异常。针对手太阴肺经所产生的这些病证，实证就用泻法，虚证就用补法，热证就用速刺法，寒证就用留针法，阳气内衰而脉陷不起之证就用灸法，不实不虚之证就在本经取穴予以调理。实证表现为寸口脉象比人迎大三倍，虚证表现为寸口脉象反而比人迎还小。

【导读】此节论手太阴肺经"是动病""是主所生病"的临床表现以及诊治方法。

【原文】大肠手阳明之脉，起于大

指次指之端，循指上廉，出合谷两骨之

间[1]，上入两筋之中[2]，循臂上廉，入肘外廉，上臑外前廉，上肩，出髃骨[3]之前廉，上出于柱骨之会上[4]，下入缺盆络肺，下膈属大肠；其支者，从缺盆上颈贯颊[5]，入下齿中，还出挟口，交人中[6]，左之右，右之左，上挟鼻孔。

【注释】

[1] 合谷两骨之间：第一、二掌骨之间的合谷。合谷，穴名，在拇指、食指的歧骨间。两骨，第一掌骨与第二掌骨。

[2] 两筋之中：拇长伸肌腱与拇短伸肌腱之间的腕背桡侧凹陷处。穴名叫阳溪。

[3] 髃（yú 余）骨：肩胛骨与锁骨相连的肩峰处。

[4] 柱骨之会上：肩胛之上颈骨隆起处。因六阳经会合于此，故称"会上"。柱骨，第七颈椎棘突。

[5] 贯颊：经脉穿过面颊。贯，经脉从某部位穿过。颊，面旁耳下曲处，当下颌角之前。

[6] 交人中：经脉交叉于人中。交，经脉在某部位彼此交叉。

【语译】手阳明大肠经的经气起始于食指的末端，沿着食指内侧，通过第一、二掌骨之间的合谷，向上进入拇长伸肌腱与拇短伸肌腱之间的凹陷处，沿上臂外侧前缘进入肘外侧，再沿上臂外侧的前缘，上行肩部，沿肩峰的前缘上行，出于颈椎六阳经的交会处，再向下进入缺盆，与肺相连络，然后通过横膈，归入大肠。其支脉从缺盆分出后上走颈部，经过面颊，进入下齿之中，返回并行于口的两旁，在人中交叉而行，左脉走向右侧，右脉走向左侧，最后向上在鼻孔两侧与足阳明胃经衔接。

【导读】手阳明大肠经的循行路径：起于食指端→合谷→臂→肘→上臂外侧前缘→肩峰→大椎→缺盆→肺→膈→大肠。其支：从缺盆→颊→下齿→口→鼻旁，交足阳明胃经。

【原文】是动则病齿痛颈肿。是主津液所生病[1]者，目黄口干，鼽衄[2]，喉痹[3]，肩前臑痛，大指次指痛不用。气有余则当脉所过者热肿，虚则寒慄不复[4]。为此诸病，盛则泻之，虚则补之，热则疾之，寒则留之，陷下则灸之，不盛不虚，以经取之。盛者人迎大三倍于寸口，虚者人迎反小于寸口也。

【注释】

[1] 津液所生病：体内津液失常导致的疾病。津液，泛指体内由水谷化生的一切水液。其清稀者称为津，浊稠者称为液。

[2] 鼽衄：鼻流清涕为鼽，鼻出血为衄。

[3] 喉痹：喉中肿闭，言语、呼吸困难

之症。

[4] 寒慄不复：寒冷颤抖，难以恢复。

【语译】手阳明大肠经因受外邪影响而出现病变，就会发作牙齿疼痛、颈部肿大之病。本经主治津液发生的病变有：眼睛发黄，口干，鼻流清涕并出血，喉中肿闭，肩前及上臂作痛，食指疼痛得不能活动。如果本经气盛有余，在经脉经过之处便会发热肿起；如果本经气虚不足，就会发冷颤抖，难以恢复。针对手阳明大肠经所产生的病证，实证就用泻法，虚证就用补法，热证就用速刺法，寒证就用留针法，阳气内衰而脉陷不起之证就用灸法，不实不虚之证就在本经取穴予以调理。实证表现为人迎脉象比寸口大三倍，虚证表现为人迎脉象反而比寸口还小。

【导读】

（1）论手阳明大肠经"是动病""是主所生病"的临床表现以及诊治方法。

（2）手阳明大肠经缘何"是主津液所生病"？因"大肠者，传道之官，变化出焉"（《素问·灵兰秘典论篇》），胃肠消化的饮食物，经小肠"泌别清浊"，将浊中之浊（粪渣与部分水液的混合物）通过阑门下传至大肠，吸收其中的水分并使其成形后排出体外。大肠功能失调所致病证多表现为大便次数、质地之改变：便次减少、质地便干者为便秘，便次增加、质地变稀甚或水样者为泄泻，当然还有排便感觉异常等病证。无论是便秘或泄泻，均与大肠"主津液"功能失常有关，故称之。

【原文】 胃足阳明之脉，起于鼻之交頞中[1]，旁纳太阳之脉[2]，下循鼻外，入上齿中，还出挟口环唇，下交承浆[3]，却循颐后下廉[4]，出大迎，循颊车[5]，上耳前，过客主人[6]，循发际，至额颅[7]；其支者，从大迎前下人迎，循喉咙，入缺盆，下膈属胃络脾；其直者[8]，从缺盆下乳内廉，下挟脐，入气街中；其支者，起于胃口[9]，下循腹里，下至气街中而合，以下髀关[10]，抵伏兔[11]，下膝膑[12]中，下循胫外廉，下足跗，入中指内间；其支者，下廉三寸而别，下入中指外间；其支者，别跗上，入大指间，出其端。

【注释】

[1] 起于鼻之交頞（è 饿）中：足阳明胃经起始于鼻翼两侧，上行到鼻根部时左右相交。頞，鼻梁。

[2] 旁纳太阳之脉：足阳明胃经与旁侧足太阳膀胱经交会。

[3] 承浆：穴名。位于下唇中央下方的凹陷处。

[4] 却循颐后下廉：足阳明经又退转沿着口腮后下方运行。却，经脉进而退转。颐，口角下方、腮前下方的部位。

[5] 颊车：穴名。在下颌角前咬肌处。

[6] 过客主人：从上关穴旁经过。客主人，穴名，即上关穴，位于耳前颧弓上缘。

[7] 额颅：前额骨部，位于发下眉上之处。

[8] 其直者：从缺盆直行的脉。直，经脉直行者。

[9] 胃口：此指胃下口幽门。

[10] 髀关：穴名。在股部前上方。

[11] 伏兔：穴名。位于大腿前方肌肉隆起处。

[12] 膝膑：膝盖骨。

【语译】 足阴阳胃经的经气起始于鼻翼两侧，上行到鼻根部时左右相交，再与旁侧的足太阳膀胱经交会，向下循行于鼻外侧，又向上进入上齿，再返回环绕口唇而行，向下交会于颏唇沟的承浆处，再退转沿着口腮后下方，出于下颌大迎处，沿下颌角颊车上行耳前，从上关穴旁经过，再沿发际到达前额；其支脉，从大迎前分出后向下进入人迎，再沿喉咙进入缺盆，向下通过横膈归入胃，与脾脏相连络；直行的经脉，从缺盆向下进入乳内侧，向下并行于脐旁，进入少腹下方两侧的气冲；其另一条支脉，起始于胃下口幽门，沿着腹里，向下行至气冲与其直行的经脉会合，再由此下行到腹部前上方的髀关，直抵伏兔，向下进入膝盖中，再向下沿胫骨的前外侧行至足背，进入足中趾的内侧；其又一条支脉，从膝下三寸处分出，向下进入足中趾的外侧；又一条支脉，从足背分出别行，进入足大趾后从其末端出来，与足太阴脾经衔接。

【导读】足阳明胃经的循行路径：起于鼻旁→鼻根→上齿→环唇→承浆→大迎→颊车→耳前→发际→额颅。其支：从大迎→人迎→缺盆→入胸内→膈→胃→脾。其支：从膝下三寸处，下行到中趾外侧。其支：缺盆→乳房→气街。其支：从胃→下气街，与上支相会合→髀关→伏兔→膝→胫→中趾内侧。其支：足背→足大趾末端与足太阴脾经会合。

【原文】是动则病洒洒振寒[1]，善呻数欠颜黑，病至则恶人与火，闻木声则惕然而惊，心欲动，独闭户塞牖而处，甚则欲上高而歌，弃衣而走，贲响[2]腹胀，是为骭厥[3]。是主血所生病[4]者，狂，疟，温淫汗出，鼽衄，口喎唇胗[5]，颈肿喉痹，大腹水肿，膝膑肿痛，循膺、乳、气街、股、伏兔、骭外廉、足跗上皆痛，中指不用。气盛则身以前皆热，其有余于胃，则消谷善饥，溺色黄。气不足则身以前皆寒慄，胃中寒则胀满。为此诸病，盛则泻之，虚则补之，热则疾之，寒则留之，陷下则灸之，不盛不虚，以经取之。盛者人迎大三倍于寸口，虚者人迎反小于寸口也。

【注释】

[1] 洒（xiǎn 显）洒振寒：形容寒冷发抖的样子。

[2] 贲响：肠鸣。

[3] 骭（gàn 干）厥：循行足胫部位的胃经气血逆乱。骭，小腿。

[4] 血所生病：明·张介宾曰："中焦受谷，变化而赤为血，故阳明为多气多血之经，而主血所生病者。"

[5] 口喎（wāi 歪）唇胗：口角歪斜、口唇生疮。胗，同"疹"。

【语译】足阳明胃经因受外邪影响而出现病变，就会发作浑身寒冷颤抖、常常呻吟、频频呵欠、额部发暗之症。疾病发作时，患者不愿看见人与火光，听到木声就会非常惊怕，心跳不安，只想一个人关闭门窗，独处其中；病势严重时，患者就想登上高处大呼歌唱，脱去衣服到处乱跑，同时发作肠鸣腹胀，这是骭厥证。本经主治血失常的病变有：癫狂，疟疾，热邪大作，大汗自出，鼻流清涕并出血，口角歪邪，口唇生疮，颈部发肿，喉中肿闭，上腹部水肿，膝盖肿痛，沿着胸侧、乳部、气街、两股、伏兔、胫骨外缘及足背都感到疼痛，足中趾不能屈伸活动。本经气盛有余，身前的胸腹部会发热；若胃中气盛有余，就会使消化功能亢进，容易有饥饿感，尿色发黄；胃中气虚不足，身前胸腹部就会发冷颤抖；胃中有寒气，就会发作胀满。这些病证，实证就用泻法，虚证就用补法，热证就用速刺法，寒证就用留针法，阳气内衰而脉陷不起之证就用灸法，不实不虚之证就在本经取穴予以调理。实证表现为人迎脉象比寸口大三倍，虚证表现为人迎脉象反而比寸口还小。

【导读】

（1）论足阳明胃经"是动病""是主所生病"的临床表现以及诊治方法。

（2）足阳明胃经主"血"所生病。《灵枢·决气》认为，"中焦受气取汁，变化而赤是谓血"。故此处实指病由内发，中焦受气取汁，化赤为血的功能受到阻遏而发生的疾病。脾胃有病，气血化生无源，故曰阳明主"血所生病"。

（3）疟疾是以寒热往来为特点，多从少阳论治。在临床上疟有多种，而阳明之疟是其一种，如《素问·刺疟篇》之"足阳明之疟，令人先寒，洒淅洒淅，寒甚久乃热，热去汗出，喜见日月光火气乃快热，刺足阳明跗上"。说明阳明与疟的发病也有关，故要刺阳明经穴，体现了辨证论治的特点。

（4）阳明所致的狂证属热属实。《素问·厥论篇》之"阳明之厥，则巅疾欲走呼，腹满，不得卧，面赤而热，妄见而妄言"与本节"恶人与火，闻木声则惕然而惊……弃衣而走"，生动地描述了双相情感障碍（躁狂抑郁症）的特征。临床因热病而致狂者，应用白虎汤、承气汤加减治疗，取得良效者屡见不鲜。

（5）"闻木声则惕然而惊"之"木音"，指古代音乐分类八音中木质乐器所奏的音乐，是我国历史上最早的乐器科学分类法。故此"木音"非角、徵、宫、商、羽中的"角"（属性为木）音。

【原文】脾足太阴之脉，起于大指之端，循指内侧白肉际[1]，过核骨[2]后，上内踝前廉，上踹[3]内，循胫骨后，交出厥阴之前，上膝股内前廉，入腹属脾络胃，上膈，挟咽[4]，连舌本[5]，散舌下；其支者，复从胃，别上膈，注心中。

【注释】

[1] 白肉际：赤白肉际。手足两侧阴阳面分界处，阳面为赤色，阴面为白色，称赤白肉际。

[2] 核骨：足大趾本节后内侧凸起的半圆骨。

[3] 踹：又作"腨"。腓肠肌处，俗称小腿肚。

[4] 咽：此指食管。

[5] 舌本：舌根。

【语译】足太阴脾经的经气起始于足大趾末端，然后沿着大趾内侧的赤白肉际，过大趾本节后的半圆骨，上行到内踝的前缘，再上行到小腿肚内，沿胫骨后，交出足厥阴经之前，向上经膝、股内侧的前缘进入腹中，入属脾脏、连络胃腑，向上穿过横膈，并行于食管两旁，与舌根连接后分散于舌下。其支脉从胃腑分出，向上别行，穿过横膈，流注心中，与手少阴心经衔接。

【导读】足太阴脾经的循行路径：起于足大趾内侧→内踝→小腿肚→股前→腹→脾→胃→膈→胸→咽喉→舌。其支：从膈走心中，交手少阴心经。

【原文】是动则病舌本强，食则呕，胃脘痛，腹胀善噫，得后与气[1]则快然如衰[2]，身体皆重。是主脾所生病者，舌本痛，体不能动摇，食不下，烦心，心下急痛，溏、瘕、泄[3]、水闭、黄疸，不能卧，强立[4]，股膝内肿厥，足大指不用。为此诸病，盛则泻之，虚则补之，热则疾之，寒则留之，陷下则灸之，不盛不虚，以经取之。盛者寸口大三倍于人迎，虚者寸口反小于人迎也。

【注释】

[1] 得后与气：在解过大便或放屁之后。后，大便。气，矢气，俗称放屁。

[2] 快然如衰：感觉爽快，病情似已衰退。衰，病势衰退，病情减轻。

[3] 溏、瘕、泄：溏，指大便稀薄。瘕，腹部忽聚忽散的结块。泄，水泻。

[4] 强立：勉强站立。

【语译】足太阴脾经因受外邪影响而出现病变，就会有舌根强硬、食后即吐、胃脘疼痛、腹胀嗳气之症。在解过大便或放屁之后，会感到爽快，似乎病情已经衰退，但全身会感觉沉重。本经主治脾的病变有：舌根疼痛，身体不能活动，饮食不下，心情烦躁，心下急痛，大便溏泄，腹中气结，小便不通，发作黄疸，不能躺卧，只能勉强站立，两股及膝部内侧发肿厥冷，足大趾不能活动。针对本经产生的这些病证，实证就用泻法，虚证就用补法，热证就用速刺法，寒证就用留针法，阳气内衰而脉陷不起之证就用灸法，不实不虚之证就在本经取穴予以调理。实证表现为寸口脉象比人迎大三倍，虚证表现为寸口脉象反而比人迎还小。

【导读】此节论足太阴脾经“是动病”“是主所生病”的临床表现以及诊治方法。

【原文】心手少阴之脉，起于心中，出属心系[1]，下膈络小肠；其支者，从心系上挟咽，系目系；其直者，复从心系却上肺，下出腋下，下循臑内后廉，行太阴心主之后[2]，下肘内，循臂内后廉，抵掌后锐骨[3]之端，入掌内后廉，循小指之内出其端。

【注释】

[1] 心系：心脏与其他脏器相联系的脉络。

[2] 行太阴心主之后：心经从手太阴肺经和手厥阴心包经的后面走行。太阴，手太阴肺经。心主，手厥阴心包经。

[3] 锐骨：又称兑骨，即尺骨茎突。

【语译】手少阴心经的经气起始于心中，从此发出而归属心与其他脏器相连的心系，然后向下通过横膈，与小肠相连接。其支脉，从心系分出，向上并行食管两旁，与眼球内连于脑的脉络相连接；其直行的经脉，又从心及心系上行于肺部，再向下横出于腋窝下，又向下沿着上臂内侧后缘，行于手太阴肺经和手厥阴心包经的后面，下行肘窝中，再沿前臂内侧到达掌后尺骨茎突处，进入掌内后缘，沿小指内侧行至末端，与手太阳小肠经衔接。

【导读】手少阴心经的循行路径：起于心内→心系→膈→下络小肠。其支：从心系→咽喉→目系。其支：从心系→肺→腋→上臂内侧→肘→臂→掌→小指端，与手太阳小肠经相交。

【原文】是动则病嗌干心痛，渴而欲饮，是为臂厥。是主心所生病者，目黄胁痛，臑臂内后廉痛厥，掌中热痛。为此诸病，盛则泻之，虚则补之，热则疾之，寒则留之，陷下则灸之，不盛不虚，以经取之。盛者寸口大再倍于人迎，虚者寸口反小于人迎也。

【语译】手少阴心经因受外邪影响而出现病变，就会发作咽喉干燥、心中疼痛、口渴而想饮水之病，这就是臂厥证。本经主治心的病变有：眼睛发黄，胁间作痛，上臂内侧后缘疼痛厥冷，手心发热等。针对手少阴经和心脏产生的这些病证，实证就用泻法，虚证就用补法，热证就用速刺法，寒证就用留针法，阳气内衰而脉陷不起之证就用灸法，不实不虚之证就在本经取穴予以调理。实证表现为寸口脉象比人迎大两倍，虚证表现为寸口脉象反而比人迎还小。

【导读】此节论手少阴心经"是动病""是主所生病"的临床表现以及诊治方法。

【原文】小肠手太阳之脉，起于小指之端，循手外侧上腕，出踝[1]中，直上循臂骨下廉，出肘内侧两筋之间，上循臑外后廉，出肩解[2]，绕肩胛，交肩上，入缺盆络心，循咽下膈，抵胃属小肠；其支者，从缺盆循颈上颊，至目锐眦[3]，却入耳中；其支者，别颊上𬕂[4]抵鼻，至目内眦[5]，斜络于颧[6]。

【注释】

[1] 踝：指锐骨，即尺骨茎突。

[2] 肩解：肩胛关节后侧。

[3] 目锐眦：即外眼角。

[4] 𬕂（zhuō 拙）：眼眶下部，包括颧骨内连及上牙龈部位。

[5] 目内眦：即内眼角。上下眼睑在鼻侧连结的部位。

[6] 颧（quán 全）：位于眼的外下方颜面部隆起的部分，即颧骨部。

【语译】手太阳小肠经的经气起始于小指的末端，然后沿着手背外侧上行到腕部，从尺骨茎突处出来一直上行，沿着前臂骨后缘从肘内两筋之间出来，向上沿着上臂外侧后缘从肩关节后侧出来，在肩胛部位绕行后交会于大椎，再向下进入缺盆连络心脏，沿着食管向下穿过横膈，到达胃腑，最后归入小肠。其支脉，从缺盆分出后沿着颈部上达面颊，到外眼角后转入耳中；其另一条支脉，从面颊别行上达眼眶下缘，直抵鼻旁，再行至内眼角，斜着络于颧骨，与足太阳膀胱经衔接。

【导读】手太阳小肠经的循行路径：起于手小指→腕→肘内→上臂外侧→肩胛→大椎→缺盆→心→膈→胃→小肠。其支：从缺盆→颈→颊→目外眦→耳。其支：从面颊→目眶下→鼻→目内眦，与足太阳膀胱经交接。

【原文】是动则病嗌痛颔[1]肿，不可以顾[2]，肩似拔，臑似折[3]。是主液所生病者，耳聋目黄颊肿，颈颔肩臑肘臂外后廉痛。为此诸病，盛则泻之，虚则补之，热则疾之，寒则留之，陷下则灸之，不盛不虚，以经取之。盛者人迎大再倍于寸口，虚者人迎反小于寸口也。

【注释】

[1] 颔（hàn 汉）：腮下。

[2] 顾：转动头项。

[3] 肩似拔，臑似折：肩痛得如同被拔开，臂痛得如同被折断。

【语译】手太阳小肠经因受外邪影响

而出现病变，就会发作咽喉疼痛、颔部肿起、头项难以转动、肩痛如拔、臑痛如折之病。小肠经主治液的病变有：耳聋失听，眼睛发黄，面颊肿起，颈、颔、肩、肘、臑的外侧后缘疼痛。针对手太阳经及小肠产生的病证，实证就用泻法，虚证就用补法，热证就用速刺法，寒证就用留针法，阳气内衰而脉陷不起之证就用灸法，不实不虚之证就在本经取穴予以调理。实证表现为人迎脉象比寸口大两倍，虚证表现为人迎脉象反而比寸口还小。

【导读】

（1）论手太阳小肠经"是动病""是主所生病"的临床表现以及诊治方法。

（2）手太阳小肠经为何"是主液所生病"？因小肠为"受盛之官"，有"泌别清浊"的作用，与津液代谢有一定关系，其病证常有小便色、质、量的变化，故称之。

（3）小肠之脉上结于目内、外眦及耳，与眼和耳的功能活动关系密切，因此凡见到流泪不止、目黄或耳鸣者，可取此经刺治。故《素问·厥论篇》云："手太阳厥逆，耳聋泣出……治主病者。"

【原文】 膀胱足太阳之脉，起于目内眦，上额交巅[1]；其支者，从巅至耳上角[2]；其直者，从巅入络脑，还出别下项，循肩髆[3]内，挟脊抵腰中，入循膂[4]，络肾属膀胱；其支者，从腰中下挟脊贯臀，入腘中；其支者，从髆内左右，别下贯胛，挟脊内，过髀枢[5]，循髀外从后廉下合腘中，以下贯踹内，出外踝之后，循京骨[6]，至小指外侧。

【注释】

[1] 交巅：在头顶交会。巅，头顶正中最高处，当百会穴之所在。

[2] 耳上角：耳廓的上部。

[3] 肩髆（bó 搏）：肩胛骨。

[4] 膂（lǚ 旅）：脊椎骨两旁的肌肉。

[5] 髀枢：股骨上端的关节。即股骨大转子

部位。

[6] 京骨：足小趾本节后突出的半圆骨。

【语译】 足太阳膀胱经的经气起始于内眼角，然后上行额部，在头顶交会。其支脉，从头顶下行到耳廓上部；其直行的经脉，从头顶入内与脑连络，然后返回别行向下从项后出来，再沿着肩胛部的内侧并行于脊柱两旁，直抵腰部，从脊旁肌肉进入内脏与肾连接，最后归入膀胱；其支脉，从腰部向下并行于脊柱两旁，通过臀部进入腘窝中；其又一条支脉，从左右肩胛部分出下行，通过肩胛并行于脊柱内，经过股骨上端关节，沿着股骨外侧，从后缘下行交会于腘窝中，再往下通过腿肚内，从外踝的后面出来，然后沿着京骨行至足小趾外侧末端，与足少阴经衔接。

【导读】 足太阳膀胱经的循行路径：起于目内眦→上额交巅→项→肩髆→挟脊→腰→肾→膀胱。其支：腰→臀→腘窝。其支：肩→夹脊→髀枢→股外→与前支合于腘窝→腿肚→外踝→小趾，交足少阴肾经。

【原文】 是动则病冲头痛[1]，目似脱，项如拔，脊痛腰似折，髀不可以

曲，腘如结，腨如裂，是为踝厥[2]。是主筋所生病者，痔疟狂癫疾，头囟[3]项痛，目黄泪出鼽衄，项背腰尻[4]腘腨脚皆痛，小指不用。为此诸病，盛则泻之，虚则补之，热则疾之，寒则留之，陷下则灸之，不盛不虚，以经取之。盛者人迎大再倍于寸口，虚者人迎反小于寸口也。

【注释】

[1] 冲头痛：因邪气上冲而引起的头痛。

[2] 踝厥：循于外踝部位的足太阳经气血逆乱之证。

[3] 头囟（xìn 信）：囟门。

[4] 尻：骶骨处。

【语译】足太阳膀胱经因受外邪影响而出现病变，就会发作邪气上冲而致的头痛，眼痛如脱、项痛如拔、腰脊痛如折、大腿不能屈伸、膝腘部痛如被束缚、小腿肚痛如裂开等病，这就是踝厥证。膀胱经主治筋的病变有：痔疮，疟疾，狂癫，囟门及项部疼痛，眼睛发黄，流泪，鼻流清涕，鼻中出血，以及项、背、腰、尻、踹、脚作痛，小趾不能活动。针对太阳经及膀胱产生的病证，实证就用泻法，虚证就用补法，热证就用速刺法，寒证就用留针法，阳气内衰而脉陷不起之证就用灸法，不实不虚之证就在本经取穴予以调理。实证表现为人迎脉象比寸口大两倍，虚证表现为人迎脉象反而比寸口还小。

【导读】

（1）论足太阳膀胱经"是动病""是主所生病"的临床表现以及诊治方法。

（2）足太阳膀胱经"是主筋所生病"。足太阳经与人身卫阳之气关系极为密切，经脉分布于背部属阳，而阳气"精则养神，柔则养筋"（《素问·生气通天论篇》）。足太阳经受到风寒侵袭时，可见经气不舒之项背强几几。故足太阳膀胱经主治筋所生病有其理论和临床基础。

【原文】肾足少阴之脉，起于小指之下，邪走足心[1]，出于然谷[2]之下，循内踝之后别入跟[3]中，以上踹内，出腘内廉，上股内后廉，贯脊属肾络膀胱；其直者，从肾上贯肝膈，入肺中，循喉咙，挟舌本；其支者，从肺出络心，注胸中。

【注释】

[1] 邪走足心：斜着走向足心的涌泉穴。邪，通"斜"。

[2] 然谷：穴名。在内踝前之大骨之下。

[3] 跟：脚跟。

【语译】足少阴肾经的经气起始于足小趾的下端，斜走向足心，从内踝前的然谷穴出来，再沿着内踝骨的后面别行进入脚跟，由此上行到小腿肚，从腘窝内侧出来，上行大腿内侧后缘，贯穿脊柱后归入肾，并与膀胱相连接。其直行的经脉，从肾向上通过肝和横膈进入肺中，再沿着喉咙并行到舌根部；其支脉从肺部出来后与心相连络，流注于胸中，与手厥阴心包经衔接。

【导读】足少阴肾经的循行路径：起于足小趾→足心→内踝→腿肚→腘窝→股内→脊柱→肾→膀胱。其支：肾→肝→膈→肺→喉咙→舌根。其支：肺→心→胸中，与手厥阴心包经交接。

【原文】是动则病饥不欲食，面如漆柴[1]，咳唾则有血，喝喝而喘，坐而欲起，目䀮䀮[2]如无所见，心如悬若饥状[3]，气不足则善恐，心惕惕如人将捕之，是为骨厥[4]。是主肾所生病者，口热舌干，咽肿上气，嗌干及痛，烦心心痛，黄疸肠澼[5]，脊股内后廉痛，痿厥[6]嗜卧，足下热而痛。为此诸病，盛则泻之，虚则补之，热则疾之，寒则留之，陷下则灸之，不盛不虚，以经取之。灸则强食生肉[7]，缓带披发，大杖重履而步。盛者寸口大再倍于人迎，虚者寸口反小于人迎也。

【注释】

[1] 面如漆柴：面色黑而枯槁。

[2] 䀮（huāng 荒）䀮：视物不清貌。

[3] 心如悬若饥状：心中空荡荡像受饥挨饿似的。

[4] 骨厥：肾主骨，因肾经经气上逆而出现的病证称为"骨厥"。

[5] 肠澼（pì 譬）：痢疾的古名。肾开窍于前后二阴，故病肠澼。

[6] 痿厥：四肢痿弱、肢端发凉之症。

[7] 强食生肉：生肉味厚，可以补精，故强令患者进食而促进肌肉的生长。

【语译】足少阴肾经因受外邪影响而出现病变，就会发生虽觉饥饿却不想进食、面色发黑枯槁、咳唾带血、喘息有声、坐卧不安、视力模糊、心中像受饥似的感到空虚之病，气虚而不足就容易恐惧，心中常感到像有人来抓捕自己似的而惊恐不安，这就是骨厥证。足少阴经主治肾发生的病变有：口热舌干，咽部肿痛，肺气上逆，喉咙干痛，心烦心痛，黄疸，肠澼，脊部与大腿内侧后缘疼痛，下肢痿软厥冷，嗜睡不起，足心发热作痛等。针对足少阴经及肾所产生的病证，实证就用泻法，虚证就用补法，热证就用速刺法，寒证就用留针法，阳气内衰而脉陷不起之证就用灸法，不实不虚之证就在本经取穴进行调理。使用灸法之后，应增强营养以促使肌肉生长恢复，放宽衣带，散开头发使形体舒展，手持大杖，脚穿重履散步，使气血通畅。实证表现为寸口脉象比人迎大两倍，虚证表现为寸口脉象反而比人迎还小。

【导读】

（1）论足少阴肾经"是动病""是主所生病"的临床表现以及诊治方法。

（2）论及足少阴肾经"是动病""是主所生病"时，所举病证很广，既有面色、眼目、痢疾等疾病，又有恐惧、口热舌干、咽干、烦心、心痛、黄疸等各脏腑的病证。因足少阴肾经连络多个内脏，肾"受五脏六腑之精而藏之"，与五脏六腑的关系甚为密切，故称其为先天之本，而五脏六腑之病久虚，穷必及肾。诸脏腑之虚证久治不愈者，多从治肾入手。此外，"卫出于下焦"之命门学说也与肾及其经脉密不可分。

【原文】心主[1]手厥阴心包络之脉，起于胸中，出属心包络，下膈，历络三焦；其支者，循胸出胁，下腋三寸，上抵腋，下循臑内，行太阴少阴之间，入肘中，下臂行两筋之间，入掌中，循中指出其端；其支者，别掌中，循小指次指出其端。

【注释】

[1] 心主：心包络之经。因心包络为心所主，故称"心主"。

【语译】 手厥阴心包经的经气起始于胸中，从此出来后归入心包络，向下通过横膈，依次与上、中、下三焦相连络。其支脉沿着胸中行至胁部出来，下行到腋下三寸处，再向上抵达腋下，沿上臂内侧在手太阴经和手少阴经之间循行，进入肘窝，向下从前臂行于掌长肌腱与桡侧腕屈肌腱之间，进入掌中，沿中指行至末端后出来；其又一条支脉，从掌中分出别行，沿着无名指行至末端出来，与手少阳三焦经衔接。

【导读】 手厥阴心包经的循行路径：起于胸中→心包→膈→三焦。其支：胸中→胁→腋→臂内侧正中→掌→中指。其支：掌→无名指，交于手少阳胆经。

【原文】 是动则病手心热，臂肘挛急，腋肿，甚则胸胁支满，心中憺憺[1]大动，面赤目黄，喜笑不休。是主脉所生病者，烦心心痛，掌中热。为此诸病，盛则泻之，虚则补之，热则疾之，寒则留之，陷下则灸之，不盛不虚，以经取之。盛者寸口大一倍于人迎，虚者寸口反小于人迎也。

【注释】

[1] 憺（dàn 淡）憺：通"惮惮"，忧惧貌。

【语译】 手厥阴心包经因外邪影响而出现病变，就会发作手心发热、臂肘部拘挛疼痛、腋部肿起之病，严重时便感到胸胀满、心中惊动不安、面赤目黄、大笑不止。手厥阴心包经主治脉发生的病变有：心烦心痛，掌心发热。针对心包经及其所主之脉的病证，实证就用泻法，虚证就用补法，热证就用速刺法，寒证就用留针法，阳气内衰而脉陷不起之证就用灸法，不实不虚之证就在本经取穴予以调理。实证表现为寸口脉象比人迎大一倍，虚证表现为寸口脉象反而比人迎还小。

【导读】 此节论手厥阴心包经"是动病""是主所生病"的临床表现以及诊治方法。

【原文】 三焦手少阳之脉，起于小指次指之端，上出两指之间[1]，循手表腕[2]，出臂外两骨[3]之间，上贯肘，循臑外上肩，而交出足少阳之后，入缺盆，布膻中[4]，散落[5]心包，下膈，循属三焦；其支者，从膻中上出缺盆，上项，系耳后直上，出耳上角，以屈下颊至𬱟；其支者，从耳后入耳中，出走耳前，过客主人前，交颊，至目锐眦。

【注释】

[1] 两指之间：第四、第五掌骨之间。

[2] 手表腕：手背腕关节处。

[3] 臂外两骨：前臂外侧的尺骨和桡骨。

[4] 膻（dàn 淡）中：胸腹间的部位，心肺居其中，为宗气积聚之处，故亦称气海。

[5] 落：《太素》《甲乙经》均作"络"。

【语译】 手少阳三焦经的经气起始于无名指的末端，向上从第四、第五掌骨间出来，沿着手背腕关节上行，从前臂外侧的桡骨和尺骨之间出来，向上穿过肘尖，沿着上臂外侧上达肩部，交叉到足少阳胆经的后面出来，再向前进入缺盆，分布于膻中，散开与心包相连接，最后依次归入上、中、下三焦。其支脉，从膻中分开向上出于缺盆，向上进入项部，沿耳后一直上行，从耳上角出来，由此曲折下行颊部，抵达眼眶下缘。其又一条支脉，从耳后进入耳中，再行至耳前出来，经过客主人穴的前面，与前脉交叉于面颊，抵达外眼角，与足少阳胆经衔接。

【导读】手少阳三焦经的循行路径：起于无名指→腕→前臂→肘外→肩→缺盆→膻中（心包）→膈→三焦。其支：膻中→缺盆→项→耳后→耳上角→颊→目下。其支：耳后→耳中→耳前→颊→目外眦，与足少阳胆经相交。

【原文】是动则病耳聋浑浑淳淳[1]，嗌肿喉痹。是主气所生病者，汗出，目锐眦痛，颊痛，耳后肩臑肘臂外皆痛，小指次指不用。为此诸病，盛则泻之，虚则补之，热则疾之，寒则留之，陷下则灸之，不盛不虚，以经取之。盛者人迎大一倍于寸口，虚者人迎反小于寸口也。

【注释】

[1] 浑浑淳淳：听觉模糊不清貌。

【语译】手少阳三焦经因受外邪影响而出现病变，就会发作听力模糊、咽喉肿闭之病。手少阳三焦经主治气发生的病变有：出汗，外眼角疼痛，颊痛，以及耳后、肩、臑、肘、臂的外侧疼痛，无名指不能活动。针对三焦经及其所主之气的相关病证，实证就用泻法，虚证就用补法，热证就用速刺法，寒证就用留针法，是阳气内衰而脉陷不起之证就用灸法，不实不虚之证就在本经取穴予以调理。实证表现为人迎脉象比寸口大一倍，虚证表现为人迎脉象反而比寸口还小。

【导读】

（1）论手少阳三焦经"是动病""是主所生病"的临床表现以及诊治方法。

（2）手少阳"是主气所生病"，缘于三焦为"元气之别使"，总司诸气，为人体气机、气化之场所，故而"主气所生病"者也。

【原文】胆足少阳之脉，起于目锐眦，上抵头角[1]，下耳后，循颈行手少阳之前，至肩上，却交出手少阳之后，入缺盆；其支者，从耳后入耳中，出走耳前，至目锐眦后；其支者，别锐眦，下大迎，合于手少阳，抵于颛，下加颊车，下颈合缺盆以下胸中，贯膈络肝属胆，循胁里，出气街，绕毛际[2]，横入髀厌[3]中；其直者，从缺盆下腋，循胸过季胁[4]，下合髀厌中，以下循髀阳[5]，出膝外廉，下外辅骨[6]之前，直下抵绝骨[7]之端，下出外踝之前，循足跗上，入小指次指之间；其支者，别跗上，入大指之间，循大指歧骨[8]内出其端，还贯爪甲，出三毛[9]。

【注释】

[1] 头角：即额角，位于前额发际左右两端弯曲下垂之处。

[2] 毛际：耻骨处阴毛的边际。

[3] 髀厌：髋枢部位。在股骨上端关节大转子外侧的最上方，为股骨向外显著隆起的部分。

[4] 季胁：胸胁下两侧的软骨部分。

[5] 髀阳：股骨的外侧。

[6] 外辅骨：腓骨。

[7] 绝骨：腓骨下段凹陷处。

[8] 大指歧骨：第一、第二跖骨。

[9] 三毛：足大趾爪甲后生毛处，相当于足大趾趾骨第二节部分。

【语译】足少阳胆经的经气起始于外眼角，向上抵达额角后再向下行至耳后，再沿着颈部行于手少阳三焦经的前面，到肩上后退转回来交叉到手少阳三焦经的后面，进入缺盆中。其支脉从耳后分出进入耳中，再出来行于耳前，行至外眼角的后面；其又一条支脉，从外眼角别行，向下行至大迎，与手少阳三焦交会，抵达眼眶下方，下行经颊车，向下经颈部与本经前入缺盆之脉相合，再下行到胸中，通过横膈与肝相连络，归入胆中，再沿着胁内下行，从气冲穴出来，绕过耻骨处阴毛的边际，横着进入髋枢之中；其直行的经脉，从缺盆向下行至腋部，沿着胸部，经过季胁向下与前一支脉在髋枢处相合，由此沿着股骨外侧向下，从膝外缘出来，由腓骨之前向下直抵绝骨的末端，再下行到外踝骨之前出来，然后沿足背进入第四、第五跖骨之间；其又一条支脉，从足背别行，进入足大趾，沿着第一、第二跖骨行至大趾之端出来，又返回来穿过大趾爪甲，从爪甲后的毫毛处出来，与足厥阴肝经衔接。

【导读】足少阳胆经的循行路径：起于目外眦→头角→耳后→颈项部→肩→缺盆。其支：从耳后→耳中→从耳前→目外眦。其支：目外眦→大迎，合于手少阳→颊→颊车→缺盆→胸中→贯膈→肝→胆→气街→毛际→髀厌。其支：缺盆→腋→季胁→髀厌，与上肢相合→股外→膝外→外踝→足第四趾端。其支：跗上→大趾爪甲，与足厥阴肝经相交。

【原文】是动则病口苦，善太息，心胁痛不能转侧，甚则面微有尘[1]，体无膏泽，足外反热，是为阳厥[2]。是主骨所生病[3]者，头痛颔痛，目锐眦痛，缺盆中肿痛，腋下肿，马刀侠瘿[4]汗出振寒，疟，胸胁肋髀膝外至胫绝骨外踝前及诸节皆痛，小指次指不用。为此诸病，盛则泻之，虚则补之，热则疾之，寒则留之，陷下则灸之，不盛不虚，以经取之。盛者人迎大一倍于寸口，虚者人迎反小于寸口也。

【注释】

[1] 面有微尘：面色灰暗，如蒙尘土。

[2] 阳厥：少阳之气上冲，气血逆乱之证。

[3] 是主骨所生病：足少阳经主治骨产生的病变。（日）丹波元简云："少阳者，肝之表。肝主筋，筋会于骨，是以少阳之经气所荣，故云。"

[4] 马刀侠瘿：凡瘰疬生于腋下、形如马刀的称"马刀"，生于颈旁、形如串珠的称"侠瘿"。

【语译】足少阳胆经因受外邪影响而出现病变，就会发作口苦、嗳气、心胁痛、身体不能转动之病，严重时面色灰暗如土，肌肤枯槁无光，脚外侧发热，这就是阳厥证。本经主治骨发生的病变有：头、颔、外眼角疼痛，缺盆中肿胀疼痛，腋下肿起，有瘰疬"马刀"和"侠瘿"生于腋下和颈旁，自汗，浑身颤抖发冷，疟疾，胸、胁、肋、髀、膝的外侧直到胫骨、绝骨、外踝的前缘以及下肢各关节都觉疼痛，足第四趾不能活动。针对于本经及其所主之骨的相关病证，实证就用泻法，虚证就用补法，热证就用速刺法，寒证就用留针法，阳气内衰而脉陷不起之证就用灸法，不实不虚之证就在本经取穴予以调理。实证表现为人迎脉象比寸口大一倍，虚证表现为人迎脉象反而比寸口还小。

【导读】此节论足少阳胆经"是动病""是主所生病"的临床表现以及诊治方法。

【原文】肝足厥阴之脉，起于大指丛毛之际[1]，上循足跗上廉，去内踝一寸，上踝八寸，交出太阴之后，上腘内廉，循股阴[2]入毛中，过阴器，抵小腹，挟胃属肝络胆，上贯膈，布胁肋，循喉咙之后，上入颃颡[3]，连目系，上出额，与督脉会于巅；其支者，从目系下颊里，环唇内；其支者，复从肝别贯膈，上注肺。

【注释】

[1] 大指丛毛之际：足大趾爪甲后生长毫毛之处，亦即足大趾趾骨第一节后方皮肤横纹的部位。

[2] 股阴：大腿的内侧。

[3] 颃颡（háng sǎng 杭嗓）：上腭与鼻相通的孔窍处。

【语译】足厥阴肝经的经气起始于足大趾爪甲后毫毛生长之处，向上沿着足背的上缘，经过内踝前一寸处上行到内踝之上八寸处，交叉到足太阴脾经的后面，再上行到腘窝的内侧，沿着大腿内侧进入阴毛部位，经过生殖器抵达小腹，并行于胃腑两旁，归入肝，连络胆，向上穿过横膈，分布于胁肋之间，然后沿着喉咙的后面向上进入鼻咽部，与眼球深处的脉络相连，向上出于前额，与督脉会合于头顶的百会穴。其支脉，从眼球深处脉络下行到颊内，环绕于唇内；其又一条支脉，从肝脏分出后穿过横膈，向上流注于肺脏中，与手太阴肺经衔接。

【导读】足厥阴肝经的循行路径：起于足大趾爪甲→内踝→腘内廉→股内→阴毛→胃→肝→胆→膈→咽喉→颃颡→目系→巅顶。其支：目系→颊→唇。其支：肝→肺，与手太阴肺经相接。

【原文】是动则病腰痛不可以俛仰，丈夫㿉疝[1]，妇人少腹肿，甚则嗌干，面尘脱色。是肝所生病者，胸满呕逆飧泄，狐疝[2]遗溺闭癃。为此诸病，盛则泻之，虚则补之，热则疾之，寒则留之，陷下则灸之，不盛不虚，以经取之。盛者寸口大一倍于人迎，虚则寸口反小于人迎也。

【注释】

[1] 㿉疝：疝气的一种，症见睾丸肿痛下坠。

[2] 狐疝：疝气的一种，症见腹股沟胀痛，肿块时大时小、时上时下。

【语译】足厥阴肝经因受外邪影响而出现病变，就会发作腰部疼痛难以俯仰之病，男人的症状是阴囊肿大，女人的症状是小腹肿胀，严重时会出现咽干、面如蒙尘，绝少血色之症。本经主治肝脏发生的病变有：胸中满闷，呕吐气逆，完谷不化，狐疝，遗尿，小便不通等。针对本经及所主肝脏发生的这些病证，实证就用泻法，虚证就用补法，热证就用速刺法，寒证就用留针法，阳气内衰而脉陷不起之证就用灸法，不实不虚之证就在本经取穴予以调理。实证表现为寸口脉象比人迎大一倍，虚证表现为寸口脉象反而比人迎还小。

【导读】

（1）论足厥阴肝经"是动病""是主所生病"的临床表现以及诊治方法。

（2）关于"是动病""是主所生病"的争鸣。举凡十二经，均有相关论述，于此颇有争议，现今已趋一致："是动病"指经脉失常，其循行部位及其所络属脏腑失调而致的病证；"是主所生病"，则指调理该经可以治疗的病证。

【原文】手太阴气绝则皮毛焦，太阴者行气温于皮毛者也，故气不荣[1]则皮毛焦，皮毛焦则津液去皮节[2]，津液去皮节者则爪枯毛折，毛折者则毛先死。丙笃丁死，火胜金也。

手少阴气绝则脉不通，脉不通则血不流，血不流则髦[3]色不泽，故其面黑如漆柴者，血先死。壬笃癸死，水胜火也。

足太阴气绝者则脉不荣肌肉，唇舌者肌肉之本也，脉不荣则肌肉软，肌肉软则舌萎人中满，人中满则唇反[4]，唇反者肉先死。甲笃乙死，木胜土也。

足少阴气绝则骨枯，少阴者冬脉也，伏行而濡骨髓者也，故骨不濡则肉不能著[5]也，骨肉不相亲则肉软却[6]，肉软却故齿长而垢，发无泽，发无泽者骨先死。戊笃己死，土胜水也。

足厥阴气绝则筋绝，厥阴者肝脉也，肝者筋之合也，筋者聚于阴气[7]，而脉络于舌本也，故脉弗荣则筋急，筋急则引舌与卵，故唇青舌卷卵缩则筋先死。庚笃辛死，金胜木也。

五阴气俱绝则目系转，转则目运[8]，目运者为志先死，志先死则远一日半死矣。六阳[9]气绝，则阴与阳相离，离则腠理发泄，绝汗[10]乃出，故旦占[11]夕死，夕占旦死。

【注释】

[1] 荣：通"营"。营养。

[2] 津液去皮节：由于肺气衰竭，津液便不能温润皮肤与关节。去，离开。

[3] 髦（máo 毛）：头发。

[4] 唇反：口唇外翻。反，同"翻"。

[5] 著：同"着"，附着。

[6] 却：收缩。

[7] 阴气：当作"阴器"。

[8] 目运：眩晕。

[9] 六阳：六阳经。

[10] 绝汗：亡阴、亡阳之汗。

[11] 占：推测。

【语译】手太阴肺经的经气在竭绝之时，患者的毛发就会枯槁。手太阴肺经是运行精气以温润皮毛的经脉，所以肺气失去营养作用，皮毛就会枯槁；皮毛枯槁，津液就会离开皮肤关节，爪甲就会枯槁、毛发就会折断脱落。毛发脱落就是毛发先死的征象，预示着患者在逢丙之日病情加重，在逢丁之日死亡。这是由于五行中属火的丙丁与肺金相克的缘故。

手少阴心经的经气在竭绝之时，患者的脉道就会不畅通；脉道不通畅，血液就不能流动；血液不能流动，头发的颜色就失去光泽。因此，患者面色发黑枯槁便是血先死的征象，预示着在逢壬之日病情加重，在逢癸之日死亡。这是由于五行中属水的壬癸之日与心火相克的缘故。

足太阴脾经的经气在竭绝之时，患者的经脉就不能输送水谷精微以营养肌肉。由于唇舌是肌肉的本源，经脉不能输送营养，肌肉就会松软；肌肉松软，就会使舌根萎缩、人中胀满；人中胀满，口唇就会外翻。口唇外翻就是肌肉先死的征象，预示着患者必在逢甲之日病情加重，在逢乙之日死亡。这是由于五行中属木的甲乙之日与脾土相克的缘故。

足少阴肾经的经气在竭绝之时，患者的骨骼就会枯槁。足少阴肾经是在体内深处循行并濡养骨髓，因此，骨髓不能得到濡养，肌肉就不能依附在它的上面生长；骨肉不能相互密切结合的话，肌肉就会松软萎缩；肌肉松软萎缩，牙齿就显得长而不洁，头发就会失去光泽。头发失去光泽就是骨先死的征象，预示着患者在逢戊之日病情加重，在逢己之日死亡。这是由于五行中属土的戊己之日与肾水相克的缘故。

足厥阴肝经的经气在竭绝之时，患者的筋就会衰竭。因为足厥阴是属于肝脏的经脉，肝脏又外合于筋，而筋又汇聚于阴器并与舌根相连络，所以，如果肝脉不能输运精微，筋就会得不到营养而出现拘急现象；筋出现了拘急现象，就会牵引舌根、阴囊。所以口唇发青、舌体卷缩、阴囊上缩便是筋先死的征象，预示着患者在逢庚之日病情加重，在逢辛之日死亡。这是由于五行中属金的庚辛之日与肝木相克的缘故。

如果五脏阴经的经气全都竭绝了，就会导致眼球深处的络脉发生转动，眼球深处的络脉发生转动就会引起眩晕，眩晕现象便是神志先死的征象，神志衰变之后死期就不会超过一天半。如果六腑阳经的经气全都竭绝了，就会导致阴气与阳气两相分离，阴阳之气两相分离就会使腠理不固、精气外泄，死亡前的绝汗就会流泄出来。那么，早上出现这种情况就能推测出死期是当天夜间，夜间出现这种情况就能推测出死期是第二天早上。

【导读】此节论述五脏经脉衰竭的机制及其临床诊断。

（1）此节对各经脉的经气竭绝出现的症状及其机制的论述，是基于五脏与五体、五华联系而展开。五脏气绝主要表现在五体、五华的颓败，如手太阴肺主气，与皮毛关系密切，此经之气竭绝，不能输精于皮毛，故主要表现为皮毛焦枯而不荣，爪枯毛折，毛先死等症状。其余亦然。

（2）概论了五脏阴经气绝和六腑阳经气绝的关系。五脏藏神，其精气上注于目，故眼睛上翻是神亡气绝精竭的标志，"阳加于阴谓之汗"（《素问·阴阳别论篇》），故六腑阳经气绝，则有绝汗出，绝汗出者为元阳欲脱，六腑之气竭绝之症。

（3）运用五行相克规律预测五脏经气终绝时的死亡时间。病情加重或死亡多于各脏所不胜之时，如心病死于壬癸（水），肾病死于戊己（土）等，这与《素问·玉机真脏论篇》所说五脏有病，"死于其所不胜"之论一致。但是，人的死亡因素是多方面的，时间规律只是影响因素之一，不可拘泥。

【原文】经脉十二者，伏行分肉[1]之间，深而不见；其常见者，足太阴过于外踝之上，无所隐故也。诸脉之浮而常见者，皆络脉[2]也。六经络[3]手阳明少阳之大络，起于五指间，上合肘中。

饮酒者，卫气先行皮肤，先充络脉，络脉先盛，故卫气已平[4]，营气乃满，而经脉大盛。脉之卒然动者，皆邪气居之，留于本末；不动则热，不坚则陷且空，不与众同，是以知其何脉之动也。

雷公曰：何以知经脉之与络脉也？

黄帝曰：经脉者常不可见也，其虚实也以气口知之，脉之见者皆络脉异也。

雷公曰：细子[5]无以明其然也。

黄帝曰：诸络脉皆不能经大节[6]之间，必行绝道[7]而出，入复合于皮中，其会皆见于外。故诸刺络脉者，必刺其结上[8]，甚血者虽无结，急取之以泻其邪而出其血，留之发为痹也。

凡诊络脉，脉色青则寒且痛，赤则有热。胃中寒，手鱼之络多青矣；胃中有热，鱼际络赤；其暴黑者，留久痹也；其有赤有黑有青者，寒热气也；其青短者，少气也。凡刺寒热者皆多血络，必间日而一取之，血尽而止，乃调其虚实；其小而短者少气，甚者泻之则闷，闷甚则仆不得言，闷则急坐之也。

【注释】

[1] 分肉：深部近骨处的肌肉。

[2] 络脉：由经脉分出的呈网状的大小分支。络脉可分为别络、浮络和孙络。

[3] 六经络：手六经的络脉。

[4] 平：充足，充盛。

[5] 细子：犹言"小子"。谦词。

[6] 大节：大的骨节。

[7] 绝道：间道。络脉所行的与纵行经脉相横的路径。

[8] 结上：络脉上有血凝结之处。

【语译】十二经脉都隐伏在体内而行于分肉之间，处于深处而不会在体表显现；在体表经常显现出来的，只有手太阴肺经所经过的手桡侧的寸口部位，这是由于该处骨露皮薄没有什么隐蔽的缘故。其他各经脉浮于浅表而经常显现出来的，都是络脉。手六经的络脉中，手阳明与手少阳二经的大络起始于五指之间，向上行走而交会于肘关节之中。人在饮酒之后，酒气就会随着卫气迅速地被输送到皮肤，首先充盈于络脉之中，使络脉迅速地充盛起来。所以，即使在卫气已经平复之后，营气却仍然满盈，而引起经脉极度亢盛。经脉在突然之间发生异常搏动，是由于邪气从络脉侵入经脉之中，并滞留于经脉而导致；经脉尚未出现异常搏动，则会引起身体发热；若经脉不够坚实，就会使病邪侵入，经气虚陷，与一般的情形不同。根据这些情况就能知道哪一经脉出现了异常搏动。

雷公问道：如何能够知道经脉与络脉的不同之处呢？

黄帝回答说：经脉常不会表现于外，其虚实情况，可通过诊察寸口的脉象得以了解。显现于外的脉都属于络脉。

雷公说道：我仍无从明白何以如此。

黄帝回答说：诸多络脉都不能通过大的骨节之间，必然从经脉所不能行到的间道上往来流注，再在皮肤上与浮络相会合，交会之处都表现在体表上。凡是在针刺各络脉时，一定要刺在有血凝结之处。血聚集得很多时，即使没有出现瘀结，也应赶快取刺络脉，以便泻除其中的邪气，排除其中的恶血；否则，邪气和恶血留滞在络脉之中，就会发作为痹证。

大凡诊察络脉时，脉色青就表明体内有寒邪并且发作疼痛，脉色赤就表明体内有热邪。胃中有寒气时，手鱼部的络脉多呈青色；胃中有邪热时，鱼际的络脉则呈赤色。如果该部位的络脉突然表现出黑色，就表明是邪留已久的痹证；兼有赤、黑、青之色，则表明是寒热往来之证；色青而短，则表明是气虚之证。凡是在刺治寒热证之时，由于病邪多在血络中，就要采取隔日刺一次的方法，到恶血排尽而止，接着根据虚实进行调治。络脉小而短，便表明是气虚。对于严重气虚的患者错误地使用泻法，就会使头昏胸闷，甚至突然昏倒而不能说话；出现了头昏胸闷现象时，就应赶快让患者静坐一会。

【导读】此节论述经脉、络脉的区别及其意义。

（1）经脉深行而络脉浅行。本节指出了经脉与络脉循行部位有深浅之别，一般能看见的是浮行于肌表的络脉，但也有例外，如"足太阴过于外踝之上，无所隐故也"。

（2）经脉长而络脉短。经脉内属脏腑，外络肢节，故其循行路径长；而络脉在四肢远端连系各经，多是"起于五指间，上合肘中"，故行走路径短。

（3）经行纵而络行横。十二正经皆沿身体上下部位纵行，而络脉则多是横行串连于诸经脉之间。

（4）经深刺不出血，络浅刺易出血。刺络脉要刺血聚结之处，如此才能见效，故谓"出其血"。

（5）经脉诊察察全身，络脉诊察察局部及颜色。经脉之诊须察寸口，脉会太渊，故察寸口脉可知十二经脉气血盛衰及全身病变；络脉之诊则要察鱼际，以诊局部之病变，也可从络脉的颜色来判断病情，如"凡诊络脉，脉色青则寒且痛，赤则有热"即是其例。

（6）经脉主营，络脉主卫。"营行脉中，卫行脉外"（《灵枢·营卫生会》），卫气日行于阳，夜行于阴，以散行状态循行，原文以饮酒为例，说明卫气先行四末分肉之间而先入络脉，而营气从中焦化生后，经肺脉沿十二经脉循行。

【原文】手太阴之别[1]，名曰列缺，起于腕上分间，并太阴之经[2]直入掌中，散入于鱼际。其病实则手锐[3]掌热，虚则欠㰦[4]，小便遗数，取之去腕半寸[5]，别走阳明[6]也。

手少阴之别，名曰通里，去腕一寸半[7]，别而上行，循经入于心中，系舌本，属目系。其实则支膈[8]，虚则不能言，取之掌后一寸，别走太阳也。

手心主之别，名曰内关，去腕二寸，出于两筋之间，循经以上系于心，包络心系。实则心痛，虚则为头强，取之两筋间也。

手太阳之别，名曰支正，上腕五寸，内注少阴；其别者，上走肘，络肩髃[9]。实则节弛肘废[10]，虚则生疣[11]，小者如指痂疥[12]，取之所别也。

手阳明之别，名曰偏历，去腕三

寸，别入太阴；其别者，上循臂，乘肩髃，上曲颊偏齿[13]；其别者，入耳合于宗脉[14]。实则龋聋，虚则齿寒痹隔[15]，取之所别也。

手少阳之别，名曰外关，去腕二寸，外绕臂，注胸中，合心主。病实则肘挛，虚则不收[16]，取之所别也。

足太阳之别，名曰飞阳，去踝七寸，别走少阴。实则鼽窒[17]头背痛，虚则鼽衄，取之所别也。

足少阳之别，名曰光明，去踝五寸，别走厥阴，下络足跗。实则厥[18]，虚则痿躄[19]，坐不能起，取之所别也。

足阳明之别，名曰丰隆，去踝八寸，别走太阴；其别者，循胫骨外廉，上络头项，合诸经之气，下络喉嗌。其病气逆则喉痹瘁瘖，实则狂巅，虚则足不收胫枯，取之所别也。

足太阴之别，名曰公孙，去本节之后一寸，别走阳明；其别者，入络肠胃。厥气上逆则霍乱[20]，实则肠中切痛，虚则鼓胀，取之所别也。

足少阴之别，名曰大钟，当踝后绕跟，别走太阳；其别者，并经上走于心包，下外贯腰脊。其病气逆则烦闷，实则闭癃，虚则腰痛，取之所别者也。

足厥阴之别，名曰蠡沟，去内踝五寸，别走少阳；其别者，径胫上睾，结于茎。其病气逆则睾肿卒疝，实则挺长[21]，虚则暴痒[22]，取之所别也。

任脉之别，名曰尾翳[23]，下鸠尾，散于腹。实则腹皮痛，虚则痒搔，取之所别也。

督脉之别，名曰长强，挟膂上项，散头上，下当肩胛左右，别走太阳，入贯膂。实则脊强，虚则头重，高摇之[24]，挟脊之有过者，取之所别也。

脾之大络，名曰大包，出渊腋下三寸，布胸胁。实则身尽痛，虚则百节尽皆纵，此脉若罗络之血者，皆取之脾之大络脉也。

凡此十五络者，实则必见，虚则必下，视之不见，求之上下，人经不同，络脉异所别也。

【注释】

[1] 手太阴之别：手太阴肺经别出的络脉。别，别络。

[2] 并太阴之经：与手太阴肺经并行。

[3] 手锐：尺骨茎突。

[4] 欠䶥：伸腰打呵欠。

[5] 半寸：据《脉经》《太素》，应改为"一寸半"。

[6] 别走阳明：由此别行而与手阳明大肠经相连络。

[7] 一寸半：据《太素》及下文，应删去"半"字。

[8] 支膈：膈间有支撑不舒之感。

[9] 肩髃（yú 于）：穴名。在肩端两骨间凹陷中，属手阳明大肠经。

[10] 节弛肘废：骨节松散，肘关节弛废。

[11] 疣：赘瘤。

[12] 小者如指痂疥：生出的赘疣如指间所生的痂疥一样又小又多。

[13] 曲颊偏齿：曲颊，相当于下颌角，因曲如环而得名。偏齿，偏络于齿龈。

[14] 宗脉：众多的经脉，此指手太阳小肠经、手少阳三焦经、足少阳胆经、足阳明胃经。一说：指手太阴肺经的大脉。

[15] 痹隔：膈间阻塞不通。

[16] 不收：肘关节松弛，不能屈曲。

[17] 頄室：鼻流清涕，鼻塞不通。

[18] 厥：下肢厥冷。

[19] 痿躄：下肢痿软，不能行走。

[20] 霍乱：上吐下泻、腹中燥痛之症。

[21] 挺长：阴茎勃起坚长，即阳强。一说：指阴囊纵伸不收。

[22] 暴痒：阴部奇痒。

[23] 尾翳：鸠尾穴，位于心前蔽骨下端。一说：当作"屏翳"，会阴穴。

[24] 高摇之：身体颤摇不定。一说：摇动患者的头部进行检查。

【语译】手太阴肺经络脉的别出之处叫"列缺"。该络脉起始于手腕上的分肉之间，与手太阴肺经并行，直入手掌中，散布在手鱼际处。该络脉发生病变时，实证则尺骨茎突处和手掌发热，虚证则伸腰呵欠、小便失禁频数。应取刺腕后一寸半的列缺穴。该络由此别行，与手阳明大肠经相连络。

手少阴心经络脉的别出之处叫"通里"。该络脉起始于距手腕一寸之处，别出后上行，沿着本经的路线进入心中，再向上与舌根相连，归入眼球深处的络脉中。该络脉发生病变时，实证则膈间有支撑不舒之感，虚证则失去说话能力。应取刺掌后一寸之处的通里穴。该络由此别行，与手太阳小肠经相连络。

手厥阴心包经络脉的别出之处叫"内关"。该络脉起始于距手腕两寸之处，从两筋之间别行出来，沿着本经上行，系于心包，与心系相连络。该络脉发生病变时，实证则心痛，虚证则心烦。应取刺两筋之间的内关穴。

手太阳小肠经络脉的别出之处叫"支正"。该络脉起始于手腕上五寸之处，向内注入手少阴心经。它别出的络脉，向上走

入肘中，与手阳明大肠经在肩髃穴处相连络。该络脉发生病变时，实证则骨节松弛，肘关节弛废；虚证则会生赘疣，如同指间所生的痂疥一样小而多。应取刺本络别出之处的支正穴。

手阳明大肠经络脉的别出之处叫"偏历"。该络脉起始于距手腕三寸之处，然后别行进入手太阴肺经。它别出的络脉，向上沿着上臂上肩髃，再向上经过曲颊，偏络齿龈；又一别出的络脉进入耳中，与手太阳、手少阳、足少阳、足阳明众脉会合。该络脉发生病变时，实证则会生龋齿，患耳聋；虚证则牙齿发冷，膈间闭塞。应取刺本络别出之处的偏历穴。

手少阳三焦经络脉的别出之处叫"外关"。该络脉起始于距腕关节两寸之处，别出后绕行于臂外侧，再向上注入胸中，与手厥阴心包经会合。该络脉发生病变时，实证则肘关节拘挛，虚证则肘关节松弛不收。应取刺本络别出之处的外关穴。

足太阳膀胱经络脉的别出之处叫"飞扬"。该络脉起始于足外踝向上七寸之处，别出后走入足少阴肾经。该络脉发生病变时，实证则鼻塞而流清涕，头背疼痛，虚证则流鼻血。应取刺本络别出之处的飞扬穴。

足少阳胆经络脉的别出之处叫"光明"。该络脉起始于足外踝向上五寸之处，别出后走入足厥阴肝经，再向下与足背相连络。该络脉发生病变时，实证则下肢厥冷；虚证则腿脚痿软无力，挛缩不行，坐下后又难以站起。应取刺本络别出之处的光明穴。

足阳明胃经络脉的别出之处叫"丰隆"。该络脉起始于足外踝向上八寸之处，别出后走入足太阴脾经。它别出的络脉沿

着胫骨的外缘，向上络于头项，与从此经过的各经的经气会合后，向下与咽喉相连络。该络脉发生病变时，属气逆证，就会出现咽喉肿闭和突然失音；实证，就会发作癫狂；虚证，就会出现足缓不收，胫部肌肉枯瘦。应取刺本络别出之处的丰隆穴。

足太阴脾经络脉的别出之处叫"公孙"。该络脉起始于足大趾本节之后一寸处，别出后走入足阳明胃经。它别出的络脉上行进入腹中与肠胃相连络。该络脉发生病变时，属厥气上逆之证则发生霍乱，实证则肠中痛如刀切，虚证则腹胀如鼓。应取刺本络别出之处的公孙穴。

足少阴肾经络脉的别出之处叫"大钟"。该络脉起始于足内踝下方，绕着足跟别出走入足太阳膀胱经。它别出的络脉与本经并行走入心包之下，又向外贯穿腰脊。该络脉发生病变时，属气逆之证则心中烦躁郁闷，实证则小便不通，虚证则腰痛。应取刺本络别出之处的大钟穴。

足厥阴肝经络脉的别出之处叫"蠡沟"。该络脉起始于足内踝向上五寸之处，别出后走入足少阳胆经。它别出的络脉经小腿上行到睾丸，与阴茎相连结。该络脉发生病变时，属气逆之证则睾丸肿大并突发疝痛，实证则阴茎勃起坚长，虚证则阴部奇痒。应取刺本络别出之处的蠡沟穴。

任脉之络脉的别出之处叫"尾翳"。该络脉起始于鸠尾并由此下行，散布在腹部。该络脉发生病变时，实证则肚皮疼痛，虚证则肚皮发痒。应取刺本络别出之处的尾翳穴。

督脉之络脉的别出之处叫"长强"。该络脉起始于会阴后部的长强，后挟脊骨上入项部，散布于头部，再向下行至肩胛的两旁，别行走于足太阳膀胱经，进入并贯穿于脊骨之内。该络脉发生病变时，实证则脊骨强直，虚证则头部沉重、身体颤抖。对于本络在所行的脊骨部位发生的病变，应取刺其别出之处的长强穴。

足太阴脾经的大络叫"大包"。该大络起始于渊腋之下三寸之处的大包穴，散布于胸胁间。该大络发生病变时，实证则全身疼痛，虚证则周身关节松弛无力。该脉是包罗汇聚各诸络之血的络脉，如果出现血瘀证，应取刺脾经大络的大包穴。

大凡以上这十五络脉，在发病时若属实证则脉络突起而明显可见，若属虚证则脉络陷下而不易发现。如果不能发现这些情况，应在该络脉循行的上下各处去寻找。由于每个人的经脉不完全相同，络脉也就会因此出现一些不尽相同的情况，对此应区别对待。

【导读】

（1）此节主要列举了十五络脉络穴的名称、起始路线、虚实两类的症状，其共同特点：一是循行方向与经脉循行方向一致，但没有经脉路径那样长而深；二是分布区域，除任脉、督脉、脾经三经的络脉在腹、胸、背部外，其余十二条络脉均分布在手足腕踝关节至肘膝关节间；三是共同作用为加强表里两经的联系，使经络成为沟通上下表里内外的通道，共同维持人体气血津液的输布运行；四是所主的病证，多侧重于四肢末端及体表，也比较单纯，不像十二正经那样复杂；五是别出的络穴都具有主治本络及相连系经脉的病证的作用，因此既可治疗络穴局部的病变，也可治疗一些内脏的疾病，对针灸取穴近远结合、执简驭繁有重要指导意义。

（2）《内经》所创的诊络脉方法至今为临床所习用，如"小儿食指络脉望诊法"即是其例。

该篇是《内经》所载经络理论成熟的标志，应当从十二经脉的命名、经脉的循行与分布、经脉与内脏的络属关系、经脉之间的表里关系、经脉的循行走向交接规律、经脉的流注次序、经脉及其所属脏腑失调所致病证、经脉病证的临床诊察方法（人迎寸口合参诊法），以及经脉病证的治疗原则等方面予以理解。

经别第十一

【题解】本篇主要讨论十二经别的循行路径，以及表里相应的阴经与阳经离合出入的配合关系，并结合天人相应的观点，阐述十二经脉在医学上的重要作用，故名。

【原文】黄帝问于岐伯曰：余闻人之合于天道也，内有五脏，以应五音[1]、五色、五时、五味、五位也；外有六腑，以应六律[2]，六律建阴阳诸经[3]，而合之十二月、十二辰[4]、十二节[5]、十二经水[6]、十二时[7]。十二经脉者，此五脏六腑之所以应天道。

夫十二经脉者，人之所以生[8]，病之所以成[9]，人之所以治[10]，病之所以起[11]，学之所始[12]，工之所止[13]也。粗之所易[14]，上之所难也。请问其离合出入[15]奈何？

【注释】

[1] 五音：又称"五声"，音阶上的五个级，分别是宫、商、角、徵、羽。

[2] 六律：泛指十二音律。相传黄帝时伶伦截竹为管，以管的长短分别声音的高低清浊，乐器的音调以此为准则。乐律有十二，阴阳各六，阳为律，阴为吕，合称律吕。阳六律即黄钟、太簇、姑洗、蕤宾、夷则、无射，阴六吕即大吕、夹钟、中吕、林钟、南吕、应钟。

[3] 六律建阴阳诸经：依据六律六吕的关系确立阴阳经脉的关系。建，设置，确立。

[4] 十二辰：子、丑、寅、卯、辰、巳、午、未、申、酉、戌、亥十二地支及其所标记的时间、空间等。

[5] 十二节：一年二十四节气中，有十二节

和十二气。十二节是立春、惊蛰、清明、立夏、芒种、小暑、立秋、白露、寒露、立冬、大雪、小寒。

[6] 十二经水：清、渭、海、湖、汝、渑、淮、漯、江、河、济、漳十二条古河流。

[7] 十二时：夜半、鸡鸣、平旦、日出、食时、隅中、日中、日昳、晡时、日入、黄昏、人定等划分昼夜的十二个时间段。

[8] 人之所以生：十二经脉是人体赖以生存的凭借。

[9] 病之所以成：十二经脉是疾病借以传注和酿成的渠道。

[10] 人之所以治：十二经脉是人体维持健康状态的方法之所在。治，安定，正常。

[11] 病之所以起：十二经脉是使疾病痊愈的途径。

[12] 学之所始：十二经脉是学医之人治学基础。

[13] 工之所止：掌握十二经脉是医生医术达到的最高境界。一说，十二经脉是即使医术很高超的医生也要留心研究的学问。

[14] 粗之所易：十二经脉是被技术粗劣的医生认为不花精力就易掌握的简单知识。

[15] 离合出入：经别从经脉分出来叫"离"，从深层向表浅层循行为"出"，两经相连接叫"合"，由表浅层向深层循行为"入"。

【语译】黄帝向岐伯问道：我听说人体与自然之间互相配合，人体内有五脏以与自然界的五音、五色、五时、五味、五

位相配，外有六腑以与自然界的六律相配。此据六律六吕确立了阴阳经脉的关系后，再将它与十二月、十二辰、十二节、十二经水、十二时、十二经脉相结合，这都是人体五脏六腑与自然界配合对应的内容。十二经脉是人体赖以生存的基础，是疾病借以酿成、传变的通道，是人体维持健康状态的途径，是使疾病痊愈的捷径，是学医之人治学的基础，是医生技术尽善尽美的归宿，是被技术粗劣的庸医视为容易掌握的知识，是被技术高超的上工奉为难以精通的学问。那么，请你谈谈它在人体是怎样离合出入的。

【导读】

1. 十二经别的循行及十二经脉的重要性

十二经别是十二经脉别行分出，分布于胸腹和头部，沟通表里两经并加强与脏腑联系的重要支脉，仍属于十二正经范围，也是人体气血通行之道。明确了十二经脉的重要性，十二经别的重要作用自在其中。

十二经脉的重要性有二：①基于"天人相应"观点，从普遍联系的角度，指出十二经脉与五脏六腑的一致性，与自然界诸种事物和现象的相应性，是自然整体的一部分，故而表现为五脏以应五音、五色、五时、五味、五位；六腑以应六律、十二月、十二辰、十二节、十二经水、十二时等。②基于十二经脉的生理、病理作用，认为在生理状态下，十二经脉有内连脏腑，外络肢节，沟通表里上下，运行全身气血，感应传导，调节与平衡的功能，如此人体才能和谐；在病理状态下，十二经脉又是邪气在人体传注、演变的通道，疾病的发生、人体的健康、疾病的痊愈，莫不与之相关。本节在强调十二经脉重要性的同时，也指出了学习医学必须以经脉理论为起始，即使是知识渊博的人也要对此予以深入研究。

2. "十二辰"

《内经》中的十二辰（《灵枢·经别》《灵枢·卫气行》）知识，应用了古代天文学的概念，是在这一时代为了度量日月星辰的循行状态而对特定时空区位划分后计量的表达，是对时间空间区位的规定，因而有其特定的时间及方位之内涵。十二辰，就是把黄道（即太阳一年在天空中移动一圈的路线）附近的一周天通过计量而予以十二等分，由东向西分别用十二地支予以计量和表达。

【原文】岐伯稽首[1]再拜曰：明乎哉问也！此粗之所过[2]，上之所息[3]也，请卒言之。

足太阳之正[4]，别入于腘中[5]，其一道下尻五寸，别入于肛，属于膀胱，散之肾，循膂，当心入散；直者，从膂上出于项，复属于太阳，此为一经也。

足少阴之正，至腘中，别走太阳而合，上至肾，当十四椎，出属带脉；直者，系舌本，复出于项，合于太阳，此为一合[6]。成以诸阴之别，皆为正也。

足少阳之正，绕髀入毛际，合于厥阴；别者，入季胁之间，循胸里属胆，散之上肝贯心[7]，以上挟咽，出颐颔中，散于面，系目系，合少阳于外眦也。足厥阴之正，别跗上，上至毛际，合于少阳，与别俱行，此为二合也。

足阳明之正，上至髀，入于腹里，属胃，散之脾，上通于心，上循咽出于口，上頞頔[8]，还系目系，合于阳明也。足太阴之正，上至髀，合于阳明，与别俱行，上结[9]于咽，贯舌中[10]，此为三合也。

手太阳之正，指地[11]，别于肩解，入腋走心，系小肠也。手少阴之正，别入于渊腋两筋之间，属于心，上走喉咙，出于面，合目内眦，此为四合也。

手少阳之正，指天[12]，别于巅，入缺盆，下走三焦，散于胸中也。手心主之正，别下渊腋三寸，入胸中，别属三焦，出[13]循喉咙，出耳后，合少阳完骨之下，此为五合也。

手阳明之正，从手循膺乳[14]，别于肩髃，入柱骨，下走大肠，属于肺，上循喉咙，出缺盆，合于阳明也。手太阴之正，别入渊腋少阴之前，入走肺，散之太阳[15]，上出缺盆，循喉咙，复合阳明，此[16]六合也。

【注释】

[1] 稽首：跪拜礼，行礼时叩头至地。

[2] 粗之所过：经脉是技术粗劣的医生轻易放过的知识。

[3] 上之所息：经脉是技术高超的医生留心探讨的知识。息，止，此指留心研究。

[4] 足太阳之正：足太阳膀胱经别出而行的正经。

[5] 别入于腘中：足太阳膀胱经别行的正经与本经分道而进入腘窝中。腘，腘窝。

[6] 一合：十二经表里彼此配合，分为六

对，称为"六合"。此指足太阳与足少阴相合是表里相配的第一合。下文"二合""三合"等仿此。

[7] 散之上肝贯心：据上下文义，"上"与"肝"似为倒文，改为"散之肝，上贯心"似文从字顺，且与上文"散之肾"及下文"散之脾，上通于心"句法一致。

[8] 頞頔（è zhuō 俄拙）：頞，鼻根。頔，眼眶下缘。

[9] 结：《太素》作"络"。

[10] 中：《太素》作"本"。

[11] 指地：手太阳经别出而行的正经自上而下循行。

[12] 指天：天在上，而手少阳的正经向下而行，似指别出的正经处在头顶之上。

[13] 出：《太素》作"上"，宜从。

[14] 膺乳：侧胸和乳部之间。

[15] 太阳：据《太素》当作"大肠"。

[16] 此：《甲乙经》下有"为"字，疑脱。

【语译】岐伯稽首并拜过两次后说：这个问题提得高明啊！经脉离合出入的道理正是技术粗劣的庸医轻易放过的知识，也是技术高超的上工留心穷究的学问。请容许我详尽地论述。

足太阳膀胱经别出而行的正经从别道进入腘窝中。其另一支别出而行的正经在尻下五寸之处，从别道进入肛门，归入膀胱，再散布于肾，然后沿着脊骨上行，到心前部位散开。直行的正经，从脊骨进一步上行到项部，再归入足太阳经，这是足太阳别出而行的正经。足少阴肾经别出而行的正经在膝腘中，从别道归入足太阳膀胱经与之会合，上行到肾，在十四椎处，归入带脉。直行的正经，继续上行与舌根相接，又从项部与足太阳膀胱经相会合，这是经脉阴阳表里配合的第一合。各阳经与其对应的各阴经相合而构成的别道也全

都属于正经。

足少阳胆经别出而行的正经绕过股部进入阴毛处，与足厥阴肝经会合。其别行的正经进入季胁之间，沿着胸内归入胆，散行于肝，向上穿过心，从咽喉两旁并行而上，从颐颔散布于面部，连系眼球深处络脉，与足少阳胆经在外眼角相会合。足厥阴肝经别出而行的正经，别行于足背，向上进入阴毛处，与足少阳胆经会合，并与其别行的正经相偕而行，这是经脉阴阳表里相配的第二合。

足阳明胃经别出而行的正经上行到髀部，进入腹腔之内归入胃，散行于脾，向上与心相通，沿着咽喉上行，从口部上行至鼻梁和眼眶下方，返回来又连系眼球深处的络脉，与足阳明经相会合。足太阴脾经别出而行的正经上行到髀部，与足阳明胃经相会合，并与其别行的正经相偕而行，向上络于咽喉，穿入舌根，这是经脉阴阳表里相配的第三合。

手太阳小肠经别出而行的正经由上向下而行，别出于肩关节，进入腋下后走向心，再归入小肠。手少阴心经别出而行的正经，从别道进入腋下三寸之处两筋之间的渊腋，归入于心，向上走入喉咙，从面部走出，与手太阳经的支脉在目内眦相会合，这是经脉阴阳表里相配的第四合。

手少阳三焦经别出而行的正经在上面从头项别出，向下进入缺盆，下行到三焦，散布于胸中。手厥阴心包经别出而行的正经，出于渊腋下三寸处，进入胸中，从别道归入三焦，后又沿喉咙上行到耳后，与手少阳经会合于完骨之下，这是经脉阴阳表里相配的第五合。

手阳明大肠经别出而行的正经，从手沿侧胸乳部之间，别出于肩，进入柱骨，向下行至大肠，归入肺，再向上沿喉咙，从缺盆走出，与手阳明经相会合。手太阴肺经别出而行的正经，从别道循行渊腋处，行于手少阴经的前方，入走于肺，散布于大肠，向上进入缺盆，循行于喉咙，与手阳明经相会合，这是经脉阴阳表里相配的第六合。

【导读】

1. 经别的分布及循行特点

十二经别，即别行的正经，是从十二经脉别行分出，循行于胸、腹及头部的重要支脉。十二经别的循行特点，可用"离、合、出、入"概括。

（1）十二经别皆由浅入深，再由深出浅。除手少阳经别外，都从本经的四肢部位别出（离），深入体内（入），然后再浅出体表（出）。本篇明确记载了各条经别浅出体表的部位。

（2）十二经别从同名正经别出后，经过体内纵行，最后又多于头项部合入同名（阳经别）或表里（阴经别）之阳经，所以十二经别阴阳表里相合，组成六组，称为"六合"。

（3）阴经经别在体内循行过程中，多与表里阳经经别相并行或会合。

（4）阳经经别在体内循行时，与同名正经所属络的脏腑发生联系；阴经经别多合并阳经经别而行，因此也同这些脏腑发生联系。

（5）经别在体内循行，大多与心相联系。根据本篇记载：足太阳经别"当心入散"；

足少阳经别"上肝贯心";手太阳经别"入腋走心"。本篇虽未明载手少阳经别与心的联系，但由于手少阳经别"入缺盆，下走三焦，散于胸中"，胸中当包括心。与之相表里的诸阴经经别，因在体内与其并行，故也应联系于心（阳经经别中有手阳明未载与心之联系）。通过经别和心脏的联系，既突出了心在脏腑经络中的地位和作用，也密切了诸经之间的联系。

（6）十二经别的循行方向，皆为向心性走行。

（7）十二经别除手太阳经别外，其他皆布于头面。

（8）十二经别虽是从经脉分出，但其循行路线与经脉显著不同，如足三阳经经脉都是从头到足，足三阳经经别却相反，都是从足到头。另外，六阳经经别都通过相表里之脏，如足太阳之别散于肾，足阳明之别散之脾等；六阴经经别则只通过本脏，最后上行，与阳经相合。另外，十二经别多是从十二经脉循行于四肢的肘、膝以上部位分出，这与十二经脉的别络都是从四肢肘膝以下部位分出的特点有所不同。

2. 经别的生理功能及临床意义

十二经别的循行部位有些是十二经脉循行所不及之处，因而在生理、病理及治疗方面有其重要作用。

（1）加强了表里两经的联系。十二经别深入体内循行的过程中，阴经经别多与相表里的阳经并行或会合，经过相互表里的脏腑，从而使表里两经在体内的联系得以加强。此外，经别浅出体表后大多上出头项，阴阳相配构成六合，因而在头面部也加强了表里经的联系。这是临床表里配穴的理论基础之一。

（2）加强了体表和体内、四肢和躯干的向心性联系。这对于扩大经络的联系和由外而内地传导感应起着重要的作用。

（3）加强了十二经脉与头面部的联系。经别浅出体表后，阴经经别皆上于头面而合于表里阳经，从而弥补了十二经脉中六阴经循行不上头面的不足，为"十二经脉，三百六十五络，其血气皆上于面而走空窍"（《灵枢·邪气脏腑病形》）的理论作出了具体说明。这不仅突出了头面部腧穴的重要性，也为近代发展起来的头针、面针、耳针等奠定了理论基础。

（4）弥补了十二经脉分布之不足。如足太阳经经别"别入于肛"，足太阳膀胱经循行虽不入肛，但其腧穴承山、承筋等却可以治疗肛疾。又如足少阴经经别"出属带脉"，肾经与带脉虽无直接联系，但妇科疾患与肾密切相关。这些都是通过经别的作用而实现。

（5）加强了经脉对脏腑之间的联络作用。由于诸经别大多联系于心，尤其突出了心与脏腑、经络的联系途径，从经络学说的角度阐述了"心者，君主之官……五脏六腑之大主"（《素问·灵兰秘典论篇》）的理论。

经水第十二

【题解】水，指《灵枢经》成书时代我国境内的清、渭、海、湖、汝、渑、淮、漯、江、河、济、漳等十二条河流。本篇以援物比象的思维方法，用十二经水纵横交错、川流不息的态势，类比人体脏腑经脉营灌全身、离合出入的生理活动，故名。

【原文】黄帝问于岐伯曰：经脉十二者，外合于十二经水，而内属于五脏六腑。夫十二经水者，其有大小、深浅、广狭、远近各不同，五脏六腑之高下、小大、受谷之多少亦不等，相应奈何？

夫经水者，受水而行之；五脏者，合神气魂魄而藏之[1]；六腑者，受谷而行之，受气而扬之；经脉者，受血而营之。

合而以治奈何？刺之深浅，灸之壮数，可得闻乎？

岐伯答曰：善哉问也！天至高，不可度，地至广，不可量，此之谓也。且夫人生于天地之间，六合[2]之内，此天之高、地之广也，非人力之所能度量而至也。

【注释】

[1] 五脏者，合神气魂魄而藏之：五脏融合藏守精气并主宰人的精神活动。

[2] 六合：一年四季，即孟春与孟秋合，仲春与仲秋合，季春与季秋合，孟夏与孟冬合，仲夏与仲冬合，季夏与季冬合，是谓六合（《淮南子·时则训》）。

【语译】黄帝向岐伯问道：人体的十二经脉，外与地面上的十二经水相配，内与五脏六腑相连属。地面上的十二经水，都具有大小、深浅、宽窄、长短各不相同的情况，人体五脏六腑的高低、大小，以及容纳水谷之气的多少也不相等。二者相互对应的关系是怎样的呢？十二经水受纳地面之水而使其向下流淌；人体的五脏融合神气魂魄并将之藏守其中；六腑受纳水谷，传化糟粕，经过消化而将其精微物质输布全身；十二经脉受纳血液，将其运行到全身，濡养筋骨关节。如何将这些情况结合起来，运用到治疗疾病上呢？有关针刺的深浅和灸治的壮数，你能说给我听听吗？

岐伯回答说：这个问题提得多好啊！人们常说天是很高的，它的高度不能测量出来；地是很大的，它的广度不能丈量出来，讲的就是这个道理。人类生存在天地之间，置身于一年四季之内，天的高度和地的广度不是人力所能测量得到的。

【导读】此节论述十二经脉内属五脏六腑，外合十二经水。篇首类比说明人体十二经脉的气血运行，犹如大地上的十二条河流的运行，河水流量有多有少，长度有远有近，深度有深有浅，与之相应的人体手足阴阳十二经脉的气血也有多有少，经脉也有长有短，从而体现了天人相应的观念。

手足三阴三阳经脉与相应的内脏相联系。就其功能言之，五脏藏神，六腑化谷，经脉内连脏腑，将其所化生之气血津液等精微物质输布全身各处，此所谓"经脉者，受血而营之"。手足阴阳十二经脉气血多少之别，与其连属脏腑之气血多少相关联。而经脉气血的多少，是决定针刺之深浅、施灸壮数之多少的重要依据。

【原文】若夫八尺之士[1]，皮肉在此，外可度量切循[2]而得之，其死可解剖而视之，其脏之坚脆，腑之大小，谷之多少，脉之长短[3]，血之清浊，气之多少，十二经之多血少气，与其少血多气，与其皆多血气[4]，与其皆少血气，皆有大数[5]。其治以针艾，各调其经气，固其常有合乎？

【注释】

[1] 八尺之士：就体长而言，指当时高度适中之人。

[2] 度量切循：按照一定的部位或顺序测量全身及各部分的长短、广狭、大小等。

[3] 脉之长短：各条经脉的长短之度。经脉的具体长度可参《灵枢·脉度》内容。

[4] 十二经之多血少气……与其皆多血气：十二经中血与气的多少之度。

[5] 大数：定数，常数，规律。《甲乙经》"大"作"定"。

【语译】至于对八尺之躯的人体来说，由于皮肉都表露在外，所以外在的数据可以通过测量和抚摩而得出，内在的数据也可以在死后通过解剖观察到。人体五脏的坚脆、六腑的大小、受纳水谷的多少、经脉的长短、血液的清浊、精气的强弱，以及十二经脉中是多血少气，还是少血多气，还是血气都多，还是血气都少等情况都是有定数的。那么，使用针灸治疗疾病和调和各经脉气血的虚实时，通常一定与那些定数符合吗？

【导读】

1. 解剖学知识在《内经》中的应用

《内经》对人体脏腑、经络、组织、器官的生理功能和病理变化的认识，除了长期的生活观察、反复的医疗实践活动验证外，已有解剖实验的记载，如"若夫八尺之士……皆有大数"之论，以及《灵枢·肠胃》之有关消化道各部分的大小、重量、长短、容量等，均与现代解剖学测量的结果非常近似，说明藏象理论的建构是有解剖学基础的。当然限于历史条件和科技水平，此时的解剖只是直观的、粗浅的，这也决定了中医药学重视运用宏观、整体的方法，认知人体的生理功能和病理变化，从而形成其独特的理论体系。此处提示：一是最早提出了"解剖"概念，反映了当时于人体解剖已有了相当的成就；二是以形态观察的方法研究生命科学，为藏象学说的形成奠定了形态学基础（虽然藏象理论以脏腑功能为核心，但形态结构也是其不可缺少的因素）。

2. 十二经脉气血之多少

《内经》以及历代医家对此认识见解各异。此节以"多血少气""少血多气""多血气""少血少气"四项，前三项与三阳经、三阴经相匹配，可结合《灵枢·五音五味》《灵枢·九针论》《素问·血气形志篇》等内容理解。这是古人在长期实践经验中总结出来的结论，并非定量分析，但在借以阐述病机、指导疾病治疗、确定宜忌等方面，仍有一定的借鉴意义。

【原文】黄帝曰：余闻之，快于耳，不解于心，愿卒闻之。

岐伯答曰：此人之所以参天地而应阴阳也，不可不察。足太阳外合清水[1]，内属膀胱，而通水道焉。足少阳外合于渭水[2]，内属于胆。足阳明外合于海水[3]，内属于胃。足太阴外合于湖水[4]，内属于脾。足少阴外合于汝水[5]，内属于肾。足厥阴外合于渑水[6]，内属于肝。手太阳外合淮水[7]，内属小肠，而水道出焉。手少阳外合于漯水[8]，内属于三焦。手阳明外合于江水[9]，内属于大肠。手太阴外合于河水[10]，内属于肺。手少阴外合于济水[11]，内属于心。手心主外合于漳水[12]，内属于心包。凡此五脏六腑十二经水者，外有源泉而内有所禀，此皆内外相贯，如环无端，人经亦然。故天为阳，地为阴，腰以上为天，腰以下为地。故海以北者为阴，湖以北者为阴中之阴，漳以南者为阳，河以北至漳者为阳中之阴，漯以南至江者为阳中之太阳，此一隅之阴阳也，所以人与天地相参也。

【注释】

[1] 清水：水名。河南省北部，出修武县北黑山，自辉县流经获嘉县入卫河。参《水经注·清水》。一说：在今河南孟津西北。

[2] 渭水：黄河主要支流之一。源出甘肃渭源县西北鸟鼠山，东南流入陕西，东流至潼关入黄河。

[3] 海水：百川汇聚之水。

[4] 湖水：明·张介宾曰："湖，即五湖，谓彭蠡、洞庭、巢湖、太湖、鉴湖也。"

[5] 汝水：水名。源出河南鲁山县大孟山，流经宝丰、襄城、郾城、上蔡、汝南，注入淮河。

[6] 渑水：明·张介宾曰："渑水即'漳水'，源出新安县东北白石山，由渑池新安之间入洛，而洛入于河也。"

[7] 淮水：水名。古四渎之一。源出河南桐柏山，东经安徽、江苏，再经淮阴涟水入海。

[8] 漯（tà 踏）水：水名。《说文解字》（以下简称《说文》）作"湿水"。古漯水出今山东茌平，自宋代黄河决口于商胡，朝城绝流，旧迹因而湮没。

[9] 江水：即今长江。

[10] 河水：即今黄河。

[11] 济水：水名。古四渎之一。《东雅·释水》："江、河、淮、济为四渎。"济水源出于河南济源王屋山，其故道本过黄河而南，东流至山东，与黄河并行入海。

[12] 漳水：水名。山西省东部有清、浊二漳，东南流至今河北、河南两省边界合流，又东流至大名县入卫河。

【语译】黄帝说道：这些道理我听起来觉得很痛快，可心中还不能深刻地理解其精神实质。希望你能详尽论述。

岐伯回答说：这是人体之所以配合并适应天地阴阳的道理，也是不能不去明察的问题。足太阳经外与清水相应，内与六腑的膀胱相连，而沟通全身的水道；足少阳经外与渭水相应，内与六腑的胆相连；足阳明经外与海水相应，内与六腑的胃相连；足太阴经外与湖水相应，内与五脏的脾相连；足少阴经外与汝水相应，内与五脏的肾相连；足厥阴经外与渑水相应，内与五脏的肝相连；手太阳经外与淮水相应，内与六腑的小肠相连，而全身的水道由此化出；手少阳经外与漯水相应，内与六腑的三焦相连；手阳明经外与长江相应，内与六腑的大肠相连；手太阴经外与黄河相应，内与五脏的肺相连；手少阴经外与济水相应，内与五脏的心相连；手厥阴经外与漳水相应，内与五脏心的包络相连。大

凡人体的五脏六腑和地面上的十二经水，都有不同的源泉向外流出，而各自的源泉也都有不同的内在禀赋；它们都是内外相互贯通起来，如同圆环一样周而复始，没有尽头，人体的经脉循行也是如此。所以说，天属阳，地属阴；人体腰以上部位与天相应而属阳，腰以下部位与地相应而属阴。地面上海水以北的经水属阴，湖水以北的经水属阴中之阴，漳水以南的经水属阳，黄河以北直到漳水之间的经水属阳中之阴，漯水以南直到长江之间的经水属阳中之太阳。这只是自然界阴阳属性划分的一个方面，用来说明人体与天地之间阴阳相应的关系。

【导读】此节论人与天地相参在经脉理论中的应用。人体脏腑、经脉的生理活动与自然界的阴阳变化息息相关。本节从两个方面论述人与自然的关系：①以经水喻经脉。十二经脉与十二经水均有一定的对应关系。经脉与经水的远近深浅、水血多少均有不同，其理论用于指导针刺治疗时，针刺深度及留针时间亦有所区别。②以部位分阴阳。经文以十二经水的流域位置为依据，运用取象比类的方法，归类人体各部分以及十二经脉及其内属脏腑的阴阳属性。

【原文】黄帝曰：夫经水之应经脉也，其远近浅深，水血之多少各不同，合而以刺之奈何？

岐伯答曰：足阳明，五脏六腑之海也，其脉大血多，气盛热壮，刺此者不深弗散[1]，不留不泻也。足阳明刺深六分，留十呼。足太阳深五分，留七呼。足少阳深四分，留五呼。足太阴深三分，留四呼。足少阴深二分，留三呼。足厥阴深一分，留二呼。手之阴阳，其受气之道近，其气之来疾，其刺深者皆无过二分，其留皆无过一呼。其少长、大小、肥瘦，以心撩[2]之，命曰法天之常。灸之亦然。灸而过此者得恶火[3]，

则骨枯脉涩；刺而过此者，则脱气[4]。

黄帝曰：夫经脉之小大，血之多少，肤之厚薄，肉之坚脆，及䐃[5]之大小，可为量度乎？

岐伯答曰：其可为度量者，取其中度[6]也，不甚脱肉而血气不衰也。若夫度之人，痟[7]瘦而形肉脱者，恶[8]可以度量刺乎？审切循扪按[9]，视其寒温盛衰而调之，是谓因适而为之真也。

【注释】

[1] 不深弗散：多气多血的足阳明经如果不深刺，邪气就不会消散。弗，不。

[2] 撩：捞取，引申为处理。

[3] 恶火：伤害人体的火气。

[4] 脱气：即"耗气"。损伤人体正气。

[5] 䐃：《甲乙经》作"腘"。隆起的大块肌肉。

[6] 中度：体形体质适中之人的标准值。

[7] 痟（xiāo 消）：通"消"。

[8] 恶（wū 乌）：怎么，如何。

[9] 切循扪按：几种不同的诊断方法。（日）丹波元简云："切，谓诊寸口；循，谓循尺肤。盖经脉之大小，肤之厚薄，当寸尺度之。如肉之坚脆，䐃之大小，非一一扪按不能知之。故举此四字，以见其义。"

【语译】黄帝问道：十二经水与十二经脉相对应，其长短深浅，以及水和血的多少等情况各不相同，怎样将其结合起来运用到针刺方面呢？

岐伯回答说：足阳明胃经是五脏六腑中相当于十二经水中海水一样的气血汇聚的经脉，脉大血多，阳热最盛，因此在针刺该经时，如果不深刺，邪气就不会消散；针刺时如果不留针，邪气就不会被泻出。针刺足阳明经应进针六分深，留针相当于呼吸十次的时间；足太阳经进针五分深，留针相当于呼吸七次的时间；足少阳经进针四分深，留针相当于呼吸五次的时间；足太阴经进针三分深，留针相当于呼吸四次的时间；足少阴经进针两分深，留针相

当于呼吸三次的时间；足厥阴经进针一分深，留针相当于呼吸两次的时间。手三阴三阳各经，由于它们接受脏气的距离较短，经气运行也较迅速，针刺这些经脉进针都不能超过两分深，留针都不能超过相当于一次呼吸的时间。至于对老幼、大小、胖瘦的不同体形体质的患者施针时，医生应当进行具体分析，酌情处理，这种做法称之为遵循客观规律。对各经脉进行灸治也应如此。如果进行灸治时超过了这个限度，便会产生伤害人体的火气，就会使患者骨髓枯槁、血脉凝涩；针刺若是超过这个标准，就会损伤人体正气。

黄帝问道：对人体经脉的大小、血的多少、皮肤的薄厚、肌肉的坚脆，以及肌肉的大小，都可以确定具体的标准吗？

岐伯回答说：可以用来确定具体标准的依据，就是要选择适中之人的体形体质，也就是肌肉不很消瘦、血气不很衰弱的情况。若是以形体消瘦、肌肉削减而不符合常规的人来度量，怎么可以用来确定针刺的准则呢？通过全面切、循、扪、按等具体的诊察手段，再根据其疾病的寒热虚实情况进行调治，这才可以称之为掌握了根据不同情况灵活处理问题的真谛呀！

【导读】此节论因人而异的刺灸治疗原则及方法。①个体差异不同，针刺原则有别。人的年龄有长幼的不同，形体有高矮胖瘦之殊，体质有强弱的差别，针刺时必须根据这些具体情况，结合个体差异，运用恰当的治疗原则和方法，才能使病邪去、正气复。②经脉气血不同，刺治方法有异。不同的体质，其气血多寡不同，即使同一个体，十二经脉也存在着大小、深浅、远近、气血多少的差异。因此，临床应用灸刺治疗疾病时，也必须细心诊察，全面详细掌握病情，使针之深浅、灸之壮数、留针之久暂具有严格的针对性。③针灸要"因适而为之真"。其意强调具体情况具体分析，因时、因地、因人制宜，使治疗恰到好处，才是掌握了辨证论治的精髓。

经筋第十三

【题解】本篇以介绍十二经筋的起止、病变和治法为主要内容，由于经筋同十二经脉一样，也分手足三阴三阳，多运行于体表筋肉，故名。

【原文】足太阳之筋，起于足小指，上结于踝，邪[1]上结于膝，其下循足外踝，结于踵[2]，上循跟，结于腘；其别者，结于踹外，上腘中内廉，与腘中并上结于臀，上挟脊上项；其支者，别入结于舌本；其直者，结于枕骨[3]，上头下颜[4]，结于鼻；其支者，为目上网[5]，下结于頄[6]；其支者，从腋后外廉，结于肩髃；其支者，入腋下，上出缺盆，上结于完骨；其支者，出缺盆，邪上出于頄。其病小指支跟肿痛[7]，腘挛，脊反折，项筋急，肩不举，腋支缺盆中纽痛[8]，不可左右摇。治在燔针劫刺[9]，以知为数，以痛为输[10]，名曰仲春痹[11]也。

【注释】

[1] 邪：通"斜"。下同。

[2] 踵：足跟的突出部位。

[3] 枕骨：脑后横骨。

[4] 颜：额部。又称"庭"相"天庭"。

[5] 目上网：位于目上，约束上眼睑开合的经筋。网，呈网状结构的经筋。

[6] 頄（qiú 求）：颧骨。

[7] 小指支跟肿痛：肿痛由足小趾牵引到足跟部。支，支撑。引申为"牵引"。下文"腋支缺盆中纽痛"的"支"同。

[8] 纽痛：纠结、牵引性疼痛。

[9] 燔针劫刺：用火烧的针速刺速出。燔针，火针，即烧红的针。劫刺，不留针，速刺速出的刺法。

[10] 以知为数，以痛为输：以病愈为限度，以疼痛之处为取穴的部位。知，病愈。输，通"腧"，腧穴。

[11] 仲春痹：仲春，夏历二月。痹，邪气闭阻所引起的以疼痛、麻木等为主症的疾病。古人以十二经与一年十二月相配，每季所属的三个月份又分别以孟、仲、季为名，各个月份所发生的痹病以该月份的名称相称，故二月份的痹病称为"仲春痹"。下文"孟春痹""季春痹""孟秋痹"等理同。

【语译】足太阳膀胱经的筋起始于足小趾，向上与足外踝相连结，斜向上结于膝部。其下部沿足外踝与足踵相连，向上沿足跟与膝相连。别行的一支与小腿肚相连结，上行至腘窝的内侧，与前入腘窝的筋相并，向上连于臀部，再挟脊骨上行到项。由此分出的支筋别行入内，与舌根相连。其中，从项部直行的支筋连结到枕骨，再上行头部，下行额部，与鼻相连。从此分出的支筋构成上眼睑的网状经筋，向下与目下部相连。又一条支筋从腋后的外侧与肩部相连，另一条支筋则进入腋下后，再从缺盆向上连结于耳后的完骨处。又一条支筋从缺盆斜上行，从目下部出来。该经筋发生的病变有：从足小趾牵引到足跟作痛，膝膕拘挛，脊部反张，项筋拘急，肩部不能抬起，从腋部到缺盆牵引作痛，不能左右转动。治疗时应采取火针速刺速出的劫刺法，以使疾病痊愈为限度，以疼痛之处为取穴的部位。这种疾患叫"仲春痹"。

【导读】此节论述足太阳之筋的分布部位及其临床意义。①分布部位：其下肢部分和背部与足太阳经基本一致。②分布特征：有"一别一直五支"。③生理意义：联系着肢体相关部位的关节和官窍，维持其相关功能。④临床意义：一是所主病证为其循行部位的关节疼痛、挛急、反折、不举、功能受限（"不可左右摇"），所患病证为"仲春痹"；二是所主病证的治疗，用"燔针劫刺"方法；三是"以知为数，以痛为输"的取穴方法。

【原文】足少阳之筋，起于小指次指，上结外踝，上循胫外廉，结于膝外廉；其支者，别起外辅骨[1]，上走髀[2]，前者结于伏兔之上，后者结于尻；其直者，上乘䏚季胁[3]，上走腋前廉，系于膺乳，结于缺盆；直者，上出腋，贯缺盆，出太阳之前，循耳后，上额角，交巅上，下走颔，上结于頄；支者，结于目眦[4]为外维[5]。其病小指次指支转筋[6]，引膝外转筋，膝不可屈伸，膕筋急，前引髀，后引尻，即上乘䏚季胁痛，上引缺盆膺乳，颈维筋急[7]，从左之右，右目不开[8]，上过右角[9]，并跷脉[10]而行，左络于右，故伤左角，右足不用，命曰维筋相交。治在燔针劫刺，以知为数，以痛为输，名曰孟春痹也。

【注释】

[1] 辅骨：膝两侧之骨。内侧为内辅骨，外侧为外辅骨。一说：指胫外侧腓骨。

[2] 髀：股骨。

[3] 䏚（miǎo 秒）季胁：䏚，胁肋下虚软处。季胁，软肋部位，相当于胸第十一、十二肋处。

[4] 目眦（zì 自）：指目外眦。上下眼睑的接合处。靠近鼻子的叫内眦，又称大眦；靠近两

颧的叫外眦，又称锐眦。通称眼角。

[5] 外维：位于目外侧，约束眼球左右转动的经筋。

[6] 转筋：筋脉拘急抽动。

[7] 颈维筋急：颈部左右交互的经筋拘急。维筋，人体左右交互联系的经筋。

[8] 从左之右，右目不开：维筋左右相交，如果拘急是由左向右，右眼就不能睁开。反之亦然。

[9] 角：额角。

[10] 跷脉：奇经八脉之一，有阴跷脉、阳跷脉。

【语译】足少阳胆经的筋起始于足第四趾之端，向上与足外踝相连结，沿着胫骨的外缘，连结于膝外侧。其支筋从外辅骨处分出别行，向上走向髀部，前面的一支连结于伏兔部，后面的一支连结于尻部。直行的经筋向上抵达空软的季胁部位，向上走到腋部的前缘，系于膺乳间，结聚于缺盆。直行的经筋向上从腋部穿过缺盆，出于太阳经之前，沿耳后上行到额角，交会于头顶，再向下走入颔部，与頄部连结。其分支结聚在外眼角构成目外侧网状经筋。该经筋发生的病变有：足第四趾筋脉出现牵引性拘急抽搐，进而掣引到膝外侧也出现拘急抽动，膝关节不能屈伸活动，膕窝处筋脉拘急，向前牵引髀部，向后牵引尻

部，向上直至季胁部位并引起疼痛，再向上牵引到缺盆和膺乳间，引起颈部左右交互的经筋拘急。如果拘急是由左向右发展，右侧的眼睛就不能睁开。由于这条筋向上经过右侧额角，与跷脉并行，左侧的筋结聚到右侧，所以伤及左侧额角之筋就会使右脚不能活动。这种情况就叫作"维筋相交"。在治疗上应采取火针速刺速出的劫刺法，以使疾病痊愈为限度，以疼痛之处为取穴的部位。这种疾患叫"孟春痹"。

【导读】 此节论述足少阳之筋的分布部位及其临床意义。①分布部位：其循行和分布与足少阳经基本一致。②分布特征：有"二直二支"，至头部"左右交叉"。③生理意义：联系着肢体相关部位的关节和官窍，维持其相关功能。④临床意义：一是所主病证为其循行部位的关节疼痛、挛急、转筋、不举、功能受限（"不可屈伸"）、目不开，所患病证为"孟春痹"；二是足少阳之筋循行于头部的部分受伤，其支配的对侧肢体功能障碍；三是所主病证的治疗，用"燔针劫刺"方法；四是"以知为数，以痛为输"的取穴方法。

【原文】 足阳明之筋，起于中三指，结于跗上，邪外上加于辅骨，上结于膝外廉，直上结于髀枢，上循胁，属脊；其直者，上循骭，结于膝[1]；其支者，结于外辅骨，合少阳；其直者，上循伏兔，上结于髀，聚于阴器，上腹而布，至缺盆而结，上颈，上挟口，合于頄，下结于鼻，上合于太阳，太阳为目上网，阳明为目下网[2]；其支者，从颊结于耳前。其病足中指支，胫转筋，脚跳坚[3]，伏兔转筋，髀前肿，㿗疝，腹筋急，引缺盆及颊，卒口僻[4]，急者目不合，热则筋纵，目不开。颊筋有寒，则急引颊移口；有热则筋纵缓，不胜收故僻。治之以马膏[5]，膏其急者[6]，以白酒和桂，以涂其缓者，以桑钩钩之，即以生桑灰[7]置之坎[8]中，高下以坐等，以膏熨急颊，且饮美酒，啖[9]美炙肉，不饮酒者，自强[10]也，为之三拊[11]而已。治在燔针劫刺，以知为数，以痛为输，名曰季春痹也。

【注释】

[1] 膝：原本无，据《类经》增补。

[2] 目下网：位于目下，约束下眼睑开合的经筋。

[3] 脚跳坚：小腿肚在运动时突然痉挛而显坚硬，行动不便。一说：跳跃时小腿显坚硬。脚，指小腿。

[4] 卒口僻：口角突然歪斜。卒，通"猝"。口僻，口角歪斜。与下文"移口"义同。

[5] 马膏：马脂。味甘性平柔润，能养筋治痹。

[6] 膏其急者：将马脂涂在面颊拘急的一侧。膏，涂贴，用如动词。

[7] 灰：《甲乙经》作"炭"。

[8] 坎：地坑。

[9] 啖（dàn旦）：即"啖"，吃。

[10] 自强：强迫自己。

[11] 三拊：再三按摩。拊，按摩。

【语译】 足阳明胃经的筋起始于足中趾部位，结聚在足背之上，斜着从外侧向上经过辅骨，向上结聚在膝部外缘，然后直行向上与髀部股骨上端的关节连结，再向上沿着胁部与脊柱相连属。从足背直行的经筋，向上沿着胫骨结聚在膝部，其支筋又与外辅骨相连结，和足少阳经筋的支筋相会合。直行的经筋沿着大腿前面肌肉隆起的伏兔上行，向上与髀部连结，汇聚于阴器，再上行到腹部散布开来，上行到缺盆后结聚在一起，通过颈部，并行于口的两旁，结聚于颧骨，向下连结鼻部，向上与足太阳的经筋相会合。足太阳的支筋构成上眼睑的网状筋脉，足阳明的支筋构成下眼睑的网状筋脉。足阳明经的又一条支筋经过颊部，结聚在耳前部位。足阳明的经筋发生的病变有：足中趾牵引到小腿前部肌肉抽筋，小腿突然痉挛坚硬，行动不便，大腿前面肌肉隆起的伏兔部位筋脉抽搐，髀骨前侧肿起，发生阴囊肿痛下坠的癔疝，腹部筋脉拘急并牵引到缺盆及面颊，口突然出现歪斜，有寒则筋脉拘急而眼睛不能闭合，有热则筋脉松弛而眼睛不能睁开。颊部的筋有寒邪则会出现拘急，牵引面颊而使口角移动；颊部的筋有热邪则会筋脉松弛，使口角无力收束，便出现口角歪斜。这种病用马脂进行治疗，将马脂涂在筋脉拘挛一侧的面颊上，用白酒调和肉桂末，涂在筋脉松弛的一侧面颊上，同时用桑钩把歪斜的口角钩正，接着又将桑柴炭火置于地坑中，放在患者坐着时口角能够得到暖气的高度进行熏蒸，再将马脂涂在筋脉拘挛的面颊上，同时让患者一边饮服美酒，一边吃美味的烤肉，不会喝酒的人也要勉强喝些，并再三按摩患处便能痊愈。还可以采取火针速刺速出的劫刺法，以使疾病痊愈为限度，以疼痛之处为取穴用针的部位。这种疾患叫"季春痹"。

【导读】

（1）足阳明之筋的分布部位及其临床意义。①分布部位：其循行和分布与足阳明经基本一致。②分布特征：有"二直二支"，在头部的分布复杂。③生理意义：联系着肢体相关部位的关节和官窍，维持其相关功能。④临床意义：一是所主病证为其循行部位的关节疼痛、肿胀、挛急、转筋、不举、功能受限（"不可屈伸"）、口僻、癔疝，以及所患病证为"季春痹"；二是足阳明之筋循行于头部的部分有病，其支配的面部肌肉痉挛、口眼歪斜、对侧"目不合"；三是足阳明之筋病证有寒热之别，病证各异；四是所主病证的治疗，用"燔针劫刺"方法，以及"马膏膏法"；五是"以知为数，以痛为输"的取穴方法。

（2）马膏膏法又称马膏桂酒热熨方。由于经筋不与内在的脏腑直接相连，而布于体表。其受寒必因气血之虚，因此，治疗的原则是补虚劫寒、壮阳除阴、通经络、和肌表、调和气血，故用本节之法。

【原文】足太阴之筋，起于大指之端内侧，上结于内踝；其直者，络于膝内辅骨，上循阴股，结于髀，聚于阴器，上腹，结于脐，循腹里，结于肋，散于胸中；其内者，著于脊。其病足大指支，内踝痛，转筋痛，膝内辅骨痛，阴股[1]引髀而痛，阴器纽痛，下[2]引脐两胁痛，引膺中脊内痛。治在燔针劫刺，以知为数，以痛为输，命曰孟秋痹[3]也。

【注释】

[1] 阴股：股内侧近阴处。

[2] 下：《甲乙经》作"上"。

[3] 孟秋痹：明·张介宾曰："'孟秋'当作'仲秋'，此与下文足少阴条谬误，当迭更之，盖足太阴之经应八月之气也。"

【语译】足太阴脾经的筋起始于足大趾末端的内侧之处，向上结聚在足内踝。直行之筋，向上与膝内侧辅骨相连络，再向上沿着股内侧接近阴器之处，连结于髀部，汇聚于阴器，又上行腹部与肚脐相连结，再沿腹内上行而连接肋部，散布在胸中。其处于内部的筋附着在脊椎的内侧。

足太阴经筋发生的病变有：足大趾与足内踝之间的筋脉牵引作痛，膝内侧辅骨疼痛，从股内侧接近阴器部位牵引到髀部作痛，阴器纽结而痛，向上牵引到脐部与两胁间引起疼痛，再上引胸中和脊柱内作痛。对这些疾病，治疗时应采取火针速刺速出的劫刺法，以使疾病痊愈为限度，以疼痛之处为取穴用针的部位。这种疾患叫"孟（应为"仲"）秋痹"。

【导读】此节论述足太阴之筋的分布部位及其临床意义。①分布部位：其下肢部分和躯干部的分布与足太阴经基本一致。②分布特征：有"一直一内"。③生理意义：联系着肢体相关部位的关节和组织，维持其相关功能。④临床意义：一是所主病证为其循行部位的关节和相关部位疼痛、转筋、阴器纽痛，以及所患病证为"仲秋痹"；二是所主病证的治疗，用"燔针劫刺"方法；三是"以知为数，以痛为输"取穴方法。

【原文】足少阴之筋，起于小指之下，并足太阴之筋邪走内踝之下，结于踵，与太阳之筋合而上结于内辅之下，并太阴之筋而上循阴股，结于阴器，循脊内挟膂，上至项，结于枕骨，与足太阳之筋合。其病足下转筋，及所过而结者皆痛及转筋。病在此者主痫瘛及痉[1]，在外者不能俯，在内者不能仰。故阳病者腰反折不能俯，阴病者不能仰。治在燔针劫刺，以知为数，以痛为输，在内者熨引饮药。此筋折纽，纽发数甚者，死不治，名曰仲秋痹[2]也。

【注释】

[1] 痫瘛及痉：癫痫、瘛疭和痉病。痉，手足抽搐，痉挛强直，角弓反张之病证。

[2] 仲秋痹：明·张介宾曰："'仲秋'，误也，当作'孟秋'，盖足少阴为生阴之经，应七月之气也。"

【语译】足少阴肾经的筋起始于足小趾的下面，与足太阴脾经的筋合并后斜行到足内踝的下方，结聚在足踵部位，与足太阳膀胱经的筋相合上行，结聚在膝部内侧辅骨的下方，又与足太阴脾经的筋相并而沿着股内侧接近阴器的部位上行，与阴器相连结，然后沿着脊柱的内侧，并行于脊骨两旁而上行到项部，结聚在枕骨之处，与足太阳膀胱经的筋相会合。足少阴经筋发生的病变有：足下抽筋，以及本筋经过并结聚的其他地方也全都疼痛抽筋。这些病证以癫痫、瘛疭和痉病为主。外侧患病则使人不能向前俯身，内侧患病则使人不能向后仰身。所以背部发病则腰脊反张而不能俯身，腹部发病则身体不能后仰。治疗这类疾患应采取火针速刺速出的劫刺法，以使疾病痊愈为限度，以疼痛之处为取穴用针的部位。如果病发于内脏者，要运用熨法及内服药物进行治疗。这种经筋拘挛扭转频繁发作之病，是难以治疗的死证。这种疾患叫"仲（应为"孟"）秋痹"。

【导读】此节论述足少阴之筋的分布部位及其临床意义。①分布部位：其下肢部分和躯干部的分布与足少阴经基本一致。②分布特征：起点与足太阴之筋合于内踝，止点与足太阳之筋合于枕骨。③生理意义：联系着肢体相关部位的关节和组织，维持其相关功能。④临床意义：一是所主病证为其循行部位的关节和相关部位疼痛、转筋、痫瘛、痉、腰反折、腰不能俯仰，以及所患病证为"孟秋痹"；二是临证当辨足少阴之筋的内外侧患病是属"阳病"还是"阴病"，以及"筋折纽"；三是所主病证的治疗，用"燔针劫刺""熨引饮药"综合治疗；四是"以知为数，以痛为输"的取穴方法。

【原文】足厥阴之筋，起于大指之上，上结于内踝之前，上循胫，上结内辅之下，上循阴股，结于阴器，络诸筋。其病足大指支，内踝之前痛，内辅痛，阴股痛转筋，阴器不用，伤于内[1]则不起，伤于寒则阴缩入，伤于热则纵挺不收。治在行水清阴气。其病转筋者，治在燔针劫刺，以知为数，以痛为输，命曰季秋痹也。

【注释】

[1] 伤于内：指伤于七情。一说，指伤于房劳。

【语译】足厥阴肝经的筋起始于足大趾之上，向上结聚在足内踝前面，再沿着胫骨上行，结聚在膝部内侧辅骨的下方，向上沿着股内侧接近阴器的部位，结聚于阴器，在此与其他各经筋相连络。足厥阴经筋发生的病变有：从足大趾牵引到足内踝的前面作痛，膝部的内辅骨疼痛，股内侧接近阴器的部位疼痛抽筋，阴器丧失功能，伤于七情则阳痿，伤于寒邪则阴缩，伤于热邪则阴器挺直不收。治疗应采取通行肾水，调理厥阴之气的方法。若出现抽筋，治疗时应采取火针速刺速出的劫刺法，以使疾病痊愈为限度，以疼痛之处为取穴用针的部位。这种疾患叫"季秋痹"。

【导读】此节论述足厥阴之筋的分布部位及其临床意义。①分布部位：其分布与足厥阴经基本一致。②分布特征：结于阴器，络诸筋。③生理意义：联系着肢体相关部位的关节和组织，维持其相关功能，尤其是外生殖器的性功能。④临床意义：一是所主病证为其循行部位的关节和相关部位疼痛、转筋、阳痿、缩阴证、阳强证，以及所患病证为"季秋痹"；二是临证当辨足厥阴之筋之寒证、热证；三是所主病证的治疗，要辨证施治，"伤于热"则"治在行水清阴气"，"伤于寒"则用"燔针劫刺"方法；四是"以知为数，以痛为输"的取穴方法。

【原文】手太阳之筋，起于小指之上，结于腕，上循臂内廉，结于肘内锐骨之后，弹之应小指之上[1]，入结于腋下；其支者，后走腋后廉，上绕肩胛，循颈[2]出走太阳之前，结于耳后完骨；其支者，入耳中；直者，出耳上，下结于颔，上属目外眦。其病小指支，肘内锐骨后廉痛，循臂阴入腋下，腋下痛，腋后廉痛，绕肩胛引颈而痛，应耳中鸣痛，引颔目瞑，良久乃得视，颈筋急则为筋瘘颈肿[3]。寒热在颈者，治在燔针劫刺之，以知为数，以痛为输，其为肿者，复而锐之[4]。本支者[5]，上曲牙[6]，循耳前，属目外眦，上颔，结于角。其痛当所过者支转筋。治在燔针劫刺，以知为数，以痛为输，名曰仲夏痹也。

【注释】

[1] 弹之应小指之上：肱骨内髁的尺神经处就是其连结的准确位置。

[2] 胫：当作"颈"。太阳，足太阳膀胱经筋。

[3] 筋瘘颈肿：明·张介宾曰："筋瘘颈肿，即鼠瘘之属。"鼠瘘，即瘰病。

[4] 复而锐之：在刺后肿不消时，应再用锐针刺治。

[5] "本支者"以下数句：今诸家均认为与下节手少阳经筋文字重复，疑为错简。

[6] 曲牙：又称曲颊，相当于下颌角。又，曲牙为颊车穴的别名。

【语译】 手太阳小肠经的筋起始于手小指之上，向上与腕部相连结，沿着前臂的内侧上行，结聚在肘内高骨的后面，此处用手一弹便有一种酸麻之感反应到小指之上，再从此上行进入腋下并结聚于此。支筋向后走到腋下的后缘，再向上绕行到肩胛部位，沿着颈部出于足太阳膀胱经之筋的前面，与耳后的高骨相连。由此分出的支筋进入耳中。直行之筋出于耳上，向下与颔部相连，向上归入外眼角。手太阳的筋所发生的病变有：从手小指牵引到肘内高骨的后缘作痛，再沿着上臂的内侧进入腋下引起腋下疼痛，腋后缘也疼痛，再绕到肩胛，牵引到颈部作痛，相应地引起耳中鸣响疼痛，牵引颔部作痛，使眼睛在闭合休息很久后才能看清东西，颈部的经筋发作拘急则会引起筋瘘颈肿之病。颈部寒热邪气引起的拘急症状，治疗时应采取火针速刺速出的劫刺法，以使疾病痊愈为限度，以疼痛之处为取穴用针的部位；若出现肿胀，便应在针刺之后再用锐针刺治。由于本筋的支筋上行到了曲颊部位，又沿着耳前归入外眼角，向上行至额部，结聚在额角部位，所以疼痛时会使所经过的部位出现牵引性抽筋现象，治疗时应采取火针速刺速出的刺法，以使疾病痊愈为限度，以疼痛之处的腧穴为取穴用针的部位。这种疾患叫"仲夏痹"。

【导读】 此节论述手太阳之筋的分布部位及其临床意义。①分布部位：其分布与手太阳经基本一致。②分布特征："三支一直"，头面部主要分布于面颊及目、耳部。③生理意义：联系着肢体相关部位的关节和组织，维持肩胛的活动，尤其是目和耳的功能。④临床意义：一是所主病证为其循行部位的关节和相关部位疼痛、耳鸣、耳中痛、目瞑（指短暂性的视力障碍）、筋瘘、颈肿，以及所患病证为"仲夏痹"；二是临证当辨手太阳之筋之寒证、热证；三是所主病证的治疗，要辨证施治，及"燔针劫刺"方法；四是"以知为数，以痛为输"的取穴方法。

【原文】 手少阳之筋，起于小指次指之端，结于腕，中循臂结于肘，上绕臑外廉，上肩走颈，合手太阳；其支者，当曲颊入系舌本；其支者，上曲牙，循耳前，属目外眦，上乘颔[1]，结于角。其病当所过者即支转筋，舌卷。治在燔针劫刺，以知为数，以痛为输，名曰季夏痹也。

【注释】

[1] 颔：《太素》作"额"。

【语译】手少阳三焦经的筋起始于手无名指的末端，向上与腕部相连结，沿着前臂上行，结聚肘部，向上沿着上臂的外缘绕行，上行到肩部后走向颈部，与手太阳小肠经筋相会合。支筋从曲颊处进入舌根，分出的支筋上行到颊车穴，又沿着耳前，归入外眼角，向上行至前额，分行到额角之处聚结。手太阳经筋发生的病变有：其所经过之处引起牵引性抽筋，舌体卷曲。治疗时应采取火针速刺速出的劫刺法，以使疾病痊愈为限度，以疼痛处为取穴用针的部位，这种疾患叫"季夏痹"。

【导读】此节论述手少阳之筋的分布部位及其临床意义。①分布部位：其分布与手少阳经基本一致。②分布特征："二支"，头面部连舌本、目、耳，结于头角。③生理意义：联系着肢体相关部位的关节和组织，维持其相关功能，尤其是目和耳的功能，舌体的活动。④临床意义：一是所主病证为其循行部位的关节和相关部位僵硬、疼痛、活动不利、舌卷、转筋，以及所患病证为"季夏痹"；二是所主病证的治疗，要用"燔针劫刺"方法；三是"以知为数，以痛为输"的取穴方法。

【原文】手阳明之筋，起于大指次指之端，结于腕，上循臂，上结于肘外，上臑，结于髃；其支者，绕肩胛，挟脊；直者，从肩髃上颈；其支者，上颊，结于頄；直者，上出手太阳之前，上左角，络头，下右颔。其病当所过者支痛及转筋，肩不举颈，不可左右视。治在燔针劫刺，以知为数，以痛为输，名曰孟夏痹也。

【语译】手阳明大肠经的筋起始于手食指的末端，上行到腕部结聚，向上沿着前臂上行，与肘关节的外侧相连结，然后沿上臂上行，结聚肩处。支筋绕行于肩胛部位，向下沿脊椎两侧并行。直行之筋从肩处上行到颈部。别出的支筋再上行到颊部，结聚在颧骨处。直行之筋再向上从手太阳的经筋前面出来，右侧之筋上行到左侧的额角，络于头部后下行到右颔部。手阳明经筋发生的病变有：所经过的部位出现牵引性疼痛并伴有抽筋现象，肩部不能抬起，颈部疼痛僵硬得不能向左右顾盼。治疗时应采取火针速刺速出的劫刺法，以使疾病痊愈为限度，以疼痛处为取穴用针的部位。这种疾患叫"孟夏痹"。

【导读】此节论述手阳明之筋的分布部位及其临床意义。①分布部位：其分布与手阳明经基本一致。②分布特征："二支二直"，循行肩部，结于头角。③生理意义：联系着上肢和肩关节，维持肩的活动。④临床意义：一是所主病证为其循行部位的关节和肩部僵硬、疼痛、活动不利、转筋，以及所患病证为"孟夏痹"；二是所主病证的治疗，要用"燔针劫刺"方法；三是"以知为数，以痛为输"取穴方法的应用。

【原文】手太阴之筋，起于大指之上，循指上行，结于鱼后[1]，行寸口外侧，上循臂，结肘中，上臑内廉，入腋下，出缺盆，结肩前髃，上结缺盆，下结胸里，散贯贲[2]，合贲下，抵季胁。其病当所过者支转筋痛，甚成息贲[3]，胁急吐血。治在燔针劫刺，以知为数，以痛为输，名曰仲冬痹也。

【注释】

[1] 鱼后:《甲乙经》"鱼"下有"际"字。明·张介宾注:"鱼后,鱼际也。"

[2] 散贯贲:散布于贲门。贲,胃上口贲门。

[3] 息贲:病名。为五积之一,症见气急上奔,右胁下有覆杯状结块,发热恶寒,胸闷呕逆,咳吐脓血等,久则可发为肺痈。

【语译】 手太阴肺经的筋起始于手大指末端之上,沿着大指上行,结聚在鱼际之后,行于寸口外侧,向上沿着前臂结聚肘中,向上经过上臂的内缘进入腋下,再从缺盆结聚在肩的前方,向上连结缺盆,向下结聚于胸中,散布于胃上口贲门,在贲门的下面会合后直抵软胁处。手太阴经筋发生的病变有:所经过之处出现牵引性抽筋疼痛,严重发作则导致息贲病,胁间拘急,口中吐血。治疗时应采取火针速刺速出的劫刺法,以使疾病痊愈为限度,以疼痛处为取穴用针部位。这种疾患叫"仲冬痹"。

【导读】 此节论述手太阴之筋的分布部位及其临床意义。①分布部位:其分布与手太阴经基本一致。②分布特征:循上肢内侧,布胸中,连胃口,结胁里。③生理意义:联系着上肢内侧和肩、胃的活动及功能。④临床意义:一是所主病证为其循行上肢关节内侧和肩部僵硬、疼痛、活动不利、转筋、息贲、胁急、吐血,以及所患病证为"仲冬痹";二是所主病证的治疗,要用"燔针劫刺"方法;三是"以知为数,以痛为输"取穴方法的应用。

【原文】 手心主之筋,起于中指,与太阴之筋并行,结于肘内廉,上臂阴,结腋下,下散前后挟胁;其支者,入腋,散胸中,结于臂[1]。其病当所过者支转筋,前及胸痛息贲。治在燔针劫刺,以知为数,以痛为输,名曰孟冬痹也。

【注释】

[1] 臂:《甲乙经》《太素》作"贲"。

【语译】 手厥阴心包经的筋起始于手中指,与手太阴的经筋并行,结聚在肘关节的内缘,向上行于上臂的内侧,结聚腋下,向下散布,从前后挟于胁间。支筋进入腋中,散布于胸内,结聚在胃上口贲门处。手厥阴经筋发生的病变有:所经过之处出现牵引性抽筋,向前连及胸部疼痛,引起息贲病。治疗应采取火针速刺速出的劫刺法,以使疾病痊愈为限度,以疼痛处为取穴用针部位。这种疾患叫"孟冬痹"。

【导读】 此节论述手心主(厥阴)之筋的分布部位及其临床意义。①分布部位:其分布与手厥阴经基本一致。②分布特征:循上肢内侧中线,与手太阴之筋并行,布于胁前后,入腋散胸。③生理意义:联系着上肢内侧中线和胸部活动。④临床意义:一是所主病证为其循行上肢关节内侧僵硬、疼痛、活动不利、转筋、息贲、胸痛,以及所患病证为"仲冬痹";二是所主病证的治疗,要用"燔针劫刺"方法;三是"以知为数,以痛为输"取穴方法的应用。

【原文】手少阴之筋，起于小指之内侧，结于锐骨，上结肘内廉，上入腋，交太阴，挟乳里，结于胸中，循臂[1]，下系于脐。其病内急，心承伏梁，下为肘网[2]。其病当所过者支转筋，筋痛。治在燔针劫刺，以知为数，以痛为输。其成伏梁唾血脓者，死不治。名曰季冬痹也[3]。

【注释】

[1] 循臂：明·张介宾曰："'臂'字亦当作'贲'。盖心主少阴之筋，皆与太阴合于贲而下行也。"

[2] 肘网：肘关节如收束罗网似的牵急不舒之感。

[3] 名曰季冬痹也：明·张介宾曰："此节旧在后'无用燔针'之下，盖误次也。今移正于此。"据此，"名曰季冬痹也"六字，当在"经筋之病"前。

【语译】手少阴心经的筋起始于手小指末端的内侧，结聚在掌后的锐骨处，向上与肘关节的内缘相连结，再上行进入腋部，与手太阴肺的经筋相交叉，挟行于乳内，结聚胸中，沿着胃上口贲门向下与脐部相连。手少阴经筋发生的病变有：胸内拘急，在心下形成伏梁病，下行而引起肘关节如收束罗网似的牵急不舒，在其经筋所过之处会出现牵引性抽筋以及经筋疼痛。治疗时应采取火针速刺速出的劫刺法，以使疾病痊愈为限度，以疼痛处为取穴用针的部位；若出现伏梁病而咳吐脓血时，便必死无疑，不能救治了。这种疾患叫"季冬痹"。

【导读】

（1）手少阴之筋的分布部位及其临床意义。①分布部位：其分布与手少阴经基本一致。②分布特征：循上肢内侧后缘，过肘、入腋、挟乳、循臂、结于胸中、下脐。③生理意义：联系着上肢内侧中线和胸部活动。④临床意义：一是所主病证为其循行上肢关节内侧僵硬、疼痛、活动不利、转筋、筋痛、伏梁，以及伏梁唾血脓；二是所主病证的治疗，要用"燔针劫刺"方法；三是"以知为数，以痛为输"取穴方法的应用。

（2）十二经筋是十二经脉连属于筋肉的体系，其功能活动有赖于经络气血的濡养，并受十二经脉的调节，所以也划分为十二个系统，称为"十二经筋"。①十二经筋的走行有结、聚、散、著的特点。②十二经筋分布较广，其循行与十二经脉有密切的联系。③经筋有刚柔之分，阴阳之别。④经筋具有连缀四肢百骸，维络周身的功能。

（3）十二经筋的循行分布均起始于四肢末端，结聚于关节、骨骼部，走向躯干头面。十二经筋行于体表，不入内脏，有刚筋、柔筋之分。刚（阳）筋分布于项背和四肢外侧，以手足阳经经筋为主；柔（阴）筋分布于胸腹和四肢内侧，以手足阴经经筋为主。足三阳经筋起于足趾，循股外上行结于顺（面）；足三阴经筋起于足趾，循股内上行结于阴器（腹）；手三阳经筋起于手指，循臑外上行结于角（头）；手三阴经筋起于手指，循臑内上行结于贲（胸）。

（4）十二经筋病候。古人在长期医疗实践中，对肌肉、肌腱、韧带、筋膜、关节等包括软组织运动器官及部分神经的功能，结合解剖、病理知识概括总结，指出筋病多表现为"当所过者""支转筋痛"，对筋病进行分类、划区、归纳，确定了经脉所属的筋肉系统的证候，多表现为肌肉和运动功能异常，当外邪侵袭经筋时，特别是风、寒、湿邪入侵经筋会出现一系列症状，如筋脉的掣引、拘急、转筋、强直、抽痛等，影响肢体的正常活动。由于十二经筋隶属于十二经脉，为经筋病的辨证治疗提供了理论根据。

（5）十二种筋痹。"病在筋，筋挛节痛，名为筋痹"（《素问·长刺节论篇》）。本篇基于四季十二个月分主十二经筋理论，因筋病多系气血留闭而痛，部位多在经筋所过之处，统称为痹病，又以十二个月分别命名十二经筋病，故谓十二种筋痹。

（6）十二经筋病的治疗。"治在燔针劫刺，以知为数，以痛为输"，简要指明治疗经筋病当用火针劫刺，以病愈为度，以痛为腧的治疗原则与方法。

（7）十二经筋病的取穴方法。治疗经筋病的局部取穴法，即"以痛为输"，也即"筋病无阴无阳，无左无右，候病所在"（《灵枢·卫气失常》）。后世所称的"阿是穴""天应穴"等均为"以痛为输"的具体应用，即以病居痛处为腧穴，不拘经穴所限。十二经筋的循行分布，几乎是与十二经脉伴随，十二经脉主于血气，内营五脏六腑，外营头身四肢，因此有许多经穴能主治经筋的病候。

【原文】经筋之病，寒则反折筋急，热则筋弛纵不收，阴痿不用。阳急则反折，阴急则俛不伸。焠刺者，刺寒急也，热则筋纵不收，无用燔针。

【语译】凡是经筋发生的疾病，是寒证则角弓反张，筋脉拘急；是热证则经筋松弛不收，阴痿不举。背部的经筋拘急则腰脊向后反张，腹部的经筋拘急则身体前俯不能伸直。焠刺法用于刺治寒邪引起的拘急症状，若是热邪引起的经筋松弛不收之症则不能使用火针劫刺。

【导读】此节一论经筋病的分类。本节指出邪气侵袭的经筋不同，表现的病候相互有别，总体可分为寒证和热证两类。

二论经筋病证针刺方法。《内经》根据经筋病的特点，应用了特定针法。燔针，即"焠刺"，亦名火针，此针法能祛除风寒湿邪，疏通筋脉，调整经筋功能，现代则多用温针（针柄加灸）治疗。此外，《内经》还载述了治疗经筋疾患的其他刺法，如《灵枢·官针》篇中的刺分肉的"分刺"、刺肌腱的"恢刺"、刺关节周围组织的"关刺"、横刺筋膜的"浮刺"。总之，经筋病取穴以局部为主，以痛为腧，或刺浅或刺深，或深浅相结合，以针刺入所病之肌肉或筋上或关节为中的，视病的虚实而施以补泻手法，或配合艾灸温熨、敷贴药治、按摩导引等法，多能收到除疼痛于目前，愈疾病于指下的良好效果。

【原文】足之阳明，手之太阳，筋急则口目为僻，眦急不能卒视，治皆如右方也。

【语译】足阳明经和手太阳的经筋出现拘急则会导致口眼歪斜，都会使眼部的脉络拘急而突然失明，都可按照上述的方法进行治疗。

【导读】此节论"僻"证及其刺治。"口目为僻"相当于面瘫病，即现代医学的"面神经炎",以口眼歪向一侧为主症,故又称"口眼㖞斜",常突然发病,春秋季节多见。多由络脉空虚,风寒之邪乘虚侵入,以致经气阻滞,经筋失调,筋肌纵缓不收而发病。如今该病以针灸治疗为主,常选的腧穴有翳风、风池、颊车、地仓、合谷、太冲,并随证加减,鼻唇沟平坦加迎香,人中沟歪斜加水沟;颏唇沟歪斜加承浆;目不能合加阳白、攒竹、申脉、照海;面颊板滞加四白。初期浅刺、透刺;后期针用补法。也可合用药物内治法治疗,宜祛风散寒通络,方用牵正散加减。

骨度第十四

【题解】 骨，骨骼。度，度数，测量、计量。本篇以骨骼的长短度数为基准，以测知脏腑的大小、经脉的长短，故名"骨度"。

【原文】 黄帝问于伯高曰：《脉度》[1]言经脉之长短，何以立[2]之？

【注释】

[1]《脉度》：经脉的尺度。清·张志聪曰："此言经脉之长短。以骨节之大小、广狭、长短而定其度数，故曰骨为干、脉为营，如藤蔓之营附于木干也。"此处指《灵枢·脉度》篇。

[2] 立：确立，确定。

【语译】 黄帝向伯高问道：《脉度》篇中讲述经脉的长短，是怎样来确定的？

【导读】 此节论述通过骨度可以测知经脉的长短，骨度的意义在于为针灸循经取穴提供了依据。

【原文】 伯高曰：先度[1]其骨节之大小、广狭、长短，而脉度定矣。

【注释】

[1] 度（duó 夺）：度量、测量。

【语译】 伯高回答说：首先要测量出人体骨节的大小、宽狭、长短，在此基础上经脉的尺度就能确定下来了。

【导读】 此节论以骨度为标准确定脉度。因为人的皮肉可肥瘦增减，而骨节的长度不可延缩，所以可用骨节的长度为标准，来确定经脉的长短。

【原文】 黄帝曰：愿闻众人之度[1]，人长七尺五寸者，其骨节之大小、长短各几何？

伯高曰：头之大骨围[2]二尺六寸，胸围[3]四尺五寸，腰围[4]四尺二寸。发所复者，颅至项[5]尺二寸，发以下至颐[6]长一尺，君子终折[7]。

【注释】

[1] 众人之度：众人，一般人，古时以高七尺五寸者为一般人的身高标准。众人之度，一般成年人骨节大小、宽狭、长短的尺度。

[2] 头之大骨围：头围，从耳尖向前平眉、向后平枕骨横围一周的标准。

[3] 胸围：与两乳相平，横围一周的总长。

[4] 腰围：前与脐相平、后与十四椎相平，横围一周的总长。

[5] 颅至项：从前额发际到后项发际的距离。颅，额颅，指前发际。项，后项，指后发际。

[6] 发以下至颐：从前额发际往下直到面颊的长度。颐，面颊。

[7] 终折：根据每个人身体的高矮按比例计算他们的骨度。终，通"衷"，中也。

【语译】 黄帝问道：我想听听一般成

年人骨节的尺度。拿高度为七尺五寸的成年人来说，每个骨节的大小、长短分别是多少呢？

伯高回答说：头颅大骨横围一周的长度是二尺六寸，平胸横围一周的长度是四尺五寸，平腰横围一周的长度是四尺二寸，从前额发际直到后项发际的长度是一尺二寸，从前额发际往下直到面颊的长度是一尺。有才德的人要根据每个人身体的高矮，按比例计算他们骨节的长度。

【导读】此节论骨度分寸法。篇中以骨度为标准，从不同的体位和方向度量人体各部的长度，此节为头、胸、腰围长度。

【原文】结喉[1]以下至缺盆中长四寸，缺盆以下至髑骬[2]长九寸，过则肺大，不满则肺小。髑骬以下至天枢[3]长八寸，过则胃大，不及则胃小。天枢以下至横骨[4]长六寸半，过则回肠广长，不满则狭短。

【注释】

[1]结喉：颈部正前方突起处，相当于喉部的甲状软骨部位。

[2]髑骬（hé yú 河于）：胸骨剑突，也叫蔽心骨，又名鸠尾骨。

[3]天枢：穴名，位于与脐相平旁开二寸之处，左右各一。此指平脐的部位。

[4]横骨：耻骨。

【语译】从结喉往下直到缺盆中心的长度是四寸。从缺盆往下直到胸骨剑突处的长度是九寸，超过这个长度就是肺偏大，不足这个长度就是肺偏小。从胸骨剑突处往下直到与脐相平部位的长度是八寸，超过这个长度就是胃偏大，不足这个长度就是胃偏小。从与脐相平的部位往下直到耻骨的长度是六寸半，超过这个长度就是回肠偏宽偏长，不足这个长度就是回肠偏窄偏短。

【导读】此节一论从骨度测知内脏的发育，二论骨的大小与身材长短的关系。

【原文】横骨长六寸半，横骨上廉以下至内辅[1]之上廉长一尺八寸，内辅之上廉以下至下廉长三寸半，内辅下廉下至内踝长一尺三寸，内踝以下至地长三寸，膝腘以下至跗属[2]长一尺六寸，跗属以下至地长三寸，故骨围大则太过，小则不及。

【注释】

[1]内辅：膝旁由股骨下端的内上髁和胫骨上端的内侧髁组成的骨突。

[2]跗属：足面（背）的前后部位。

【导读】此节论仰卧位纵向度量人体相关部位的长度。

【语译】耻骨的长度是六寸半，从耻骨上缘往下直到膝内辅骨上缘的长度是一尺八寸，从膝内辅骨上缘往下直到下缘的长度是三寸半，从膝内辅骨下缘往下直到内踝骨的长度是一尺三寸，从内踝骨往下直到足底的长度是三寸，从腘窝往下直到足面部位的长度是一尺六寸，从足面部位往下直到足底的长度是三寸。所以，骨围偏大的人身高就会超过七尺五寸的标准，骨围偏小的人身高就会达不到七尺五寸的标准。

【原文】角以下至柱骨[1]长一尺，行腋中不见者长四寸，腋以下至季胁长一尺二寸，季胁以下至髀枢长六寸，髀枢以下至膝中[2]长一尺九寸，膝以下至外踝长一尺六寸，外踝以下至京骨长三寸，京骨以下至地长一寸。

【注释】

[1] 角以下至柱骨：从额角到肩胛之上的颈骨长度。角，额角。柱骨，第一颈椎棘突。

[2] 膝中：膝外侧骨缝与委中穴相平处，即髌骨外侧中点。

【导读】此节论取不同体位横向度量人体各部的长度。

【语译】从头上两旁高角往下直到第一颈椎棘突的长度是一尺，肩骨从柱骨之侧到腋中尽处的长度是四寸，从腋部往下直到软肋的长度是一尺二寸，从软肋往下直到髋关节的长度是六寸，从髋关节往下直到膝中的长度是一尺九寸，从膝盖往下直到外踝骨的长度是一尺六寸，从外踝骨往下直到京骨的长度是三寸，从京骨往下直到足底的长度是一寸。

【原文】耳后当完骨者广九寸，耳前当耳门[1]者广一尺三寸，两颧之间相去七寸，两乳之间广九寸半，两髀之间[2]广六寸半。

足长一尺二寸，广四寸半。

肩至肘长一尺七寸，肘至腕长一尺二寸半，腕至中指本节长四寸，本节至其末长四寸半。

项发以下至背骨[3]长二寸半，膂骨以下至尾骶[4]二十一节长三尺，上节长一寸四分分之一[5]，奇分在下[6]，故上七节至于膂骨九寸八分分之七。

此众人骨之度也，所以立经脉之长短[7]也。是故视其经脉之在于身也，其见浮而坚，其见明而大者，多血；细而沉者，多气也。

【注释】

[1] 耳门：穴名，位于耳屏前凹陷处。也指耳前的部位。

[2] 两髀之间：从横骨两端至髀（股骨大转子）外侧的距离。

[3] 项发以下至背骨：从项后发际往下，直到第一节大椎骨的距离。背骨，项骨颈椎之下，以第一节大椎骨为标准。

[4] 膂骨以下至尾骶：从第一椎骨往下直到尾骶骨部位。膂骨，脊椎骨，此指第一椎骨。

[5] 分之一：一分的十分之一，即一厘。

[6] 奇分在下：除上七节的长度外，余下的分数都属于下部各节。奇，除不尽的余数。

[7] 所以立经脉之长短：骨度是用来确定经脉长短的依据。所以，用来……的依据。

【语译】耳后两完骨之间的宽度是九寸，耳前两耳门之间的宽度是一尺三寸，两颧骨之间相距为七寸，两乳之间的宽度是九寸半，两髀骨到耻骨两端的宽度是六寸半。

从肩关节到肘关节的长度是一尺七寸，从肘关节到腕关节的长度是一尺二寸半，从腕关节到中指本节的长度是四寸，从中指本节到末节的长度是四寸半。

从项后发际往下直到第一大椎骨的长度是二寸半，从第一椎骨往下直到尾骶骨第二十一节的长度是三尺。上部七节每节的长度是一寸四分一厘，余下的分数都属于下部各节，所以上部七节从第一椎骨直到膂骨的长度共有九寸八分七厘。

上述这些数据是一般成年人骨节的尺

度，也是用来确定人体经脉长短的依据。因此，观察经脉在人体的循行情况时，表现为浮而坚、明显而大的便是体内多血，表现为细而沉的便是体内多气。

【导读】此节所论，一是取不同体位横向度量人体各部的长度；二是度量手足的长度；三是取俯卧位纵向度量人体背面的长度。这是用来确定人体经脉长短的依据。

《灵枢·骨度》的尺寸与《灵枢》中穴距之间并无特定的关系，并不是为了针灸定穴而设，只是同一周制尺寸而已。后来穴距与骨度被联系到一起，固定了两者的关系，是从骨度被用作针灸定穴的折量尺寸开始。将骨度用作针灸定穴的折量尺寸最早记载于《太素》，应用骨度作为针灸定穴的各部折量的尺寸，使实际穴距按比例增减是非常合理而准确的，如内关穴"去腕二寸"之"二寸"为西汉以前的量具标准的一尺二寸，而非如今骨度长度。

五十营第十五

【题解】 五十，营气一昼夜在体内循行五十周次。营，运行。本篇计算了营气在经脉的运行周次，阐发营气的运行犹如日月星辰的运转，周而复始。提出营气在经脉中阴阳相贯，如环无端，一昼夜运行五十周次，故名。

【原文】 黄帝曰：余愿闻五十营奈何？

岐伯答曰：天周二十八宿[1]，宿三十六分，人气行一周[2]千八分[3]。日行二十八宿，人经脉上下、左右、前后二十八脉[4]，周身十六丈二尺[5]，以应二十八宿。

【注释】

[1] 天周二十八宿（xiù 秀）：天周，指天空一周。宿，星群留止之处。二十八宿，是古代天文学上的二十八组恒星，周天四方各有七宿。即东方苍龙七宿：角、亢、氐、房、心、尾、箕；北方玄武七宿：斗、牛、女、虚、危、室、壁；西方白虎七宿：奎、娄、胃、昴、毕、觜、参；南方朱雀七宿：井、鬼、柳、星、张、翼、轸。

[2] 人气行一周：天体运转一周天为一昼夜，营气运行五十度。人气，即营气；一周，一周天。

[3] 千八分：一千零八分。每宿之间为三十六分，二十八宿共计为一千零八分。

[4] 二十八脉：手足十二经脉左右各一，共二十四脉；加上任脉、督脉各一，阳跷或阴跷（男子以阳跷、女子以阴跷计数）左右各一，共为二十八脉。

[5] 周身十六丈二尺：二十八脉的总长度，详见《脉度》篇。

【语译】 黄帝说：我想听经脉之气（营气）在人体一昼夜运行五十周的情况。

岐伯回答说：周天有恒星二十八宿，每颗星宿之间的距离是三十六分，人体经脉之气一昼夜运行五十周，共计一千零八分。在一昼夜中，日行周历了二十八宿，人体的经脉分布于上下、左右、前后，共有二十八脉。二十八脉在人身的总长度是十六丈二尺，恰好与周天的二十八宿相对应。

【导读】 此节论述天文知识在经脉中的应用。经文从天人相应的观点出发，用取象比类的方法，以天体运转来说明营气在周身的运行规律。

古人为了用二十八宿表示北斗星斗柄所指的方位，北斗有七星，古人在东、南、西、北四个时空区位各选七个亮星作为标记，这就是二十八宿发生的由来，即《内经》所说的"天周二十八宿，而一面七星，四七二十八星"（《灵枢·卫气行》）。二十八宿在天周上的排布规律是各宿间隔约13度，显然是以天周二十八宿来计量人体气血循行，自《内经》始言人体二十八脉，是以北斗七星以及由此发生的二十八宿为其提出的背景。

【原文】 漏水下百刻[1]，以分昼夜。故人一呼，脉再动，气行三寸，一吸，脉亦再动，气行三寸，呼吸定息[2]，气行六寸。十息气行六尺，日行二分[3]。二百七十息，气行十六丈二尺，气行交通于中[4]，一周于身，下水二刻，日行二十五分[5]。五百四十息，气行再周于身，下水四刻，日行四十分。二千七百息，气行十周于身，下水二十刻，日行五宿二十分[6]。一万三千五百息[7]，气行五十营于身，水下百刻，日行二十八宿，漏水皆尽，脉终[8]矣。

【注释】

[1] 漏水下百刻：古代用铜壶滴漏计时的方法。一昼夜恰好漏水一百刻。

[2] 呼吸定息：一呼一吸谓之一息。

[3] 气行六尺，日行二分：日行一周天共一千零八分，人一日共一万三千五百息，每息合日行七毫四丝六忽余，二十七息合日行二分一毫五丝九忽余。

[4] 气行交通于中：营气运行贯通于经脉之中。气，营气；中，脉中。

[5] 日行二十五分："五"为衍文，当删。因为每一周所需日行分数，按一千零八除以五十计算，当为二十分一厘六毫。

[6] 日行五宿二十分：气行十周的日行分数。每宿三十六分，五宿合一百八十分，再加二

十分，共二百分，故曰"日行五宿二十分"。根据上述标准折算，气行十周，日行分数当为二百零一分六厘，应合五宿二十一分六厘。

[7] 一万三千五百息：按气行一周，呼吸二百七十息计算，气行五十周呼吸总数为一万三千五百息。

[8] 脉终：全身二十八脉已行遍五十周。

【语译】 铜壶滴漏计时，以水下一百刻为标准来划分昼夜。人呼气一次，脉搏跳动两次，营气在脉中运行三寸；人吸气一次，脉搏也跳动两次，营气也运行三寸。一呼一吸叫作一息，所以一息脉搏跳动四次，营气运行六寸。依此类推，十息，营气运行六尺，日行七厘四毫六丝六忽余。二十七息，营气行一丈六尺二寸，日行二分。二百七十息，营气运行十六丈二尺，此时营气行遍周身，交流贯通二十八脉，为一周；铜壶滴漏下水两刻，日行约二十分。当人呼吸五百四十息时，营气在体内运行循环两周，漏水滴下四刻，日行约四十分。呼吸两千七百息时，营气已周行于全身十次，铜壶漏水下二十刻，日行五宿二十分有余。当人呼吸一万三千五百息时，营气在全身循环五十周，铜壶漏水下一百刻，日行周天二十八宿，漏水都滴尽了，二十八脉都已行遍五十周了。

【导读】

（1）以脉气之行与呼吸的比率计算营气的运行速度，从而引出了营气正常运行的意义。经文认为人体经脉之行上合天宿之度，下应漏水之刻数，这是古人对天体运行和人体营气运行长期观察总结的经验，说明人体与自然界相应的整体观念。

（2）营气的运行规律。经气从手太阴肺脉开始，沿着二十八脉，阴阳表里依次运行。当人呼吸二百七十息，营气运行十六丈二尺。在此时间内，天体运转二十分一厘六毫，漏水下两刻，正好营气循行人身一周，又回到手太阴肺脉，接着又开始下一周次的运行。当呼吸一万三千五百息时，营气循行脉中五十周次，漏水下百刻，天体运行一个周天，即日行二十八宿，共"千八分"，正合一个昼夜的时间，人体营气能够经常保持一昼夜运行五

十周次，标志着身体健康。

【原文】 所谓交通[1]者，并行一数[2]也，故五十营备，得尽天地之寿矣，凡行八百一十丈也。

【注释】

[1] 交通：交相贯通。

[2] 并行一数：唐·杨上善曰："谓手足脉气并行，而以一数之。即气行三寸者，两气各三寸也。"

【语译】 所谓的"交通"，是指手足经脉一致贯通的意思。所以，营气每日昼夜不息，循环往复地运行五十周次，共计八百一十丈，如此营气运行正常，人们就能享尽天地所赋予的寿数。

【导读】 此节一论五十营理论。"五十"之数，一是"河图""洛书"之数中有五十个属阳的符号（○实心圈）和五十个属阴的符号（●空心圈）；二是在运用北斗七星的天文背景下，为了度量日月星辰，将二十八宿、十二地支（十二辰）、十天干标记天周五十个关键点，表达太阳回归周期中的时间、空间、序列、节律和周期，这既是《易传·系辞上》用"大衍之数五十"进行占卜的背景，也是《内经》在论述生命活动时反复应用此"数"的背景。

二论"五十营"与诊脉独取寸口的关系。"五十营"是经脉之气在人体循环运行的规律性总结，与"诊脉独取寸口"以及诊断预后等有着密切的关系。营卫之气在脉中运行从肺脉开始，循二十八脉，一昼夜五十周次，复会于手太阴肺经。因此手太阴肺经为五脏六腑经脉之气循行的起止点、汇聚处，寸口又为脉之大会，五脏六腑的经脉发生病变时，就会影响到经气的运行，寸口就会出现相应的变化，故独取寸口则成为诊察疾病的重要方法。

营气第十六

【题解】营气之"营"，亦作"荣"，营之义有二，一指荣养全身的精微物质，是构成人体和维持人体生命活动的基本物质之一。二指营运，是指这种物质的特性精专柔顺，独行于经隧，营运不已，终而复始，故称为营气。本篇论述营气的生成和运行规律，故名。

【原文】黄帝曰：营气之道[1]，内谷为宝[2]。谷入于胃，乃传之肺，流溢于中[3]，布散于外，精专者行于经隧[4]，常营无已[5]，终而复始，是谓天地之纪[6]。

【注释】

[1] 营气之道：营气生化、运行的规律。营气，是由水谷精微所化生的精气之一，进入脉道，具有化生血液、营养全身的作用。道，指规律。

[2] 内谷为宝：明·张介宾曰："营气之行，由于谷气之化，谷不入则营气衰，故云'内谷为宝'。"内，音义同"纳"；内谷，即进食之义。

[3] 中：内在脏腑。

[4] 精专者行于经隧：饮食精微中纯而清的精粹部分行于经脉中，此实指营气。精专，犹专精，即《素问·解精微论篇》"五脏之专精也"。经隧，经脉。

[5] 常营无已：经常营运，没有停止。

[6] 天地之纪：借自然界日月星辰的出入交会规律，说明营气的运行，也有自身的规律。纪，法度、规律。

【语译】黄帝指出：要使营气保持化生、运行的正常规律，人体能够受纳饮食水谷是最为重要的。饮食水谷进入胃中，所化生出的精微就上输于肺脏，再经过肺的宣布发散作用，使其流溢于内，营养脏腑；布散于外，滋养形体。任其精微中清而纯的营气行于脉中，经常营运不息，终而复始。这与天地间的自然规律是一致的。

【导读】此节论述了营气的生成，并阐明了营气生成后在经脉中的运行规律。营气来源于水谷，是由脾胃水谷精微所化生；营气是水谷精微中最精纯柔和的部分，具有营养的作用，运行于经隧之中，化生血液，内养五脏六腑，外濡皮毛筋骨。

【原文】故气从太阴出[1]，注手阳明，上行注足阳明，下行至跗上，注大指间，与太阴合[2]，上行抵髀。从脾注心中，循手少阴出腋下臂，注小指，合手太阳，上行乘腋出䪼内，注目内眦，上巅下项，合足太阳，循脊下尻，下行注小指之端，循足心注足少阴，上行注肾，从肾注心，外散于胸中。循心主脉出腋下臂，出两筋之间，入掌中，出中指之端，还注小指次指之端，合手少阳，上行注膻中，散于三焦，从三焦注胆，出胁注足少阳，下行至跗上，复从跗注大指间，合足厥阴，上行至肝，从肝上注肺，上循喉咙，入颃颡之窍，究于畜门[3]。其支别者，上额循巅下项中，循脊入骶，是督脉也。络阴器，上过毛中，入脐中，上循腹里，入缺盆，下注肺中，复出太阴。此营气之所行也，逆顺之常[4]也。

【注释】

[1] 气从太阴出：气，营气。太阴，手太阴肺经。出，经脉由内向外、由里至表地循行。

[2] 合：交合、会合。本篇对阴阳表里、手足上下之经交接处，称为"合"。

[3] 究于畜门：究，深入。畜门，在颃颡之上，为通脑之门户。

[4] 逆顺之常：唐·杨上善曰："逆顺者，在手循阴而出，循阳而入；在足循阴而入，循阳而出，此为营气行，逆顺常也。"

【语译】 营气的运行首先从手太阴肺经出发，流注于手阳明大肠经，上行传注于足阳明胃经，下行到达足背，流注于足大趾间，与足太阴脾经会合。再上行到达大腿部，从脾经的支脉流注于心中；沿手少阴心经出于腋窝，向下沿前臂内侧后缘，流注于手小指端，与手太阳小肠经会合。

【导读】 营气的特性是精专柔顺，有严格的循行规律。①循十四经常道运行，如环无端。营出中焦，注手太阴肺经，然后沿十四经常道，运行全身。在到达足厥阴肝经之后，一部分营气通过经脉之别，贯膈注肺。另一部分继续沿肝经运行，循喉咙之后，上入颃颡，于督脉交会于巅顶，再经督脉、任脉复注肺中。②一昼夜五十周身，终而复始。营气昼夜运行示意图见图1。

又上行经过腋窝的外方，出于眼眶下方内侧，流注至内眼角；由此上行头顶，又下行项后，与足太阳膀胱经会合。然后沿脊柱下行经尾骶部，再下行流注于足小趾之端，沿足心传注于足少阴肾经；由肾经上行注入肾，由肾又转注于心，向外布散于胸中。再循着手厥阴心包经，出腋窝，下行前臂，出于腕后两筋之间，入手掌中，直出于中指端，然后返回出注于无名指端，与手少阳三焦经会合。由此上行注于两乳间的膻中，散布于上、中、下三焦，从三焦又流注于胆，出于胁部，传流于足少阳胆经，下行到足背，又从足背注于足大趾间，与足厥阴肝经相合；循着肝经上行到肝，从肝上注于肺，再向上沿着喉咙后面，进入鼻窍，深入鼻孔内通于脑。其支脉由鼻窍上行前额部，上头顶，下行项后中部，循着脊柱进入腰骶部，这是督脉的循行路线。再由此环络外生殖器，上过毛际，进入肚脐中；再向上沿着腹内到达缺盆，由缺盆向下流注到肺，又从手太阴肺经循环周流。这就是营气运行的路线，手足两经逆顺而行的常规。

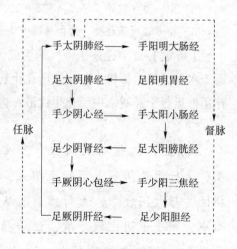

图1　营气昼夜运行示意图

脉度第十七

【题解】脉，经脉。度，尺度。脉度，即经脉的长短尺度。本篇论述经脉尺度，经气营运、跷脉循行及功能等。因以脉度开篇，故名。

【原文】黄帝曰：愿闻脉度。

岐伯答曰：手之六阳[1]，从手至头，长五尺，五六三丈。手之六阴，从手至胸中[2]，三尺五寸，三六一丈八尺，五六三尺，合二丈一尺。足之六阳，从足上至头，八尺，六八四丈八尺。足之六阴，从足至胸中，六尺五寸，六六三丈六尺，五六三尺，合三丈九尺。跷脉[3]从足至目，七尺五寸，二七一丈四尺，二五一尺，合一丈五尺。督脉任脉各四尺五寸，二四八尺，二五一尺，合九尺。凡都合一十六丈二尺，此气之大经隧[4]也。

【注释】

[1] 手之六阳：手太阳小肠经、手阳明大肠经、手少阳三焦经，左右手各有三条，合为手六阳经。

[2] 从手至胸中：廖平《营卫运行考》指出："按经言手之三阴，从心去手；此乃云'从手至胸中'者，此用《根结》篇说，以四肢为根，头胸为结，一为顺行，一为逆行，所以不同。"

[3] 跷脉：明·马莳曰："跷脉有阳跷阴跷，阳跷自足申脉行于目，阴跷自足照海行于目。然阳跷左右相同，阴跷亦左右相同，则跷脉

宜乎有四，今曰'二七一丈四尺，二五一尺'，则止二脉何也？观本篇末云'跷脉有阴阳，何脉当其数？岐伯答曰：男子数其阳，女子数其阴'，则知男子之所数者左右阳跷，女子之所数者左右阴跷也。"

[4] 气之大经隧：经气运行较大的经脉通路。气，经气；经隧，通道。

【语译】黄帝说道：我希望了解经脉的长度。

岐伯回答说：手的六条阳经，从手上行到头部，每条经脉长五尺，五六共三丈长。手的六条阴经，从手到胸中，每条经脉各长三尺五寸，三六一丈八尺，五六三尺，合计二丈一尺长。足的六条阳经，从足上行到头部，每条经脉各长八尺，六八共合四丈八尺长。足的六条阴经，从足到胸中，每条各长六尺五寸，六六合三丈六尺，五六合三尺，共计三丈九尺长。跷脉从足到目，每条长七尺五寸，二七合一丈四尺，二五合一尺，共计一丈五尺长。督脉任脉各长四尺五寸，二四得八尺，二五得一尺，共计九尺长。综合二十八脉，总共一十六丈二尺长。这些都是经气运行较大的通道。

【导读】

(1) 经络由经脉和络脉组成。经有径路之义，指纵行深伏于里的主干，分为正经和奇

经：正经即手足三阴三阳经脉，合为十二经脉；奇经有八而称奇经八脉。络有网络之义，指横行于浅表的分支，又有别络、浮络、孙络之别，其附属部分有十二经筋、十二经别、十二皮部、四气街等，共同组成一个具有沟通表里、上下，联络脏腑器官，通行气血，感应传导，调节和平衡功能的独特系统，故谓"夫十二经脉者，内属于脏腑，外络于肢节"（《灵枢·海论》）。

（2）脉度是指经脉的度量，其规定了二十八脉的计量范围，并在分别叙述各条经脉的起止点及各自度量的基础上，得出二十八脉的总长度为十六丈二尺，是全身经脉的总长度。这是我国古代医家研究人体解剖所记载经脉长度的原始数据，为研究人体生理、病理、诊断、治疗提供了依据。

（3）"此气之大经隧也"描述的不是血管，而是人体经气感传的途径。《内经》时期的医家，对人体经气感传线路不仅做了定性的观察，而且做了定量的测定，测出十二经脉、跷脉（以性别当数）、任督脉的总长度为十六丈二尺。经脉的感传是人体的生理反应，而其感传线路也有其存在形态。

【原文】经脉为里[1]，支而横者为络[2]，络之别者为孙[3]，盛而血者疾诛之[4]，盛者泻之，虚者饮药以补之[5]。

【注释】

[1] 经脉为里：经脉是主干，直行而深伏于里。

[2] 支而横者为络：络脉是分支，多横行于浅表。

[3] 络之别者为孙：由络脉再分出的细小分支为孙络。孙，小也。

[4] 盛而血者疾诛之：络脉壅盛而血实者，

应当急速祛除，亦即"盛者泻之"之义。疾，通"急"。诛，治疗、祛除。

[5] 虚者饮药以补之：络脉不足而血虚者，宜服汤药以补养，而不可刺络放血。

【语译】经脉多深而在里，由经脉发出的分支横行连络较浅表的是络脉，由络脉再别出的细小分支叫孙络。如果见络脉壅盛而血实者，应当急速祛除它（刺络放血），此即盛者泻之之义；若见络脉不足而血虚者，则应当予以汤药内服补益气血。

【导读】此节论述经脉、络脉区别，经脉与络脉的分布特点，"脉度"的临床意义。

【原文】五脏常内阅于上七窍[1]也，故肺气通于鼻[2]，肺和则鼻能知臭香矣；心气通于舌，心和则舌能知五味矣；肝气通于目，肝和则目能辨五色矣；脾气通于口，脾和则口能知五谷矣；肾气通于耳，肾和则耳能闻五音矣。

【注释】

[1] 五脏常内阅于上七窍：五脏藏于内，其

精气常从体内经历于面部而表现在七窍。阅，经历。上七窍，即口、眼、耳、鼻。

[2] 肺气通于鼻：鼻为肺之窍，故肺气上通于鼻，肺气和调，鼻才能发挥正常的嗅觉功能。

【语译】五脏的精气，常由体内经历于面部而上通于七窍。肺气上通于鼻窍，肺气调和，鼻就能辨别香臭；心气上通于舌，心气调和，舌就能辨别五味；肝气上通于目，肝气调和，目就能辨别五色；脾

气上通于口，脾气调和，口就能辨别五谷　能明辨五音。
之香；肾气上通于耳窍，肾气调和，耳就

【导读】此节阐明了经气能够营运脏腑，交通表里，把脏腑与体表各部连成统一的整体。经文用"五脏"与"七窍"的关系来说明经脉的营运不已，七窍才能发挥正常的功能。

（1）"五脏常内阅于上七窍"的意义。①从整体来看，五脏（实则言人体所有内脏）深藏体内，其功能常常显现于体表，尤其是五官七窍；②是《内经》"欲知其内者，当以观乎其外"整体察病理念产生的基本思路；③五脏主五官理论产生的背景之一。

（2）五脏主五官的机制。①经脉相连；②五脏的精气营养五官；③五脏调控五官的功能（"气"有信息、能量，是五脏之神的作用）；④五官能够正常发挥其生理功能的前提是各脏的和调，如"心和""肺和"等即是如此。

（3）五官的主要功能。"鼻能知臭香"，还能助呼吸、助发音；"舌能知五味"，还能助消化（搅拌食物）、助发音；"目能辨五色"，还能传递信息，表达心理活动；"口能知五谷"，还能咀嚼消化、发音、助呼吸；"耳能闻五音"，还有平衡功能。

【原文】五脏不和则七窍不通，六腑不和则留为痈。故邪在腑则阳脉不和，阳脉不和则气留之，气留之则阳气盛矣。阳气太盛[1]则阴不利，阴脉不利则血留之，血留之则阴气盛矣。阴气太盛，则阳气不能荣[2]也，故曰关。阳气太盛，则阴气弗能荣也，故曰格。阴阳俱盛，不得相荣，故曰关格。关格者，不得尽期而死也。

【注释】

[1] 阳气太盛：《甲乙经》作"邪在脏"，根据上下文义，当改之。

[2] 荣：通"营"，运行。

【语译】如果五脏功能不和，就会导致七窍不通；六腑功能不和，则气血留滞而发生痈疽。邪在六腑，则阳脉不和；阳脉不和气就会留滞，气留滞则阳气偏盛。邪在五脏，则阴脉不利，阴脉不利血就会留滞，血留滞则阴气偏盛。阴气太盛，使阳气不能营运，叫作"关"；阳气太盛，使阴气不能营运，叫作"格"。阴阳两盛，不能互相营运，就叫"关格"。出现关格，则预示人不能尽享天年而早亡。

【导读】

（1）论经脉在五脏开窍理论中的作用。研究五脏主五官的意义在于服务于临床实践，故有"五脏不和则七窍不通，六腑不和则留为痈"之说。"不通"，一指官窍的功能不和，二指内脏向官窍输送的精气、信息、调控指令的通路滞碍。"六腑不和则留为痈"，提示内脏功能失常，不但会引起官窍功能障碍，还会导致形体产生诸如"痈"类疾病。此之"五脏""六腑"，互文见义，同理，"五脏常内阅于上七窍"文中的"五脏"也不单单是指肝、心、脾、肺、肾五者。

（2）脏腑不和，营运失常，阴阳阻格的经脉的病理变化过程。脏腑病变，可通过经脉反映到体表，不能正常发挥"内阅于上七窍"的作用，则表现为"七窍不通"，即五官七窍功能低下或发生异常变化。六腑以通为用，如果气机不利，功能失调，营运不利，郁滞于分肉腠理，化腐为脓，发为痈肿。由于阴阳的偏盛，导致营运障碍，发为"关"或"格"，甚则发展为阴阳俱盛，不能相互营运，而发为"关格"。

（3）《内经》不同语境的"关格"其含义有别，此指阴阳、邪正、虚实间的病理变化过程。《内经》之"关格"还有以脉象言病理变化者，如"人迎与寸口俱盛四倍以上为关格"（《素问·六节藏象论篇》）。后世之"关格"多指呕吐伴随大小便不通之病，与此有别。

【原文】黄帝曰：跷脉安起安止[1]？何气荣水[2]？

岐伯答曰：跷脉者，少阴之别，起于然骨之后[3]，上内踝之上，直上循阴股入阴，上循胸里入缺盆，上出人迎之前，入顺属目内眦，合于太阳、阳跷而上行，气并相还则为濡目，气不荣则目不合。

【注释】

[1] 跷脉安起安止：跷脉起于哪里、又止于哪里。又本段言跷脉之始终，但回答即仅有阴跷，古人疑有脱简。

[2] 何气荣水：跷脉借何经之气而营运。荣，通"营"，运行。

[3] 起于然骨之后：然骨，足少阴肾经的荥穴然谷，位于足舟骨粗隆下缘凹陷处。然骨之后，指照海穴，位于足内踝下缘的凹陷处，八脉交会穴之一，通于阴跷。

【语译】黄帝又问说：跷脉起于哪里，又止于哪里？是借助哪条经脉之气而营运呢？

岐伯回答说：阴跷脉是足少阴肾经的别脉，起于然谷后的照海穴处，向上经过内踝上方，直上沿大腿内侧进入阴部（阴器），再向上循腹内，沿胸内到达缺盆，上出于人迎的前方，上入颧部，连属内眼角，与足太阳膀胱经、阳跷脉会合而上行；三经之气合并，还而下行，则濡养于目。如果阴跷脉气不能上营于目，阳气偏盛，眼睛就不能闭合。

【导读】此节论跷脉的循行。跷脉左右成对，阴阳跷脉均起于足跟（然骨之后），本篇只叙述阴跷脉的循行路径。阴跷脉是由足少阴肾经别出：起于然骨之后（照海）→内踝→循阴股→入阴→上循胸里→入缺盆→上出人迎前→入手足阳明、阴跷→目内眦→脉气并行回还上行→至脑。阳跷脉的循行，则见《难经·二十八难》："阳跷脉者，起于跟中，循外踝上行，入风池。"

【原文】黄帝曰：气独行五脏，不荣六腑，何也？

岐伯答曰：气之不得无行也，如水之流，如日月之行不休，故阴脉荣其脏，阳脉荣其腑，如环之无端，莫知其纪，终而复始。其流溢之气[1]，内溉脏腑，外濡腠理。

【注释】

[1] 流溢之气：运行灌注的精气。

【语译】黄帝问道：阴跷脉气仅运行

于五脏，而没有营运到六腑，这是什么道理呢？

岐伯回答说：脉气的运行不能停止，就像水的流动、日月的运行一样，永无休止。所以阴跷脉气营运于五脏，阳跷脉气营运于六腑。脉气的运行就如圆环一样，既没有起点也没有终点，只是终而复始地循环着。那些流溢的精气，在内灌溉五脏六腑，在外濡养肌表皮肤。

【导读】 此节论述跷脉的功能。①濡眼目，司开合。跷脉经气盛衰，与眼睑的开合有关，能"濡目"。亦能协调阴阳，主司人体睡眠：阴跷主目瞑，故其盛而嗜睡；阳跷主目开，故其盛而失眠。临床凡与眼睑开合有关的疾患，以及失眠或嗜睡等疾患，均可考虑取阴阳跷脉予以治疗。②主运动，步矫健。跷脉与下肢运动有关，临床出现惊痫、神经麻痹、瘫痪等下肢屈肌紧张致足内翻，治取阴；相反如果下肢伸肌紧张致足外翻，治取阳。可作参考。③荣脏腑，行营卫。跷脉的脉气，接于足少阴，行于内与脏腑联系。又在目内眦与手足太阳、阳明述相会，入脑，与髓海联系，有内外交通的作用。营气由下向上行，卫气由目内眦向下传布，而阴阳又有分别：阴跷脉内溉脏腑，与诸阴脉一起"荣其脏"；阳跷脉外濡腠理，和诸阳脉一起"荣其腑"。二者相互连接，如环无端，终而复始。

【原文】 黄帝曰：跷脉有阴阳，何脉当其数[1]？

岐伯答曰：男子数其阳，女子数其阴，当数者为经，其不当数者为络也。

【注释】

[1] 当其数：相当于前面所说的数值（跷脉从足至目，七尺五寸，二七一丈四尺，二五一尺，合一丈五尺）。

【语译】 黄帝问道：跷脉有阳跷、阴跷之别，究竟哪条跷脉应当包括于前面所述一丈五尺的数值呢？

岐伯回答说：男性的数值是指阳跷脉，女性的数值是指阴跷脉。包括于脉度总数内的跷脉称"经"，不包括在内的称"络"。

【导读】 此节论跷脉"男子数其阳，女子数其阴"。男子以阳跷为经，阴跷为络；女子以阴跷为经，阳跷为络。所以男子以阳跷计入二十八脉之数，女子以阴跷计入二十八脉之数，以补充说明在第一节中经脉长度脉仅计左右各一条度数的缘由。

此篇原文所论之"脉"，有血脉之"脉"和经脉之"脉"的双重含义。

营卫生会第十八

【题解】 营，营气。卫，卫气。本篇讨论了营卫的生成与会合，故名"营卫生会"。因营卫的生成、分布与功能，均与三焦有密切的联系，故又论述了三焦的部位和功能。

【原文】 黄帝问于岐伯曰：人焉受气？阴阳焉会？何气为营？何气为卫？营安从生？卫于焉会？老壮不同气[1]，阴阳异位[2]，愿闻其会。

岐伯答曰：人受气于谷，谷入于胃，以传与肺，五脏六腑，皆以受气。其清者为营，浊者为卫[3]，营在脉中[4]，卫在脉外[5]，营周不休，五十而复大会。阴阳相贯，如环无端。卫气行于阴二十五度，行于阳二十五度，分为昼夜，故气至阳而起，至阴而止。故曰：日中而阳陇为重阳[6]，夜半而阴陇为重阴。故太阴主内，太阳主外[7]，各行二十五度，分为昼夜。夜半[8]为阴陇，夜半后而为阴衰，平旦[9]阴尽而阳受气矣。日中[10]为阳陇，日西而阳衰，日入[11]阳尽而阴受气矣。夜半而大会[12]，万民皆卧，命曰合阴，平旦阴尽而阳受气，如是无已，与天地同纪[13]。

【注释】

[1] 老壮不同气：老年人与壮年人的营卫之气不相同。老壮，明·张介宾曰："五十以上为老，二十以上为壮。"气，营卫之气。

[2] 阴阳异位：日夜气行的位置各异。阴阳，作夜晚和白昼解；另外，也有将阴阳作"营卫"解，谓营行脉中，卫行脉外，各走其道，故异位。

[3] 清者为营，浊者为卫：清·唐容川曰："清浊以刚柔言，阴气柔和为清，阳气刚悍为浊。"

[4] 营在脉中：《素问·痹论篇》："营者水谷之精气也，和调于五脏，洒陈于六腑，乃能入于脉也。"

[5] 卫在脉外：《素问·痹论篇》："卫者水谷之悍气也，其气慓疾滑利，不能入于脉也。"

[6] 日中而阳陇为重阳：午时阳气最盛，是阳中之阳，故叫重阳。陇，通"隆"，旺盛。

[7] 太阴主内，太阳主外：营行脉中，始于手太阴而复合于手太阴，故"太阴主内"；卫行脉外，始于足太阳而复合于足太阳，故"太阳主外"。太阴，手太阴肺经。内，脉内循行的营气。太阳，足太阳膀胱经。外，脉外循行的卫气。

[8] 夜半：子时，二十三点至次日一点。

[9] 平旦：寅时，凌晨三点至五点。

[10] 日中：午时，十一点至十三点。

[11] 日入：酉时，十七点至十九点。

[12] 夜半而大会：营卫二气于夜半会合于内脏，称为合阴。大，有初、始之义。

[13] 如是无已，与天地同纪：营卫之气就这样循环往复，永无休止地运行着，和天地阴阳的运转规律同步。无已，无止境。天地，自然界。纪，纲纪、规律。

【语译】 黄帝问岐伯说：人体的营卫之气从哪里禀受来的？昼夜是在哪里交会的？什么是营气？什么叫卫气？营气

从哪里产生？卫气在什么地方与营气会合？老年人和壮年人营卫之气的盛衰状态不相同，白昼和夜晚气行的位置各异，我希望听其会合的情况。

岐伯回答说：人身的精气都来源于饮食水谷。水谷进入胃中，经过消化吸收，精气就传注到肺脏，从而五脏六腑都能禀受到精微之气。其中清的称为营气，浊的称为卫气；营气运行于经脉中，卫气运行于经脉外，周流全身而不休止，一昼夜各自循行于全身五十周次而后又大会。营卫之气循着十二经脉的阴阳表里依次运行，相互贯通，犹如圆环一样无起止点。卫气行于阴分二十五个周次，行于阳分二十五个周次，以此来划分昼夜。所以卫气行于阳分就醒寤，行于阴分就睡眠。因此，白天中午阳气最盛，称为"重阳"；夜半阴气最盛，称为"重阴"。营气行于脉内，始于手太阴肺经而又复合于手太阴经，所以手太阴经主脉内营气；卫气行于脉外，始于足太阳膀胱经而又复合于足太阳经，所以说足太阳经主脉外的卫气。总之，营气和卫气行于阴、行于阳各二十五周，分为白昼和夜晚。夜半是阴气最盛的时间，夜半以后阴气就逐渐衰减，到平旦卫气结束在阴分的循行，而阳经开始接受卫气；日中是阳气最盛的时候，太阳西斜后，阳分的卫气循行逐渐衰减，日入时卫气结束在阳分的循行，而阴经开始受气。夜半的时候，营卫（阴阳）之气会合于内脏，这时人们都已入睡，称作"合阴"。到平旦时，卫气结束在阴分的循行而阳经又受气且渐盛，如此循环往复，永无休止，与天地阴阳的运转规律同步。

【导读】此节围绕营卫之气的生成、特性、循行、交会以及与人体睡眠的关系予以论述。①强调了饮食水谷是人类赖以生存的必需物质；②脾胃是人体所需精微物质化生之处，也是营卫之气化源的处所；③脾胃化生的营卫之气营养五脏六腑以及全身；④营卫之气的特性：卫属阳，为浊，剽悍；营属阴，柔顺，为清；⑤营卫之气向全身输布的路径：营行脉内，卫行脉外；⑥营卫之气在体内循行的规律：营气沿脉内呈环状循行，卫气在脉外散行。白昼行阳分，夜晚行阴分。卫气昼夜运行示意图见图2。

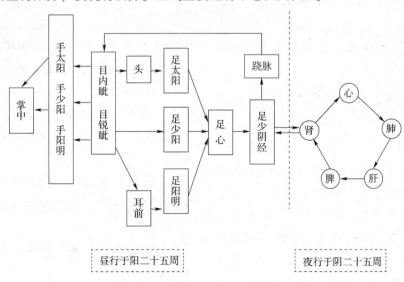

图2　卫气昼夜运行示意图

【原文】黄帝曰：老人之不夜瞑者，何气使然？少壮之人不昼瞑者，何气使然？

岐伯答曰：壮者之气血盛，其肌肉滑，气道通，荣卫之行，不失其常，故昼精而夜瞑。老者之气血衰，其肌肉枯，气道涩，五脏之气相搏[1]，其营气衰少而卫气内伐[2]，故昼不精，夜不瞑。

【注释】

[1] 五脏之气相搏：五脏的功能不相协调。相搏，相互搏击，不相协调。搏，原作"搏"，据文义改。

[2] 卫气内伐：卫气不足，向内争取补给。伐，争伐。由于营卫皆来源于饮食水谷精微，营行脉内，卫行脉外；营气衰少，卫气亦必不足；营气不足则内馁，卫气不足则内伐。

【语译】黄帝说：老年人往往夜里睡不着，是什么气使他这样呢？年轻人往往白天不想睡觉，这又是什么气使他这样呢？

岐伯回答说：年轻人的气血旺盛，肌肉滑润，气行的道路通畅，营卫的运行很正常，所以他们在白天精神清爽、精力充沛，而晚上睡得很香。老年人的气血衰弱，肌肉消瘦干枯，气行的道路涩滞不畅，五脏的功能不相协调；由于营气衰少，难以供养全身，而卫气又经常向内争取补给，营卫失调，所以他们白昼精神不振，夜晚又难以入眠。

【导读】此节论营卫运行对睡眠的影响。正常状态下，人体营卫和调，气血充盛，白天营卫活动趋向于表，运行于阳分，精明而动；夜晚营卫活动趋向于里，运行于阴分，合阴而卧。并举少壮之人（睡眠正常者）与老人（睡眠障碍者）的营卫气血运行的不同状况为例，予以表述。

营卫失调是导致失眠的重要原因，《内经》记载了具有调和营卫功效的半夏秫米汤治疗失眠的案例（《灵枢·邪客》）。

【原文】黄帝曰：愿闻营卫之所行，皆何道从来？

岐伯答曰：营出于中焦[1]，卫出于下焦[2]。

【注释】

[1] 营出于中焦：此即下文"中焦亦并胃中，出上焦之后"。中焦，包括脾胃等。

[2] 卫出于下焦：本句历代医家看法不一。明·张介宾从卫气本源于下焦，根于命门的角度来理解，认为"卫出于下焦"无误。清·张志聪则根据《内经》其他篇章有关论述，认为"下焦"当为"上焦"之误。例如《灵枢·决气》说："上焦开发，宣五谷味，熏肤，充身，泽毛，若雾露之溉，是谓气。"《灵枢·五味论》又说："辛入于胃，其气走于上焦，上焦者，受气而营诸阳者也。"根据本篇前后文义来看，后说较妥。

【语译】黄帝说：我希望听你讲讲营气和卫气的运行，它们都是从什么部位发出的？

岐伯回答说：营气出于中焦，卫气出于上焦。

【导读】 关于"卫出于下焦"一说，由于认识的角度不同，就必然会引起"卫出于下焦"之争。卫气是阳气的一部分，根源于先天，为肾阳所化，故曰"卫出于下焦"；卫气生于中焦脾胃所化生的水谷精气，《灵枢》的《营卫生会》《卫气》《邪客》诸篇皆认为其生于水谷。故可称之"卫出中焦"；卫气虽然"出其悍疾"之性而行于脉外，但其输布必赖上焦肺气之宣发，故《中藏经》等又有"卫出上焦"之说。总之，卫气是根源于下焦，滋养补充于中焦，开发布散于上焦。临床上治疗因卫气虚衰、卫表失固所致的易感自汗之证，有用补肺气而获愈，有补脾健胃而康复，也有温补下元而收功，均能获得疗效者，乃是卫气与上、中、下三焦均有密切联系之故。

【原文】 黄帝曰：愿闻三焦[1]之所出。

岐伯答曰：上焦出于胃上口[2]，并咽[3]以上贯膈而布胸中[4]，走腋，循太阴之分[5]而行，还至阳明，上至舌，下足阳明，常与营俱行于阳二十五度，行于阴亦二十五度一周也，故五十度而复大会于手太阴矣。

黄帝曰：人有热，饮食下胃，其气未定[6]，汗则出，或出于面，或出于背，或出于身半，其不循卫气之道而出何也？

岐伯曰：此外伤于风，内开腠理，毛蒸理泄[7]，卫气走之，固不得循其道，此气慓悍滑疾，见开而出，故不得从其道，故命曰漏泄[8]。

【注释】

[1] 三焦：疑为"上焦"之误。因为本段所讲均属上焦，而中焦、下焦，黄帝再问、岐伯再答。

[2] 上焦出于胃上口：上焦为心肺所居，也是宗气所聚之处，它能推动中焦所出的精气运行于全身，故说上焦之气的布散开始时出于胃上口。

[3] 咽：食管。

[4] 胸中：明·张介宾曰："膈上曰胸中，

即膻中也。"

[5] 太阴之分：太阴，手太阴肺经。分，范围。

[6] 其气未定：饮食精微之气尚未化成。定，《礼仪·乡饮酒礼》郑注："定，犹熟也。"

[7] 毛蒸理泄：毛蒸，皮毛为风热邪气所蒸。理泄，腠理开泄。

[8] 漏泄：皮肤为风邪所伤，腠理开泄，卫气随之外越，而汗出如漏。

【语译】 黄帝说：我想了解上焦之气是从什么地方发出的？

岐伯回答说：上焦之气是从胃上口（贲门）发出，与食管并行向上，穿过横膈而散布于胸中，横行于腋下，沿着手太阴肺经的部位下行，返回至手阳明大肠经，上行到舌，又下注于足阳明胃经。上焦之气和营气一样，白昼环行于全身二十五次，夜晚环行于全身二十五次；经过一昼夜循环往复五十次而为一周，循环五十周后，又会合于手太阴肺经。

黄帝说：有的人在刚吃了热饮食后，其精微之气还未化成，就出汗了。有的面部出汗，有的背部出汗，也有的半身出汗。这种汗出也没有沿着卫气运行的通路，是什么原因呢？

岐伯说：这是由于外表为风邪所伤，以致在内之腠理开放，皮毛被风热邪气所蒸，腠理因之开泄，卫气随之走越，当然就不会沿着它自己的道路运行了。卫气的性质慓悍滑疾，见到开泄疏松的地方就外越，所以不能循着正常的道路运行。因此，将这种情况的汗出叫"漏泄"。

【导读】 此节论上焦与营卫的关系。上焦有心、肺居其中，心、肺相互配合，把以水谷精微为基础所化生的营、卫、气、血、津、液，布散全身，如同雾露那样均匀地弥漫各处。就营卫而言，由于上焦的作用，分别行于脉中、脉外，运行全身。

此外，本节以"漏泄"证为例表达了卫气与上焦的关系。卫气虽具有"温分肉，充皮肤，肥腠理，司开阖"的功能，但其输布却依赖于肺气之宣发，而无论汗孔之"开"（出汗）、之"阖"（无汗），均受肺气宣发的卫气调控，当肺气不宣，卫气失常，不能调控汗孔开阖启闭，当其"开"而不"阖"之时，漏汗之症在所难免。经文将其机制总结为：外伤于风、内开腠理→卫气滑利，乘虚而出，迫津外泄→或出于面、或出于背、或出于身半等。

【原文】 黄帝曰：愿闻中焦之所出。

岐伯答曰：中焦亦并胃中[1]，出上焦之后，此所受气者[2]，泌糟粕，蒸津液，化其精微，上注于肺脉，乃化而为血，以奉生身，莫贵于此，故独得行于经隧，命曰营气。

黄帝曰：夫血之与气，异名同类，何谓也？

【注释】

[1] 中焦亦并胃中：中焦之气也出于胃中。并，日刻本旁注："当作'出'。"故作"出"解。

[2] 此所受气者：中焦受纳的饮食水谷。

此，指中焦。气，食气，饮食物。

【语译】 黄帝说：我想了解中焦之气是从什么地方发出的？

岐伯回答说：中焦之气也出于胃中，在上焦的下面。这里受纳的饮食水谷，通过泌去糟粕，蒸腾津液，化生精微，然后向上传注到肺脉，才化为血液，以奉养人体，维持生命活动。人体没有比其更宝贵的物质了，因此只有它能够行于经脉之中，命名为营气。

黄帝说：血和气，名称虽然不同，但其实属于一类，这是什么道理呢？

【导读】 此节论中焦与营卫的关系。中焦脾胃相互配合，将水谷腐熟并化为精微，其中的营卫为水谷精微所化，表明了营卫的生成与中焦的关系。血与津液亦为水谷精微所化，汗以津液为源，津液又是血液的组成部分，即所谓血汗同源。

【原文】 岐伯答曰：营卫者精气也[1]，血者神气也，故血之与气，异名同类焉。故夺血者无汗，夺汗者无血[2]，故人生有两死而无两生[3]。

【注释】

[1] 营卫者精气也：营卫二气皆来源于水谷

的精气。

[2] 夺血者无汗，夺汗者无血：应从血、津液、汗三者的关系去理解。津液是血液的成分之一，汗液则由津液所化，汗血同源。故伤血之人不宜再发汗，多汗之人也不宜再耗动阴血。

[3] 有两死而无两生：人体夺血会死亡，夺

汗也会导致死亡。无两生，指没有两夺（夺血、夺汗）后而能生存的。

【语译】岐伯回答说：营气和卫气都是由水谷精气化生，而血是人体维持生命活动最重要的物质，被称为神气。血和气的名称虽然不同，但实质上都属于维持生

命活动的同类物质。因此，凡血液耗损过多的人，不可再发其汗；出汗过多的人，不可再耗其血。所以说两夺（夺血、夺汗）可导致死亡，绝没有两夺（既夺血又夺汗）而能生存的。

【导读】此节论津血的关系。二者均为属阴的液态物质，都有营养和滋润作用，于生理方面表现为"同源"和"互化"关系。津液和血液的生成、血液的贯注与回流、津液出入于脉管内外等生理过程，充分体现了血与津液之间相互依存、相互转化、同源互根的关系。

在病理情况下，血与津液的病变可相互影响。对于失血的患者，临床上不宜采用汗法；对于多汗夺津或津液大亏的患者，亦不可妄用破血、逐血之峻剂，故此节有"夺血者无汗，夺汗者无血"之论。如若"夺汗""夺血"兼而见之，则病情严重，预后凶险，故曰"有两死"。因而《伤寒论》有"衄家不可发汗"和"亡血家不可发汗"之诫。

【原文】黄帝曰：愿闻下焦之所出。

岐伯答曰：下焦者，别回肠，注于膀胱而渗入焉。故水谷者，常并居于胃中，成糟粕，而俱下于大肠，而成下焦，渗而俱下，济泌别汁[1]，循下焦而渗入膀胱焉。

黄帝曰：人饮酒，酒亦入胃，谷未熟而小便独先下，何也？

岐伯答曰：酒者熟谷之液也，其气悍以清[2]，故后谷而入，先谷而液出焉。

【注释】

[1] 济泌别汁：小肠接受胃所腐熟的食物，经过充分过滤而分清浊，清者吸收而营养周身，浊者归大肠或渗入膀胱。济泌，过滤。

[2] 悍以清：悍，慓悍。清，《太素》《甲乙经》均作"滑"，当从。

【语译】黄帝说：我想听你讲讲下焦

之气是从什么地方发出的？

岐伯回答说：下焦之气在回肠部别出，分别使糟粕进入大肠，使水液渗注于膀胱。所以饮食水谷，经常贮存在胃中，经过脾胃的腐熟消化，吸取其中的精微，最后形成的糟粕下输到大肠，这一输送过程成为下焦的主要功能。至于水液，也同时向下渗注，通过分别清浊的过程，其中浊污的水液，就沿着下焦而渗入膀胱了。

黄帝说：人喝酒，酒也随食物进入胃中，但饮食物尚未被腐熟消化，而由酒所化之小便却单独先排泄出来，这是什么原因？

岐伯回答说：由于酒是五谷经过蒸熟而酿制成的液体，它的性质慓悍而且滑利。所以尽管喝酒在吃饭之后，却反而在食物尚未消化之前就变为尿液从小便排出去了。

【导读】此节论下焦与营卫的关系。下焦为小肠、大肠、肾、膀胱等脏腑功能发挥之处，下焦所居之脏腑相互配合，使水谷进一步分清泌浊，把水谷代谢中的无用之水液和残

渣化为二便，有节制地排出体外。如此才能保证中焦不断化生营卫，上焦不断布散营卫，而"营周不休""如环无端"。

【原文】 黄帝曰：善。余闻上焦如雾[1]，中焦如沤[2]，下焦如渎[3]，此之谓也。

【注释】

[1] 上焦如雾：上焦宣布发散的水谷精气，其升华蒸腾，犹如雾露样弥漫。

[2] 中焦如沤：中焦腐熟、消磨水谷食物，犹如发酵过程一样。沤，发酵。

[3] 下焦如渎：下焦泌别清浊，排泄糟粕，犹如水渠排水一样。渎，水渠。

【语译】 黄帝说：你讲得真好！我曾经听说上焦之气的宣发作用就像雾露，弥漫于全身；中焦就像发酵过程，受纳腐熟，消化吸收饮食物中的精微；下焦就像沟渠，将消化吸收代谢后剩余的糟粕和水液排泄出去。讲的就是这个道理。

【导读】 三焦是上焦、中焦、下焦的合称。自《难经》之"三焦有名无形"后，便引发了三焦的"形名"之争。三焦有名有形之立场认为，其为六腑之一，即六腑三焦说，这是《内经》的基本观点。其有独立功能，主持诸气，总司人体气化的作用，为通行元气和运行水谷的道路；有经脉表里的关系；有其相应的病证，故为六腑之一。认为三焦有名而无形的立场又有三说：一为部位三焦说，即内脏划分的三区域。二为气化三焦说，即物质代谢的三阶段。物质代谢的第一阶段为中焦，第二阶段为上焦，第三阶段即下焦。而"气化"又以脏腑活动为基础。三是辨证三焦说，是温病辨证的纲领，也称"三焦辨证"，是清代吴鞠通在《温病条辨》中从温热病（尤其是湿温病）的传变规律中总结出来的各种病理变化，并以此概括证候类型。无论"六腑三焦""部位三焦""气化三焦"，还是"辨证三焦"，均是对《内经》三焦理论的演化、拓展和阐发，有助于三焦理论的研究。

四时气第十九

【题解】 四时，春、夏、秋、冬四季。气，气候。本篇讨论了四时气候变化对人体的影响，指出针刺治病必须根据不同的时令气候，选择相应的穴位，掌握进针的深浅和不同手法。同时还对大肠、小肠、胃、膀胱、胆等的病理变化和治疗作了说明。因为本篇从针刺治疗方面概括了"天人相应"的整体思想，突出了"因时制宜"的针刺原则，开篇首论"灸刺之道，顺应四时而已"（明·马莳）的道理，故名。

【原文】 黄帝问于岐伯曰：夫四时之气，各不同形，百病之起，皆有所生，灸刺之道，何者为定？

岐伯答曰：四时之气，各有所在，灸刺之道，得气穴为定。故春取经血脉[1]分肉之间，甚者深刺之，间者浅刺之。夏取盛经孙络[2]，取分间绝皮肤。秋取经腧，邪在腑，取之合[3]。冬取井荥，必深以留之。

【注释】

[1] 取经血脉：浅刺。

[2] 夏取盛经孙络：夏季炎热，阳气旺盛，故应取阳经穴位；热气熏蒸于肌表，又应取皮腠间的孙络刺之。盛经，指手足六阳经；孙络，诸经间最细小的支络。

[3] 合：合穴，五输穴之一，十二经各有一个合穴。用于治疗六腑的病变。

【语译】 黄帝问岐伯说：四季的气候，各有不同的表现；人体的各种疾病，都有不同的发生原因。针灸治疗的原则，应根据什么决定呢？

岐伯回答说：四季气候对人体的影响，各有一定的发病部位；针灸治疗的原则，应根据四时气候与经脉腧穴的关系而定。所以，春季针刺，取络脉、分肉间的腧穴，病较重者宜深刺，病较轻者宜浅刺。夏季针刺，取手足六阳经腧穴，取孙络，或取分肉之间，以及透过皮肤浅刺。秋季针刺，取各经的经穴、输穴，如果病在六腑，就取合穴。冬季针刺，可取各经的井穴和荥穴，必须深刺而且长时间留针。

【导读】 此节论刺应四时。在人与自然一体观思想的指导下，以四时寒热温凉的不同气候变化对人体气血运行的影响为依据，提出应时选穴的针刺治疗原则。

【原文】 温疟[1]汗不出，为五十九痏[2]。

【注释】

[1] 温疟：《素问·疟论篇》："此先伤于风，而后伤于寒，故先热而后寒也，亦以时作，名曰温疟。"温疟在此代表热病。

[2] 五十九痏（wěi 委）：治疗热病的五十九个穴位。详见《素问·水热穴论篇》和《灵枢·热病》篇。痏，针灸施术后留下的瘢痕，此指腧穴。

【语译】患温疟病而不出汗的，治疗可取用治疗热病的五十九个腧穴。

【导读】《素问·疟论篇》详细地讨论了温疟的病因病机，恶寒发热、反复发作的症状特点，以及温疟的命名依据，原文还指出若温疟治不彻底，来年还会复发，这一认识对温疟的治疗有重要意义，其刺治当从热病的五十九穴中筛选有效腧穴。

【原文】风痋、肤胀[1]，为五十七痏[2]，取皮肤之血者，尽取之。

【注释】

[1] 风痋（shuì 税）、肤胀：谓风水病肌肤肿胀。痋，水肿病。

[2] 五十七痏：指适用于水肿病治疗的五十七个穴位。详见《素问·水热穴论篇》。

【语译】患风水病皮肤浮肿疾病，可取治疗水肿病的五十七个穴位；若皮下有血络壅盛的，应刺络放血。

【导读】风水，是汗出受风而成的水肿病。《素问·水热穴论篇》认为过劳汗出受风为其病因，病位在肾，水泛肌肤而为水肿。肤胀，是感寒而生，《灵枢·水胀》认为其症状为"腹大，身尽肿，皮厚，按其腹窅而不起，腹色不变"，是"寒气客于皮肤之间"而得。风水、肤胀的病因病机虽然有别，但均为水液运行障碍、泛溢肌肤所致，其刺治当在五十七腧穴中筛选。

【原文】飧泄，补三阴之上[1]，补阴陵泉，皆久留之，热行乃止。

【注释】

[1] 补三阴之上：即刺三阴交，用补法。

之，《甲乙经》作"交"。

【语译】患飧泄病，可取三阴交、阴陵泉针刺，皆用补法，并且都须较长时间地留针，直到针下有热感时才可出针。

【导读】"清气在下，则生飧泄"（《素问·阴阳应象大论篇》），脾阳不振，火不暖土，清阳之气下陷，是飧泄病形成的主要病机，病在脾肾，性质属虚，故其刺治当取三阴交、阴陵泉穴，施用补法，留针治疗，待有热气运行时止针。

【原文】转筋于阳治其阳，转筋于阴治其阴，皆卒刺之[1]。

【注释】

[1] 卒刺之：即用火针治疗。卒，通"焠"，指火针。

【语译】患转筋病，如果转筋发生在四肢外侧，就取阳经的穴位治疗；如果转筋发生在四肢内侧，就取阴经的穴位治疗，都可以采取火针疗法。

【导读】《诸病源候论·转筋候》谓："转筋者，由荣卫气虚，风冷气搏于筋故也……若血气不足，阴阳虚者，风冷邪气中于筋，随邪中之筋，筋则转。"转筋之证是有营卫气血亏虚在先，复感风冷之邪伤于筋在后，而致筋急转挛，因此原文提出要用焠刺法治疗，以散其寒，以温其阳。外侧转筋刺外侧，内侧转筋刺内侧。

【原文】徒痋[1]，先取环谷[2]下三寸，以铍针针之，已刺而筒之[3]，而内之，入而复之[4]，以尽其痄，必坚[5]，来缓则烦悗[6]，来急则安静，间日一刺之，痄尽乃止。饮闭药[7]，方刺之时徒饮之，方饮无食[8]，方食无饮，无食他食[9]，百三十五日。

【注释】

[1] 徒痄：水液内停而发生的水肿，未夹杂其他邪气。徒，仅有，只有。

[2] 环谷：脐下三寸的关元穴。

[3] 已刺而筒：铍针刺后插入筒针。筒，中空如筒的针具。

[4] 而复之：插入筒针以放水，然后抽出，如此反复操作，隔日一次，直到水排尽。

[5] 必坚：《黄帝内经灵枢校注语译》认为"必坚"是"必急刺之"之误。又，认为针刺后用带子缚紧所刺部位。

[6] 来缓则烦悗：针刺缓慢就会烦闷不舒。又，"来"为"束"之误。言束缚较松时，就会

感到烦闷。

[7] 饮闭药：内服利尿通闭之药。

[8] 方饮无食：刚服药后不要进食。方，副词，刚刚之义。饮，服利尿药。食，进食。

[9] 无食他食：此为饮食禁忌，谓不要吃那些易致水肿的食物。

【语译】 患单纯性水肿病，先取脐下三寸处的关元穴，用铍针刺之。刺后插入筒针以放水，反复进行，以放尽内蓄之水。针刺时一定要迅速急刺。若刺得缓慢，患者就会感到烦闷不安；刺快时，患者就很安静。一般隔天针刺放水一次，直到水放完为止。同时还应内服利水开闭之药，在刚开始针刺的时候就服药。不过应注意，刚服药不能进食，刚进食不能服药，在一百三十五天内也不要吃那些易致水肿的食物。

【导读】 徒痄是指单纯性水肿，既不同于风水，也不同于感寒而致的肤胀。本节认为治疗该病要针药并用，服药与进食要有一定的时间间隔，还应当注意饮食宜忌，以防疾病复发。

【原文】 著痹[1]不去，久寒不已，卒取其三里[2]骨为干[3]。

【注释】

[1] 著痹：痹病之一，指湿邪偏盛，痹阻关节的疾患。

[2] 卒取其三里：用火针刺足三里穴。

[3] 骨为干：该句与上下文义不相连属，疑为衍文。

【语译】 患著痹病不愈，寒湿日久不除，治疗用火针刺其足三里穴。

【导读】 "风寒湿三气杂至，合而为痹也……湿气胜者为著痹也"（《素问·痹论篇》），指出风寒湿三气夹杂伤人，壅闭经络，气血凝聚，闭阻不通，所致的病证即为痹病，但致痹邪气在伤人时各有所偏，故而会形成不同类型的痹病。若湿邪伤人偏重时，因湿邪黏滞重浊，困遏阳气，阻滞气血运行，故所致之痹则以肢体沉重、顽麻不仁、留着难愈为特点，这种痹就是著痹病。由于湿邪属阴，故用焠针刺足三里穴，以散寒除湿。

【原文】 肠中不便，取三里，盛泻之，虚补之。

【语译】 肠中不调的病变，也取足三里穴，实证用泻法，虚证用补法。

【导读】肠中不便，指大、小肠功能失调所致的病证，有虚有实。实者取足三里穴，用泻法刺治；虚者仍取足三里穴，但用补法刺治。

【原文】疠风[1]者，素刺其肿上[2]，已刺，以锐针针其处，按出其恶气，肿尽乃止，常食方食[3]，无食他食。

【注释】

[1] 疠风：大风，又谓癞风，即麻风病。

[2] 素刺其肿上：多次针刺那些肿起的部位。素，通"数"。

【导读】疠风，即大麻风，指风寒之邪伤犯于皮肤肌肉，内侵血脉，营血不行，郁而化热，腐肉化脓，出现皮肤麻木不仁、肌肤溃疡、鼻柱败坏、须眉脱落之症（《素问·风论篇》）。此节认为疠风的刺治方法，应在肿胀部位用锐利之针刺之，使恶血毒气外泄。同时要注意饮食宜忌，或"当淡其食"（张志聪注），或"忌动风发毒"（张介宾注）的食物。

[3] 常食方食：经常食用适宜的食物。方，作"宜"解。

【语译】患麻风病者，可多次针刺那些肿起的部位。针刺以后，再用锐针刺其患处，用手挤压排出那些毒气，直到肿胀消失为止。经常让患者食用适宜的食物，不要吃那些不利于疾病的食物。

【原文】腹中常鸣，气上冲胸，喘不能久立，邪在大肠，刺肓之原[1]、巨虚上廉、三里。

【注释】

[1] 肓之原：《灵枢·九针十二原》："肓之原出于脖胦。"脖胦，脐下一寸半的气海穴。

【导读】大肠为传导之官，以通降为顺，反而上逆，不但可有"腹中常鸣"症状，还会"气上冲胸"，致使肺不宣降而喘息。针刺当取气海、上巨虚、足三里等穴刺治。

【语译】腹内经常鸣响，自觉气上冲于胸部，气喘而不能久站立，这是邪气在大肠的病证。治疗应当针刺肓之原（气海穴）和上巨虚、足三里穴。

【原文】小腹控睾、引腰脊，上冲心，邪在小肠者，连睾系，属于脊，贯肝肺，络心系。气盛则厥逆，上冲肠胃，熏肝，散于肓，结于脐。故取之肓原以散之，刺太阴以予之，取厥阴以下之，取巨虚下廉以去之，按其所过之经以调之。

【语译】小腹疼痛控引睾丸、连及腰者，并上冲心胸，这是邪在小肠的病证。

因为小肠连着睾系属于脊椎，上贯于肝肺，绕络心系。邪气盛时就会厥气上逆，上冲于肠胃，熏灼于肝脏，散于肓膜，结聚于脐腹。所以治疗该病应取肓之原（气海穴）以散结气，取手太阴肺经之穴以扶正气，取足厥阴肝经的穴位以降逆气，取小肠经的下巨虚穴以泻邪气。总之，应根据病证所涉及的经脉而调治。

【导读】"控睾引腰脊上冲心者，小肠之疝气也"（《灵枢经集注》沈亮宸注），由于小肠的系膜连腰脊，上贯肝肺心系，下系于睾丸，当"邪在小肠"，可有小腹控睾引脊而痛，并上冲心胸。刺治此证当取气海、下巨虚穴，以通其结。刺足厥阴、足阳明经以散其邪，补手太阴肺经以益其虚，可配合切循按摩小肠经所过之处调治。

【原文】善呕，呕有苦，长太息，心中憺憺，恐人将捕之，邪在胆，逆在胃，胆液泄则口苦，胃气逆则呕苦，故曰呕胆。取三里以下胃气逆，则刺少阳血络以闭胆逆，却调其虚实以去其邪。

【语译】患者经常呕吐，夹有苦水，叹长气，心中感觉跳动不安，恐惧害怕，就像有人要抓捕他似的，这是邪气在胆的病证。胆气逆而犯胃，胆液外泄则口苦，胃气上逆则呕吐苦水，所以把该证叫"呕胆"。治疗时，应取足三里穴以降胃之逆气，刺足少阳胆经的血络以止上逆的胆气。再据病证的虚实，补虚泻实，祛除病邪。

【导读】"邪在胆"，致使胆气逆乱，一则不能主决断，出现太息，心悸动，"恐人将捕之"；二则胆气横犯于胃，使胃失和降而有呕恶，甚则呕吐胆汁；三则胆气上逆则口苦。针刺治疗时取足三里穴并刺足少阳胆经的血络，根据病情，虚则补，实则泻。

【原文】饮食不下，膈塞不通，邪在胃脘，在上脘则刺抑而下之，在下脘则散而去之。

【语译】患者饮食不下，胸膈阻塞不通，这是邪气在胃脘的病证。病在上脘，就刺上脘穴以抑制上逆的胃气，使之和降下行。病在下脘，就刺下脘穴，以疏散邪气。

【导读】胃脘病是邪气犯于胃之上、下脘，临证"饮食不下，膈塞不通，如邪在上脘，不能受纳水谷，故当抑而下之。如邪在下脘，则不能传化糟粕，故当散而去之也"（张志聪注）。

【原文】小腹痛肿[1]，不得小便，邪在三焦约[2]，取之太阳大络，视其络脉与厥阴小络结而血者，肿上及胃脘，取三里。

【注释】

[1] 小腹痛肿：小腹部胀满而疼痛。肿，作"胀"解。

[2] 邪在三焦约：清·张志聪曰："三焦下俞，出于委阳，并太阳之正，入络膀胱，约下焦，实则闭癃，虚则遗溺，小腹肿痛，不得小便，邪在三焦约也。"（日）丹波元简云："本节三焦，即指膀胱。"张氏从病机言，丹氏从病位言，二说皆通。

【语译】患者小腹部胀痛，伴小便不通，这是邪在膀胱的病证。治疗可取足太阳经的大络飞扬穴，并查找它的络脉与厥阴经小络交结而有瘀血处刺之；胀满向上波及胃脘部时，则取足三里穴。

【导读】三焦约，指下焦为邪气困扰约束之故，实乃病在膀胱而致气化不利，水湿内停，故有"小腹痛肿，不得小便"，甚则"肿上及胃脘"。刺治时取足太阳之大络（飞扬穴）及足厥阴肝经的瘀血聚结处。若肿至胃脘，加刺足三里穴，用泻法。

【原文】睹其色，察其以[1]，知其散复[2]者，视其目色，以知病之存亡也。一其形，听其动静[3]者，持气口人迎以视其脉，坚且盛且滑者，病日进，脉软者，病将下，诸经实者，病三日已。

【注释】

[1] 察其以：目诊。以，《太素》作"目"，与《灵枢》的《九针十二原》《小针解》篇相合。

[2] 散复：散，正气耗散。复，正气恢复。

[3] 听其动静：听，考察、考量。动静，脉象状态。

【语译】通过望患者的面色，观察患者的眼睛，就可以了解疾病的进退情况。因为观察眼神和五色，就可以判断病势的轻重。观察疾病的内在变化与外在表现是否一致，诊察患者寸口、人迎的脉搏变化等，就可了解病势的进退，判断预后的好坏。若脉来坚劲有力，浮盛滑利，则提示病势日益加重；若脉来逐渐虚软，则主病势日渐减退。各经血气盛者，病证三日内就会好转。

【导读】此节一论诸诊合参。在针刺治疗过程中必须要察色按脉，四诊合参，全面搜集病史资料，综合分析病情变化，才能作出正确的诊断和预测疾病的预后吉凶，以提高针刺疗效，此与"切脉动静而视精明，察五色，观五脏有余不足，六腑强弱，形之盛衰，以此参伍，决死生之分"（《素问·脉要精微论篇》）所论综合诊察重要性的观点一致。

二论脉辨预后。根据脉象变化可以判断疾病的轻重转归，如脉象坚实、盛大、滑利者，是邪气偏盛，故曰病进；脉来和软，是正气来复，病势将退，故曰"病将下"；若各经之脉充实，是正气不衰，正胜邪却，故曰"三日已"。

【原文】气口候阴[1]，人迎候阳也。

【注释】

[1] 气口候阴：诊气口脉可以了解阴经、阴分及五脏的病变。气口，即寸口。阴，阴经、阴分、五脏。

【语译】气口的脉候阴分，人迎的脉候阳分。

【导读】《内经》诊脉方法有三部九候诊法（《素问·三部九候论篇》）、独取寸口诊法（《素问·经脉别论篇》）、虚里诊法（《素问·平人气象论篇》）外，还有人迎寸口二部合参诊脉方法，"气口候阴，人迎候阳"就是这一诊脉方法的运用依据，因为"气口在手，手太阴肺脉也，气口独为五脏主，故以候阴；人迎在颈，阳明胃脉也，胃为六腑之大源，故以候阳"（张介宾注）。此法在《内经》中广泛地运用于经脉病证的诊察，如《灵枢·经脉》中，凡阳经之实证，人迎脉皆大于气口脉，而虚证则皆反小于气口；反之，诸阴经之实证，气口脉皆大于人迎脉，而虚证则皆反小于人迎。别篇也有应用。

五邪第二十

【题解】五，心、肝、脾、肺、肾五脏。邪，病邪。本篇讨论邪气损伤五脏而出现的证候及其针刺治法，故名。

【原文】邪在肺，则病皮肤痛，寒热，上气[1]，喘[2]，汗出，咳动肩背。取之膺中外腧[3]，背三节五脏之傍[4]，以手疾按之，快然[5]，乃刺之，取之缺盆中以越之[6]。

【注释】

[1] 上气：肺气不得宣散，上逆于喉间，气道窒塞，呼吸急促，以呼多吸少，每兼咳嗽为特征。

[2] 喘：呼吸困难、短促急迫的表现，甚者张口抬肩、鼻翼煽动、不能平卧。

[3] 膺中外腧：手太阴肺经云门、中府穴。膺中，侧胸部。

[4] 背三节五脏之傍：背部第三胸椎两旁的肺俞穴。因其为直接内通五脏的腧穴之一，故称五脏之傍。

[5] 以手疾按之，快然：取穴方法。即用手迅速地按压局部，患者自觉爽快、或有明显感觉处，就是穴位所在。

[6] 取之缺盆中以越之：手太阴肺经上出于缺盆，故邪在肺可刺缺盆穴，以引邪气从上而出。缺盆，锁骨上缘的凹陷处，有缺盆穴，属足阳明胃经。越，从上发越。

【语译】病邪侵犯肺脏，就会出现皮肤疼痛、恶寒发热、气上逆而喘促、汗出、咳嗽牵引肩背不适等症状。治疗可取侧胸上部的云门穴、中府穴，背部第三胸椎两旁的肺俞穴。针刺前，先用手迅速地按压局部，患者感觉比较明显处就是穴位所在，再进针。还可针刺缺盆穴，以发越肺中的邪气。

【导读】肺气以宣发肃降为常，病邪袭肺，失于宣降，肺气上逆，故见上气而喘促、咳嗽，甚则息摇肩背等。邪在肺，病属邪气犯肺之肺卫表证，治宜开宣肺气，疏表散邪，宜针刺手太阴肺经的云门、中府、肺俞穴，使肺经之邪气从上而散越。

【原文】邪在肝，则两胁中痛，寒中[1]，恶血在内，行善掣节[2]，时脚肿，取之行间[3]，以引胁下[4]，补三里以温胃中，取血脉以散恶血，取耳间青脉[5]，以去其掣。

【注释】

[1] 寒中：土虚木旺、肝木乘脾所出现的中焦虚寒证候。

[2] 掣节：关节抽掣挛急。掣，与"瘛"同义，牵引痉挛。

[3] 行间：足厥阴肝经之荥穴。

[4] 以引胁下：通过针刺行间穴，以疏肝气，祛除邪气而止疼痛。

[5] 耳间青脉：耳轮后青络上的瘛脉穴。

【语译】病邪侵犯肝脏，就会出现两

胁疼痛，或表现为中焦虚寒，或瘀血内停，走路活动时关节容易牵掣拘挛，下肢关节时常肿胀。治疗可取行间穴，以疏肝祛邪而止胁痛；取足三里穴，用补法，以温脾

胃而散寒邪；刺肝经之血络并放血，以散内滞之瘀血；并取足少阳胆经耳轮后青络上的瘈脉穴，以缓解痉挛治"掣节"。

【导读】邪气侵袭肝脏，疏泄不利，经气郁滞，故见胸胁两侧疼痛；肝气不舒，气机郁滞，气滞则血瘀，因此易"恶血在内"而患瘀血证；肝藏血而主筋，肝血不足，筋脉失养而拘急，故易出现筋骨关节抽掣挛急；邪气在肝，疏泄失常，经气不利，水湿内停下注肝经，所以常患下肢肿；木能疏土，肝脾相关，若脾胃不足，木横克土，则又易患中焦虚寒证等。治宜疏肝理脾，调和气血，可针刺足厥阴肝经的荥穴行间穴，以疏肝祛邪而止胁痛；针刺足阳明胃经的合穴足三里穴，以温脾胃而散寒邪；针刺肝经的血络并放血，以散内滞之瘀血；取足少阳胆经耳间青脉上的瘈脉穴刺之，以缓挛解痉治"掣节"。

【原文】邪在脾胃，则病肌肉痛。阳气有余，阴气不足[1]，则热中善饥[2]；阳气不足，阴气有余，则寒中肠鸣腹痛。阴阳俱有余，若俱不足，则有寒有热，皆调于三里。

【注释】

[1] 阳气有余，阴气不足：脾胃同属土而居中焦，胃为阳土，脾为阴土。阳气有余，指胃热亢盛。阴气不足，指脾阴不足。

[2] 热中善饥：中焦胃火炽盛，腐熟太过所引起的食欲过于旺盛，多食易饥等症。

【语译】病邪侵犯脾胃，就会出现肌肉疼痛；如果胃热亢盛、脾阴不足，就会患热中消谷善饥证；如果脾胃阳虚，阴寒内盛，就会患寒中肠鸣、脘腹冷痛证；如果阳热与阴寒俱盛，混杂于脾胃，就会患寒热错杂证。脾胃的各种病证，都取足三里穴调治。

【导读】邪在脾胃，故有肌肉疼痛；阳热内盛于脾胃就患"热中"证，表现为胃中灼热，消谷善饥等；阴寒内盛于脾胃，则患"寒中"证，表现为脘腹不温、肠鸣腹痛等；如果阳热与阴寒混杂于脾胃，则患寒热错杂证。

【原文】邪在肾，则病骨痛阴痹[1]。阴痹者，按之而不得，腹胀腰痛，大便难，肩背颈项痛，时眩。取之涌泉、昆仑[2]，视有血者尽取之。

【注释】

[1] 阴痹：阴寒较盛，病位在骨的痹病。

[2] 涌泉、昆仑：涌泉是足少阴经井穴，昆仑为足太阳经之经穴。

【语译】病邪侵犯肾脏，就会患骨痛证和阴痹证。阴痹证的临床表现是：骨节疼痛，但按之又找不到固定的痛点，并且伴见腹胀、腰痛、大便困难，肩背颈项疼痛，经常头目眩晕等。治疗可取涌泉穴和昆仑穴。此外，可观察足太阳、足少阴两经，在血络充盛之处刺络放血，以祛除邪气。

【导读】邪气在肾，则藏精生髓主骨等功能失调，骨失所养而患骨骼疼痛证；病邪凝滞于骨骼间，故患阴痹证。阴痹，即痹证之阴寒较盛、病位在骨者，"冬遇此者为骨痹"

（《素问·痹论篇》）。阴邪凝滞骨节之间，虽疼痛剧烈，但按之不可得；腰为肾之外府，肾精不足，邪滞于腰，故腰痛；肩背颈项，皆为骨节，邪凝骨间，是以肩背颈项强直疼痛；肾精不足，髓海空虚，脑失其养，所以经常头目眩晕；肾为胃关，肾精不足，胃关不利，故大便困难；邪气由骨及肾，肾脉入腹，经气壅滞，故见腹部胀满等症。治当温肾散寒，通痹止痛，可选足少阴经的涌泉穴和足太阳经的昆仑穴刺之，还可选足少阴、足太阳经血络暴露之处刺之放血，以祛除邪气。

【原文】邪在心，则病心痛喜悲，时眩仆，视有余不足而调之其输也。

【语译】病邪侵犯心脏，就会出现心痛，喜笑不休，或悲伤哭啼，时常出现眩晕昏仆倒地等症状。治疗时应诊察病证的虚实属性，取手少阴心经的输穴（神门穴）进行调治。

【导读】邪气在心，症见心痛，喜笑不休或悲伤欲啼，时常发生眩晕昏仆等症。心为五脏六腑之大主，心病气血不得上荣其脑，清窍失养，故易于发生眩晕昏仆。"心气虚则悲，实则笑不休"（《灵枢·本神》），邪气伤心，心气心血亏虚，神失濡养，则悲伤欲哭；相反心气盛实，神受其扰，则喜笑不休。治疗宜以调心安神为法，取手少阴心经的输穴神门穴，根据病证的虚实性质，遵"盛则泻之，虚则补之"的原则，选以不同的针刺补泻手法。

寒热病第二十一

【题解】 本篇讲述了皮寒热、肌寒热、骨寒热以及骨痹、热痹的临床表现、治疗和预后、天牖五部的部位和主治，以及针刺太过不及所引起的病变。因本篇是讨论寒热为主的病变，故名"寒热病"。

【原文】 皮寒热者，不可附席，毛发焦，鼻槁腊[1]，不得汗，取三阳之络[2]，以补手太阴[3]。

肌寒热者，肌痛，毛发焦而唇槁腊，不得汗，取三阳于下，以去其血者，补足太阴以出其汗。

骨寒热者，病无所安，汗注不休，齿未槁，取其少阴于阴股之络；齿已槁，死不治。骨厥亦然[4]。

骨痹，举节不用而痛，汗注烦心，取三阴之经[5]，补之。

身有所伤血出多，及中风寒，若[6]有所堕坠，四肢懈惰不收，名曰体惰，取其小腹脐下三结交。三结交者，阳明、太阴也，脐下三寸关元也。

厥痹者，厥气上及腹，取阴阳之络，视主病也，泻阳补阴经也。

【注释】

[1] 鼻槁腊（xī 昔）：鼻孔干燥。槁，干也。腊，干也。

[2] 三阳之络：足太阳膀胱经的络穴飞扬穴。三阳，足太阳膀胱经。络，络穴。

[3] 补手太阴：太阴肺外合皮毛，皮寒热为邪束皮毛，所以取足太阳经之络穴以疏其表，然后补手太阴经之肺经。明·马莳认为当取列缺，

明·张介宾认为当取鱼际、太渊。盖列缺是肺经络穴，鱼际是肺经荥穴，太渊是肺经输穴，临床可随证选用。

[4] 骨厥亦然：骨厥是肾脏阴伤之病，其针刺治法与骨寒热相同。

[5] 三阴之经：太阴、少阴、厥阴三阴经。

[6] 若：作"或"解。

【语译】 外邪侵犯皮肤而患寒热病，皮肤发热而难以着席安卧，毛发干枯焦燥，鼻孔干燥，不出汗，治疗可取足太阳经的络穴飞扬穴，以疏表散邪，然后取手太阴肺经的穴位，以补肺气。

外邪侵犯肌肉而患寒热病，肌肉疼痛，毛发干枯焦燥，口唇干燥，不出汗，治疗应取足太阳经在下肢的络穴飞扬穴，以祛除瘀血；再针刺足太阴经穴位，用补法，使其出汗。

外邪侵犯骨而患寒热病，骨节疼痛而没有安适的地方，汗出淋漓不止，如果观察牙齿尚未枯槁，可取足少阴肾经下肢内侧的络穴大钟穴；如果牙齿已经枯槁，则属预后不良的死证。骨厥病的诊断治疗也与此相同。

患骨痹病，全身肢体关节不能活动而疼痛，汗出如注，心烦，治疗取三阴经的穴位，并用补法。

身体被金刀所伤，出血很多，同时又受了风寒；或是从高处坠落受伤，以致四肢瘦弱，乏困无力，这种病叫"体惰"，治疗当取小腹脐下的三结交穴。所谓三结交，是足阳明胃经、足太阴脾经和任脉结交在脐下三寸的关元穴。

患厥痹证，厥逆之气上达腹部，治疗当取足太阴经和足阳明经的络穴，但必须察明主病在何经，在足阳明经用泻法，在足太阴经用补法。

【导读】本篇所论述的寒热病，是指外感或内伤所引起的发热恶寒同时并见的病证，由于病位深浅不同及病机的差异，故有皮寒热、肌寒热、骨寒热、骨痹、体惰、厥痹等不同的辨证和相应的针刺取穴。虽然病在形体，病根却在内脏，如皮寒热证，病在肺，刺治手太阴肺经腧穴；骨寒热证，病根在肾，刺治取足少阴肾经腧穴等。

【原文】颈侧之动脉，人迎。人迎，足阳明也，在婴筋[1]之前；婴筋之后，手阳明也，名曰扶突[2]；次脉，足少阳脉也，名曰天牖；次脉，足太阳也，名曰天柱；腋下动脉，臂太阴[3]也，名曰天府。

阳迎头痛[4]，胸满不得息，取之人迎；暴喑气鞭[5]，取扶突与舌本[6]出血；暴聋气蒙[7]，耳目不明，取天牖；暴挛痫眩，足不任身，取天柱；暴瘅[8]内逆，肝肺相搏，血溢鼻口，取天府。此为天牖五部[9]。

【注释】

[1] 婴筋：颈侧的筋。

[2] 扶突：穴名，位于颈侧人迎后的两横指处。

[3] 臂太阴：手太阴肺经。

[4] 阳迎头痛：阳邪上逆而头痛。迎，当作"逆"。

[5] 暴喑气鞭：突然声哑无音，舌喉强硬。喑，失音。鞭，古同"硬"。

[6] 舌本：有三说，一指舌根，二指廉泉穴，三指风府穴。此处似以前二说为妥。

[7] 气蒙：邪气上蒙而致头昏视物不清。

[8] 暴瘅：清·张志聪注："暴瘅，暴渴也。"

[9] 天牖五部：谓头颈项部的五个穴位犹如楼阁的大窗户，有十分重要的作用。天，诸本均作"大"。牖，窗户。五部，具体指人迎、扶突、天牖、天柱、天府五穴。

【语译】颈部侧面的动脉是人迎穴处。人迎，属于足阳明胃经，位于婴筋的前面。在婴筋的后面，是手阳明大肠经的穴位，叫"扶突"；其次是足少阳胆经的穴位，叫"天牖"；再后面的是足太阳膀胱经的穴位，叫"天柱"；腋窝下动脉处，是手太阴肺经的穴位，叫"天府"。阳邪上逆而引起头痛、胸满、呼吸不利等症状，治疗可取人迎穴；突然音哑，舌根强硬，治疗可取扶突穴和刺舌本放血；患暴聋气蒙，耳不聪，目不明，治疗可取天牖穴；突然患拘挛抽搐、癫痫、眩晕、头重脚轻，站立不稳等，可取天柱穴；突然患消瘅，内脏气机逆乱，肝肺两经邪火相搏，以致血上妄溢而口鼻出血，可取天府穴治疗。这是颈项部犹如大窗的五个腧穴的位置及其主治的病证。

【导读】此节论述治疗寒热病选取位于颈项的五个腧穴之具体部位和主治病证。有足阳明胃经的人迎穴、手阳明大肠经的扶突穴、足少阳胆经之天牖穴、足太阳膀胱经之天柱穴、手太阴肺经之天府穴，讲述了"天牖五部"所治寒热病之具体病证，体现了辨证选穴之思路。

【原文】臂阳明有入烦遍齿者[1]，名曰大迎，下齿龋[2]取之。臂恶寒补之，不恶寒泻之。足太阳有入烦遍齿者，名曰角孙[3]，上齿龋取之，在鼻与烦前。方病之时，其脉盛，盛则泻之，虚则补之。一曰取之出鼻外[4]。

【注释】

[1] 臂阳明有入烦（kuí 葵）遍齿者：手阳明大肠经上入颧骨，而遍布于下齿。臂阳明，即手阳明大肠经。烦，颧部。因颧颊内部的骨名面烦骨，故称颧部为烦。遍齿，遍行布于（下）牙齿。

[2] 龋（qǔ 取）：俗称虫牙。

[3] 角孙：穴名，位于耳尖上方，该处为足

太阳之气贯于手少阳之经。

[4] 取之出鼻外：明·张介宾认为："（取）手阳明禾髎、迎香等穴。"

【语译】手阳明大肠经上入颧骨而遍布于齿根，其经有个穴位名叫"大迎"。下牙龋齿疼痛时，可取大迎穴治疗。如果手臂恶寒就用补法，手臂不恶寒就用泻法。足太阳膀胱经也入颧骨而遍布齿龈，其经有个穴位名叫"角孙"，在上牙患龋齿疼痛时取角孙穴治疗。角孙穴的位置在鼻与颧骨前面。刚刚发病时脉气盛实，就用泻法治疗；如果脉气已虚就用补法。另一种说法是取鼻外侧的迎香、禾髎穴。

【导读】"臂太阴""臂阳明"之称谓，与长沙马王堆汉墓出土帛书《足臂十一脉灸经》的提法一致，虽不能言其与《内经》之间有何源流关系，但能提示二者的经脉内容有着相近的资料源。

【原文】足阳明有挟鼻入于面者，名曰悬颅[1]，属口，对入系目本[2]，视有过者取之，损有余，益不足，反者益其[3]。

【注释】

[1] 悬颅：穴名，在头部鬓发上，当头维与曲鬓弧形连线的中点处。

[2] 目本：目系。

[3] 反者益其：补泻反用，则病必加重。其，明·张介宾认为应为"甚"。

【语译】足阳明胃经夹鼻两侧而行、入于面部的地方，有一穴位名叫"悬颅"。该经脉下行支属口，上行支对着口角而入眼睛深部目系。根据其病变而取悬颅穴治疗，邪盛有余用泻法，正虚不足用补法。如果治法相反，就会使病情加重。

【导读】此节论述针刺治疗寒热病要重视补泻之原则。本节"损有余，益不足"之论，反映了针刺补泻的原则。疾病的过程是人体阴阳失调的生命过程，以邪气盛为矛盾主要方面的为实，以正气虚为矛盾主要方面的为虚。因此，补虚泻实为治疗的基本原则之一。针刺治疗的原则亦不例外，损其有余，补其不足，调整经气，使之平衡协调，乃为针刺的重要治则。

【原文】足太阳有通项入于脑者[1]，正属目本，名曰眼系，头目苦痛取之，在项中两筋间，入脑乃别，阴跷、阳跷[2]，阴阳相交，阳入阴，阴出阳，交于目锐眦[3]，阳气盛则瞋目[4]，阴气盛则瞑目。

热厥[5]取足太阴、少阳，皆留之；寒厥[6]取足阳明、少阴于足，皆留之。

舌纵涎下[7]，烦悗[8]，取足少阴；振寒洒洒，鼓颔[9]，不得汗出，腹胀烦悗，取手太阴。

【注释】

[1] 足太阳有通项入于脑者：清·孙鼎宜曰："足太阳脉有通项入脑者，盖谓玉枕穴。"

[2] 入脑乃别，阴跷、阳跷：足太阳经自项入脑，分别连接着阴跷、阳跷脉。

[3] 交于目锐眦：阴阳跷脉交合于目内眦的睛明穴。

[4] 瞋目：睁大眼睛。瞋，《广雅·释诂》云："张也。"

[5] 热厥：《素问·厥论篇》："阴气衰于下，则为热厥。"

[6] 寒厥：《素问·厥论篇》："阳气衰于下，则为寒厥。"

[7] 舌纵涎下：舌体缓纵不收，口角流涎

【导读】此节论相关病证的刺治。面部疾病（口、目、鼻），取足阳明胃经（损有余，补不足）；悬颅、头目苦痛取之项中两筋间（玉枕穴）；瞋目取阳跷，瞑目取阴跷；舌纵涎下、烦悗，取足少阴（然谷穴）；振寒洒洒、鼓颔、不得汗出，取手太阴（少商穴）；热厥，取足太阴（太白穴）、足少阳胆（光明穴）；寒厥，取足阳明（足三里穴）、足少阴肾（太溪穴）。

【原文】刺虚者，刺其去也；刺实者，刺其来也。

【语译】总的来说，针刺虚证用补法，

不止。

[8] 烦悗（mán 蛮）：心烦闷乱。悗，烦闷。

[9] 鼓颔：鼓腮，谓寒战时两腮上下牙齿鼓动颤抖，俗称牙齿打战。

【语译】足太阳膀胱经通于项后而入于脑的地方，有个穴位叫"玉枕"。该脉由脑直属目本，名叫"目系"。苦于头痛、目痛时，可以取玉枕穴治疗。其穴的位置在项中两筋之间。足太阳经深入脑部后，就分别属于阳跷和阴跷脉，阴阳跷脉相交，使阳气入于阴跷脉，阴气出于阳跷脉，两跷脉相交的部位在目内眦的睛明穴。如果阳气偏盛不能入于阴跷，就会两目圆睁、难以入眠；如果阴气偏盛不能出于阳跷，就会两目闭合难睁，嗜睡多眠。

患热厥证，就取足太阴脾经、足少阳胆经的穴位治疗，并需要留针；患寒厥证，就取足阳明胃经、足少阴肾经在足部的穴位进行治疗，也需要留针。

患舌头缓纵不收，口中流涎，心烦闷乱，治疗应取足少阴肾经的穴位。患病恶寒战栗，寒战时两腮上下牙齿如打鼓样颤抖，不出汗，腹部胀满，心烦闷乱，取手太阴肺经的穴位进行治疗。

当顺着经气运行的方向进针；针刺实证用泻法，当逆着经气来的方向进针。

【导读】此节亦论述针刺治疗寒热病要重视补泻之手法。此处阐述了针刺必须根据病

变的虚实，抓住邪正斗争的时机，不失良时，采取不同的补泻手法。补虚时，随其经脉去向进针，和经脉的去向相一致，用此法以济其不足，即"随而济之"者为补。泻实时，根据经脉的走向，朝来的方向进针，和来势相逆，以夺其邪，即"迎而夺之"者为泻。说明了针刺补泻手法中的迎随补泻法。

【原文】春取络脉，夏取分腠，秋取气口，冬取经输。凡此四时，各以时为齐。络脉治皮肤，分腠治肌肉，气口治筋脉，经输治骨髓、五脏。

【语译】在春季针刺时，取络脉间的穴位；夏季针刺时，取分肉腠理间的穴位；秋季针刺时，取手太阴肺经气口部的穴位；冬季针刺时，可取各经的穴位。总之，针刺取穴应以四时变化为标准而确定。取络脉之穴可治皮肤病，取分腠间穴可治肌肉病，取气口部穴可治筋脉病，取经输之穴可治骨髓、五脏的病变。

【导读】此节论述针刺治疗寒热病要关注季节气候的变化。一年四季应选择适当的部位和深浅度进行针治。针刺的部位和深浅，也应随着四时的气候变化而有所不同，如春季阳气趋向于肌表，应取表浅之络；夏季自然界阳气隆盛，热熏肌腠，应取分腠；秋季自然界阳气逐渐收敛于内，秋为肺当令之时，肺朝百脉而会于气口，应取之气口；冬日阳气潜藏于内，气血伏行于里，故取之在里的经输。因其络浮浅在肌表，故刺之以治肌肤。分腠在深一层肌肉腠理，故刺之以治肌肉；气口为脉之大会，故刺之以治筋脉；经输在里通于脏腑，深在骨髓，故刺之以治骨髓与脏腑之病。四时针刺的部位和深浅应以四时气候变化为准则。

【原文】身有五部：伏兔[1]一，腓二，腓者腨也；背[2]三，五脏之腧[3]四，项五。此五部有痈疽者死。

【注释】

[1] 伏兔：穴名，位于足阳明胃经，在髌骨上缘上六寸处。指大腿前方。

[2] 背：背脊部。唐·杨上善曰："自腰俞已上二十一椎两箱称背，去脏腑甚近，皮肉至薄。"

[3] 五脏之腧：五脏位于背部足太阳经上的腧穴，为脏腑之气输注于背部之处者。

【语译】人身体上有五个重要部位：即大腿前方的伏兔穴部、小腿肚部、背部、五脏腧穴部、头项部。在这五个部位上如果发生痈疽，大多预后不良。

【导读】此节论述针刺治疗寒热病要关注身体的重要部位。人体有五处重要部位：一是伏兔，即膝上部，为足阳明经所系之处；二是腓，即小腿部，为足少阳、足太阳经所系处；三是背部，为足太阳经和督脉所系处；四是五脏的背俞穴，为五脏经气所系处；五是项部，为督脉、阳维所系处，是经脉通行的要道，关系到人体的性命。若选取五部腧穴刺治，务要严格消毒，否则会因针刺不慎而发生痈疽，邪气内迫，易成毒气内陷而危及生命。

【原文】病始手臂者，先取手阳明、太阴而汗出；病始头首者，先取项太阳而汗出；病始足胫者，先取足阳明而汗出。臂太阴可汗出，足阳明可汗出。

【语译】 疾病从手臂开始发生的，先取手阳明经、手太阴经的穴位治疗，并促使其出汗；疾病从头面部开始的，先取足太阳经项部的穴位治疗，并使其出汗；疾病从下肢足胫部开始的，先取足阳明经的穴位，并使其出汗。针刺手太阴经穴位可以发汗，针刺足阳明经穴位也可以发汗。

【导读】 此节论述针刺治疗寒热病要关注疾病的标本先后。本节举例说明了疾病的发生对经脉的影响有先后次第的不同，先病者为本，后病者为标，先病先治，后病后治，反映了治病求本的思想。

【原文】 故取阴而汗出甚者，止之于阳；取阳而汗出甚者，止之于阴。

【语译】 所以取手太阴经穴位治疗而出汗过多时，可再取足阳明经穴位来止汗；先取足阳明经穴位治疗而汗出过多时，也可再取手太阴经穴位来止汗。

【导读】 此节论述针刺治疗寒热病要知常达变。此以针刺后汗出更甚者为例，阐述了经络遍布全身，通上达下，出表入里，通过有规律的循行和复杂的交会，把人体各个组织器官连结成为一个有机的整体。在此思想指导下，故可以阳病治阴，阴病治阳。

【原文】 凡刺之害，中而不去则精泄[1]，不中而去则致气；精泄则病甚而恇，致气则生为痈疽也。

【注释】

[1] 中而不去则精泄：谓针刺治病时，若针已中病（有效）就应及时出针，如仍不出针，就会耗泄人的精气。中，指中病。去，指出针。

【语译】 一般因针刺造成的危害有两方面：若针刺已中病以后仍不出针，就会导致精气耗泄；相反，若针刺未中病而早出针，就会导致邪气壅聚。精气耗泄则会使病情加重，而且身体更加虚弱羸瘦；邪气壅聚不散，则会变生痈疽。

【导读】 此节论针刺中病即止。针刺治疗疾病，针达病所，中病即止，以期达到最佳效果。如不能做到中病即止，则可能造成不应有的伤害：一是刺中病邪而留针不去，则精气耗泄，精气耗泄则病情加重而怯弱；二是针刺尚未中病即出针，则邪气不能外出而聚于内，邪气内聚则气血壅滞而发生痈疽。

癫狂第二十二

【题解】癫狂是神志失常的疾病。本篇论述了癫狂病的发病原因，各种类型癫狂病的症状，以及针刺、艾灸治疗方法，其中某些类型癫狂的预后也有所涉及。还对风逆、厥逆病的证治也作了简要叙述。因本篇着重围绕癫狂予以论述，故名。

【原文】目眦外决[1]于面者，为锐眦；在内近鼻者为内眦；上为外眦，下为内眦。

【注释】

[1] 决：通"缺"，凹陷。

【语译】眼角向外凹陷于面颊一侧的，是目锐眦；在内靠近鼻侧的，是目内眦。上眼睑属目外眦，下眼睑属目内眦。

【导读】此节论癫狂病的目诊定位。有学者怀疑此处26字为"与癫狂不相涉，必是古经残文"（《灵枢识》）；《甲乙经》将本段文字列于"足太阴阳明手少阳脉动发目病篇"之"目色赤者病在心"句前，详细推敲，与文义不属。但张介宾认为"本篇所述，皆癫狂厥逆之病，而此节所言目眦若不相涉者何也？盖以癫狂等疾，须察神气，欲察其神，当从目始。且内眦外眦，上网下网，各有分属，病在何经，于此可验。故首及之，示人以知所先也。"诸说不一，权从丹波元简之见。

【原文】疾始生，先不乐，头重痛，视举[1]目赤，甚作极已[2]，而烦心，候之于颜[3]，取手太阳、阳明、太阴[4]，血变而止。

【注释】

[1] 视举：双目上视，或两目上翻。

[2] 作极已：严重发作以后。已，以后。

[3] 候之于颜：观察患者眉目之间的情况。颜，《说文》释"眉目之间也"，即天庭部。

[4] 取手太阳、阳明、太阴：明·张介宾曰："当取手太阳支正、小海；手阳明偏历、温溜，手太阴太渊、列缺。"

【语译】癫病刚开始产生时，患者先是闷闷不乐，表情抑郁，感到头部沉重疼痛，两目上视发呆，目珠红赤；严重时，就会心烦不安。通过观察患者眉目之间的变化，就可预测病之将发。治疗可取手太阳、手阳明、手太阴经的穴位放血，血色转为正常后停针。

【导读】癫、巅、颠、痫，古通。《内经》所论之癫疾：一指猝然昏倒，不省人事，抽搐，牙关紧闭，口吐白沫，口中伴有异样叫声，反复发作之疾，即后世之痫病，本篇及《素问·长刺节论篇》所论者是。二指精神抑郁，表情淡漠，沉默痴呆，语无伦次，静而少动为特征的一类精神错乱病，相当于抑郁型精神分裂症。

《内经》所言的"巅疾"或"颠疾"，则指以头晕、头痛等症状为主的病证，如"气不上下，头痛巅疾"（《素问·方盛衰论篇》），"是以头痛巅疾，下虚上实"（《素问·五脏生成篇》）等。

《内经》不但指出了癫狂病证多因情志刺激而引发，同时也指出此类因情志过极所致或诱发的病证，在病证过程中都会有情志或神志失常的症状。在对情志活动长期的实践体验和反复的临床观察及验证的基础上，运用精气—阴阳—五行哲学及相关的思维方法，对情志的内涵、发生机制，以及成为致病因素后的致病规律都有深刻的认识和研究，为情志致病理论的形成和发展，奠定了基础，是现代中医心理学的理论源头。

【原文】 癫疾始作而引口啼呼喘悸[1]者，候之手阳明、太阳，左强者攻其右，右强者攻其左[2]，血变而止。

癫疾始作先反僵[3]，因而脊痛，候之足太阳、阳明、太阴、手太阳，血变而止。

【注释】

[1] 癫疾始作而引口啼呼喘悸：引口，癫病发作时，口唇常被牵引而歪斜。啼呼，啼哭呼叫，口中伴随发出的异常叫声。喘悸，气喘心悸。

[2] 左强者攻其右，右强者攻其左：缪刺法，左侧僵硬针刺右侧，右侧僵硬则刺左侧。

强，僵硬。

[3] 反僵：角弓反张，身体僵硬。

【语译】 癫病开始发作时，有口角牵引而歪斜，口中发出啼呼，气喘心悸。应当候查手阳明、手太阳两经，取穴治疗，采用缪刺法，即左侧僵硬者针刺右侧放血，右侧僵硬者针刺左侧放血，待血色转为正常后停针。

癫病开始发作的时候，患者先出现角弓反张，因而脊背部疼痛。应当候查足太阳、足阳明、足太阴、手太阳诸经，并取穴放血治疗，等到血色转为正常后停针。

【导读】 此节论癫疾形成的病因病机。癫疾的发生与七情所伤有关，所出现的"不乐""烦心"，都是情志异常的症状，所以说癫病多由思虑太过，积忧久郁，损及心脾，气滞津停，结成痰饮，痰气上逆，神志迷蒙，不能自主所致。原文多处提到患者有"呕多沃沫"，即是气滞痰停所致。因此说，七情所伤，是其主要病因，气滞痰阻为其主要病机。

【原文】 治癫疾者，常与之居[1]，察其所当取之处。病至，视之有过者[2]泻之，置其血于瓠壶[3]之中，至其发时，血独动矣，不动，灸穷骨二十壮[4]。穷骨者，骶骨也。

【注释】

[1] 常与之居：医生经常与患者同居一处，随时掌握病情变化，以便采取正确有效的治疗。

[2] 视之有过者：通过观察他以了解其病变

部位。有过者，指有病的经脉。

[3] 瓠（hù 户）壶：成熟的干葫芦，去瓤做成的瓢。瓠，葫芦。

[4] 壮：艾炷灸灼的计数单位，一灼称"一壮"。

【语译】 治疗癫病时，医生应当和患者同住一处，观察决定应当取什么经穴治疗。癫病发作时，观察到他有病的经脉就用泻法放血；并把放出的血盛于葫芦瓢中，等到再发病时，葫芦瓢里的血就会动。如果血不动，可以灸穷骨穴二十壮。穷骨，　就是尾骶骨。

【导读】此节论观察癫疾之发作先兆。①察神志变化，及时掌握癫疾是否将要发作。癫疾发作的先兆症状是患者先有情志"不乐"，如果患者无缘无故地出现叹息、自悲、情绪抑郁不乐时，提示可能要发病，及时采取有效措施，防止发病。②"常与之居，察其所当取之处"。要了解患者的病史及发病情况，才能判断出是哪一经脉的气血逆乱所致，这对辨证定位，正确选穴刺治都有不可忽视的意义。③置血于瓠壶之中，观察病情变化。④观察兼症，确定病位，如见口眼歪斜者是病在手阳明、手太阳；见有"反僵、脊痛"则病在足太阳；见"颓齿诸腧分肉皆满"、骨瘦如柴者是病深至骨；全身痉挛抽搐是病深至筋；若"四肢之脉皆胀而纵"，则病深至脉等。

【原文】骨癫疾者，颐[1]齿诸腧分肉皆满，而骨居，汗出烦悗。呕多沃沫[2]，气下泄，不治。

筋癫疾者，身倦挛急大[3]，刺项大经之大杼脉[4]。呕多沃沫，气下泄，不治。

脉癫疾者，暴仆，四肢之脉皆胀而纵。脉满，尽刺之出血；不满，灸之挟项太阳[5]，灸带脉于腰相去三寸，诸分肉本输。呕多沃沫，气下泄，不治。癫疾者，疾发如狂者，死不治[6]。

【注释】

[1] 颐：义同"颔"，即腮。

[2] 呕多沃沫：患者口中泛吐大量涎沫。沃，《太素》《甲乙经》皆作"涎"。

[3] 身倦挛急大：身倦，身蜷曲不伸。挛急，拘挛紧急。大，指脉大。

[4] 大杼脉：足太阳膀胱经的大杼穴。位于第一胸椎棘突下旁开1.5寸处。

[5] 挟项太阳：项后两侧太阳经的穴位，如天柱、大杼穴等。

[6] 癫疾者，疾发如狂者，死不治：清·张志聪曰："夫阴盛者病癫，阳盛者病狂，癫疾发始狂者，阴阳之气并伤，故死不治。夫阴阳离脱者死，阴阳两伤者亦死。"

【语译】骨癫病患者，颔腮牙齿各腧分肉之间都感到胀满，骨骼僵直，出汗烦闷，呕吐涎沫较多，而且气下泄。出现这些病状者，预后不良，是不治之证。

筋癫病患者，身体蜷曲不伸，拘挛紧急，脉大。应当针刺项后足太阳膀胱经的大杼穴。假如患者呕吐大量涎沫，气下泄者，就是不治之证。

脉癫病患者，发病时突然昏仆倒地，四肢的经脉暴张而纵缓。如果脉胀满，就可以刺之出血；如果脉不胀满，可以灸项后两侧足太阳经的穴位，并灸带脉与腰相距三寸处的穴位，也可灸诸经分肉之间和四肢的输穴。要是出现呕吐大量涎沫，气下泄者，就是不治之证。癫病患者，如果病发作时像狂病一样，就是不治的死证。

【导读】

（1）癫疾的分类。癫疾反复发作，久治不愈，厥逆之气会深入于筋骨，而有骨癫疾、筋癫疾和脉癫疾，及癫发如狂4种类型。①骨癫疾：癫疾病情恶化，深入至骨，证见烦闷，抽搐，形体羸瘦，骨瘦如柴，痰涎壅盛者。如出现阴阳上下脱离，元气下陷者，为脾肾之气衰败，预后不佳。②筋癫疾：癫疾病久入筋，证见抽搐痉挛，身体疲倦，长久不愈者，若见呕吐涎沫，二便失禁等元气下泄证，则为脾肾疲惫，预后凶险。取足太阳经的天柱、大杼和足少阳经的带脉穴艾灸。③脉癫疾：癫病深入于脉，致使血脉失调，气血紊乱，厥气上闭清阳而突然晕倒，不省人事等。因血脉为邪气郁滞，故取胀满的经脉放血治疗。④癫发如狂：癫病日久，正虚至极，其状如狂者是真阳外越之势，预后凶险，临床应当认真对待。

（2）癫疾也可因受惊和先天遗传而得，如"人生而有癫疾者……其母有所大惊，气上而不下，精气并居，故令子发癫疾也"（《素问·奇病论篇》）。这是先天因素而致癫疾的最早记载。

（3）癫疾症见"呕多沃沫"，是脾虚水湿不化所致。若病久见有呕吐大量的痰涎，为脾胃之气将绝之兆。有胃气则生，无胃气则死，故云"死不治"。"气下泄"为元气下脱，故癫疾日久，发作时有二便失禁，是肾气衰败，元气下脱之危候。

【原文】狂始生，先自悲也，喜忘苦怒善恐者，得之忧饥，治之取手太阴、阳明，血变而止，及[1]取足太阴、阳明。

【注释】

[1] 及：这里是"再"的意思。

【语译】狂病在开始发生时，患者先有悲伤的情绪，健忘，容易发怒，多有恐惧感。这是由于过度的忧思和饥馑所致，治疗应取手太阴、手阳明两经的穴位，待患者面部血色转正常后再停针；然后再取足太阴、足阳明经的穴位治疗。

【导读】狂之为名，《内经》有作"狂越"者（《素问·气交变大论篇》等），有作"狂妄"（《灵枢·本神》）者，有作"发狂"（《灵枢·厥病》），还有称"阳厥"者（《素问·病能论篇》）。综《内经》所论之狂，其临床特征是一致的，以神志狂乱，动作狂越，躁扰不宁，甚或打人毁物为特征的一类疾病，相当于今之狂躁型精神分裂症。情志刺激，是本病的主要原因，与饥饿、疲劳等诱因有关。据"诸躁狂越，皆属于火"（《素问·至真要大论篇》）；"阴不胜其阳，则脉流薄疾，并乃狂"（《素问·生气通天论篇》）及"邪入于阳则狂"（《素问·宣明五气篇》之论，阳热亢盛，扰乱神明，是狂病的基本病机，也有因虚而致狂者，如此节之"少气之所生"者是。

【原文】狂始发，少卧不饥，自高贤[1]也，自辩智也，自尊贵也，善骂詈[2]，日夜不休，治之取手阳明、太阳、太阴、舌下少阴[3]，视之盛者，皆取之，不盛，释之也。

狂言、惊、善笑、好歌乐、妄行不休[4]者，得之大恐，治之取手阳明、太阳、太阴。

狂，目妄见、耳妄闻、善呼者，少气之所生也，治之取手太阳、太阴、阳明、足太阴、头、两颙。

狂者多食，善见鬼神，善笑而不发于外者，得之有所大喜，治之取足太阴、太阳、阳明，后取手太阴、太阳、阳明。

【注释】

[1] 自高贤：自认为高洁、贤良优于他人。

[2] 善骂詈：好骂人。《说文》："骂，詈也。"

[3] 舌下少阴：清·张志聪曰："舌下少阴，心之血络也。此病心之神志而不在血脉，故当视之如盛者并皆取之，如不盛则释之不取也。"

[4] 妄行不休：狂病患者妄行妄动，诸如逾垣上屋、登高而歌、弃衣而走等行为失常。行，活动。

【语译】 狂病开始发作时，患者很少睡眠、不知饥饿，自认为高贤，自认为能言善辩，才智过人，自认为尊贵，好骂人，日夜不停止。治疗取手阳明经、手太阳经、手太阴经，以及舌下手少阴经的穴位。观察这些经脉，凡血气壅盛的，都可以针刺；如果血气不盛的，就不取用。

患者狂言乱语，惊恐，多笑，好唱歌，胡行妄动不休，这是由于受了剧烈的惊恐所致。治疗可取手阳明经、手太阳经、手太阴经的穴位。

狂病患者，出现幻视幻听，好呼叫者，这是由于气衰神怯所致。治疗当取手太阳经、手太阴经、手阳明经、足太阴经以及头部两颔部的穴位。

狂病患者，贪吃多食，妄闻妄见鬼神，常面带喜笑之色却无笑声发出，这是因为喜乐太过所致。治疗当先取足太阴经、足太阳经、足阳明经的穴位，然后再取手太阴经、手太阳经、手阳明经的穴位。

【导读】 此节按狂病的发病阶段分为不同类型。一是狂始生，即狂病发生的先兆。患者常有"喜忘，苦怒，善恐"等情志异常时，提示狂病即将发作。二是狂始作。不同患者可有不同类型的精神障碍表现。其表现有：①智力障碍型。如有"喜忘"等智力障碍表现。②情感障碍型。如"善骂詈""自悲""苦怒善恐""善笑""好歌乐"等情感障碍症状。③思维障碍型。有"自高贤，自辩智，自尊贵""狂言"等狂言妄想表现。④意识障碍型。如"目妄见，耳妄闻""善见鬼神"等幻觉。⑤行为障碍型。临证可兼见"妄行不休""少卧不饥""善呼""多食"（见本篇）；或者"衣被不敛，言语善恶，不避亲疏"（《素问·脉要精微论篇》）；或者"弃衣而走，登高而歌，或至不食数日，逾垣上屋，所上之处，皆非其素所能也"（《素问·阳明脉解篇》）；或者"恶人与火，闻木音惕然而惊""欲独闭户牖而居"（《素问·脉解篇》）等行为障碍症状。

【原文】 狂而新发，未应如此者，先取曲泉左右动脉[1]，及盛者见血，有顷已，不已，以法取之，灸骨骶二十壮。

【注释】

[1] 曲泉左右动脉：考针灸文献，除《外台秘要方》有曲泉动脉记载外，余书皆未载。故疑此处"曲泉左右动脉"，就是左右曲泉穴。曲泉，足厥阴肝经合穴，位于膝关节内侧横纹端凹陷处。

【语译】 狂证新发，病程较短，还没有出现上述严重症状时，先取左右曲泉穴，以及血脉壅盛处针刺放血，不久，病情就会减轻。若未好转者，再按上述治疗处理，并灸骶骨二十壮。

【导读】此节所论狂病的治法有放血疗法和灸法。《素问·病能论篇》有控制饮食疗法，即所谓"夺其食即已"和服生铁落饮方法。

【原文】风逆暴四肢肿，身漯漯[1]，唏然时寒[2]，饥则烦，饱则善变[3]，取手太阴表里，足少阴、阳明之经，肉清取荥[4]，骨清取井、经也[5]。

【注释】

[1]身漯（tà 踏）漯：患者身体汗出较多。漯，汗出貌。

[2]唏然时寒：患者寒冷时发出的唏嘘声。唏与"欷"同，有鼻息出气之义。

[3]饱则善变：饱食后气机逆乱，而躁动不安。变，变动，躁动不安。

[4]肉清（qìng 庆）取荥：唐·杨上善曰：

"肉者土也，荥者火也，火以生土，故取荥温肉。"清，寒冷。

[5]骨清取井、经也：《太素》在"井"下并无"经"字，疑为衍文。

【语译】患风逆病，四肢突然肿胀，身上汗出淋漓，有时全身寒冷而唏嘘不止，饥饿时则心中烦乱，吃饱后又多动不安。可取手太阴肺经、手阳明大肠经、足少阴肾经、足阳明胃经的穴位治疗。如果感到肌肉寒冷者，就取上述各经的荥穴，如果感到骨中寒冷者，就取上述各经的井穴治疗。

【导读】风逆病是感受风邪，引起机体气机逆乱，以突然四肢肿胀，寒战，饥饿时烦闷，饱食后躁动不宁为症状特点的病证。分别取手太阴肺经、手阳明大肠经、足少阴肾经、足阳明胃经的穴位刺治，若兼有寒邪时，则分别取上述诸经的井穴和荥穴刺治。

【原文】厥逆[1]为病也，足暴清，胸若将裂，肠若将以刀切之[2]，烦而不能食，脉大小皆涩，暖取足少阴，清取足阳明，清则补之，温则泻之。

厥逆腹胀满，肠鸣，胸满不得息[3]，取之下胸二胁咳而动手者[4]，与背腧以手按之立快者是也。

内闭不得溲，刺足少阴、太阳与骶上[5]以长针。气逆则取其太阴、阳明、厥阴，甚取少阴、阳明动者之经也[6]。

少气，身漯漯也，言吸吸[7]也，骨酸体重，懈惰不能动，补足少阴。短气，息短不属，动作气索[8]，补足少阴，去血络也。

【注释】

[1]厥逆：在《内经》中涉及范围很广，

含义也不统一。清·姚止庵曰："厥凡三义，一谓逆也，下气逆而上也，凡言厥逆是也；一谓至极也，本篇（《素问·厥论篇》）之热厥寒厥也，盖言寒热之极也；一谓昏迷不省人事也。"

[2]肠若将以刀切之：患者自觉腹中疼痛剧烈，有如刀割一般。《太素》将"肠"作"腹"，宜从之。

[3]不得息：呼吸困难，呼吸不利。息，指呼吸。

[4]下胸二胁咳而动手者：胸下左右两胁、咳嗽应手的部位即是取穴处。明·张介宾谓"章门、期门"二穴。

[5]足少阴、太阳与骶上：涌泉、筑宾、委阳、飞扬、长强等穴。

[6]取其太阴……阳明动者之经也：取隐白、公孙、足三里、解溪、章门、期门等穴，以及足少阴、足阳明发生变动的某经腧穴。

[7]言吸吸：说话时，语音低微，气息若断

若续，不能连接。吸吸，有入息而无出息的意思。

[8] 动作气索：因"劳则气耗"，本已气虚，故稍活动之后，呼吸困难、气短等症状更加严重。动作，指活动。索，《礼记·檀弓上》郑注"索，犹散也"，故索有尽、完结之义。

【语译】厥逆病的临床表现是，突然两足寒冷，胸中疼痛得像要裂开，腹中疼痛得如刀切，烦乱不安，不能进食，脉来无论大小都现涩象。如果患者身体还温暖时，就取足少阴肾经的穴位；如果身体寒冷，就取足阳明胃经的穴位；寒冷的就用补法，温热的就用泻法治疗。

厥逆病，临床见腹部胀满，肠鸣，胸中满闷，呼吸不利等症状。治疗可取胸下左右两胁部、咳嗽应手处的穴位（章门、期门穴），也可取背俞穴，用手指按压背脊部而有舒快感觉之处，就是背俞穴。

患内闭而小便不通者，治疗可以选取足少阴、足太阳经的腧穴，以及尾骶部的长强穴，用长针刺之。如果气逆就取足太阴、足阳明、足厥阴经的腧穴；病情发作严重者，则取足少阴、足阳明两经发生变动的经穴治疗。

患者少气，身体自汗较多，说话时语音低微，难以接续，骨骼酸困，身体重滞，肢体倦怠，无力活动。治疗可用补法，取足少阴肾经的腧穴。患者短气，呼吸短促难以接续，稍微活动，气短尤甚。治疗除补足少阴肾经之外，同时用针刺去其血络之瘀血。

【导读】此节所论厥逆病，其病位广泛，症状复杂多样，不同部位的厥逆病，其症状表现各异，治疗方法亦有区别。①足少阴、足阳明厥逆。若身体发热，属于实证，当取足少阴经的筑宾穴刺治，用泻法；若身体清冷，属于虚证，当取足阳明胃经的足三里穴和解溪穴，用补法。②手足太阴、阳明厥逆。可取在背部以手按之而有舒适快感的肺俞、膈俞等穴。③足少阴、足太阳厥逆。可有小便闭癃不通为病。当刺足少阴肾经的涌泉穴、筑宾穴和足太阳膀胱经的委阳、飞扬、仆参、金门等穴，也可用长针刺骶骨处的长强穴，以升提下陷之气，恢复肾和膀胱的气化功能。④足太阴、足阳明厥逆。治疗自当刺脾经、胃经的腧穴，如陷白、公孙、足三里、解溪等穴。⑤厥阴厥逆。可刺章门、期门等穴。⑥足少阴气虚。多刺复溜穴以治此类病证。

热病第二十三

【题解】热病，此指外邪引起的以发热为主的一类病证。本篇论述了热病的辨证、转归预后和各种热病的针刺方法、禁刺及治热病的五十九穴的具体位置和分布，还论述了偏枯、痱、气满胸中喘息、心疝、喉痹、心痛、目中赤痛、风痉、癃、男子如蛊、女子如怚等热病类证的鉴别、刺法和要穴，故名。

【原文】偏枯[1]，身偏不用而痛，言不变，志不乱，病在分腠之间，巨针取之，益其不足，损其有余，乃可复也。

【注释】

[1] 偏枯：病名，属中风后遗症之一，临床表现多以一侧肢体偏瘫或不能随意运动为主，又称"半身不遂"；日久可出现患肢枯瘦、麻木不仁，因此称为"偏枯"。

【语译】偏枯病临床表现为半身偏废不用而疼痛，但说话言语没有变化，神志清楚不乱。这是病在分肉腠理之间，治疗可用大针刺之，补益不足的正气，祛除有余的邪气，才能恢复正常。

【导读】偏枯又称为偏风、偏瘫，为中风后遗症之一，"偏沮"是偏枯的先兆症状，偏枯是指营卫不通，肢体失养所致的一侧或双侧肢体瘫痪，但神志清楚的病证。偏枯不单指脑血管病所致偏瘫，亦包括外感而致的脑性或脊髓疾患所致偏瘫。偏枯的治疗，用九针中之大针予以针刺补泻。常用穴位：上肢取肩髃、曲池、手三里等穴，下肢取环跳、足三里、委中、绝骨、昆仑等穴。还可用药物进行治疗，如偏枯初期常益气养血、祛瘀通络，方选补阳还五汤；继而益气通阳、调和营卫，方选黄芪桂枝五物汤。

【原文】痱[1]之为病也，身无痛者，四肢不收，智乱不甚，其言微知[2]，可治，甚则不能言，不可治也。病先起于阳，后入于阴[3]者，先取其阳，后取其阴，浮而取之。

【注释】

[1] 痱（fèi 费）：又名风痱，亦属风病之一，以身体不痛而四肢不能活动为主症。

[2] 其言微知：患者说话声音细微，但可以让人听明白。

[3] 先起于阳，后入于阴：阳，指分肉腠理经络。阴，指内脏。

【语译】痱病，临床表现为没有身体疼痛，四肢弛缓不收，神志虽错乱但不太严重，说话声音低微但尚可听清；病到这种程度时还可以治疗。病情严重时不能说话，也就难以救治。如果病先发于阳分，再深入阴分的，治疗宜先刺阳经的穴位，后刺阴经的穴位，并采取浅刺取穴法。

【导读】

1. 痱的治疗

痱，废也，又称风痱，也属中风后遗症之一，是中风入深而致肢体不能随意运动，并兼神志不清的病证。该病的治疗，当"先取其阳"即祛邪之义，"后取其阴"即扶正之义，"浮而取之"提出在治疗阴分病时，要采用浅刺法。用药主张以温补肾俞为主，如《河间六书》的地黄饮子等方，至今仍为临床治疗痱病的常用方剂之一。

2. 偏枯与痱的鉴别

偏枯与痱均为中风后遗症，同属肢体瘫痪类病证，虽有差别，当是同一病证的轻重不同阶段，加之痱病如上所述有由表入里的过程。巢元方、王焘、张介宾等均认为痱与偏枯均为风寒所伤，早期伤及分腠而未入脏腑，则为偏枯，入脏腑则为痱。二者不同之处在于：偏枯病在分腠之间，病位表浅，主症为半身不遂而痛，神志清楚；痱病在五脏，病位深在，主症为四肢废而不用，身无疼痛，并有意识障碍。

3. 偏枯、痱与热病的鉴别

偏枯和痱从症状上看似与热病无关，但就病因言，三者均可为外邪所伤，必有发热之症，但前二者以肢体运动不灵为主症，后者则以发热为主症；从神志上看，痱病所见之意识障碍在热病过程中也可见到，只是前者因血不养神，后者因热扰神明而已。三者均可针刺祛邪，临证应注意鉴别。

【原文】热病三日，而气口静[1]、人迎躁者，取之诸阳，五十九刺，以泻其热而出其汗，实其阴以补其不足者。身热甚，阴阳皆静者，勿刺也；其可刺者，急取之，不汗出则泄。所谓勿刺者，有死征也。

热病七日八日，脉口动喘而短者，急刺之，汗且自出，浅刺手大指间[2]。

热病七日八日，脉微小，病者溲血，口中干，一日半而死，脉代[3]者，一日死。热病已得汗出，而脉尚躁，喘且复热，勿刺肤[4]，喘甚者死。

热病七日八日，脉不躁，躁不散数，后三日中有汗；三日不汗，四日死。未曾汗者，勿腠刺[5]之。

热病先肤痛窒鼻充面[6]，取之皮，以第一针[7]，五十九，苛轸鼻[8]，索皮于肺[9]，不得索之火[10]，火者心也。

热病先身涩，倚[11]而热，烦悗，干唇口嗌，取之皮[12]，以第一针，五十九，肤胀口干，寒汗出[13]，索脉于心，不得索之水，水者肾也。

热病嗌干多饮，善惊，卧不能起，取之肤肉，以第六针[14]，五十九，目眦青，索肉于脾，不得索之木，木者肝也。

热病面青脑痛，手足躁，取之筋间，以第四针[15]，于四逆[16]，筋躄[17]目浸[18]，索筋于肝，不得索之金，金者肺也。

热病数惊，瘛疭而狂，取之脉，以第四针，急泻有余者，癫疾毛发去[19]，索血于心，不得索之水，水者肾也。

热病身重骨痛，耳聋而好瞑[20]，取之骨，以第四针，五十九刺，骨病不食，啮齿[21]耳青[22]，索骨于肾，不得索之土，土者脾也。

热病不知所痛，耳聋不能自收[23]，口干，阳热甚，阴颇有寒者，热在髓，死不可治。

热病头痛颞颥目瘛脉痛[24]，善衄，厥热病[25]也，取之以第三针[26]，视有余不足，寒热痔[27]。

热病体重，肠中热，取之以第四针，于其腧[28]及下诸指间[29]，索气于胃胳[30]，得气也。

热病挟脐急痛，胸胁满，取之涌泉与阴陵泉，取以第四针，针嗌里[31]。

热病而汗且出，及脉顺可汗[32]者，取之鱼际，太渊、大都、太白，泻之则热去，补之则汗出，汗出太甚，取内踝上横脉[33]以止之。

热病已得汗而脉尚躁盛，此阴脉之极[34]也，死；其得汗而脉静者，生。热病者脉尚盛躁而不得汗者，此阳脉之极[35]也，死；脉盛躁得汗静者，生。

【注释】

[1] 气口静：寸口脉不躁疾，无明显变化。静，无明显变化。气口脉属阴。

[2] 手大指间：手太阴肺经大指间的穴位少商穴。

[3] 脉代：即代脉，特征为脉缓而一止，止有定数，良久复来，是脏气衰竭之兆，故主"一日死"。

[4] 勿刺肤：身热脉躁而喘等症状不能随汗而解，说明邪热已入里，故曰勿浅刺其肤。

[5] 勿腠刺：不要刺分腠以求发汗。

[6] 窒鼻充面：鼻窒如塞。

[7] 第一针：根据九针的排列顺序，第一针是镵针，见《灵枢·九针十二原》。

[8] 苛轸鼻：有二说，一谓鼻子上生小疹子。苛，小也；轸，通"疹"。一谓鼻肿。"苛"即"疴"；"轸"本作"胗"，"胗，肿也"（《一切经音义》卷六）。鼻为肺之外窍，火热郁肺，上注清窍所致，故两说皆通。

[9] 索皮于肺：肺合皮毛，开窍于鼻，故皮毛肌肤，鼻窍之病当求肺经腧穴。索，求索。

[10] 不得索之火：心属火，谓不得求之于心经。

[11] 倚：靠也。患者四肢乏困无力，不能久立，须倚物而站。

[12] 皮：《太素》作"脉"，当从。

[13] 寒汗出：出冷汗。

[14] 第六针：九针的第六针，即员利针。

[15] 第四针：九针的第四针，即锋针。

[16] 于四逆：四肢厥逆。"于"为衍文。

[17] 筋躄（bì 闭）：筋病而引起的下肢活动不灵。躄，两足瘘废不用的病证。

[18] 目浸：目障，亦即目翳。《释名·释疾病》："目生肤入眸子曰浸。浸，侵也，言侵明也。"

[19] 毛发去：毛发脱落。

[20] 好瞑：嗜睡多眠。瞑，古"眠"字。

[21] 啮（niè 聂）齿：咬牙。啮，咬也。

[22] 耳青：耳朵发凉。青，《脉经》作"清"。

[23] 不能自收：精神萎靡不能振作。《广雅·释言》："收，振也。"

[24] 颞颥（niè rú 聂儒）目瘛脉痛：两太阳穴与眼睛的经脉抽掣疼痛。颞颥，耳前动脉搏动处，即两侧太阳穴处，又叫鬓骨。瘛，通"瘈"，抽掣。

[25] 厥热病：厥者，逆也。因热邪逆于上而致，故名厥热病。

[26] 第三针：九针的第三针，即锃针。

[27] 寒热痔：该句与上下文义没有联系，

疑为衍文。

　　[28] 于其腧：脾胃二经的腧穴太白和陷谷穴。

　　[29] 下诸指间：各足趾间的腧穴，如厉兑、内庭穴。

　　[30] 索气于胃胳：治疗当取胃经的络穴丰隆。胃胳，《太素》《脉经》《甲乙经》皆作"胃络"。

　　[31] 针嗌里：针刺舌下廉泉穴。

　　[32] 脉顺可汗：脉顺，脉证相符。可汗，可以用发汗法治疗。

　　[33] 内踝上横脉：足太阴脾经三阴交穴，位于内踝上三寸，胫骨后缘处。

　　[34] 阴脉之极：阴脉之气虚弱至极。

　　[35] 阳脉之极：阳脉之邪热亢盛至极。

　　【语译】 患热病三日，患者寸口的脉象平静，人迎脉躁疾不宁的，随证取各阳经腧穴刺治，在治疗热病的五十九个腧穴中选择，以泻除阳热邪气并使其出汗；同时配用充实阴经的针法，以补三阴经的不足。如果患者身体发热很严重，但是寸口、人迎之脉都很平静，这是脉证相反的败证，不可用针刺法。对于可以针刺的病例，要及时地施针刺之，即或患者不出汗，邪气也可随针刺而外泄。所说不可针刺的原因，是由于患者已有病情恶化的征兆。

　　患热病七八日，见患者的寸口脉象躁动，气短而呼吸短促，应急速针刺治疗，患者即将要出汗了。宜取手大指间肺经的少商穴，用浅刺法。

　　患热病七八日，见脉象微小，患者尿血，口中干燥者，一天半后就会死亡。若出现代脉者，一天之内就会死亡。热病患者已经出汗，但脉象仍然躁疾，伴见气喘，又见发热者，则不宜再浅刺肤表；如果患者气喘得特别厉害，其预后不良。

　　患热病七八日，脉象不躁动，即或脉躁动却无散乱之象或疾数者，其后三天之内有可能出汗。假如三天之内不出汗，第四天就会死亡。如果患者没有出汗，就不要浅刺肌表以促使发汗。

　　患热病，开始时先感到皮肤疼痛，鼻孔不通气，像塞了东西一样，用浅刺皮肤的针法，取九针中的第一针镵针，在常用治疗热病的五十九穴位中选穴施刺。患热病，鼻子发肿，用浅刺法刺手太阴肺经的腧穴，不能刺心经的腧穴，因为心属火，心火可以克伐肺金。

　　患热病，开始时皮肤干涩，四肢乏困不能久立，心烦闷乱，唇口、咽喉干燥，用九针中的第一针镵针，在常用治疗热病的五十九穴中选穴施刺。如果患者皮肤发胀，口干，出冷汗，取治于心经的腧穴，不可取治于肾经。因为肾属水，肾水可以克伐心火。

　　热病患者，临床见咽喉干燥，多饮水，善惊恐，卧床不起，取治肤肉间的腧穴为主，用九针中的第六针员利针，在常用治疗热病的五十九穴中选穴施刺。如果见患者眼角发青，取治脾经的腧穴，不可取治于肝经。因为肝属木，肝木可以克伐脾土。

　　热病患者，临床见面色发青，头脑中疼痛，手足躁动不宁等症状，取筋间的腧穴，用九针中的第四针锋针施刺。如果患者四肢厥逆，两足痿软活动不灵，目生肤翳看不清东西，取治于肝经的腧穴，不可取治肺经。因为肺属金，肺金可以克伐肝木。

　　热病患者多次发惊风，肢体抽搐而且狂乱不安，当取血脉，用九针中的第四针锋针施刺，迅速泻除其亢盛的邪热。如果见癫证和毛发脱落者，取治心经的腧穴，不要取肾经的腧穴。因为肾属水，肾水可以克伐心火。

热病患者，临床见身体重滞，骨节疼痛，耳聋而且嗜睡，取治于骨，用九针中的第四针锋针，在热病常用的五十九穴中选穴施刺。如果骨病而不思饮食，咬牙，两耳发凉者，取肾经的腧穴治疗，不能取脾经的腧穴。因为脾属土，脾土可以克伐肾水。

热病患者，说不清身体哪里疼痛，只是耳聋失聪，精神萎靡不振，口干渴。该证表热极盛，里热也炽盛，而阴胜之时颇有寒意者，为邪在阴分而深入骨髓，是不治的死证。

热病患者，头痛严重，两太阳穴处及眼睛的经脉抽掣疼痛，经常鼻孔出血，这是厥热病。治疗用九针的第三针锟针，根据病证的虚实情况选穴，施以不同的补泻针法治疗。

热病患者，自觉身体重滞，肠中灼热，

用九针的第四针锋针，刺太阴脾经、阳明胃经的腧穴太白、陷谷，以及下肢各足趾间的穴位（厉兑、内庭等穴），还可针刺胃经的络穴丰隆穴，以得气为限。

热病患者，肚脐两侧拘急疼痛，胸胁胀满，当取涌泉穴和阴陵泉穴，用九针中的第四针锋针刺舌下廉泉穴。

热病患者，汗将出，以及脉证相符，可以发汗治疗的，就取手太阴肺经的鱼际、太渊、大都、太白等穴，采用泻法就可以退热，采用补法就能使其出汗。如果出汗过多时，就取内踝上方的三阴交穴，刺之可以止汗。

热病患者，已经出汗，但脉仍躁盛的，是阴脉虚弱至极，有阳无阴的征象，预后不良，为死证。如果热病出汗以后，而脉象平静的，预后较好，主生。热病患者，脉象躁盛却不出汗，是阳脉亢盛之极，预后不良，主死。如果脉虽盛大躁动，出汗以后脉转平静的，预后转好，主生。

【导读】

1. 热病辨脉辨汗

脉象是反映全身脏腑气血经脉变化的窗口，通过辨脉可以判断疾病的病位、性质、邪正盛衰以及预后吉凶；汗为津液所化，汗出的多少及有无，反映着机体内的津液变化情况及疾病的预后转归。

2. 热病辨病位

通过对热病症状进行分析，可以判断疾病部位的深浅乃至在何经、何脏。如"气口静，人迎躁者，取之诸阳"，提示病位表浅，邪在三阳经。辨清热病病位所在，可予以准确施治。

3. 热病辨主、兼症状

热病的主症是发热，由于发病时日不同，邪客部位有别，伴随症状又有差异，应注意识别。病变时间短，症状单纯，主要观察了解其脉象的大小、汗的有无及发热的程度。病变时间越长，症状也就越复杂，还要重视辨别邪客不同部位的症状差异。热病的症状与邪在部位、邪客脏腑的生理功能及经脉循行部位有关，如邪在三阳经则人迎脉躁，气口脉静；邪客于头部则头痛；邪热客肺，肺宣肃失常则可出现窒鼻、喘息、苛轸鼻等症状；邪在足太阴、少阴经，则见脐痛、胸胁满等经络循行部位的症状。临证辨清其主、兼症状，有助于判断病位，抓住病机，恰当诊治。

4. 热病刺治

本篇详述热病的刺治，不但有针具选择，还有各病热病的施刺和禁针，尤其对皮毛、肌肉、血脉、筋骨等各种不同部位的热病，依照五行相克的关系，介绍相应之脏的经脉进行刺治的方法以及取穴。

5. 热病预后

全篇从多个思维视角对疾病预后吉凶予以判断。以脉象变化、脉象结合汗出症状、发热程度及兼症、脉证关系、九种"死证"等对热病预后进行判断。总之，热病的预后与脉的大小、汗的有无、邪的轻重、正气的强弱密切相关。凡热病汗出脉静者，为邪随汗解之佳兆；若汗出热不退，脉躁者为正不胜邪之凶象；脉微小或代者，为正虚无力鼓动之凶象；热病无汗，病位深在者也为邪盛正虚之凶象，治疗应以扶正祛邪为主。

【原文】 热病不可刺者有九：一曰，汗不出，大颧发赤，哕者死[1]；二曰，泄而腹满甚者死[2]；三曰，目不明，热不已者死，四曰，老人婴儿，热而腹满者死；五曰，汗不出，呕下血者死；六曰，舌本烂，热不已者死[3]，七曰，咳而衄，汗不出，出不至足者死；八曰，髓热者死；九曰，热而痉者死。腰折，瘈疭，齿噤齘[4]也。凡此九者，不可刺也。

【注释】

[1] 大颧发赤，哕者死：大颧发赤，即两颧部发赤，为阴盛格阳于上之"戴阳"。哕，即呃逆，胃气上逆所致。

[2] 泄而腹满甚者死：明·张介宾曰："泄则不当胀满，况其满甚，以邪伤太阴，脾气败也，故死。"

[3] 舌本烂，热不已者死：心肝脾肾诸脉都系于舌本，舌本烂，加之热盛不退，三阴俱损，

故预后不良。

[4] 齿噤齘：牙关紧闭，上下牙齿切错有声。皆属痉病的主要表现。噤，牙关紧闭不开。齘，牙齿相切有声。

【语译】 患热病，有九种预后不良的死证，皆不可用针刺法。第一是不出汗，两颧部发红而且伴见呃逆者，是死证；第二是见泄泻而腹部胀满特别严重者，是死证；第三是两目视物不清，高热不退者，是死证；第四是老年人和婴儿，发热而且腹满者，是死证；第五是不出汗，呕吐兼有大便下血者，是死证；第六是舌体溃烂，发热不减轻者，是死证；第七是咳嗽，鼻孔出血，不出汗，即或出汗也到不了两足部的，是死证；第八是热邪已深入骨髓的，是死证；第九是发热而导致痉病的，是死证。所谓痉病，就是出现背脊反张，肢体抽搐，牙关紧闭，齘齿有声等。凡是上面所举的九种情况，都不可针刺。

【导读】 此节论热病刺禁。对于死症，不可妄行刺法治之，如"身热甚，阴阳皆静者，勿刺也"，说明正气衰微，无力鼓动者，预后不良，不宜妄刺等。此节集中论述了热

病的九种死证，强调此九者不可刺，告诫人们：脾胃气败、精气衰竭、真阴亏耗太甚、脏气衰微者，采用针刺疗法，一不能发汗祛邪，二不能益气扶正，反而使真气从针孔外泄，正气更亏，故不可妄行针刺。

【原文】所谓五十九刺者，两手外内侧各三[1]，凡十二痏；五指间各一[2]，凡八痏，足亦如是[3]；头入发一寸傍三分各三[4]，凡六痏；更入发三寸边五[5]，凡十痏；耳前后口下者各一[6]，项中一，凡六痏；巅上一[7]，囟会一，发际一[8]，廉泉一，风池二，天柱二。

【注释】

[1] 两手外内侧各三：手外侧太阳经之少泽、少阳经之关冲、阳明经之商阳、手内侧太阴经之少商、厥阴经之中冲、少阴经之少冲穴，左右两手合计一十二穴。

[2] 五指间各一：手五指本节后的后溪、中渚、三间、少府穴，左右两手共计八穴。

[3] 足亦如是：在足五趾间也如此，左右两足共有八穴，指足太阳经的束骨、足少阳经的临泣、足阳明经的陷谷、足太阴经的太白穴。

[4] 头入发一寸傍三分各三：头部入发际一寸，中行向两侧旁开分为三处，每侧各有三穴，指足太阳经的五处、承光、通天穴，两侧共为六穴。三分，指分为三处。

[5] 更入发三寸边五：再从入发际的中间向后三寸，每侧各有五穴，指足少阳经的头临泣、目窗、正营、承灵、脑空穴，两侧共有十穴。

[6] 耳前后口下者各一，项中一：耳前听会穴、耳后完骨穴、口下承浆穴，项中哑门穴。左右两耳前后共四穴，故共计六穴。

[7] 巅上一：巅顶百会穴。

[8] 发际一：前发际神庭穴，后发际风府穴。

【语译】所谓治疗热病常用的五十九个穴位，就是在两手外侧和内侧各有三穴，共计十二穴；在手五指间各有一穴，左右共计八穴；在足五趾间也同样各有一穴，共计八穴；在头部入发际一寸，中行向两侧旁开分为三处，每侧各有三穴，左右共六穴；由此再入发际三寸，每侧各有五穴，左右两侧共计十穴；耳前一穴，耳后一穴，口下一穴，项中一穴，共计六穴；头顶上一穴，囟会一穴，前发际一穴，后发际一穴，廉泉一穴，左右风池二穴，左右天柱二穴，共计六穴。

【导读】

（1）治疗热病五十九穴的分布、名称。①手足部腧穴。五输穴是分布于膝肘关节以下的特定穴，有其特殊的治疗作用，是古人通过长期的医疗实践观察，发现人体的阳气是从四肢的末端开始运行，故有"阳受气于四末，阴受气于五脏"（《灵枢·终始》）之论。而热病之所以发热，正是在邪气侵袭人体时，正气与之抗争，正邪交争，阳气郁于肌表所致，这就是本篇之所以取五输穴以泻阳热之气的理由。②头部穴位。此节介绍了头部腧穴，督脉为"阳脉之海"，膀胱经行于背部阳分之地，为"诸阳之属"（《素问·热论篇》），故针刺督脉及膀胱经穴位可起到调节诸阳，治疗热病的作用。

（2）本篇与《素问·水热穴论篇》均载治热病59穴，二者除百会、囟会、五处、承光、通天、临泣、目窗、正营、承灵、脑空等18穴相同外，其余皆异，比较二篇，《素问·水热穴论篇》的59穴，偏重病邪所在的局部，如"泻胸中之热也""泻五脏之热也"，可作为泻热的治标之用。本篇的59穴，偏重头面及四肢，而作为泻热的治本之用，如二者结合应用，标本兼治，则效果更佳。故张介宾说："除去重复十八穴，则总得一百一十四穴，皆热俞也。均不可废。凡刺热者，当总求二篇之义。各随其宜而取用之。庶乎尽刺热之善矣。"

【原文】气满胸中喘息，取足太阴大指之端[1]，去爪甲如薤叶，寒则留之[2]，热则疾之，气下乃止。

【注释】

[1] 足太阴大指之端：足太阴脾经在足大趾端的隐白穴。

[2] 寒则留之：寒证气至迟缓，故宜留针候气。

【语译】胸中气满，喘息，治疗可取足太阴脾经在足大趾端、距爪甲约一韭叶处的穴位（隐白穴）。寒证就留针，属热证者就快速出针，待上逆之气下降，喘息平定，就可止针。

【导读】此节论喘刺治。本节所论喘证为邪热壅滞于肺而致的实热喘证，为外感热病发展过程中的深重阶段，病位在肺，故除有喘咳症状外，可兼发热、自汗、心烦、恶风寒、舌苔黄、胸膺背痛等症。其治疗，当刺足太阴脾经之井穴隐白穴，因井穴多有泻除表热之效，也是治热病的常用穴位，刺时出针要快，气降喘平为止。临床治疗肺热喘证，多宣肺降气，清热平喘，风热犯肺者可用《伤寒论》麻杏石甘汤，痰热壅肺者可用《景岳全书》桑白皮汤，兼胸膺背痛者，可用《伤寒论》小陷胸汤合千金苇茎汤化裁治疗。

【原文】心疝暴痛，取足太阴、厥阴，尽刺去其血络。

【语译】患心疝病，突然发作疼痛。治疗可取足太阴、足厥阴经穴位，针刺其血络并放血。

【导读】此节论心疝刺治。心疝是由寒邪侵犯心经而致的急性腹痛证。其病机为寒邪犯心，或寒夹肝风之邪乘心；症状特点为少腹肿胀有形，疼痛上引心下，小腹鸣，脉弦急。心疝的治疗，当取足太阴和足厥阴之穴进行刺治，以泻其邪，邪散而疝痛止，也可选用骆龙吉《增补内经拾遗方论》的盏落汤（石菖蒲、吴茱萸、高良姜、香附子、陈皮）治疗。

【原文】喉痹舌卷，口中干，烦心心痛，臂内廉痛，不可及头，取手小指次指爪甲下[1]，去端如韭叶。

【注释】

[1] 手小指次指爪甲下：手少阳三焦经位于无名指外侧端的关冲穴。

【语译】患喉痹病，舌头卷曲难伸，口干渴，心烦心痛，手臂内侧疼痛，手臂不能向上举过头部。可取手少阳经位于手无名指端外侧，距爪甲约一韭叶宽处的关冲穴。

【导读】此节论喉痹刺治。喉痹为邪毒结聚，咽喉肿痛，局部气血瘀滞痹阻所致，这是《内经》论述本病的主要成因。而心痛证是以心胸部发生疼痛为主症的疾病，可因邪气直犯于心而致，也可因肝、肺、脾、肾、胃等脏腑经气厥逆，从经脉上乘于心而发。如"手心主少阴厥逆，心痛引喉，身热，死不可治"（《素问·厥论篇》），此处显然是指邪热伤喉犯心所致，乃邪热累及心经经脉循行部位的症状，故治疗取手少阳三焦经之井穴关冲穴以泻除邪热。

【原文】目中赤痛，从内眦始，取之阴跷[1]。

风痉身反折，先取足太阳及腘中[2]及血络出血；中有寒[3]，取三里。

【注释】

[1] 取之阴跷：明·张介宾曰："阴跷之脉，属于目内眦，足少阴之照海，即阴跷之所生也。"

[2] 足太阳及腘中：足太阳经在腘窝的委中穴。"及"为"之"误。

[3] 中有寒：有里寒者。

【语译】患病眼睛红赤疼痛，先从目内眦开始，治疗取阴跷脉的照海穴。患风痉病，出现角弓反张的症状，治疗先取足太阳膀胱经的委中穴，并刺浅表的血络放血；如果兼有里寒证者，就取足三里穴。

【导读】此节论风痉刺治。风痉系因感受风寒热邪所致的突然发作的以项背强直、角弓反张为主症的病证，属痉病之类，病位以足太阳膀胱经及督脉为主，属于筋脉拘急痉挛之病，症状多在热病邪热过盛、热极生风阶段发生，治取足太阳膀胱经之合穴委中穴。

【原文】癃，取之阴跷及三毛上[1]及血络出血。

【注释】

[1] 三毛上：指足厥阴肝经位于足大趾外侧丛毛中的大敦穴。

【语译】患癃闭证，小便不通，治疗可取阴跷脉的照海穴、足厥阴肝经足大趾端的大敦穴，并刺其浅表的络脉放血。

【导读】此节论癃闭刺治。癃为小便不畅或点滴而出之疾，多属膀胱病变，凡膀胱虚寒、湿热，致其气化失常均可引起，此即"膀胱不利为癃"（《素问·宣明五气篇》），以及"胞移热于膀胱为癃"（《素问·气厥论篇》）之义，故在热病过程中邪热壅滞膀胱，可致此病，宜选足厥阴肝经之井穴大敦穴及阴跷，刺络放血泻热祛邪。

【原文】男子如蛊[1]，女子如怚[2]，身体腰脊如解[3]，不欲饮食，先取涌泉见血，视跗上盛者，尽见血[4]也。

【注释】

[1] 男子如蛊：（日）丹波元简云："《玉机真脏论》云：'脾传之肾，病名曰疝瘕，少腹冤热而痛，出白，一名曰蛊。'盖男子如蛊，谓如疝瘕而非疝瘕也。"

[2] 女子如怚（jù 巨）：怚，妊娠恶阻。（日）丹波元简云："怚作'阻'为是，阻即妊娠阻病，谓其证如恶阻而非恶阻也。"

[3] 身体腰脊如解：患者身体腰脊倦怠无力。解，通"懈"，松懈、懈怠之义。

[4] 尽见血：刺后略微出血。尽，略微。

【语译】男子患了像疝瘕样的疾病，

妇女患了像妊娠恶阻样的疾病，身体腰脊　　泉穴出血，然后再观察脚背上壅盛的络脉，
倦怠无力，不欲饮食。治疗可首先针刺涌　　刺之略微出血。

【导读】"女子如怚"，即妊娠恶阻之类病证。"男子如蛊"，历代注家见解不一，多
从丹波元简之论，即鼓胀之类病证，表现为"身体腰脊如解，不欲饮食"，腹胀大等症状，
在热病过程中也可出现，如热病早期，邪尚在表时，邪犯足太阳膀胱经，可致该经经气不
利，出现"身体腰脊疼痛如解"之症。热病的各个阶段，由于热耗真阴，胃阴不足可见
"不欲饮食"之症，在治疗方面，此处言取足少阴肾经之井穴涌泉穴及刺足背络脉以通经
散瘀，而热病治疗也可取涌泉穴泻热除邪。

厥病第二十四

【题解】厥，逆也，气逆不顺之义。本篇讨论因气机逆乱而引起的头痛、心痛等病证及其针刺治疗，故名"厥病"。

【原文】厥头痛[1]，面若肿起而烦心，取之足阳明、太阴。

【注释】

[1] 厥头痛：明·张介宾曰："厥，逆也，

邪逆于经，上干头脑而为痛者，曰厥头痛。"

【语译】厥头痛病，临床见面部浮肿而伴心烦者。治疗可以取足阳明胃经和足太阴脾经的穴位。

【导读】此节把头痛分为厥头痛、真头痛和其他头痛三种类型，分别指出其临床特点及其针刺治法。所谓厥头痛，主要是因脏腑经脉气机逆乱，邪气上犯于头脑而引起的头痛。临床虽以头痛为主要表现，但病机却涉及脏腑六经。故临证应根据其主证和伴见症状，审证求因，分析病机，分经论治。如足阳明厥头痛，即是阳明经气逆乱，而见头痛面肿；足阳明与足太阴互为表里，太阴支脉注心中，所以足阳明经气逆乱，可致烦心不宁。当取足阳明经、足太阴经的穴位刺之，以表里同治，调和两经的经气。

【原文】厥头痛，头脉痛[1]，心悲善泣，视头动脉反盛者，刺尽去血，后调足厥阴。

【注释】

[1] 头脉痛：头部沿一定的经脉循行而

疼痛。

【语译】厥头痛病，临床见头部脉络疼痛，患者情绪悲伤，易于哭啼；可观察其头部脉络充盛且搏动处，针刺并放血，然后刺足厥阴经穴位调治。

【导读】此节论足厥阴厥头痛。厥阴肝经气机逆乱，疏泄失职，七情失和，故情绪悲伤，易于哭啼；经气上逆，血随气升，所以头部脉络疼痛且自觉有跳动感。治疗当先在脉络跳动明显处刺络放血，以泻邪势而止疼痛，然后再刺足厥阴本经的穴位调理气机。

【原文】厥头痛，贞贞头重而痛[1]，泻头上五行行五[2]，先取手少阴，后取足少阴。

【注释】

[1] 贞贞头重而痛：眩晕头重而疼痛。

[2] 头上五行行五：头上五行，指头部的五条经脉，正中是督脉，左右两侧分别有足太阳

经、足少阳经，共计五条。行五，每条经脉上又各有五个穴位。如督脉上有上星、囟会、前顶、百会、后顶穴；两旁足太阳膀胱经上有承光、通天、络却、玉枕、五处穴；两侧足少阳经上有临泣、目窗、正营、承灵、脑空穴。共计二十五穴。

【语译】厥头痛病，如果见眩晕、头

部沉重而疼痛者；治疗当用泻法，取头上的五条经脉，即督脉、左右足太阳经、左右足少阳经，每经各选取五个穴位。然后再刺手少阴经和足少阴经的穴位。

【导读】 此节论少阴厥头痛。少阴经气逆乱，水亏于下，火逆于上，则阴虚火旺，虚火上逆于头，故头目眩晕、沉重而疼痛。治宜泻实补虚，壮水制火。首先选刺头上五条阳经（督脉，左右足太阳经、足少阳经）各五个穴位，以散越上逆之火邪；再刺手少阴经泻有余之火，补足少阴不足之水。使水火既济，阴阳协调，眩晕头痛可愈。

【原文】 厥头痛，意[1]，善忘，按之不得[2]，取头面左右动脉[3]，后取足太阴。

【注释】

[1] 意：通"噫"，即嗳气。

[2] 按之不得：疼痛的部位不固定。

[3] 头面左右动脉：头面部的左右足阳明经大迎、上关穴处。

【语译】 厥头痛病，患者伴嗳气、健忘、头痛部位不定。治疗可先取头面足阳明经穴位，然后针刺足太阴脾经的穴位。

【导读】 此节论足太阴厥头痛。足太阴脾经经气逆乱，上犯于头，故头痛部位不定，按之不可得；脾与胃相表里，脾经气逆则胃气不降，浊气上逆，故常伴嗳气；太阴之支脉流注于心中，而心主神志，故脾经气逆于心，则健忘。如《素问·调经论篇》之"气并于上，乱而喜忘"之义。治宜表里兼顾，泻实补虚。可先针刺头面两侧足阳明经穴，以泻上逆之邪；然后调补足太阴本经。

【原文】 厥头痛，项先痛，腰脊为应，先取天柱，后取足太阳。

【语译】 厥头痛病，患者颈项部先痛，继之腰脊部也痛。治疗可先针刺天柱穴，然后取足太阳经的其他穴位。

【导读】 此节论足太阳厥头痛。太阳经气逆乱，逆气犯脑，故头痛，且颈项先痛，腰脊也随之而痛。治宜疏导太阳经气，可先刺头项部的天柱穴（后正中线入发际0.5寸，旁开1.3寸处），然后取本经的其他穴位。

【原文】 厥头痛，头痛甚，耳前后脉涌有热，泻出其血，后取足少阳。

【语译】 厥头痛病，头痛剧烈，耳前后的脉络较充盛而发热。治疗宜先刺络放血，然后取足少阳经的穴位。

【导读】 此节论足少阳厥头痛。少阳经布耳前后，行头之侧；少阳内属于胆，司相火而主枢。少阳经气逆乱，相火循经上窜于头，故头痛剧烈，耳前耳后脉络充盛且发热。治宜泻火降逆，先局部取穴，针刺耳前后涌起之络脉，并出其血，以泻邪热，然后取本经的其他穴位刺之。

【原文】真头痛[1]，头痛甚，脑尽痛，手足寒至节，死不治。

【注释】

[1] 真头痛：为邪气直中脑髓，而剧烈头痛的危重病证。

【语译】真头痛病，头痛连脑，十分剧烈，甚至患者手足都冷过肘膝关节。这种头痛预后不良，不治。

【导读】此节论真头痛。真头痛，是邪气直入脑户所致，脑为髓海，真气所聚，元阳之腑。邪入于脑，可见头痛剧烈难忍，引脑及巅尽痛，手足逆冷至肘膝关节，病情和病势都十分危重，预后不良，故曰"死不治"。

【原文】头痛不可取于腧者，有所击堕，恶血在于内，若肉伤，痛未已，可则刺，不可远取也。

【语译】某些头痛治疗时不可取腧穴针刺，如头部被击伤或摔伤撞伤，瘀血留积于里，或者肌肉损伤，疼痛不止者，可在伤痛部位局部针刺，不要选取远端的穴位。

【导读】其他因素所致头痛，包括外伤头痛、大痹头痛、头半寒痛三种。这些头痛都不是脏腑经脉气机逆乱所致，列此是与前述各种厥头痛鉴别。

击堕外伤头痛。由于头部有所撞击、跌堕外伤，损伤头中脉络，使"恶血在内"不除，瘀阻头部脉络，因而致头痛。或瘀血留滞于肌肉，或肌肉损伤等，皆可致局部疼痛。该类外伤所致疼痛，多在局部取穴，不必取远端的穴位。

【原文】头痛不可刺者，大痹为恶，日作者，可令少愈，不可已。

【语译】还有一种难以针刺治疗的头痛，例如因严重痹证所致者，天天都发作，针刺仅能稍微减轻疼痛症状，难以彻底根除。

【导读】此节论大痹头痛。"风寒湿三气杂至，合而为痹"（《素问·痹论篇》）。痹邪入脑，闭阻脉络，凝滞气血，而致大痹头痛。由于邪气深痼，此属顽疾，患者经常头痛，反复发作，日久不愈。所以针刺也只能稍微减轻疼痛症状，难以根治。

【原文】头半寒痛，先取手少阳、阳明；后取足少阳、阳明。

【语译】偏头寒痛证者，治疗应先取手少阳、手阳明经的穴位刺之，然后针刺足少阳、足阳明经的穴位。

【导读】此节论偏头寒痛证的针刺治法。感受寒邪，偏客于头部一侧经脉，寒主凝敛收引，"痛者，寒气多也，有寒故痛也"（《素问·痹论篇》），因此经常有头之一侧寒冷疼痛。治疗当疏通经络，散寒止痛，取行于头侧之少阳、阳明两经的穴位。宜先刺手少阳、手阳明以治标，后刺足少阳、足阳明治其本。

【原文】厥心痛，与背相控[1]，善瘛，如从后触其心，伛偻[2]者，肾心痛也。先取京骨、昆仑，发狂不已，取然谷[3]。

【注释】

[1] 与背相控：疼痛牵引到背部。控，引也，牵引之义。

[2] 伛偻（yǔ lǔ 羽吕）：背屈腰弯，呈驼背状。

[3] 发狂不已，取然谷：《甲乙经》作"发针立已，不已取然谷"。似妥。

【语译】厥心痛病，心痛发作时牵引到背部，易于出现恐惧，好像有东西从背后触动心脏，因痛以致屈背弯腰。这是肾脏气逆所致，故名肾心痛。治疗先取京骨穴、昆仑穴，针刺后可以立即止痛，如果疼痛不止者，可再刺然谷穴。

【导读】本篇把心痛分为厥心痛、真心痛和其他心痛三种类型，分别论述了心腹疼痛的病机、分类、证候特点和针刺治法。

厥心痛是因脏腑气机逆乱，影响及心而导致的心痛。由于不同脏腑的逆气犯心，故所表现出的证候特点也就不同，因此可以通过脏腑经脉与心的密切联系来分析厥心痛的病机，并按照"治病必求于本"的原则，调治导致气机逆乱之脏腑本经来治疗厥心痛。本篇根据脏腑经络病机，把厥心痛分为肾心痛、胃心痛、脾心痛、肝心痛、肺心痛五种证候。

继论肾心痛。足少阴肾经贯脊属肾，向上过膈、入肺、络心脏，注于胸中。肾脏经气逆乱，邪气循经上乘于心，故出现心痛，且牵引到背脊；邪气并于肾，是以患者自感恐惧害怕；经常自觉有东西从背后触动其心；腰为肾之外府，足少阴肾经失调，则腰痛以致曲背弯腰，如驼背状。上述就是肾心痛的典型表现，治疗以表里经远端取穴为原则，先针刺足太阳膀胱经的京骨穴、昆仑穴，一般针刺后即可止痛；如果心痛不止，可再刺足少阴本经的然谷穴。

【原文】厥心痛，腹胀胸满，心尤痛甚，胃心痛[1]也。取之大都、太白。

【注释】

[1] 胃心痛：《诸病源候论·心痛候》："足太阴为脾之经与胃合，足阳明为胃之经，气虚逆乘心而痛，其状腹胀归于心而痛甚，谓之胃心痛。"

【语译】厥心痛病，腹胀而胸满，心痛特别严重。这是胃气上逆所致，故名胃心痛。治疗取大都穴、太白穴刺之。

【导读】此节论胃心痛。脾与胃相表里，阳明胃气逆乱，上逆犯心，则心痛剧烈；胃气不行，气机壅滞，故腹胀胸满，此因胃气逆乱所致，故名胃心痛。治宜疏通经络、调理气机，以表里经远端取穴为原则。针刺足太阴脾经的大都穴、太白穴，此属腑病取于脏俞之例。

【原文】厥心痛，痛如以锥针刺其心，心痛甚者，脾心痛也。取之然谷，太溪。

【语译】厥心痛病，疼痛好似用锥针刺心一样，心痛剧烈。这是脾气上逆所致，故名脾心痛。治疗取然谷、太溪穴刺之。

【导读】此节论脾心痛。足太阴脾经入腹属脾络胃，脾运不健，湿气循经上逆于心，则心痛剧烈，状如锥刺。然脾湿生于肾寒，治病必求于本，治宜补肾阳以暖脾土，取足少阴肾经之然谷、太溪穴。

【原文】厥心痛，色苍苍如死状，终日不得太息，肝心痛也。取之行间、太冲。

【语译】厥心痛病，面色发青像死灰一样，整日疼痛，甚至难以深呼吸。这是肝气上逆所致，故名肝心痛。治疗可取行间、太冲穴刺之。

【导读】此节论肝心痛。厥阴肝经气机逆乱，逆气犯心，疏泄失常，故心痛终日不止，难以深呼吸；肝色青，心痛甚而面色青灰。此皆肝气逆乱，气血不利所致。治宜疏调肝气，取本经远端穴位，刺足厥阴经行间、太冲穴。

【原文】厥心痛，卧若徒居，心痛间[1]，动作痛益甚，色不变，肺心痛也。取之鱼际、太渊。

【注释】

[1] 卧若徒居，心痛间：卧床或者闲居、休息，心痛即可缓解减轻。若，作"或"讲。徒居，闲居、休息之义。间，病轻。

【语译】厥心痛病，在卧床或休息时心痛缓解减轻，如果活动则疼痛加剧，但面色不变。这是肺气上逆所致，故名肺心痛。治疗取鱼际穴、太渊穴针刺。

【导读】此节论肺心痛。太阴肺脏气机逆乱，影响及心则心痛。"劳则气耗"，是以活动则心痛加剧，安卧休息可使疼痛缓解；病在气而不在血，所以面色无明显改变。此皆肺气逆乱所致，治宜泻肺降气，取本经远端的穴位，可针刺手太阴肺经的鱼际、太渊穴。

【原文】真心痛[1]，手足清至节，心痛甚，旦发夕死，夕发旦死。

【注释】

[1] 真心痛：邪气直犯心脏而致的剧烈心痛。

【语译】真心痛病，心痛相当剧烈，发作时伴手足冰冷至肘膝关节。这种疾患早晨发病到晚上就会死亡，晚上发病到第二天就会死亡。

【导读】此节论真心痛的证候特点和预后。邪气直犯心君，使心中阳气痹阻，心血瘀滞，心脉不通而致此证。其发作时猝然感觉心痛十分剧烈，伴手足逆冷至肘膝关节；如心阳暴脱，尚可见面色苍白、冷汗淋漓、昏厥等症。此证属心主受邪的危重疾患，预后大多不良，故有"旦发夕死，夕发旦死"的临证经验结论。

【原文】心痛不可刺者，中有盛聚，不可取于腧。

【语译】某些心痛病，不能用针刺治疗。是因为体内有积聚瘀血停留，所以不能取经脉腧穴治疗。

【导读】此节论述了积聚心痛的病因病机和治疗禁忌。积聚是指腹内结块，或胀或痛的病证。《金匮要略》说："积者，脏病也，终不移；聚者，腑病也，发作有时，展转痛移。"积聚多由七情郁结、气滞血瘀，或饮食内伤，痰滞交阻所致；其病在脏腑，无涉经脉。虽然也有心腹疼痛的症状，但一般不取经脉穴位针刺，而应当内服汤药行气活血，化瘀消积调治。

【原文】肠中有虫瘕[1]及蛟蛔[2]，皆不可取以小针。心肠痛，惋作痛肿聚，往来上下行，痛有休止，腹热喜渴涎出者，是蛟蛔也。以手聚按而坚持之，无令得移，以大针刺之，久持之，虫不动，乃出针也。悲腹惋痛[3]，形中上者。

【注释】

[1] 虫瘕：由肠道寄生虫结聚而形成的瘕病。

[2] 蛟（jiāo 交）蛔：泛指肠道寄生虫。

蛟，古代传说蛟龙。

[3] 悲（pēng 怦）腹惋（náo 挠）痛：悲，胀满。惋痛，懊惋而疼痛。

【语译】肠中有虫瘕以及蛔虫等寄生虫，都不宜用小针取穴治疗（当用大针）。心腹疼痛，发作时懊惋而痛，腹内有包块，上下左右移动，时痛时止，腹中发热，口渴流涎。这是蛔虫等寄生虫所致。针刺时用手按住结块，不要让它移动，取大针刺之；须较长时间捏住，等到虫不动后，才可以出针。

【导读】此节论蛟蛔心腹痛。蛟蛔，泛指肠道寄生虫。虫在肠中上下窜扰，使肠腑气机紊乱，故心腹疼痛，懊惋作痛；虫动则痛，虫静则痛止，故痛有休止，呈阵发性发作；虫聚则成块即为虫瘕，故腹内有肿聚，且上下移动，无有定处；虫扰于胃肠，故腹热口渴，口中流涎。张仲景《金匮要略》有"蛔虫之为病，令人吐涎，心痛发作有时"之记载。

【原文】耳聋无闻，取耳中。耳鸣，取耳前动脉。耳痛不可刺者，耳中有脓，若有干耵聍[1]，耳无闻也。耳聋，取手[2]小指次指爪甲上与肉交者，先取手，后取足。耳鸣，取手中指爪甲上，左取右，右取左，先取手，后取足。

【注释】

[1] 耵聍：耳垢。

[2] 取手：《太素》"手"下有"足"字，据后文"先取手、后取足"，有"足"可从。

【语译】耳聋听不见声音，治疗可取耳中的穴位（听宫穴）。耳内鸣响，治疗可取耳前动脉处的穴位（耳门穴）。某些耳痛病不能针刺，例如耳内化脓者。如果耳内有干耳垢堵塞，也可以导致耳聋。治疗耳聋，可取手无名指尺侧端的关冲穴、足第四趾外侧端的足窍阴穴，应先刺手、后刺足。治疗耳鸣，可取手中指端的中冲穴；左侧耳鸣取右手的中冲穴，右侧耳鸣取左手的中冲穴。先取手部腧穴，再取足大趾外侧端的大敦穴。

【导读】此节论耳聋、耳痛、干耵聍、耳鸣的临床表现、治法。所论听力减退，甚至听力丧失的疾病，为肾精亏损，肾气虚败所致；耳与手足少阳经关系密切，少阳受邪，经气郁滞，邪气上逆于耳，亦可致耳聋。耳道中若有耵聍耳垢凝结成块，阻塞于外耳道，也可影响耳之听力功能而致耳聋，本篇所论者，以少阳经气郁滞及耵聍阻塞为主。耳聋的治疗，以疏通经络、开窍为大法；针刺以局部取穴和循经远端取穴为原则。前者可刺耳中（即听宫穴）；后者取手少阳三焦经关冲穴、足少阳胆经的足窍阴穴，而且应先刺关冲穴，后刺足窍阴穴。

【原文】 足髀不可举，侧而取之，在枢合中[1]，以员利针[2]，大针不可刺。

【注释】

[1] 枢合中：髀枢与尻骨之相合处，乃环跳穴。

【导读】 患者大腿不能抬起，主要因足少阳经气不畅，髋股关节不利所致。治疗宜在本经局部取穴，让患者侧卧，用员利针刺足少阳经环跳穴。

【原文】 病注下血，取曲泉。

【语译】 患病下血如注，治疗可取曲

【导读】 此节论大便下血。此病属足厥阴肝经，盖肝为血海，主藏血，又主疏泄，与脾胃关系密切。肝经气机逆乱，乘脾犯胃，血海不藏，因此大便下血如注。治宜本经远端取穴，刺足厥阴经曲泉穴。

【原文】 风痹淫泺[1]，病不可已者，足如履冰，时如入汤中，股胫淫泺，烦心头痛，时呕时悗，眩已汗出，久则目眩，悲以喜恐，短气不乐，不出三年死也。

【注释】

[1] 风痹淫泺：风痹迁延日久。

[2] 员利针：九针之一，见《灵枢·九针十二原》。

【语译】 患者下肢抬不起来，治疗时可让患者侧卧，取髀枢中的环跳穴，用员利针刺之，不可用大针。

泉穴刺之。

【语译】 患风痹病，迁延日久不愈，脚有时冷得如踩在冰上，有时热得如在热水中，大腿小腿酸痛无力；心烦头痛，经常呕吐又经常满闷，昏眩一停就出汗，出汗时间一长就又目眩；情绪多悲伤，闷闷不乐，且易于恐惧，感到气短。患这种病，一般不出三年就会死亡。

【导读】 据《灵枢·寿夭刚柔》所论，风痹属阴阳俱病之证，即脏腑经络、表里上下，内外皆病。如病在上，清窍失养，则头痛目眩；病在下，寒温不调，故患者下肢困重无力，有时足冷如踩冰雪，有时足热如入烫水；病在表，肌腠不固，则汗出；病在里，升降紊乱，故常呕吐饱闷；七情不调，则闷闷不乐，多悲伤，易恐惧等。

病本第二十五

【题解】 本篇以多种病证为例，反复说明在临床治疗复杂疾病时，必须首先分清标本，明辨不同证候的先后、轻重、缓急，才能妥当地决定治疗的先后主次，从而正确地掌握治本、治标的原则，故名"病本"。

【原文】 先病而后逆者，治其本。先逆而后病者，治其本。先寒[1]而后生病者，治其本。先病而后生寒者，治其本。先热而后生病者，治其本。先泄而后生他病者，治其本，必且调之[2]，乃治其他病。先病而后中满者，治其标。先病后泄者，治其本。先中满而后烦心者，治其本。有客气，有同气[3]。大小便不利，治其标；大小便利，治其本。

【注释】

[1] 寒：既指寒邪，也指寒性病证。

[2] 必且调之：应先调治引起泄泻的脾胃功能。且，《甲乙经》作"先"，宜从。

[3] 有客气，有同气：谓先病者为本，后病者为标。客气，新感之邪，为标。同，作"固"；固气，原来存在于体内之邪，为本。

【语译】 先患某种疾病，而后出现气血逆乱的，应以治疗原发病为主。若先出现气血逆乱，而后发生某种病变的，应以调理气血为主。先受寒邪，而后发生各种病变的，治疗应当以祛除寒邪为主。先患某种疾病，而后又出现寒象的，应以治疗先患的本病为主。若先受热邪，而后发生多种病变的，治疗应以祛除热邪为主。先患泄泻，而后又发生其他病变的，应当先治泄泻的本病，必须首先调理脾胃功能，然后才可治疗其他病证。先患某种疾病，而后又出现较严重的腹部胀满，治疗时应首先治腹胀满的标病。先患其他疾病，而后又出现泄泻者，应以治疗原发的本病为主。先患腹满病，而后又出现心烦的，应以治疗腹满的本病为主。人体患病的原因，有新感之"客气"而发的，也有体内原有之"固气"而发的。客气为标，固气为本。又如患病，凡大小便不通利者，都应首先通导大小便以治其标；如果二便通利者，则应以治疗本病为主。

【导读】 本篇以多种病证为例，说明在临床处理比较复杂的疾病时，要分清标本，治疗有所先后主次。要求医者必须综合分析病因、病机、病位、病势及发病之先后。辨明影响疾病发展的根本原因，才能获得对疾病的正确认识和治疗。

（1）论先病为本，后病为标。先病和后病，就是原发病与后起之继发病的关系。继发病多因原发病的存在而引起，所以先病之原发病是本，后起之继发病为标。标本治法又当区分先病与后病之缓急而定。

（2）论病因为本，症状为标。病因是导致疾病发生的根本原因；症状是在病因作用下，机体生理功能紊乱而产生的病理变化。针对疾病来说，病邪（因）为本，症状为标，因此治病应以祛除病因为主。

（3）论病机为本，症状为标。病机是对疾病病因、病位、病性的高度概括；症状仅属疾病某些病理变化的反映。病机为本，症状为标，治病当"谨守病机"，应以遵循病机治本为主。

（4）论内病为本，外病为标。内部脏腑之疾患，病深且重，影响较大，为本；外部体表之疾患，邪浅且轻，影响较小，为标。

【原文】病发而有余，本而标之，先治其本，后治其标；病发而不足，标而本之，先治其标，后治其本。

【语译】疾病发作且为邪气有余的实证，邪盛易传而变生他病，先病为本，后病为标，宜治先病之本，然后再治他病之标。疾病发作且为正气不足的虚证，虚则更易受邪，标病将更损正气而加重本病，宜先治他脏之标病，然后再调治虚损之本病。

【导读】此节论正气为本，邪气为标。针对正邪关系而言，正气之盛衰是疾病发生与否的决定因素，邪气是导致疾病发生的外在条件。因此，正气为本，邪气为标。

【原文】谨详察间甚[1]，以意调之，间者并行，甚为独行[2]。先小大便不利而后生他病者，治其本也。

【注释】

[1] 间甚：病轻而浅为"间"，病重而深为"甚"。

[2] 为：《素问·标本病传论篇》及《甲乙经》均作"者"。

【语译】总之，临床治病必须详细地观察疾病的轻重缓急，而采取适当的治法原则给予调理。病情轻缓者，可以标本兼治；病情急重者，则必须集中力量单独治本，或单独治标。如果先出现大小便不利，而后又发生其他病变的，应当通导大小便，治疗本病为主。

【导读】此节论标本治则的运用。原文提出了两个基本原则：①间者并行。病情较轻，病势较缓，邪正虚实相兼，标证本证相当者，可采取标本同治法。②甚者独行。病情较重，病势较急，或以邪气盛为主，或以正气衰为主，标证、本证悬殊者，则应集中力量，单独治本或单独治标。

总之，临床治本、治标，或标本兼顾等治法的应用，都必须建立在详细观察，了解病情发生之先后，病势之缓急轻重的基础上，由医者灵活地掌握处理。

杂病第二十六

【题解】 杂，言其多。本篇论述了多种疾病的临床表现及其治疗方法，由于病证范围广泛，涉及的病证多而庞杂，互不关联，故名"杂病"。

【原文】 厥[1]，挟脊而痛者至顶，头沉沉然，目眈眈然，腰脊强，取足太阳腘中[2]血络。

厥，胸满面肿，唇漯漯然[3]，暴言难，甚则不能言，取足阳明。

厥气[4]走喉而不能言，手足清，大便不利，取足少阴。

厥而腹向向然[5]，多寒气，腹中榖榖[6]，便溲难，取足太阴。

嗌干，口中热如胶[7]，取足少阴。

膝中痛，取犊鼻[8]，以员利针，发而间之[9]。针大如牦[10]，刺膝无疑。

喉痹，不能言，取足阳明；能言，取手阳明。

疟，不渴，间日而作，取足阳明；渴而日作，取手阳明。

齿痛，不恶清饮，取足阳明；恶清饮，取手阳明。

聋而不痛者，取足少阳；聋而痛者，取手阳明。

衄而不止，衄血流[11]，取足太阳；衄血，取手太阳。不已，刺宛骨下[12]，不已，刺腘中出血。

腰痛，痛上寒[13]，取足太阳阳明；痛上热，取足厥阴；不可以俯仰，取足少阳；中热而喘，取足少阴、腘中血络[14]。

喜怒而不欲食，言益小[15]，刺足太阴；怒而多言，刺足少阳。

颅痛，刺手阳明[16]与颅之盛脉[17]出血。

项痛不可俯仰，刺足太阳[18]；不可以顾，刺手太阳[19]也。

小腹满大，上走胃，至心，淅淅[20]身时寒热，小便不利，取足厥阴。

腹满，大便不利，腹大，亦上走胸嗌，喘息喝喝然，取足少阴[21]。腹满食不化，腹向向然，不能大便，取足太阴。

心痛引腰脊，欲呕，取足少阴。

心痛，腹胀啬啬然[22]，大便不利，取足太阴。

心痛引背不得息，刺足少阴；不已，取手少阳[23]。心痛引小腹满，上下无常处，便溲难，刺足厥阴。

心痛，但短气不足以息，刺手太阴[24]。

心痛，当九节刺之[25]，按已刺按之，立已；不已，上下求之[26]，得之立已。

颅痛，刺足阳明曲周动脉[27]见血立已；不已，按人迎于经[28]，立已。

气逆上[29]，刺膺中陷者[30]与下胸动脉[31]。

腹痛，刺脐左右动脉，已刺按之，立已；不已，刺气街，已刺，按之立已。

【注释】

[1] 厥：逆也，经气上逆，合称为厥逆。

[2] 腘中：腘窝，即委中穴。

[3] 唇漯（tà 榻）漯然：口唇肿起，流涎湿润的样子。漯，《说文》作"湿"解。

[4] 厥气：逆气。逆乱不顺的经气。

[5] 腹向向然：腹部胀满，膨响有声。向向，《甲乙经》作"膨膨"；也有作"响"。

[6] 腹中榖（hù 户）榖：腹中鸣响有声如水流状。榖榖，流水声。

[7] 口中热如胶：足少阴经气逆乱，可有口中热而黏腻胶滞。如，连词，义同"而"。胶，黏腻胶滞。

[8] 犊鼻：穴名，属足阳明胃经，位于外膝眼凹陷中。

[9] 发而间之：针刺后稍隔片刻可以再刺。发，针刺。间，《列子·黄帝》释文："间，少时也。"

[10] 针大如牦：员利针细长，状如牛尾的长毛。

[11] 虾（pēi 胚）血流：流出黑色血凝块。《说文》："虾，凝血也。"

[12] 宛骨下：手太阳小肠经的腕骨穴。宛骨，即腕骨。

[13] 痛上寒：腰痛且局部有寒冷感。

[14] 腘中血络：明·马莳曰："腘中血络，足太阳膀胱经委中穴也。"

[15] 言益小：说话越来越少，沉默寡言。《太素》《甲乙经》并作"言益少"，与后文"多言"相对。

[16] 手阳明：明·马莳曰："手阳明当是商阳穴。"

[17] 颇之盛脉：足阳明胃经在下颌部的颊车穴。阳明为多气多血之经，故称盛脉。

[18] 刺足太阳：项背痛，仰头低头都困难，取足太阳膀胱经，是因为该经经过项部。

[19] 刺手太阳：因手太阳小肠经经过肩、项，故取之。

[20] 淅淅：恶寒貌。与"洒洒"通，《广雅·释古》："淅，洒也。"

[21] 取足少阴：唐·杨上善曰："足少阴脉行腰脊，上至心，故痛引腰脊欲呕，取足少阴经腧穴也。"

[22] 啬啬然：大便干涩不畅貌。《说文》："啬，不滑也。"引申为干燥。

[23] 心痛引背不得息……取手少阳：明·张介宾曰："足少阴之脉贯脊，故痛引于背，手少阳之脉布膻中，故不得息。"

[24] 刺手太阴：唐·杨上善曰："手太阴主于气息，故气短息不足，取此脉疗主输穴也。"

[25] 当九节刺之：针刺筋缩穴。九节，第九胸椎棘突下的筋缩穴，属督脉。

[26] 不已，上下求之：如果针刺筋缩穴后不见效者，就在筋缩穴上下部位重新选穴针刺。

[27] 曲周动脉：指颊车穴。

[28] 按人迎于经：按足阳明本经刺人迎穴。

[29] 气逆上：患病气逆上冲，或咳逆上气。

[30] 膺中陷者：胸膺部足阳明胃经屋翳穴，位于乳中线上第二肋间隙。

[31] 下胸动脉：注家见解不一。明·马莳认为是膻中穴，明·张介宾认为是中府穴，或随证选用。

【语译】 经气厥逆，沿着脊柱两侧疼痛，向上到头顶，经常头昏沉重，两目视物不清，且腰脊部强直。可刺足太阳膀胱经腘窝委中穴处的络脉。

经气厥逆，胸中满闷，面部肿胀，口唇肿起而流涎，突然感到说话困难，甚至不能言语。应取足阳明胃经的腧穴。

经气逆乱，上行至喉咙，以致不能说话，手足寒冷，大便不利。应取足少阴肾经的腧穴。

经气厥逆，腹部膨膨胀满，寒气内盛，腹中鸣响如水流，大小便困难。应取足太阴脾经的腧穴。

咽喉干燥，口中热而唾液胶黏，应取足少阴经的腧穴。

膝关节疼痛，治疗取犊鼻穴，用员利针刺之，出针后隔片刻时间还可以再刺。由于员利针身大如牛尾上的长毛，所以用来刺膝部穴位最为合适。

喉痹病患者，不能说话时，可取足阳明经的腧穴；若尚能说话时，取手阳明大肠经的腧穴。

患疟疾病，口不渴，每隔一日发作一次，取足阳明经的穴位；如果患者口渴欲饮水，疟疾天天发作者，就取手阳明大肠经的穴位进行治疗。

患牙痛病，如果不怕冷饮，就取足阳明经的穴位治疗；如果怕冷饮，就取手阳明经的穴位治疗。

患病耳聋而不疼痛的，就取足少阳经的穴位治疗；耳聋并且耳中疼痛的，就取手阳明经的穴位治疗。

患病鼻出血不止，流出血液色黑，治疗取足太阳经的腧穴；流出黑色血凝块者，取手太阳经的穴位治疗。如果出血不止，就刺手太阳小肠经的腕骨穴；出血仍不止者，刺足太阳经委中穴放血。

患腰痛病，如果疼痛处感觉寒冷，治疗可取足太阳经、足阳明经的腧穴。如果疼痛部位感觉发热，取足厥阴经的腧穴治疗。腰痛而身体不能前俯后仰的，取足少阳胆经的腧穴治疗。腰痛而兼见里热气喘

的，取足少阴经腧穴，并刺腘窝委中穴处的血络。

患病烦躁易怒，并且不思饮食，说话越来越少，刺足太阴经的腧穴；如果烦躁易怒而且多言的，刺足少阳经的腧穴。

下颌部疼痛，刺手阳明经的腧穴（商阳穴），和足阳明经在下颌部的腧穴（颊车穴）并放血。

后项部疼痛，以致不能前后俯仰者，针刺足太阳经的腧穴；如果头项痛以致不能左右回顾者，就针刺手太阳经的腧穴。

少腹胀满膨大，向上波及胃脘以致心胸部，发冷，全身时有寒热往来，且小便不利。刺取足厥阴肝经的腧穴。

腹部胀满，大便不利，腹膨大，气逆向上影响到胸部、咽喉，张口喘息，气促喘声喝喝。治疗取足少阴肾经的腧穴。

腹部胀满，食入不能消化，腹中鸣响，却不能大便。治疗应选取足太阴脾经的腧穴。

心痛，牵引到腰部、背脊部疼痛，恶心想呕吐。治疗应选取足少阴肾经的腧穴。

心痛，腹部胀满，大便干燥、涩滞不利。治疗应选取足太阴脾经的穴位。

心痛，牵引到背部疼痛，以致不能呼吸。应针刺足少阴肾经的腧穴；如果未见效时，再刺手少阳经的腧穴。

心痛，牵引到小腹部位，上下疼痛没有固定的部位，大小便困难。应针刺足厥阴肝经的腧穴。

心痛，仅伴见气短不足以息。可针刺手太阴肺经的腧穴。

心痛，当针刺第九胸椎棘突下的筋缩穴。先在穴位上按摩，针刺以后再按摩，就会立即止痛；如果心痛不止，可在筋缩

穴上部或下部重新选穴针刺，找到相应的腧穴刺后，就能立即止痛。

下颌部疼痛，应针刺足阳明胃经颊车穴并放血，疼痛立即可止；如果疼痛不止，再按本经的人迎穴刺之，就能迅速止痛。

气逆上冲，可针刺胸膺部凹陷处的屋翳穴和下胸动脉搏动处。

腹中疼痛，可针刺肚脐左右的天枢穴，刺后按摩，一般可迅速止痛。若疼痛不止，再刺足阳明胃经的气冲穴，刺后也要按摩，即可立即止痛。

【导读】篇中所论杂病三十五证，名目繁多，内容庞杂，乍看杂乱无章，然仔细推敲，内容除痿厥和哕病外，余皆围绕经脉的气机逆乱及其经脉连属的相关内脏功能失常之病进行讨论。据篇中所述杂病的证候、刺治取穴经脉和刺法，联系有关经脉的循行部位和相关脏腑的生理、病理特点进行综合分析。

（1）足少阴肾经病证。表现为两种类型：①肾阳不足证。均为命火衰微，都可能出现经脉失养等证发生。如阳虚阴寒之气上逆于喉，肢体也失其温养，大肠失其温化，传导失职，就会有"厥气走喉而不能言，手足清，大便不利"，或"腹满……喘息喝喝然"，或肾阳虚不能上济心阳，致使胸阳不展，而致"心痛引腰脊，欲呕"，和"心痛引背，不得息"，火不暖土，胃失和降，故有"欲呕"之症等。②肾阴亏虚证。阴虚阴不制阳，阳亢化火生热，而见虚热之症。因肾脉过咽入口抵舌下，故虚火上熏咽喉，可有"嗌干，口中热如胶"，或见"中热而喘"之虚热症状。无论是肾阳虚或肾阴不足，均取穴于足少阴经刺治。

（2）足太阳膀胱经病证。当邪气伤犯经脉，经气逆乱，就会出现"挟脊而痛者至顶……腰脊强"之症；也会发生鼻"衄而不止，血流"的症状；若寒伤太阳之脉，可见"腰痛，痛上寒"，或经气不利而引起"项痛不可俯仰"。此类病证就在足太阳膀胱经的腧穴刺治。

（3）足太阴脾经病证。太阴脾脉经气逆乱，运化失常，中气虚少，水湿及精气的布化均受影响。故可见"腹向向然……便溲难"，或"喜怒而不欲食，言益小"，或"腹满食不化……不能大便"，或"心痛……大便不利"等症。此皆脾及足太阴经气逆乱所致，取足太阴脾经的腧穴刺治。

（4）足阳明胃经病证。阳明胃经脉气机逆乱，易见热证实证。如临床可有"胸满面肿……甚则不能言"，或有"喉痹不能言"，或有"齿痛，不恶饮"，或"痛"，或"腹痛"，或"膝中痛"，或生"间日疟"。凡此诸证，均取足阳明经之腧穴刺治，如面颊肿痛取颊车穴，膝关节痛取犊鼻穴刺治。

（5）足少阳胆经病证。胆经厥逆，可见有"聋而不痛"，或"腰痛……不可以俯仰"。若胆、肝气郁，可有"怒而多言"，见此诸证，均可刺足少阳经腧穴调治。

（6）足厥阴肝经病证。肝失疏泄，气机郁滞，或横犯脾胃，或影响水液代谢。因此，肝脉经气不利，可出现"少腹满大……渐渐身时寒热，小便不利"；或见"心痛引小腹满……便溲难"；或见"腰痛……痛上热"。由于是足厥阴肝脉之病，故取足厥阴经穴刺治。

（7）手太阴肺经病证。肺有病，宣降不利，呼吸障碍，故其经气不利，可有"心痛，但短气不足以息"，或有胸闷"气逆上"的症状。针刺治疗，可取手太阴肺经的腧穴刺治。

（8）手太阳小肠经病证。此经之气逆乱，可有"项痛""不可以顾""衄血"之症，取手太阳小肠经脉的腧穴刺治。

（9）手阳明大肠经病证。该经气机逆乱，可有"喉痹""疟""齿痛"，耳"聋而痛""颔痛"等症状，取手太阳经腧穴刺治。

（10）手少阳三焦经病证。此经气机逆乱，可有"心痛引背不得息"之症，临床若刺足少阴经不愈时，那就是手少阳三焦经病证，故取此经之穴刺治。

（11）督脉病证。若此经之气机逆乱，也可发生"心痛"，可在第九椎节或其上下刺治。

【原文】痿厥为四末束悗[1]，乃疾解之，日二，不仁者十日而知，无休[2]，病已止。

【注释】

[1] 四末束悗：将患者的四肢捆绑起来，使其感到烦闷，然后解开，可以促使气血流通，用以治疗痿厥病。此属古代的一种导引疗法。四末，四肢。束，束缚、捆绑。

[2] 无休：不要停止治疗。

【语译】治疗痿厥病，是把患者的四肢捆绑起来，待患者感到烦闷时，就迅速解开，每天治疗两次。四肢麻木不仁的患者，经治疗十天就可以恢复感觉，但不可中止治疗，直到病愈为止。

【导读】此节论痿厥病。结合"秋伤于湿，上逆而咳，发为痿厥"（《素问·生气通天论篇》）、"三阳为病……为痿厥"（《素问·阴阳别论篇》）、"下气不足，则乃为痿厥"（《灵枢·口问》）之论，痿厥的发病与秋令伤湿有关，病变涉及手足三阳诸经，或下焦气虚。其症状则以肢体痿废不用、感觉迟钝或消失为主，篇中采取的治疗方法是紧缚患肢，使患肢有胀闷感时，迅速松解，以疏导气血，通达经脉。此正是不塞不流、塞因塞用反治方法的运用实例。

【原文】哕[1]，以草刺鼻，嚏，嚏而已；无息而疾迎引之，立已；大惊之亦可已。

【注释】

[1] 哕：呃逆，俗称"打嗝"。

【语译】治疗呃逆病，用小草茎刺激鼻孔，使患者打喷嚏，呃逆就可停止。也可让患者憋气，不要呼吸，而快引上逆之气下行，呃逆即可停止。还有一种办法是突然使患者大惊，也可以使呃逆停止。

【导读】哕，即呃逆，是胃气上逆所致。《灵枢·口问》中对其病因病机均有详细叙述，认为是胃有寒气，与刚进食之谷气相互搏结，气逆上冲喉间而致。故《灵枢·九针论》有"胃为气逆哕"之论。

本篇介绍了三种治哕方法：①刺激鼻孔，引嚏治哕。证之临床，对突然性呃逆者确实有效。②调息止哕。即"无息而疾迎之，立已"，当要呃逆时，屏住呼吸，待呃逆气上冲时，迅速深吸气以提其气，闭气少顷，然后呼出，也可使呃逆消失。③以惊治哕。如"大惊之，亦可已"。突然之惊恐，"恐则气下"，可以使逆上之胃气下降而愈。

周痹第二十七

【题解】 风寒湿邪进入血脉之中，随血脉流行全身，发生全身游走性疼痛的病证，叫周痹。本篇首先指出周痹与众痹的区别，然后详述两痹的疼痛特点、病变机制和治疗方法。由于是以周痹为例，概述了同类疾病的鉴别诊断和治疗，故名。

【原文】 黄帝问于岐伯曰：周痹之在身也，上下移徙随脉[1]，其上下左右相应，间不容空[2]，愿闻此痛，在血脉之中邪[3]？将[4]在分肉之间乎？何以致是[5]？其痛之移也，间不及下针，其愊痛[6]之时，不及定治，而痛已止矣，何道使然？愿闻其故。

岐伯答曰：此众痹也，非周痹也。

黄帝曰：愿闻众痹。

岐伯对曰：此各在其处[7]，更发更止，更居更起[8]，以右应左，以左应右[9]，非能周也，更发更休也。

黄帝曰：善。刺之奈何？

岐伯对曰：刺此者，痛虽已止，必刺其处，勿令复起。

【注释】

[1] 上下移徙（xǐ 喜）随脉：邪气随着血脉的流动而上下游走。"移"和"徙"同义。

[2] 间不容空：本病疼痛遍历全身，无处不到，无所不入，几乎没有空隙。间，间隙。空，孔也。

[3] 邪：通耶，语气助词，表示疑问。

[4] 将：犹"抑"也，有"还是""或者"之义。

[5] 致是：是，"此"也，指代众痹的疼痛特点。

[6] 愊痛：（日）丹波元简云："愊痛，谓聚痛也。"愊，通"蓄"，聚积。

[7] 此各在其处：众痹的疼痛散发在人体各处，病位广泛，疼痛之处就有病邪停留。此，众痹。其，指代众痹的疼痛症状。

[8] 更居更起：痹邪在发病部位时聚时散，因此局部疼痛就时作时止。居，同聚，痹邪聚积；起，邪气消散，症状缓解。

[9] 以右应左，以左应右：注家看法不一。明·马莳曰："左右之脉相同，故左可应右，右可应左耳，非能周身而痛也。"清·张志聪曰："以右应左，以左应右，左盛则右病，右盛则左病……病在左而右痛，病在右而左痛。"两说都未尽其意，结合临床，当指疼痛部位左右对称。

【语译】 黄帝问岐伯说：人患周痹病，邪气随着人体血脉的流动而上下游走，其疼痛的部位上下左右对称，遍身无处不到，几乎没有一点空隙。我想了解这种疼痛，其邪气是在血脉中呢？还是在分肉之间？形成的机制是什么？这种疼痛部位的转移很快，往往来不及针刺；当其疼痛聚集在一处时，甚至还没有来得及决定下针治疗，而疼痛已经停止了，这是什么原因造成的呢？我想听你讲讲其中的缘故。

岐伯回答说：这是众痹，而不是周痹。

黄帝说：我愿意听你讲众痹的情况。

岐伯回答说：众痹的疼痛散发于人体各处，其疼痛发作与停止不断地交替，痹邪聚积就发作，痹邪消散则缓解；其疼痛时身体左右两侧对称；但不能周遍全身，而是交替发作和休止的。

黄帝说：你讲得很好！如何针刺治疗呢？

岐伯回答说：针刺治疗众痹病时，尽管疼痛已经缓解，也要坚持针刺原来疼痛之处，以杜绝该病复发。

【导读】众痹是指痹痛患发部位广泛，左右对称，呈阵发性疼痛的一种痹病。

（1）症状特点：①疼痛部位变幻不定；②痹痛呈阵发性发作，每次发作时间短暂；③疼痛呈对称性，或左或右，更发更休，患处不定；④痹痛部位广泛，故曰众痹。

（2）病变部位：众痹是风寒湿邪伤犯于肌肉之间，外不在皮肤，内不在脏腑，也不在血脉之中，这正是其疼痛不游走的原因所在。

（3）病因病机：风寒湿邪伤犯肌肉，致使津液内停，化为痰湿之邪凝聚，压迫了肌肉和经脉，破坏了经脉气血的正常协调关系，致使真气不能周流而闭塞不通，故而时痛时止。由于病根未除，疼痛缓解后他处邪气又发生逆乱，于是疼痛就再次发作。总之是痹邪犯于肌肉，阻滞真气在体内的周流环行，导致阻闭不通，出现疼痛。

（4）治疗方法：刺治众痹，只要发生过疼痛的部位，局部都可针刺，即或某一局部疼痛已暂时停止，也要刺之，防其复发。

【原文】帝曰：善。愿闻周痹何如？

岐伯对曰：周痹者，在于血脉之中，随脉以上，随脉以下，不能左右，各当其所[1]。

黄帝曰：刺之奈何？

岐伯对曰：痛从上下者，先刺其下以过之，后刺其上以脱之；痛从下上者，先刺其上以过之，后刺其下以脱之。

黄帝曰：善。此痛安生？何因而有名？

岐伯对曰：风寒湿气，客于外[2]分肉之间，迫切而为沫[3]，沫得寒则聚，聚则排分肉而分裂[4]也，分裂则痛，痛则神归之[5]，神归之则热，热则痛解，痛解则厥，厥则他痹发，发则如是。

帝曰：善。余已得其意矣[6]。

此内不在脏，而外未发于皮，独居分肉之间，真气不能周，故命曰周痹[7]。故刺痹者，必先切循其下之六经[8]，视其虚实，及大络之血结而不通[9]，及虚而脉陷空者而调之，熨而通之，其瘛坚[10]，转引而行之[11]。

黄帝曰：善。余已得其意矣，亦得其事[12]也。

【注释】

[1] 各当其所：痹邪窜走于哪个部位，就在哪个部位出现疼痛。所，处也，病变部位。

[2] 外：《甲乙经》《太素》并无此字，疑衍。

[3] 迫切而为沫：邪气留居分肉之间，阻遏津液不得输布，留居而成为痰涎等病理产物。迫，逼也。切，按、压也。沫，津液内聚而产生的痰涎等病理产物。

[4] 分裂：痰涎等病理产物凝聚，使分肉之间经脉气血的和调关系受到破坏。

[5] 神归之：周痹疼痛发作，使患者精神紧张，注意力集中于疼痛处。神，心神。

[6] 帝曰……其意矣：考下文，疑衍，当删。

[7] 周痹：当为"众痹"之误。

[8] 必先切循其下之六经：在针刺之前，要根据疼痛的部位，沿着足六经循行部位切压检查，以明辨病在何经，为治疗提供依据。切，按压。循，沿着一定顺序。下之六经，指足六经。

[9] 大络之血结而不通：观察十五大络有无血瘀阻滞不通的情况，即有无血瘀络脉壅盛充盈现象。大络，指十五大络。

[10] 瘛坚：筋脉收缩拘紧而坚劲。瘛，筋脉收缩拘急。坚，坚劲。

[11] 转引而行之：用针刺或按摩等治法进行导引，以行其血气。

[12] 事：指针刺周痹、众痹的方法。

【语译】黄帝说：讲得好！我还想了解周痹病有哪些临床特点？

岐伯回答说：周痹是邪气侵犯人体，深入血脉之中所致，可以随着血脉的上下流动而游走，但不会左右相应（亦即疼痛时左右不对称），分别在病邪所在的部位疼痛。

黄帝说：怎样针刺治疗周痹病呢？

岐伯回答说：如果周痹疼痛由上向下游走，就先针刺其下部的穴位，以疏通经络，阻止病邪向下发展；然后再针刺上部的穴位，以祛除痹邪，消除疼痛。要是周痹疼痛从下向上发展，就先针刺上部的穴位以阻止病势的发展，然后再针刺下部的穴位以除掉病根。

黄帝说：讲得好！周痹的疼痛是怎么产生的呢？根据什么命名的呢？

岐伯回答说：风寒湿三种邪气混杂，侵犯人体后，停留在体表分肉之间，迫使津液停而为痰涎，痰涎遇到寒气就凝聚不散，凝聚就会挤压分肉而发生分裂，分肉分裂就发生疼痛；疼痛时使精神紧张，注意力集中在疼痛之处，精神集中的地方就会发热，发热则寒邪散而疼痛缓解；疼痛缓解就会使厥气上逆，厥气上逆则导致其他部位的痹痛发作，周痹疼痛发生的病因病机就是如此。

这种病是邪气内侵尚未及脏腑，而外又不在体表皮肤，单单留聚于分肉之间，阻遏真气不能周流于全身，因而发生疼痛，所以命名为"周（众）痹"。因此，针刺治疗时，一定要首先沿着足六经循行部位按压检查，明确病在哪一经；观察分析病证的虚实，以及大络的血行有无瘀结不通，或因血虚而脉络陷下的情况，然后予以调治。同时可配合使用热熨治法，温通气血；如果筋脉拘紧者，也可用针刺或按摩的方法进行导引，以行其血气。

黄帝说：讲得很好！我已经知道周痹的病因病机及证候特点，也掌握了周痹的治疗方法。

【导读】周痹是指病发于血脉之中，呈游走性疼痛的一种痹病。

（1）症状特点：①游走性疼痛。是痹邪犯于血脉之中，"随脉以上，随脉以下"，走窜作痛，全身无处不到。②疼痛不对称。周痹之痛"不能左右，各当其所"，即邪气随血脉游走到哪里，疼痛也就在哪里出现。"不能左右"语，是针对众痹之痛"以右应左，以左应右"，左右对称特点予以鉴别。

（2）病变部位：周痹病在血脉中，其疼痛游走不定。

（3）治疗方法：采用"截断针刺法"。这种在邪气传变游移前方和正在作痛的部位双管齐下，同时刺治的前堵后截的治疗方法，体现了灵活多变的用针方法。

针对众痹、周痹两病，遵循"刺痹者，先必切循其下之六经，视其虚实"原则，在针刺治疗之前，必须要先观察经脉的虚实盛衰，然后选择相应的针具和治疗方法，都先诊察辨证，而后采用相应治法。

【原文】九者，经巽之理^[1]，十二经脉阴阳之病也。

【注释】

[1] 经巽（xùn 迅）之理：指掌握九针的性能并正确地运用。巽，顺，具也。

【语译】关于九针的应用，在医经中早已明具其道理，这样，十二经脉阴阳的病变就都能解决了。

口问第二十八

【题解】 本篇主要论述了欠、哕、唏、振寒、嚏、噫、泣、涕、太息、涎下、耳鸣与啮舌等十二种病证的病因病机、治疗和发病，由于这些内容过去文献中没有记载，是由口问师授而流传，故名。

【原文】 黄帝闲居，辟左右[1]而问于岐伯曰：余已闻九针之经，论阴阳逆顺，六经已毕，愿得口问[2]。

岐伯避席再拜曰：善乎哉问也！此先师之所口传也。

黄帝曰：愿闻口传。

岐伯答曰：夫百病之始生也，皆生于风雨寒暑，阴阳[3]喜怒，饮食居处，大惊卒恐[4]。则血气分离，阴阳破败[5]，经络厥绝[6]，脉道不通，阴阳相逆，卫气稽留，经脉虚空，血气不次[7]，乃失其常。论不在经者[8]，请道其方。

【注释】

[1] 辟左右：避开周围的侍从人员。辟，通"避"。左右，指周围的从人。

[2] 口问：指岐伯从其先师口传而得来的医学知识。

[3] 阴阳：指房事过度。

[4] 大惊卒恐：泛指剧烈的七情刺激。卒，通"猝"。

[5] 阴阳破败：阴阳的平衡关系失调，而发生阴阳的偏盛偏衰。败，诸本多作"散"。

[6] 经络厥绝：经脉和络脉绝而不通，亦即闭塞。

[7] 血气不次：血气的运行失去了正常规律。次，次第，引申为规律。

[8] 论不在经者：这些内容都不见于古代的医经。经，指古代的医学经典著作。

【语译】 黄帝在闲暇时，避开左右从人而问岐伯说：我已经知道了关于九针在医经上的记载，对论述阴阳经的逆顺走向、手足三阴三阳的内容都已经讲完了，还希望听你给我讲讲从先师口传得来的医学知识。

岐伯离开座位，再拜行礼后说：你问得真好啊！这些知识都是老师口授传给我的。

黄帝说：请你给我讲讲吧。

岐伯回答说：疾病的发生，都是伤于风、雨、寒、暑，房事不节，或由喜怒等七情过激，或饮食不当、起居失常等原因。如猝然惊恐太过，就会使气血的运行紊乱，阴阳的平衡关系失调，经脉和络脉闭塞，脉道不通，体内之阴阳逆乱，卫气运行迟滞，经脉虚空，血气运行失去正常规律，于是人体的生理活动就会失常而发病。这些内容在古医经上没有记载，让我来说明其中的道理吧。

【导读】 此节概述疾病常见的病因，与"夫邪之生也，或生于阴，或生于阳……得之饮食居处，阴阳喜怒"（《素问·调经论篇》）的病因分类一致。"血气分离，阴阳破败……乃失其常"则是对疾病病机的阐述，言疾病之病机可概括为阴阳失调（阴阳破散、阴阳相逆）、血气不和（血气分离、血气不次）和经脉虚空（经络厥绝、脉道不通、卫气稽留）三个方面。在泛论疾病的病因病机之后，讨论了欠、哕等十二种病证的病因病机。

【原文】黄帝问：人之欠者，何气使然？

岐伯答曰：卫气昼日行于阳，夜半则行于阴。阴者主夜，夜者卧。阳者主上，阴者主下。故阴气积于下，阳气未尽，阳引而上，阴引而下，阴阳相引，故数欠[1]。阳气尽，阴气盛，则目瞑；阴气尽而阳气盛，则寤矣[2]。泻足少阴，补足太阳[3]。

【注释】

[1] 阴阳相引，故数欠：明·张介宾曰："人之瘃瘅，由于卫气。卫气者，昼行于阳，则动而为瘃，夜行于阴，则静而为瘅。故人欲卧未卧之际，欠必先之者，正以阳气将入阴分，阴积于下，阳犹未尽，故阳欲引而升，阴欲引而降，上下相引而欠由生也。今人有神疲劳倦而欠者，即阳不胜阴之候。"

[2] 阳气尽……则寤矣：《灵枢·大惑论》："卫气不得入于阴，常留于阳，留于阳则阳气满，阳气满则阳盛，不得入于阴则阴气虚，故目不瞑矣……卫气留于阴，不得行于阳，留于阴则阴气

盛，阴气盛则阴满，不得入于阳则阳气虚，故目闭也。"

[3] 泻足少阴，补足太阳：明·张介宾曰："卫气之行于阳者，自足太阳始；行于阴者，自足少阴始。阴盛阳衰，所以为欠。故当泻（足）少阴之照海，阴所出也；补（足）太阳之申脉，阳所出也。"

【语译】黄帝问：人打呵欠，是什么气使他这样呢？

岐伯回答说：人的卫气白昼运行于阳分，夜晚就运行于阴分。阴主夜、主静，故夜晚主卧而睡眠。阳主上以升，阴主下以降。因此，人在夜间将睡之时，阴气积聚于下，阳气尚未入于阴分，阳气引而上行，阴气引而下行，阴阳之气相互牵引，所以呵欠频作。待到阳气完全入于阴分，阴气盛时，人就闭目而眠了；到了早晨，阴气尽而阳气旺盛之时，人就睁目清醒了。这种频繁呵欠的疾病，治疗当泻足少阴肾经的穴位（照海穴），补足太阳膀胱经的穴位（申脉穴）。

【导读】欠又称呵欠、欠佉，自觉困乏而伸腰张口，故称呵欠。其发生与卫气运行密切相关，本属正常的生理现象，若不是因生理变化而出现的呵欠甚多，则为卫阳损伤，阳不胜阴而致阴盛阳衰的病理状态。《金匮要略》之所谓"夫中寒家喜欠"即是。宋代高胜认为"呵欠连绵，知病之欲作"，说明有时"数欠"是疾病的先兆证候，是阴盛阳衰，阳不胜阴之故，因而篇中有"肾主为欠"之论，治疗应"泻足少阴，补足太阳"。

【原文】黄帝曰：人之哕者，何气使然？

岐伯曰：谷入于胃，胃气上注于

肺。今[1]有故寒气与新谷气，俱还入于胃，新故相乱，真邪相攻，气并相逆[2]，复出于胃，故为哕。补手太阴，

泻足少阴[3]。

【注释】

[1] 今：犹"若"。

[2] 新故相乱，真邪相攻，气并相逆：新入之谷气与宿有之寒气都留于胃中，正气与邪气相互冲击，胃气不得和降而逆于上。新、真，指胃气。故、邪，指寒气。气并，胃气与寒气相并。此言哕之病机。

[3] 补手太阴，泻足少阴：明·张介宾曰："手太阴，肺经也；足少阴，肾经也。寒气自下而升，逆则为哕，故当补肺于上以壮其气；泻肾于下以行其寒。盖寒从水化，哕之标在胃，哕之本在肾也。"

【语译】 黄帝问：人发生呃逆，是什么气使他这样呢？

岐伯回答说：水谷饮食进入胃中，经过脾胃的腐熟消磨，化生成精微，向上转输到肺。如果脾胃先有寒气，与新入的水谷之气不能调和，寒气和谷气混乱，正气与邪气相互冲击，影响胃气的和降而上逆，因此发生呃逆。治疗胃寒气逆的呃逆证，应当补手太阴肺经之阳气，泻足少阴肾经之寒气。

【导读】 哕，即呃逆，膈肌痉挛之故，多为胃气上逆所致。此节认为胃本有"寒气（邪）"，与新入于胃的谷气相遇，相互攻击，致使胃失和降，气逆上冲，撞击喉间的声音。缘于"肺主为哕"，故治疗宜"补手太阴，泻足少阴"。但哕证有虚实之分和寒热之别，病机可涉及肺、心、脾等脏，严重者可致肾逆，故要辨证施治。

【原文】 黄帝曰：人之唏者，何气使然？

岐伯曰：此阴气盛而阳气虚，阴气疾而阳气徐，阴气盛而阳气绝，故为唏。补足太阳，泻足少阴[1]。

【注释】

[1] 补足太阳，泻足少阴：明·张介宾曰："补太阳之申脉，阳所出也；泻少阴之照海，阴所出也。"

【语译】 黄帝问：人发生哀叹哽咽，是什么气使他这样呢？

岐伯回答说：这是由于阴气充盛而阳气虚少，阴气运行疾速而阳气运行缓慢，以至于阴气过盛而阳气衰绝，所以发生哽咽哀叹。治疗这种阴盛阳虚的哽咽证，应当补足太阳经的阳气，泻足少阴经的阴气。

【导读】 唏，即悲泣时哽咽抽息之声。人悲泣时，由于情志所伤，气郁而不得疏达之故。治疗时补太阳可宣发阳气，泻少阴可抑制阴气，取穴"当亦是阳申脉，阴照海也"，机制同欠证。

【原文】 黄帝曰：人之振寒[1]者，何气使然？

岐伯曰：寒气客于皮肤，阴气盛，阳气虚，故为振寒寒慄。补诸阳[2]。

【注释】

[1] 振寒：寒战。《素问·调经论篇》："阳受气于上焦，以温皮肤分肉之间，今寒气在外，则上焦不通，则寒气独留于外，故寒。"

[2] 补诸阳：明·张介宾曰："补诸阳者，凡手足三阳之原合及阳跷等穴，皆可酌而用之。"

【语译】 黄帝问：人发冷身体寒战，是什么气使他这样呢？

岐伯回答说：由于寒邪侵入皮肤，使

阴气偏盛，阳气偏虚，身体失于温煦。所以发冷而颤抖。治疗这种阳虚寒盛的振寒证，应采用温补诸阳经的方法。

【导读】振寒，即寒冷发抖。其病因为"寒气客于皮肤"，病机为"阴气盛，阳气虚"。寒性收引凝滞，寒邪侵入皮肤，则皮肤收引，阳气郁遏而不得宣发，寒邪独在体表，以致阴盛阳虚，人之体表不得阳之温煦而产生"振寒寒栗"症状。治疗时"补诸阳"，取手足三阳经的原穴和合穴，用补法刺治，从而发越阳气而疏散寒邪。

【原文】黄帝曰：人之噫者，何气使然？

岐伯曰：寒气客于胃，厥逆从下上散，复出于胃，故为噫。补足太阴、阳明。一曰补眉本[1]也。

【注释】

[1] 补眉本：明·张介宾曰："眉本，即足太阳经攒竹穴，是亦补阳气也。"

【语译】黄帝问：人发生噫气，是什么气使他这样呢？

岐伯回答说：由于寒邪侵入胃中，厥逆之气从下向上扩散，导致胃气上逆而出，所以发生噫气。治疗这种胃寒气逆的噫气证，应当温补足太阴脾经和足阳明胃经。还可以取足太阳经的攒竹穴，用补法。

【导读】噫，即嗳气，俗称打饱嗝。正常人食后嗳气，是所常见；病理上则是胃气上逆。此节认为其病因病机为寒气犯胃，胃失和降，厥逆之气从下向上疏散，冲击喉间之故。其治疗当"使脾胃气温，则客寒自散而噫可除"（张介宾注）。

【原文】黄帝曰：人之嚏者，何气使然？

岐伯曰：阳气和利[1]，满于心[2]，出于鼻，故为嚏。补足太阳荣[3]眉本，一曰眉上也[4]。

【注释】

[1] 阳气和利：阳气和调畅利。

[2] 心：孙鼎宜认为："'心'当作'胸'，字误。"

[3] 太阳荣：荣为"荥"之误，足太阳经荥穴为通谷穴，位于足第五趾跖关节前下方凹陷处。

[4] 一曰眉上也：《甲乙经》无此五字，疑衍，故删。

【语译】黄帝问：人打喷嚏，是什么气使他这样呢？

岐伯回答说：阳气调和，运行畅利，盈溢于心胸而上出于鼻窍，因此就打喷嚏。治疗这种善打喷嚏病，应当针刺足太阳经的荥穴通谷穴和眉本（攒竹穴），采用补法。

【导读】嚏，即喷嚏。其机制为"阳气和利、满于心，出于鼻"。《素问·宣明五气篇》认为"肾为欠、为嚏"，言其与肾有关。一是异物刺激鼻腔而为嚏；二是阳气振奋以抗邪而为嚏。嚏是肺气宣泄，祛邪外出的表现，外感风寒多见此症，常为早期症状，若外感内伤病久不愈，突然发现喷嚏，属气复阳回之佳兆，其病有好转趋势。嚏的治疗，应当取足太阳荥穴通谷穴与攒竹穴。

【原文】黄帝曰：人之亸[1]者，何气使然？

岐伯曰：胃不实则诸脉虚，诸脉虚则筋脉懈惰，筋脉懈惰则行阴用力，气不能复，故为亸[2]。因其所在，补分肉间[3]。

【注释】

[1] 亸（duǒ 朵）：垂下貌。头部及肢体下垂，抬举无力的懈惰状态。

[2] 气不能复，故为亸：清·张志聪曰："夫阳明主润宗筋，阳明虚则宗筋纵，是以筋脉懈惰，则阳明之气行于宗筋，而用力于阴器矣，

行阴用力，则阳明气不能养于筋脉，故为亸。"

[3] 补分肉间：唐·杨上善："筋脉皆虚，故病所在分肉间补之。"

【语译】黄帝问：人发生全身倦怠无力，手足不举，是什么气使其这样呢？

岐伯回答说：胃气虚弱不足就会使全身血脉得不到气血的充养而皆虚；诸血脉亏虚就会使全身筋脉失养而松弛，懈惰无力；如果再勉强入房用力，则元气就难以恢复。所以就发生全身懈惰，乏困无力，肢体不举之证。治疗时应根据其发病部位，取分肉之间，采用补法。

【导读】亸属痿证之范畴，是指形体疲乏，四肢困倦无力的病证。此节言其病因病机是胃气虚而复房劳过度所致。胃气不足，则全身诸脉得不到胃气营养因而皆虚，诸脉虚则筋脉松弛，懈惰无力，又勉强用力行房，以致精气更虚，筋脉失养，故见形体疲乏困倦无力。针刺治疗则据病变部位而补分肉间，以壮脾胃之气，此与《素问·痿论篇》"取阳明"刺治及"各补其荣而通其俞"一致。

【原文】黄帝曰：人之哀而泣涕出者，何气使然？

岐伯曰：心者，五脏六腑之主也；目者，宗脉之所聚也[1]，上液[2]之道也；口鼻者，气之门户也。故悲哀愁忧则心动，心动则五脏六腑皆摇[3]，摇则宗脉感[4]，宗脉感则液道开，液道开故泣涕出焉。液者，所以灌精濡空窍[5]者也，故上液之道开则泣，泣不止则液竭，液竭则精不灌，精不灌则目无所见矣，故命曰夺精。补天柱，经侠颈[6]。

【注释】

[1] 宗脉之所聚也：盖手足六阳经，手少阴经，足厥阴经等皆上汇聚于目，故曰"宗脉之所聚"。宗，众也。

[2] 上液：头面诸窍的液体为上液，如泪、涕、涎等。

[3] 摇：动摇、不安。

[4] 宗脉感：五脏六腑不安，宗脉亦因之而撼动。

[5] 灌精濡空窍：液的功能是灌注津液以濡润孔窍。精，津液。

[6] 补天柱，经侠颈：针刺天柱穴，用补法，天柱穴属于挟行项部的足太阳膀胱经。侠，通"挟"。颈，《太素》作"项"。

【语译】黄帝问：人在悲哀时就涕泪俱出，这是什么气使其这样呢？

岐伯回答说：心是五脏六腑的主宰，眼睛是众多经脉聚汇的地方，也是眼泪外流的通道；口和鼻，是气息出入的门户。因此，在悲哀忧愁时就会使心神不宁，心神不宁则使五脏六腑不安，五脏六腑不安会使各经脉亦相应而动，于是使眼泪的通道敞开，眼泪、鼻涕就流出来了。人的津液，具有渗灌孔窍、濡润孔窍的作用。所

以眼泪的通道开放就会流泪，而流泪不止又会导致津液枯竭；津液枯竭则不能上灌孔窍，上窍失于津液的渗灌濡润，就会使眼目失明而看不见东西。这就叫作"夺精"。治疗该证应当补天柱穴，腧穴位于足太阳经挟项后的发际处。

【导读】人因悲哀而泣涕俱出之机制为悲哀愁忧则心神不宁，导致脏腑功能失常，诸脉皆动，泪涕之道皆开，故致涕泣俱出。悲忧泣涕过度外泄，可致津液枯竭，失其濡润孔窍之功能而进一步致视物不明，即所谓"夺精"。治疗补挟颈而行的足太阳膀胱经天柱穴，以资津液上灌。

【原文】黄帝曰：人之太息者，何气使然？

岐伯曰：忧思则心系[1]急，心系急则气道约，约则不利，故太息以伸出之。补手少阴、心主、足少阳留之也[2]。

【注释】

[1] 心系：维系于心脏的脉络。

[2] 补手少阴、心主，足少阳留之也：明·张介宾曰："手少阴，心经也；心主，手厥阴经也；足少阳，胆经也，助木火之脏，则阳气可舒，抑郁可解，故皆宜留针补之。"

【语译】黄帝问：人发生太息，是什么气使其这样呢？

岐伯回答说：忧愁思虑，就会使心系紧张拘急，心系紧张拘急就会使气道受到约束，气道受了约束就呼吸不通利，所以要长声太息使抑郁之气得以伸展。治疗可选取手少阴心经、手厥阴心包经、足少阳胆经的穴位，采用补法，都需要留针。

【导读】太息，长大呼吸，若频频叹气则称善太息。多由情志所伤，肝气郁结所致。其机制为过度的忧愁思虑则致心系拘急，引起气道约束，气机不畅，呼吸不利，故每以深吸长呼而舒发抑郁之气，故有"情志变动之声"之说。但体弱之人因气虚（尤其是心肺气虚者）不运而致气机不畅，亦可时常发出长吁短叹之声，故太息一症也有虚实之分，临证当辨。治疗当取手少阴、手厥阴、足少阳经针刺留针以补之。

【原文】黄帝曰：人之涎下者，何气使然？

岐伯曰：饮食者皆入于胃，胃中有热则虫动，虫动则胃缓，胃缓则廉泉开[1]，故涎下。补足少阴[2]。

【注释】

[1] 廉泉开：唐·杨上善曰："廉泉，舌下孔，通涎道也。人神守，则其道不开；若为好味所感，神者失守，则其孔开涎出。亦因胃热虫动，故廉泉开，涎因出也。"廉泉，穴名，位于舌下，属任脉。

[2] 补足少阴：明·张介宾曰："肾为胃关而脉系于舌，故当补之，以壮水制火，则液有所主而涎自止也。"

【语译】黄帝问：人经常口中流涎，是什么气使其这样呢？

岐伯回答说：饮食水谷都进入到胃里，胃中如果有热，就会使胃肠中的寄生虫蠕动，虫动则使胃脉弛缓；由于胃脉上出于口，胃脉弛缓不能摄纳，则使舌下廉泉开张，所以口中经常流涎。治疗流涎病，应选取足少阴肾经的穴位，采用补法。

【导读】涎下，即流口水。其发生机制为胃热虫动，因涎为脾所主，脾胃相表里，饮食入胃，胃中有热，则胃中的寄生虫因热扰而蠢动，虫动则胃脉弛缓，于是廉泉开放，不能固摄津液，故涎下。《杂病源流犀烛》认为该证的治疗，"宜乌梅丸去人参、附、桂，合平胃散服，是病更兼乎胃也，而不得专取脾"。

临床所见之流涎，多由心脾有热、迫津上泛所致，也可因脾气虚弱，津液不固而致，如"中热则胃中消谷，消谷则虫上下作，肠胃充廓，故胃缓，胃缓则气逆，故唾出"（《灵枢·五癃津液别》）。临证细辨之。

【原文】黄帝曰：人之耳中鸣者，何气使然？

岐伯曰：耳者，宗脉之所聚也[1]，故胃中空则宗脉虚[2]，虚则下溜[3]，脉有所竭者，故耳鸣。补客主人[4]，手大指爪甲上与肉交者[5]也。

【注释】

[1] 耳者，宗脉之所聚也：手足三阳经、三阴经皆入于耳，所以耳也是各脉汇聚之处。

[2] 胃中空则宗脉虚：胃为后天之本，气血生化之源；脉为血之府。胃中空虚，气血化源不足，诸经脉皆缺乏气血的充养，故宗脉虚。

[3] 下溜：宗脉虚而阳气不升，精气不得上升反而向下流淌。

[4] 客主人：足少阳胆经的上关穴，位于颧骨弓上缘凹陷处。

[5] 手大指爪甲上与肉交者：手太阴肺经少商穴，位于手大拇指桡侧，距指甲角约一分处。

【语译】黄帝问：人发生耳鸣，是什么气使他这样呢？

岐伯回答说：耳朵是人体手足三阴、三阳各经脉汇聚的地方。如果胃中空虚，气血化源不足，就会使各经脉亏虚，各经脉亏虚则阳气不升，精气不能上奉而下流，致使人耳经脉气血衰竭，所以发生耳鸣。治疗此证，应选取足少阳胆经上关穴，及位于手大指爪甲角的手太阴肺经少商穴，用补法。

【导读】耳鸣是听觉异常疾病，指自觉耳内有声鸣叫，或如蝉鸣，或如钟响，或如潮水之声。耳鸣症状在《内经》中有多种提法，如耳中鸣、耳苦鸣、耳数鸣、啸等。其产生机制：①精气不足；②脾胃虚弱；③六淫所犯，如"厥阴司天，客胜则耳鸣掉眩"（《素问·至真要大论篇》）等。治疗宜取耳区及少阳经穴位为主，如耳门、听宫、听会、翳风、中渚、外关等穴，中强度刺激。可配合药物治疗，若肾阳虚者用肾气丸补肾填精，温肾壮阳；肾阴虚者用耳聋左慈丸之类补肾益精，滋阴潜阳；脾胃虚弱者用补中益气汤加石菖蒲；肝胆有热者，可选用青黛丸等药。

【原文】黄帝曰：人之自啮舌者，何气使然？

岐伯曰[1]：此厥逆走上，脉气辈至也[2]。少阴气至则啮舌，少阳气至则啮颊，阳明气至则啮唇矣。视主病者则补之。

【注释】

[1] 岐伯曰：三字原本脱，据《太素》补。

[2] 此厥逆走上，脉气辈至也：厥逆之气上走头面，随各经经气所到之处，而发生自啮现象。

【语译】黄帝问：人有时自咬舌头，是什么气使其这样呢？

岐伯回答说：这是厥逆之气上行，影响各经脉之气，逆行到不同部位的缘故。例如少阴之脉行于舌本，少阴经气上逆就会自咬舌头；少阳之脉循耳颊，少阳经气上逆就会咬颊；阳明之脉环布唇口，阳明经气上逆就会自咬嘴唇。治疗该证，当根据所咬部位的经脉所主，选择穴位，采用补法。

【导读】自啮舌，即自咬舌头症状，其形成的机制为经脉失调，厥气上逆而致。少阴厥气上至则啮舌；少阳厥气上至则啮颊；阳明厥气上至则啮唇，非独啮舌。治疗当视啮咬部位所属何经，随经取穴以补之。

【原文】凡此十二邪者，皆奇邪之走空窍[1]者也。

故邪之所在，皆为不足。故上气不足，脑为之不满，耳为之苦鸣[2]，头为之苦倾[3]，目为之眩；中气不足，溲便为之变，肠为之苦鸣；下气不足，则乃为痿厥心悗[4]。补足外踝下留之[5]。

黄帝曰：治之奈何？

岐伯曰：肾主为欠，取足少阴。肺主为哕[6]，取手太阴、足少阴。

哕者，阴与阳绝，故补足太阳，泻足少阴。

振寒者，补诸阳。噫者，补足太阴、阳明。嚏者，补足太阳、眉本。

軃，因其所在，补分肉间。

泣出，补天柱经侠颈，侠颈者，头中分也。

太息，补手少阴、心主、足少阳留。

涎下，补足少阴。

耳鸣，补客主人、手大指爪甲上与肉交者。

自啮舌，视主病者则补之。

目眩头倾，补足外踝下留之。

痿厥心悗，刺足大指间上二寸留之[7]，一曰足外踝下留之。

【注释】

[1] 空窍：头面的孔窍，如口、眼、耳等。

[2] 耳为之苦鸣：经常耳鸣之义。苦，《太素》作"善"。《诗·载驰》郑笺："善，犹多也"。

[3] 头为之苦倾：患者经常头昏晕而欲倒地。倾，倒也。

[4] 痿厥心悗：痿，痿证，两足痿弱无力。厥，厥证，四肢清冷。悗，即闷，心胸闷乱。

[5] 补足外踝下留之：选足太阳膀胱经外踝下的昆仑穴，采取补法并且留针。

[6] 肺主为哕：明·张介宾曰："上文言哕出于胃，此言哕主于肺。盖寒气上逆而为哕，气病于胃而主于肺也。"

[7] 刺足大趾间上二寸留之：明·张介宾曰："大趾间上二寸，足厥阴之太冲也；或曰足太阴之太白也。"

【语译】总之，上述的十二种病证，都是奇邪侵入孔窍所引起。邪气侵犯的部位，都是正气不足之处。上气不足，则脑髓不满而空虚，会有耳鸣、头晕欲倒、目眩昏花；中气不足，会有二便失常，腹中肠鸣；下气不足，则会有下肢痿软无力、厥冷，以及心胸烦闷等。上、中、下之气不足的病变，都可取足太阳膀胱经位于足外踝后方的昆仑穴治疗，采取补法且要留针。

黄帝问：上述病证，如何治疗？

岐伯回答说：肾主呵欠，应选取足少阴肾经的穴位。肺主呃逆，应选取手太阴肺经和足少阴肾经的穴位。哀叹哽咽，是由于阴盛阳衰，所以治疗应补足太阳经、泻足少阴经。怕冷寒战，治疗要补诸阳经。嗳气，应补足太阴脾经和足阳明胃经。打喷嚏，当补足太阳经，刺攒竹穴。弹证，应根据发病部位，补分肉间。流眼泪，应补足太阳经在挟项后的天柱穴。所谓挟项，是指头项正中线的两侧。太息，可补手少阴经、手厥阴经、足少阳经，并留针。口中流涎，应补足少阴经。耳鸣，应补足少阳胆经上关穴和手太阴肺经少商穴。自咬口舌诸病，应根据主病所在之经而选穴，采用补法。目眩头昏欲倒，应补足太阳经外踝下的昆仑穴并留针。痿证、厥证、心胸烦闷等，皆可刺足大趾间上两寸处，并应留针，另一种说法是针刺足外踝下昆仑穴并留针。

【导读】 以上十二种病证为非常规因素所致，故称之为"奇邪"。其发生机制不外乎是阴盛阳虚（欠、嚏、振寒、噫）、胃气上逆（哕、噫）、脏腑精气虚弱（涎下、弹、耳鸣、哀而泣涕出）、经气逆乱（自啮舌）、气滞于内（太息）等，皆为头面孔窍失调而病邪上走所致，与寻常外感风寒、内伤七情等病因有所区别。

经文认为十二奇邪的发病机制为"邪之所在，皆为不足"，与"邪之所凑，其气则虚"（《素问·评热病论篇》）及"两虚相得，乃客其形"（《灵枢·百病始生》）重视正气的思想一脉相承。可见，中医在发病学上重视正气，在临床治疗上强调扶正培本，有重要意义。故本节将头面孔窍病的论述扩大至全身，而以上中下三部分类，并得出气不足的共性。李东垣在《脾胃论》卷中注云："此三元真气衰惫，皆由脾胃先虚而气不上行之所致也。"创用益气聪明、补中益气等方，而均以补中益气升阳立法，临床用于头面孔窍、躯干四肢、内脏各部病证的治疗，凡见中气虚者皆屡验不爽。

师传第二十九

【题解】师，先师。传，心传口授。本篇讨论了如何通过问诊掌握病情和生活上的顺逆情况，以及相应的治疗方法；又对通过观察外部形体以测知脏腑虚实常变的方法，作了介绍。因其内容是先师心传的宝贵经验，故名"师传"。

【原文】黄帝曰：余闻先师，有所心藏[1]，弗著于方[2]。余愿闻而藏之，则而行之[3]，上以治民，下以治身，使百姓无病，上下和亲，德泽下流[4]，子孙无忧，传于后世，无有终时，可得闻乎？

【注释】

[1] 心藏：心得体会。

[2] 弗著于方：没有著成书。方，即版牍，是记载文字的木板。

[3] 则而行之：在医疗实践中将其作为准则遵循。则，准则、法则。

[4] 德泽下流：将这种使百姓无病的恩惠流传于民间。德泽，恩惠。

【语译】黄帝说：我听说先师有很多心得体会，并没有记载在简牍（书籍）上。我想请你讲讲，并且将其保存下来，作为规则加以推广，对上可以治万民，对下可以养生，使百姓万民身体健康而没有疾病之痛苦，统治者和被统治者都相互和睦友爱，恩德惠泽流传于民间，让子孙后代都不为疾病所忧虑，使这种医术永远流传而不中断。这些学问可以讲给我听听吗？

【导读】篇首认为医学教育和学习之目的，一是在于救死扶伤，保障民众的身体健康；二是使医药知识发扬光大，永传后世，造福子孙，"无有终时"。

【原文】岐伯曰：远乎哉问也。夫治民与自治[1]，治彼与治此，治小与治大，治国与治家，未有逆而能治之[2]也，夫惟顺而已矣[3]。顺者，非独阴阳脉论[4]气之逆顺也，百姓人民皆欲顺其志也。

【注释】

[1] 自治：《太素》作"治自"。

[2] 之：《太素》《甲乙经》并作"者"。

[3] 夫惟顺而已矣：唐·杨上善曰："人之与己、彼此、大小、国家八者，守之取全，循之取美，须顺道德阴阳物理。故顺之者吉，逆之者凶，斯乃天之道。"

[4] 论：疑衍，《太素》杨注无"论"字。

【语译】岐伯说：你考虑得真深远啊！无论治万民与治本身，统治这里和统治那里，处理小事和处理大事，治理国家和治理家庭，从来没有"逆"其理而能治好的，只有采取"顺"其理的办法罢了。这里所说的"顺"，不仅是指人体的阴阳经脉、营卫气血运行的逆顺，而且也包括顺从广大人民的情志意愿。

【导读】为治之道，贵在于"顺"。顺，即全面了解患者病情，做到主观认识与客观实际相符合，因"顺"方能知证，知证才能正确立法施治。

"顺"之为法，一要顺其病情。全面了解病变性质之寒热虚实，病位之表里上下，据证立法用药，因势利导以祛邪外出，而达愈疾之目的；二要顺其情志。情志的变化影响着人体正气的虚实及运行，从而影响疾病的进退预后，故医生临证时务要体察患者的情绪和意愿，顺其志而调治之。

【原文】黄帝曰：顺之奈何？

岐伯曰：入国问俗，入家问讳，上堂问礼，临病人问所便。

黄帝曰：便病人奈何？

岐伯曰：夫中热消瘅则便寒[1]，寒中之属则便热。胃中热，则消谷，令人县心[2]善饥，脐以上皮热；肠中热，则出黄如糜[3]，脐以下皮寒[4]。胃中寒，则腹胀；肠中寒，则肠鸣飧泄。胃中寒，肠中热，则胀而且泄；胃中热，肠中寒，则疾饥[5]，小腹痛胀。

黄帝曰：胃欲寒饮，肠欲热饮，两者相逆，便之奈何？且夫王公大人血食[6]之君，骄恣从欲[7]，轻人，而无能禁之，禁之则逆其志，顺之则加其病，便之奈何？治之何先？

岐伯曰：人之情，莫不恶死而乐生，告之以其败，语之以其善，导之以其所便，开之以其所苦，虽有无道之人，恶有不听者乎？

【注释】

[1] 中热消瘅则便寒：中焦热盛，胃火旺盛。消瘅：消渴病，以多饮、多食、多尿、消瘦等为主症。便寒，适宜于寒凉的饮食药味。

[2] 县心：胃脘有空虚之感。县，同"悬"。

[3] 出黄如糜：排出黄色糜烂的粪便。

[4] 脐以下皮寒：肠居脐下，肠中有热则脐下必热。寒，疑为"热"之误。

[5] 疾饥：饿得较快，消谷善饥之义。疾，速也。

[6] 血食：血出于肉，引申为肉食。

[7] 骄恣从欲：骄傲任性，轻视别人，为所欲为，且恣情纵欲。从，通"纵"。

【语译】黄帝问：怎样做才能"顺"其理呢？

岐伯说：每到一个国家，先要询问当地的风俗习惯；到别人家里，先要了解他家的忌讳；上堂见官之前，先要知道相应的礼节；接诊患者时，则要问明患者的喜爱及所宜。

黄帝问：怎样从患者的喜爱测知其病情呢？

岐伯说：中焦有热，患消瘅病的人，适宜于寒凉；中焦虚寒的患者，适宜于温热；胃中火热亢盛，能较快地消化食物，因此使人常有胃脘空虚感而易饥多食，肚脐以上皮肤发热；若肠中热盛，会排出色黄而糜烂的粪便，肚脐以下皮肤发热；胃中寒盛，会发生腹胀；肠中有寒，会出现肠鸣泄泻，完谷不化；如果胃中有寒，肠中有热，则既见腹胀，又见泄泻；胃中有热，肠中有寒，就会消谷善饥而小腹胀痛。

黄帝说：假如胃中有热而喜爱寒凉饮食，肠中有寒又喜爱温热饮食，寒热两者的性质相反，遇到这种情况又应该怎样处理呢？那些养尊处优的王公贵族们，平日以肉食为主，他们骄横傲慢，为所欲为，恣情纵欲，轻视别人，听不进去任何劝告；要是顺从他们的意愿，就会加重其病情。像这种情况，怎样才能使患者的意愿适应病情呢？治疗时应先从哪里着手呢？

岐伯回答说：人之常情，没有一个愿意死而不愿意生的。如果医生能告诉患者不遵守医嘱的危害和遵守医嘱的好处，指导患者做适宜的事情，开导患者所苦闷的问题。这样即或是那些胡作非为、难通情理的人，又怎么能不听从劝告呢？

【导读】治病以"顺"为贵，要做到"顺"，首先须明察病情，问诊就是重要方法之一。一要了解患者的生活习俗。入国问俗，就是要了解患者的饮食起居习惯、避讳、礼节等约定俗成之法，了解此可避免造成不必要的不愉快，以免影响患者的情绪及治疗效果。二要临患者问所便。所便，指患者的喜恶、相宜之事。通过询问患者的饮食起居之喜热喜冷，五味之偏嗜喜食，腹痛之拒按喜按等，可以了解其病变的性质及病位。另外，还要问患者情志的喜恶，只有详细了解这些内容，才能掌握病情。

【原文】黄帝曰：治之奈何？

岐伯曰：春夏先治其标，后治其本；秋冬先治其本，后治其标[1]。

黄帝曰：便其相逆者[2]奈何？

岐伯曰：便此者，食饮衣服，亦欲适寒温[3]，寒无凄怆[4]，暑无出汗。食饮者，热无灼灼[5]，寒无沧沧[6]。寒温中适，故气将持[7]，乃不致邪僻也。

【注释】

[1] 春夏先治其标……后治其标：结合四季气候变化，谈治病原则的确立。春生夏长，万物之气上升在标；秋收冬藏，万物之气下流在本；因此春夏先治其标，秋冬先治其本。标，指枝与叶，代表外在的现象。本，指根与主干，代表内在的本质。

[2] 便其相逆者：指前述胃欲寒饮，肠欲热饮等病情矛盾，或患者的喜恶有违医者的施治。

[3] 适寒温：寒温适宜之义。适，适宜。

[4] 凄怆（qī chuàng 妻创）：寒冷貌。凄，亦作"悽"。怆，《汉书·王褒传》颜注："怆，寒冷也。"

[5] 灼灼：饮食过烫。《说文》："灼，炙也。"

[6] 沧沧：寒凉。指食饮过冷。

[7] 气将持：正气才能内守。将，犹"乃"。持，有"守"意。

【语译】黄帝问：怎样治疗这种病呢？

岐伯回答说：在春季和夏季，应该先治其在外的标病，后治其在内的本病；秋季和冬季，应先治其在内的本病，后治其在外的标病。

黄帝问：遇到患者的喜恶有违医者的施治时，又应该如何治疗呢？

岐伯回答说：顺应这样的患者，在饮食衣服方面要使他寒温适宜。如天气寒冷时，应加厚衣服不要使他受凉；天气炎热时，应穿薄衣不要使他过热出汗。在饮食方面，虽应温热但不宜过烫，虽应寒冷但也不宜过冷。总之，饮食衣服都要保持寒温适中，这样正气才能内守，才不至于使邪气侵害人体而发病。

【导读】了解病情，作出诊断，是"顺"的先决条件，应选用相应方法加以治疗和护理。

（1）言语开导法。人们都有健康长寿的良好愿望，恶死而乐生。当患者明白自己疾病发生的原因、危害及后果，多会通情明理，所谓"人之情，莫不恶死而乐生"。

（2）标本先后。人与自然界相应，春夏之时，自然界阳气升发于外，人病亦在外，秋冬之时，阳气敛藏于内，病亦在内，内与外相对而言，内为本而外为标，治疗疾病亦要顺应自然界季节气候之变化，因时制宜。说明了"顺"的原则在人与自然关系方面的运用。

（3）食饮起居调理。该法是治疗疾病的重要方面之一，其原则亦不外乎"顺"，并应掌握一定的度，使其"寒温中适"，衣着"寒无凄怆，暑无出汗"，食饮"热无灼灼，寒无沧沧"。如此正气方能守持不怠，不致再被病邪侵害。

【原文】黄帝曰：《本脏》[1]以身形支节胭肉[2]，候五脏六腑之小大焉。今夫王公大人、临朝即位之君而问焉，谁可扪循之而后答乎？

岐伯曰：身形支节者，脏腑之盖[3]也，非面部之阅也。

黄帝曰：五脏之气，阅于面者，余已知之矣，以肢节知而阅之奈何？

岐伯曰：五脏六腑者，肺为之盖[4]，巨肩陷咽[5]，候见其外。

黄帝曰：善。

岐伯曰：五脏六腑，心为之主，缺盆为之道，骷骨[6]有余，以候髑骬[7]。

【注释】

[1] 本脏：指《灵枢·本脏》篇。

[2] 身形支节胭（jiǒng 窘）肉：身体形状、肢体关节及肌肉隆起处。支，通"肢"。胭肉，身体肌肉隆起的部分。

[3] 脏腑之盖：身形肢节内合于脏腑，是内在脏腑的外在表象。

[4] 肺为之盖：肺处五脏位置最高处，故有肺为五脏华盖之说。

[5] 巨肩陷咽：巨，疑是"上"之误，《说文》："上，高也。"巨（上）肩，即指肩骨的高度。陷咽，咽喉处的凹陷处。

[6] 骷（kū 枯）骨：肩端骨，胸骨上方锁骨内侧端部分。骷，当作"骷"。

[7] 髑骬（hé yú 合于）：胸骨剑突部位，亦称蔽心骨。

【语译】黄帝说：《本脏》篇记载，根据身体外形、四肢关节、肌肉的情况，可以测候其五脏六腑的大小。如今那些王公大人或临朝即位的君王们要是问到这些问题，医者又不能随便在他们身上扪按循摸进行检查，那么怎么回答他们呢？

岐伯说：身体的外形肢节，是五脏六腑的外在表象，而不是仅观察面部所能得到的。

黄帝问：五脏的精气，可以通过面部去观察，这些我已经知道了。根据肢体关节而了解内脏的情况，应如何观察呢？

岐伯说：在五脏中，肺的位置最高，如伞盖一般，肩骨和咽喉就是肺呈现在外的征象，可以了解肺的情况。

黄帝说：讲得好。

岐伯说：在五脏中，心是主宰，缺盆是气血升降的通道，从肩骨两端相距大小，观察胸骨鸠尾的部位和形态，从而了解心的高下、坚脆、偏正。

【导读】身形肢节候脏腑是中医诊断学的重要内容之一，《内经》除本篇外，还有多篇也论述了这方面的内容，认为以身形、肢节、肌肉等都可候察脏腑，尽管各篇述说稍有差异，但都贯穿这一精神。

"脏腑之在胸胁腹之内也，若匣匮之藏禁器也，各有次舍"（《灵枢·胀论》），而身形肢节通过经络与脏腑相联系，脏居于内，形见于外，凡外部形体的表现、强弱、孔窍的开合及病变都是脏腑的表征。故"视其外应，以知其内脏，则知所病矣"（《灵枢·本脏》），就是通过身形肢节可以候察内脏的原理。

【原文】黄帝曰：善。

岐伯曰：肝者主为将，使之候外，欲知坚固，视目小大[1]。

黄帝曰：善。

岐伯曰：脾者主为卫[2]，使之迎粮[3]，视唇舌好恶，以知吉凶。

黄帝曰：善。

岐伯曰：肾者主为外[4]，使之远听，视耳好恶，以知其性。

【注释】

[1] 视目小大：凡物象，大则明，小则暗；视目之明暗，明则很清亮，暗则很混浊。肝开窍于目，故通过观察眼睛的明暗，即可测候肝脏的状况。小大，作"暗明"解。

[2] 脾者主为卫：脾主运化水谷精微，化生气血，充养肌肉脏腑，捍卫全身。

[3] 迎粮：脾（胃）为仓廪之官，受纳腐熟运化水谷，故曰迎粮。

[4] 外：疑是"水"之误。

【语译】黄帝说：讲得好。

岐伯说：肝为将军之官，抗御外邪。要想了解肝的情况，只需观察其眼睛的明暗状况。

黄帝说：讲得好。

岐伯说：脾主捍卫全身，接受水谷精微，输送到身体各处。通过观察唇、舌的色泽，就可测知脾的盛衰，判断疾病的吉凶预后。

黄帝说：讲得好。

岐伯说：肾主水，肾气通于耳而影响听力。通过观察听力的好坏，可了解肾功能的强弱。

【导读】此节专论身形肢节候五脏。肝开窍于目，通过目之形态变化可以候察肝的相关功能；脾开窍于口，主管消化，所以通过食欲、口味的变化，即可候察脾之功能状态；肾开窍于耳，通过听力以及耳轮形态，就可以候察肾之相关功能等。

【原文】黄实曰：善。愿闻六腑之候。

岐伯曰：六腑者，胃为之海[1]，广骸[2]、大颈、张胸，五谷乃容；鼻隧以长，以候大肠；唇厚，人中长，以候小肠；目下果大[3]，其胆乃横[4]；鼻孔在外，膀胱漏泄；鼻柱中央起，三焦乃约[5]。此所以候六腑者也。上下三等[6]，脏安且良矣。

【注释】

[1] 胃为之海：胃是容纳水谷的脏器。

[2] 广骸（hái 孩）：面颊部肌肉丰满。骸，胫骨，或泛指骨骼。

[3] 目下果大：下眼睑宽大。

[4] 胆乃横：胆气刚强而恣横。横，恣横、

横逆。

[5] 约：约束，固密，好之义。《广雅·释诂》："约，好也。"

[6] 上下三等：由发际至印堂为上部，山根至鼻准为中部，人中至地阁为下部。这三个部位相称、谐调。三，指面部的三个区域。

【语译】黄帝说：讲得好。我还想了解六腑的外候表象。

岐伯说：在六腑中，胃是水谷之海，主肌肉。如果一个人的面颊肌肉丰满，颈项粗壮，胸廓宽广，就知道其胃的功能旺盛，受纳水谷功能较强。鼻道的长短，可以测候大肠的情况。嘴唇厚薄，人中沟长短，可以测候小肠的情况。眼睛的下眼睑宽大，可知胆气恣横。鼻孔掀露于外，这是膀胱不固、易于漏泄之外征。鼻梁的中央隆起，说明三焦的功能正常。这些就是测候六腑的方法。总之，人体面部上、中、下三部分相称谐调，就象征着内脏安和，功能和谐良好。

【导读】此节论身形肢节候六腑。经文列举目窠、鼻、唇、人中、颈、胸等身形肢节的形体状态作为候察六腑功能活动的依据，与《灵枢·本脏》内容一致。

决气第三十

【题解】决，区分、辨别之义。气，统指精、气、津、液、血、脉。此六者虽名称、性质、功能、病理有别，然总由一气所化，即本于先天真元之气，而生于后天水谷之气。本篇将一气分为六气，分别论述了六气的生理、病理及其关系和化源，故名"决气"。

【原文】黄帝曰：余闻人有精、气、津、液、血、脉，余意以为一气耳，今乃辨为六名，余不知其所以然。

【语译】黄帝说：听说人体有精、气、津、液、血、脉。我原来以为它们同属一种气，但是现在却分辨为六种名称。我不知道这样分的原因是什么？

【导读】开篇就提出了精、气、津、液、血、脉六者之名，六者虽名称、性质、功能、病理有别，然总由一气所化，即本于先天真元之气，而生于后天水谷之气。

【原文】岐伯曰：两神相搏，合而成形，常先身生，是谓精。

【语译】岐伯回答说：男女两性的生殖之精聚合就形成孕育了新的形体和生命；那种先于形体和生命的物质，就叫作"精"。

【导读】此节论精。此处所言之精，是指源于父母的先天生殖之精，因此"常先身生"，"合而成形"则言其有构成生命并发育成新形体的生理效应，故此精就是构成人体生命的原始物质，又叫"先天之精""生殖之精""狭义之精"，其与生俱来，具有遗传特性，需靠后天水谷之精的不断培育和充养。

【原文】何谓气？
岐伯曰：上焦开发，宣五谷味，熏肤，充身泽毛，若雾露之溉，是谓气。

【语译】什么叫作"气"呢？

岐伯回答说：从上焦开畅发散、宣布出去的水谷精微，发挥温煦皮肤、充养身体、润泽毛发的作用，就像雾露滋润草木一样，这种物质，就叫"气"。

【导读】此节论气。气，来源于水谷之气（宣五谷味）和自然清气（上焦开发隐含了肺纳清气之义），为二者相合而成。此气在上焦肺的宣发作用下，以雾露状态输布于全身的皮肤分肉之间，发挥"熏肤、充身、泽毛"的生理效应，可温养皮肤、充养肌肉脏腑、滋润形体皮毛，这显然是指卫气。根据"卫气者，所以温分肉，充皮肤，肥腠理，司开合者也""卫气和则分肉解利，皮肤润柔，腠理致密矣"（《灵枢·本脏》）的论述，卫气的生理功能可纳之为四：①温养脏腑、肌肉、皮毛；②调节控制腠理的开合、汗液的排泄，以维持体温的相对恒定等；③护卫肌表，防御外邪入侵；④其循行状态与睡眠有关。

【原文】何谓津？

岐伯曰：腠理[1]发泄，汗出溱溱[2]，是谓津。

【注释】

[1] 腠理：皮肤、肌肉的纹理及汗孔。

[2] 溱（zhēn 真）溱：众盛的样子，盛多

貌。指汗出很多。

【语译】什么叫作"津"呢？

岐伯回答说：由皮肤汗孔发泄出去，源源不断渗出的汗液，就是"津"排出体外的部分。

【导读】此节论津。此以汗论津，缘于汗是体内之津化生而成，是津在阳气的蒸腾气化作用下，从汗孔排出于体表的部分。"阳加于阴谓之汗"（《素问·阴阳别论篇》），当津运行至皮肤腠理之时，在适当的条件下（阳气的蒸腾），腠理开泄，津就会从腠理溱溱而出，变为汗液。因津运行于体内不易观察，故本文以汗引出津的概念及其生理功能。

津来源于水谷精气，其生理功能有：①布散周身、充养组织，如"温肌肉，充皮肤，为其津"（《灵枢·五癃津液别》）即是论此；②补充血液，是血的重要组成部分，如"津液和调，变化而赤，是谓血"（《灵枢·痈疽》），以及"营气者，泌其津液，注之于脉，化以为血"（《灵枢·营卫生会》），即津进入脉中就变为血液；③生成汗液，调节体温。津是人体中能变为汗液的具有滋润和营养作用的质地清稀的体液。

【原文】何谓液？

岐伯曰：谷入气满，淖泽注于骨，骨属屈伸，泄泽[1]，补益脑髓，皮肤润泽，是谓液。

【注释】

[1] 泽：渗泄、渗出。

【语译】什么叫作"液"呢？

岐伯回答说：水谷入胃，化生的精微充满全身，那些浓稠滑腻的部分流注于骨骼之间，使骨骼关节屈伸自如；进一步渗灌于内外，补脑益髓，润泽皮肤的物质就叫"液"。

【导读】此节论液。"液"源于水谷的液态物质，形质为脂膏状。作用有：①补充骨髓、脑髓；②滋润骨骼关节；③润泽皮肤。因其质地浓稠，故言"淖泽""泄泽"。液是人体内质地浓稠，主要分布于骨腔、颅腔等深在部位的体液。

津与液合称津液，是体内含有丰富营养成分的正常水液的总称，是构成和维持人体生命活动的基本物质。二者虽在性质、分布部位及功能上不同，但从其来源上看，则同源于水谷精微，化生于中焦脾胃，同类而异名。二者又可相互转化，病理上伤津液也伤，脱液津也亏，故津与液常同时并称，治疗用药也津、液同调共治。

【原文】何谓血？

岐伯曰：中焦受气取汁[1]，变化而赤，是谓血。

【注释】

[1] 取汁：汲取其中的汁液精微。汁，指最精微的物质。

【语译】什么叫作"血"呢？

岐伯回答说：中焦脾胃纳运水谷，化生精微，汲取其中的汁液，经过变化而为红色的液体，这种物质就叫"血"。

【导读】此节论血。血液来源于中焦脾胃摄取的水谷精微，通过体内复杂的生理变化而成。血于人体的主要功能有：①营养。如"肝受血而能视，足受血而能步，掌受血而能握，指受血而能摄"即为其实例（《素问·五脏生成篇》）。②滋润。"血和则经脉流行，营复阴阳，筋骨强劲，关节清利矣"（《灵枢·本脏》）。③维持生命活动的重要物质。如"以奉生身，莫贵于此"（《灵枢·营卫生会》）就是对此动能的明确表达。血液存在脉道中的状态是循环往复，如环无端，营周不休的，使各脏腑组织器官不断得到营养和滋润，从而发挥其各自的生理功能。

【原文】何谓脉？

岐伯曰：壅遏营气[1]，令无所避，是谓脉。

【注释】

[1] 壅遏营气：明·张介宾曰："壅遏者，堤防之谓，犹道路之有封疆，江河之有涯岸，俾营气无所回避而必行其中者，是谓之脉。然则脉者，非气非血，而所以通乎气血者也。"壅遏，限制、约束之义。

【语译】什么叫作"脉"呢？

岐伯回答说：那种控制、约束营气，使它循着一定的轨道运行而不至于外溢，并且无所回避地到达身体各个部位的管道，就叫"脉"。

【导读】此节论脉。此处从脉之功能进行定义，明确指出了脉是血液运行的道路，具有运行、约束血液，使其沿着一定的通道，朝着一定的方向运行，而不致外溢的功能。脉形成于先天之精，但必须靠后天水谷精气的充养，才能致密而富有弹性，从而发挥其运行、约束营血的作用。

【原文】黄帝曰：六气者[1]，有余不足，气之多少，脑髓[2]之虚实，血脉之清浊[3]，何以知之？

岐伯曰：精脱者，耳聋[4]。

【注释】

[1] 六气：精、气、津、液、血、脉六者。

[2] 脑髓：根据前后文义，似为"津液"之误。宜改。

[3] 血脉之清浊：清·张志聪曰："清浊者，营卫之气也。"

[4] 精脱者，耳聋：肾主藏精，开窍于耳，故肾精亏损之人，耳失其养，则听力减退，甚至耳聋无闻。脱，有亏损、消耗、亏虚之义，下同。

【语译】黄帝问：精、气、津、液、血、脉，这六气在人体中，既有有余，也有不足，关于精气的多与少，津液的虚与实，血脉的清与浊，怎样才能知道呢？

岐伯回答说：精亏的人，会发生听力减退，甚至耳聋。

【导读】此节论精脱。精藏于肾中，耳为肾之窍，为听觉器官，听觉灵敏与否，与肾中精气的盈亏密切相关。如果肾精充足，则髓海得养，听觉灵敏准确，即所谓"肾气通于耳，肾和则耳能闻五音矣"（《灵枢·脉度》）。反之，肾精不足，耳失所养，就可出现耳鸣或听力减退，甚至耳聋。人到老年时，由于肾精衰退，听力也常减退，治宜滋肾摄精，临证常用耳聋左慈丸加减。

【原文】气脱者，目不明。　　　　不清，目暗不明。

【语译】元气耗脱的人，会出现视物

【导读】此节论气脱。气脱之所以有目不明，其机制在于"五脏六腑之精气，皆上注于目而为之精"（精，通"睛"，视觉功能。见《灵枢·大惑论》）的缘故。目之所以能视物辨色，全赖真气上注充养，如果脏腑之气久衰或真气大伤，均可使目失精气的充养而出现视物不清的症状。视觉功能障碍，不独气虚所致，精血不足、津液耗伤均可见到。此节强调"气脱者，目不明"的意义在于突显气对精血津液具有统帅作用，气属阳，精血津液属阴，气能生血、行血、摄血，还可化生、布散、固摄津液，气旺不但能促进先后天之精的化生，而且能使其密固不失。从病理反证了气的统帅地位，这为临床治疗精亏、血虚、伤津脱液等多种原因引起的视力下降提供了新的思路，结合"清阳出上窍"（《素问·阴阳应象大论篇》）之论，气还有向上向外的趋势，故治疗时以补气之品来促精上奉，增强疗效。当然还有因气虚不能行血，而致气虚血瘀之视力障碍者。

【原文】津脱者，腠理开，汗大泄。　　淋漓。

【语译】津脱的人，则汗孔开而大汗

【导读】此节论津脱。此以"汗大泄"论津脱机制及津伤病证。汗为津液所化，若疾病时，腠理开，汗大泄，必然耗伤津液而致津脱之证。津为汗之源，津伤则汗之化源不足，可见少汗或无汗。至于津脱的临床表现，据其生理功能，可有口渴、咽干唇燥或唇裂、大便干结、小便短赤、皮肤干燥脱屑等症状。

【原文】液脱者，骨属屈伸不利[1]，色夭[2]，脑髓消，胫酸，耳数鸣。

【注释】

[1] 骨属（zhǔ 嘱）屈伸不利：骨骼关节缺乏液的濡润，而活动屈伸不利。骨属，骨关节。

[2] 色夭：皮肤缺乏液的润泽而枯槁无华。

【语译】液虚的人，其骨骼关节屈伸活动不利，肤色枯槁无华，脑髓不充，小腿软，经常耳鸣。

【导读】此节论液脱。"液"有充盈骨腔、外溢脑髓、滑润关节、濡润孔窍等作用。因此，液伤不能充养骨髓，则骨失所养而见胫酸，脑失充养则"脑髓消"，孔窍失养而"耳数鸣"，关节失其润滑则见"骨属屈伸不利"。液为体液中的黏稠部分，有填精补髓充脑的作用，所以"液脱者，耳数鸣"。

【原文】血脱者，色白，夭然不泽，其脉空虚[1]，此其候也。

【注释】

[1] 其脉空虚：《甲乙经》在"其脉空虚"

前，有"脉脱者"三字。

暗而无光泽；脉脱的人，可见脉象空虚等。

【语译】血虚的人，可见面色苍白，发

【导读】此节论血脱。此处仅从血脱患者之皮肤等方面的色泽变化来判断血虚证，其原理在于血液除了对人体各组织器官具有营养、滋润的作用外，因其本身色赤，故又有荣色的特点。血液耗伤，血量不足，皮肤、爪甲、舌等器官失于血液的荣养，就会表现为色淡白无华，枯槁无泽，还可见"其脉空虚"，即因血虚而脉空虚无力。

文中未言脉脱的征象，有认为有脱简者，也有认为脉脱症寓于"血脱"之中。因脉是气血运行的隧道，血亏则脉道不充，"脉中无血，故空虚"（杨上善注）。可见血脱时必然有脉脱的存在，二者不能截然分开，所以血脱与脉脱并论，完全符合实际，此节之"血脱者……其脉空虚"即是明证，故并非脱简，而是血与脉并论。

【原文】黄帝曰：六气者，贵贱[1]何如？

岐伯曰：六气者，各有部主[2]也，其贵贱善恶，可为常主，然五谷与胃为大海也。

【注释】

[1] 贵贱：贵，指主要。贱，指次要。

[2] 各有部主：六气各有所分布的部位，也各有所主的脏腑。如心主脉，肝主血，脾主津液，肺主气，肾主精等。

【语译】黄帝又问：在精、气、津、液、血、脉六气中，有没有主次之分呢？

岐伯回答说：六气在人体内各有分布的部位，并且各由不同的脏腑所主。因此，六气的主次好坏，可以根据所主之脏腑的作用来分，不过应明确，饮食物和胃腑是六气化生的源泉。

【导读】此节论六气"各有部主"。篇末是对全文的总结，六气虽各有来源、性质、功能、分布部位、病理状态之不同，但都是维持生命活动必需的物质基础，都来源于脾胃所化生的水谷精微，体现了"脾胃为后天之本"的观点，也体现了整体观念。强调了人身精气"合则为一，分而六之"之变易思想。在临床辨证时，对六气所发生的病证不能孤立看待，要从相互联系上全面分析。如临床大汗伤津者，亦有营血亏虚；突然大出血者，亦可出现津伤，在治疗时就要根据津液气血之间的相互影响及相互关系，分清主次，兼顾治疗，方能施治得当，取得满意的效果。

肠胃第三十一

【题解】本篇主要说明了消化道各器官的大小、长短和部位。因消化道以胃肠为主，故名"肠胃"。

【原文】黄帝问于伯高曰：余愿闻六腑传谷者，肠胃之小大长短，受谷之多少奈何？

伯高曰：请尽言之，谷所从出入浅深远近长短之度：唇至齿长九分[1]，口广[2]二寸半。齿以后至会厌[3]，深三寸半，大容五合[4]。舌重十两，长七寸，广二寸半[5]。咽门[6]重十两，广一寸半，至胃长一尺六寸[7]。胃纡曲屈[8]，伸之，长二尺六寸，大一尺五寸[9]，径五寸[10]，大容三斗五升。小肠后附脊，左环回周迭积[11]，其注于回肠[12]者，外附于脐上，回运环十六曲[13]，大二寸半，径八分分之少半[14]，长三丈二尺。回肠当脐，左环回周叶积而下[15]，回运环反十六曲，大四寸，径一寸寸之少半，长二丈一尺。广肠[16]传脊[17]，以受回肠，左环叶脊，上下辟[18]大八寸，径二寸寸之大半，长二尺八寸。肠胃所入至所出[19]，长六丈四寸四分，回曲环反，三十二曲[20]也。

【注释】

[1] 唇至齿长九分：从嘴唇到牙齿的距离当为九分。长，有"当"义。

[2] 口广：口的宽度。

[3] 会厌：喉头上的软骨片，在气管和食管

的交会处，当呼吸及谈话时，会厌开启以通气；当吞咽或呕吐时，会厌将气管盖住，以免食物进入气管。

[4] 合（gě 葛）：容量单位，一升的十分之一。

[5] 舌重十两……广二寸半：《太素》无此十一字。

[6] 咽门：位于食管上端，会厌后方。

[7] 一尺六寸：指食管之长度，其中的尺寸为古代度制标准。

[8] 胃纡（yū 音迂）曲屈：胃的形状弯曲屈伸。纡，弯曲。

[9] 大一尺五寸：唐·杨上善曰："围之有一尺五寸曰大。"大，指周长。

[10] 径五寸：胃的直径为五寸。

[11] 左环回周迭积：小肠由左向右回环重叠排列。叠积，层层折叠。

[12] 回肠：小肠下段和大肠上段的部分。

[13] 回运环十六曲：回环叠绕了十六个弯曲。

[14] 径八分分之少半：直径为八又三分之一分。少半，即小半。

[15] 叶积而下：像树叶一样重叠而下。

[16] 广肠：直肠，起于结肠下，止于肛门，其间有二曲，一为荐骨弯曲，一为会阴弯曲。

[17] 传脊：广肠附着于腰脊上下而至尾骶。传，当作"傅"，通"附"，附着。

[18] 上下辟：上下偏斜之义。

[19] 肠胃所入至所出：从口至肛门，即整

个消化道的长度。

[20] 三十二曲：小肠十六曲，大肠十六曲，共计三十二曲。

【语译】 黄帝问伯高说：我想了解六腑传送水谷的状况，诸如肠胃的大小长短，所能容纳水谷的多少等，能告诉我这些情况吗？

伯高说：请允许我详尽地给你说明吧。水谷从入口到肛门的排出过程中，所经历的器官、浅深、远近及长短的测定数值是：由口唇到牙齿的距离是九分，口的宽度为二寸半；从牙齿到会厌部的距离为三寸半，能容纳五合水谷。舌重十两，长七寸，宽二寸半。咽门重十两，宽一寸半；由咽门到胃的长度为一尺六寸。胃体的形态弯曲而屈伸，伸直有二尺六寸长，周长一尺五寸，直径为五寸，能容纳三斗五升水谷。小肠的后方附着于脊柱，从左向右回环重叠于腹内，在注于回肠的地方，向前附着于脐上，总共回环叠绕了十六个弯曲，小肠的周长有两寸半，直径为八又三分之一分，长度为三丈二尺。回肠从当脐部向左侧回环，叠积向下，回行环绕，也有十六个弯曲，周长为四寸，直径为一又三分之一寸，长度为两丈一尺。广肠附着于脊柱上，承受回肠所传下的糟粕，向左回环叠积，上下稍有偏斜，直肠的周长为八寸。直径为二又三分之二寸，长度为两尺八寸，整个消化道从入口到出口，共计六丈四寸四分长，其中回环弯曲有三十二处。

【导读】

（1）本篇以古代解剖学为基础，记述了消化系统各部分的名称和解剖特点，包括唇、齿、会厌、口腔、舌、咽门、胃、小肠、回肠和广肠。以胃肠为主的有机整体，各部分依次相接，彼此配合，协调统一，共同完成水谷的消化、精微的吸收、糟粕的排泄。饮食物从上而下，以降为顺，以通为用，不断传导输化。

（2）古代解剖学知识为中医藏象的确立和形成奠定了形态学基础，促进了中医理论的发展。此节以消化系统中各部分的长度为例，昭示了古代解剖学的成就。其中食管的长度与大小肠之比为16∶558 约为1∶35，这与近代《人体解剖图谱》所记载的食管与大肠小肠长度比值为1∶37 非常相近，此处解剖计数是古人实际测量的结果，彰显当时解剖学成就。

（3）本篇将唇、口腔、牙齿、会厌、咽门、食管、胃、小肠、回肠、广肠从解剖学上衔接起来，已构成了消化系统的雏形，因消化系统以胃肠为主，故名"肠胃"。这对中医学产生了重要的影响作用，如张仲景将胃肠等消化道称为胃家。消化系统各个器官之间有重要的关隘相连通，《内经》称为门户，《难经·四十四难》谓之"七冲门……唇为飞门，齿为户门，会厌为吸门，胃为贲门，太仓下口为幽门，大肠小肠会为阑门，下极为魄门"。

平人绝谷第三十二

【题解】 平人，健康无病之人。绝，断绝。谷，泛指饮食物。本篇讨论了正常人断绝食物后的生理、病理变化以及肠胃吸收功能的有关知识，故名。

【原文】 黄帝曰：愿闻人之不食，七日而死何也[1]？

【注释】

[1] 何也：《太素》有"其故"二字。

【导读】 开篇以"人之不食，七日而死"发问，阐述了水谷在生命活动中的重要性。饮食物是人体精、气、血、津液生化之源，是生命动力之源。概括了饮食物在体内的代谢过程以及滋润荣养脏腑组织的作用，只有饮食有源，生命才能生生不息。一旦断绝了水谷，生化乏源，生命就要消亡。故谓"人以水谷为本，故人绝水谷则死"。至于平人不食饮七日而死，是古人根据肠胃的容积及人正常代谢的速率估算的，不必拘泥于七日之数。

【语译】 黄帝问道：我想了解人如果不吃东西，一般七天就会死亡，这是为什么？

【原文】 伯高曰：臣请言其故。胃大一尺五寸，径五寸，长二尺六寸，横屈[1]受水谷三斗五升。其中之谷常留二斗，水一斗五升而满。上焦泄气[2]，出其精微，慓悍滑疾，下焦下溉诸肠[3]。

小肠大二寸半，径八分分之少半，长三丈二尺，受谷二斗四升，水六升三合合之大半。

回肠大四寸，径一寸寸之少半，长二丈一尺。受谷一斗，水七升半。

广肠大八寸，径二寸寸之大半，长二尺八寸，受谷九升三合八分合之一。

肠胃之长，凡五丈八尺四寸[4]，受水谷九斗二升一合合之大半，此肠胃所受水谷之数也。

【注释】

[1] 横屈：横，胃在腹腔中横处于上腹部。屈，胃的形态屈曲。

[2] 上焦泄气：上焦宣发卫气之功能。泄，宣发。

[3] 下焦下溉诸肠：肠道内容物输送至下焦的肠腔中。溉，清涤排泄。

[4] 凡五丈八尺四寸：本篇未计唇齿九分，齿后到会厌三寸半，咽门到胃一尺六寸（共两尺零四分），故曰五丈八尺四寸。若加此数，则与前述六丈零四寸四分相符。

【语译】 伯高回答说：请允许我说明其中的道理。胃的周长为一尺五寸，直径为五寸，长度为两尺六寸，横处并屈曲于上腹部，可以受纳水谷三斗五升。通常其中容纳两斗食物，再容纳一斗五升水就满了。上焦宣布发散卫气，水谷精微中慓悍滑疾的成分就随着上焦的宣发作用而布散于周身。下焦则在中焦的下面，起着清涤作用，将水谷之糟粕降泄于小肠、大肠。

小肠的周长约两寸半，直径为八又三分之一分，长度为三丈两尺，可以受纳食物两斗四升，容水谷六升三又三分之二合。

回肠的周长为四寸，直径为一又三分之一寸，长度为两丈一尺，可以容纳一斗食物，七升半水。

广肠的周长为八寸，直径约为二又三分之二寸，长度为两尺八寸，可以容纳食物九升三又八分之一合。

综上所述，胃肠总长度为五丈八尺四寸，可以容纳水谷九斗二升一又三分之二合。这就是胃肠所能容纳水谷饮食的总量。

【导读】此节记载了胃肠大小、长短、容积等早期数据。根据汉代度量衡与现代的折算，汉代一尺约合今之 6 寸，一斗合 2000 毫升。

（1）肠胃结构。此节讲述了胃、小肠、回肠、广肠形态结构，这些古代测量计数与现代大体解剖内容基本符合。

（2）肠胃容积。此节记载了古人对胃、小肠、回肠、广肠及肠胃总容积估计的数据，不是胃肠真正的进食进水量。至于"此肠胃所受水谷之数也，平人则不然，胃满则肠虚，肠满则胃虚，更虚更满，故气得上下"之论，提示常人肠胃容量约为总量的一半（9000 毫升左右），这样虚（排空）实（充盈）更替，才能完成人体消化吸收的需要。

【原文】平人则不然，胃满则肠虚，肠满则胃虚，更虚更满[1]，故气得上下[2]，五脏安定，血脉和利，精神乃居。故神者，水谷之精气也[3]。

【注释】

[1] 更虚更满：饮食通过肠胃时，胃肠在形态上所发生的实虚交替变化。更，更替，交替。

[2] 气得上下：胃肠功能协调，则清气得升，浊气得降。

[3] 故神者，水谷之精气也：水谷精气是人体生命活动的物质基础。神，人体生命活动的规律及其外在表现。

【语译】然而，一般人并不是胃肠中都完全充满着水谷。因为当胃里充满水谷时，肠中是空虚的；而当肠中充满着由胃里排出的水谷时，胃中就空虚。由于胃肠的这种虚实更替，才使得清气得升，浊气得降，使体内的气机升降有序，五脏功能正常，血脉调和畅利，精神皆安居其脏。所以说，人之神，是以水谷精气为基础。

【导读】

1. 对肠胃消化吸收过程的认识

肠胃均属六腑，其气以和降下行为顺，主传化物而不藏，《素问·五脏别论篇》之"水谷入口，则胃实而肠虚，食下，则肠实而胃虚"与此说法类似。这种虚实交替对于受纳腐熟、泌别清浊、传化输送的消化吸收过程十分重要，只有将食物在肠胃中进行充分转化分解，才能保证其中的精华被充分吸收入血，再将渣滓下传排出体外。如果不是虚实交替，食物就会充塞肠胃，阻碍和降下行，影响传化调畅，就会有腹满胀，嗳腐吞酸，厌食呕恶，矢气奇臭的食积证。这是古人结合对肠胃长短、大小的测量之后，认识到消化吸收的生理解剖学知识，并用之服务临床治病。

2. "气得上下" 是正常胃肠消化吸收的关键

据《太素》注云："食满胃中，则胃实肠虚也，肠虚故气得下也。糟入肠中，则胃虚肠实也，胃虚故气得上也。以其肠胃盈虚，气得上下也。"这与其他篇章对六腑传化物而不藏的"实而不能满"的认识一致，只有肠道"气得上下"才能升降有序，清升浊降，气化畅通，水谷精微不断送至全身，营养五脏六腑、四肢百骸，而废水废渣及时清除，保持肠道乃至身体之洁净。

【原文】故肠胃之中，当[1]留谷二斗，水一斗五升。故平人日再后[2]，后二升半，一日中五升，七日五七三斗五升，而留水谷尽矣。故平人不食饮七日而死者，水谷精气津液皆尽故也。

【注释】

[1] 当：《甲乙经》《太素》均作"常"。

[2] 日再后：一日解两次大便。后，指大便。

【语译】由于在胃肠里，经常要容留两斗食物，一斗五升水。一般人每天都要解两次大便，每次大便约两升半，每天约排出五升。七天共计五七三斗五升。这样的话，就将容留于胃肠中的水谷完全排尽。所以，一般人七天不吃不喝而死亡的原因，就是由于水谷精气津液都已消耗竭尽的缘故。

【导读】"神者，水谷之精气也"，说明水谷精气是神的物质基础，而神是人精神意识思维乃至水谷精气活动的外在表现，神气之健旺与衰弱，关系到生命活动的质量。神必须不断得到后天水谷精微的滋养，才能发挥其作用，精气旺盛则气血充足，脏腑合调，精神就充沛，外则表现为面色红润光泽，两目炯炯有神等；反之，如果水谷精气不足，血脉空虚，脏腑不调，则精神萎靡，面无光泽，目无神采，就是神气衰弱之象；若再步发展，水谷精气枯竭，精神就会由萎顿至衰竭，意识不清，气息奄奄，直至死亡，此即"故平人不饮七日而死者，水谷精气津液皆尽故也"。故本篇虽以正常人断绝水谷为例，实为强调水谷精气在人体的重要性，进而指导治疗疾病时重视脾胃，重视后天生化之源。

海论第三十三

【题解】海，自然界百川汇聚之处。本篇论述人之胃、冲脉、膻中、脑分别是水谷、血、气、髓汇聚之处，功能类似于海，故称之为四海，以此与自然界四海相类比，并论述四海的流注所在、病证和针刺调治的方法。由于本篇论述重点是人体四海，故名"海论"。

【原文】黄帝问于岐伯曰：余闻刺法于夫子，夫子之所言，不离于营卫血气。夫十二经脉者，内属于腑脏，外络于肢节，夫子乃合之于四海乎？

岐伯答曰：人亦有四海、十二经水。经水者，皆注于海，海有东西南北，命曰四海。

【语译】黄帝问岐伯说：我曾听你讲述过刺法，所讲的内容都离不开营卫气血。人体的十二经脉，在内连属于五脏六腑，在外连络着四肢百节。你能否把十二经脉与地域上的四海联系起来讲述呢？

岐伯回答说：人体也有四海和十二经水。地域上的十二条经水，都流注汇聚于大海中。海有东海、西海、南海、北海，因此叫作四海。

【导读】本篇用类比思维论述人之四海应自然界之四海。

【原文】黄帝曰：以人应之奈何？

岐伯曰：人有髓海，有血海，有气海，有水谷之海，凡此四者，以应四海也。

黄帝曰：远乎哉，夫子之合人天地四海也，愿闻应之奈何？

岐伯答曰：必先明知阴阳表里荥输[1]所在，四海定矣。

【注释】

[1] 荥输：五输穴之一。十二经都有井、荥、输、经、合五输穴。

【语译】黄帝说：人体和四海是怎么相应的呢？

岐伯说：人身有髓海、有血海、有气海、有水谷之海。人体这四海恰好和自然界的四海相对应。

黄帝说：先生能把人身与自然界的四海对应起来，这种见解真深远啊！我还希望听你谈谈对应的道理是什么？

岐伯回答说：必须首先明确经脉的阴阳、表里，以及经气流注荥输所在的位置，这样就可以将人体的四海确定下来了。

【导读】人身经脉、脏腑的阴阳属性及其表里配合关系，是通过各经脉分布体表的腧穴体现的，因此强调整体观念是划分四海的依据。确定人身四海的医学基础是人体四海与经脉、脏腑、气街的关系，所以无论划分四海，还是判断四海的功能正常与否，都不能脱离脏腑和体表腧穴。此即后文之"得顺者生，得逆者败"之义，四海功能是否正常，要从经脉、脏腑、气街肌表腧穴分布情况及相互关系予以认识，才能得出"四海"顺逆的正确判断。

【原文】黄帝曰：定之奈何？

岐伯曰：胃者水谷之海，其输上在气街，下至三里。冲脉者为十二经之海[1]，其输上在于大杼，下出于巨虚之上下廉[2]。膻中者为气之海，其输上在于柱骨之上下[3]，前在于人迎。脑为髓之海，其输上在于其盖，下在风府。

【注释】

[1] 十二经之海：冲脉能涵蓄十二经气血，故称为十二经之海，即血海。

[2] 巨虚之上下廉：足阳明胃经的上巨虚和下巨虚穴。

[3] 柱骨之上下：位于督脉的哑门穴和大椎穴。柱骨，又叫天柱骨，即颈椎。

【语译】黄帝问：究竟是怎样确定四海输注的部位呢？

岐伯说：胃是水谷饮食汇聚之处，称为"水谷之海"，其经气流注的部位上在气冲穴，下在足三里穴。冲脉是十二经脉阴血汇聚之处，叫作"十二经之海"，又称"血海"，其经气流注的部位上在足太阳经的大杼穴，下在足阳明胃经的上巨虚穴和下巨虚穴。膻中是一身之气的汇聚之处，因此称为"气海"，其输注部位上在颈椎部的哑门穴和大椎穴，前在人迎穴。脑是髓的汇聚之处，称为"髓海"；其输注部位上在颅顶的百会穴，下在风府穴。

【导读】

1. 四海的划分

（1）胃为水谷之海。因胃主受纳腐熟水谷，为人体气血等营养物质化生之源，人体的五脏六腑、四肢百骸、筋骨肌肉均靠胃化生的营养而维持其正常的功能，胃对人体生命活动的正常运行有至关重要的意义，故喻胃为水谷之海。

（2）冲脉为血海。冲脉在循行过程中与诸经有广泛的联系与交会，并蓄足少阴肾经、足阳明胃经的经气，能调节十二经之气血，因冲脉为十二经精血所汇聚之处，有总领诸经气血之功，并蓄藏先天肾经与后天脾胃的经气，调节全身经络之气血以供应五脏六腑的生理活动之需要，故喻为血海，亦有"冲脉者，十二经脉之海"（《灵枢·动输》）之说。

（3）膻中为气海。肺位于胸中，主呼吸和一身之气。宗气是肺所吸入的天然之气与脾胃化生的水谷精气在胸中密切结合所形成的后天大宗之气，其生成于胸中又通过胸中之肺宣发布达全身，上走息道，以司呼吸，下贯血脉，以行气血。

（4）脑为髓海。肾主藏精，精化髓，髓充于骨腔之中，通过脊髓汇聚于头脑。脑髓是精神活动的物质基础，来源于先天，培补于后天，故脑髓与肢体活动、耳目聪明，以及精神、思维、意识活动密切相关，故喻脑为髓海。

2. 四海与四气街的关系

"四街"即"胸气有街，腹气有街，头气有街，胫气有街"（《灵枢·卫气》），是经络的重要组成部分，密切联系人身"四海"。其中胸之气街加强了心、心包、肺及气海于胸背段的前后联系；腹之气街加强了横膈以下腹腔中所有内脏的腹段联系；头、胫气街是以上下相连的纵向结构为特点，灌注气血营养头颅脑髓、五官七窍、四肢百骸。人身四街有纵有横，使经络系统表现为多层面、全方位的立体网状结构，将人体各部分组织有机地联系在一起。

【原文】黄帝曰：凡此四海者，何利何害？何生何败？

岐伯曰：得顺者生，得逆者败；知调者利，不知调者害。

黄帝曰：四海之逆顺[1]奈何？

岐伯曰：气海有余[2]者，气满胸中，悗息面赤；气海不足，则气少不足以言。

血海有余，则常想其身大，怫然不知其所病[3]；血海不足，亦常想其身小，狭然不知其所病。

水谷之海有余，则腹满；水谷之海不足，则饥不受食。

髓海有余[4]，则轻劲多力，自过其度；髓海不足，则脑转耳鸣，胫酸眩冒，目无所见，懈怠安卧。

【注释】

[1] 逆顺：偏义词，偏"逆"义，谓不正常的、发生病变的情况。

[2] 气海有余：邪气盛实，胸中气机壅遏所致的病证。

[3] 怫然不知其所病：难以名状的痛苦。怫然，郁闷忿怒貌。

[4] 髓海有余：多由肾之精血旺盛，化源充足，而非邪盛，故其表现亦非病态。

【语译】黄帝问：上述人身四海，哪些因素有利于其功能的发挥？哪些因素有害于其功能的发挥？怎样才能使其生机旺

【导读】此节论四海的虚实病证。

盛？又怎样会使其虚弱衰败呢？

岐伯回答说：凡能顺应自然规律，维持四海正常功能的，便可以使其生机旺盛；违背自然规律，破坏四海功能的，就会使其虚弱衰败。懂得调治之道的，就有利于四海功能的发挥；不了解调治之道，就有害于四海功能的发挥。

黄帝又问：人身四海出现异常或发生病变的表现各是怎样的呢？

岐伯回答道：气海有余是邪气壅盛，会出现胸中气满、烦闷喘息、面色红赤等症状。气海不足是肺气亏虚，会出现呼吸气短、语音低微、少气懒言等症状。

血海有余，多因血多脉盛，会感到身体重滞胀大，烦躁易怒，但又说不清身体的明显痛苦。血海不足，多因血少脉虚，就会感到身体空虚瘦小，紧郁不舒，也说不清他病在何处。

水谷之海有余，多因积滞宿谷不化，会出现腹部胀满；水谷之海不足，多因胃虚受纳无权，会出现虽然感到饥饿，但又吃不下东西的症状。

髓海有余，多因脏腑精血旺盛，化源充足，其人多表现为身体轻健强劲有力，精力充沛，越过常人；髓海不足，多因脏腑精血亏损、化源匮乏，会出现脑转眩晕、耳鸣、小腿软、视力减退，甚至目暗不明、全身倦怠、精神萎靡不振、嗜卧多睡等症状。

【原文】黄帝曰：余已闻逆顺，调之奈何？

岐伯曰：审守其输而调其虚实，无犯其害，顺者得复[1]，逆者必败

黄帝曰：善。

【注释】

[1] 顺者得复：遵从正确的治法，可使患者恢复正常，得以平安。顺，指顺从，遵守。复，平安，恢复正常之义。

【语译】黄帝说：我已经知道了四海有余、不足的各种临床表现，那么又应该如何来调治呢？

岐伯说：只要详细地审查四海所流注的部位和腧穴，根据"虚则补之，实则泻之"的法则进行调治，注意不要犯"虚虚，实实"的禁忌。遵守这些治法原则，便可以使患者恢复健康；如果违背这些治法原则，则必然导致病情恶化。

黄帝说：你讲得很精辟！

【导读】此节论四海病的治则：审守其输，调其虚实，无犯其害。

五乱第三十四

【题解】乱，指气机逆乱，气机运行失调。本篇论述气机逆乱所致五种病证的临床表现和治疗，故名"五乱"。

【原文】黄帝曰：经脉十二者，别为五行，分为四时，何失而乱？何得而治？

岐伯曰：五行有序，四时有分，相顺则[1]治，相逆则乱。

黄帝曰：何谓相顺？

岐伯曰：经脉十二者，以应十二月。十二月者，分为四时。四时者，春秋冬夏，其气各异，营卫相随[2]，阴阳已和[3]，清浊不相干，如是则顺之而治。

【注释】

[1] 则：《甲乙经》作"而"。

[2] 营卫相随：十二经脉之营卫气血也与四时季节气候的变化相适应。亦有人将此作"营在脉中，卫在脉外，内外相顺，故曰相随"解。本段主要讨论十二经脉以应四时，并非探讨营卫关系，故取前说。

[3] 已和：《甲乙经》作"相合"。

【语译】黄帝说：人身有十二经脉，分属于五行，又分别与四时相应。但不知因何失调而导致经气运行紊乱？又是因为得到什么就使经气运行正常？

岐伯回答说：五行的相生相克有一定的次序，四时气候的变化有季节的分别。十二经脉的运行，与五行四时的变化规律相适应，就可以保持正常；相反，若与五行四时变化规律相违背，就会导致经气运行紊乱。

黄帝问道：什么叫作相适应呢？

岐伯回答说：人的十二经脉，与十二月份相对应；十二个月又分为四季，四季就是春、夏、秋、冬，每个季节的气候各不相同。人体经脉中的营卫气血也随着季节气候的变化而发生相应的变化，使得阴阳和谐，清气和浊气各走其道不至于互相干扰。如此，脏腑经脉与四季气候就相适应，而人体也就保持健康无病状态。

【导读】此节论相顺而治。所谓顺：一是指人体经脉之气的运行，顺应着一年之中四时五行的变化规律，十二经与十二月对应一致。二是人体内部的各个方面保持着相对的平衡。文中所论相顺有三：①营卫相随。营行脉中，卫行脉外，昼行于阳，夜行于阴，阴阳相贯，如环无端。如此才能确保营卫运行的"相顺"状态。②阴阳已和。各个脏腑的阴阳平衡是完成其生理功能的必备条件，只有每个局部阴阳平衡，才能保证整体的和谐有序，即"阴平阳秘，精神乃治"（《素问·生气通天论篇》）。③清浊不相干。清气上升，浊气下降，升降有序，是物质代谢的正常形式，如此清者滋养全身，"润肤、充身、泽毛、若雾露之溉"（《灵枢·决气》），浊者归于六腑。经过气化，又分出各层级的清与浊，其清者被机体利用，浊者排出体外，如此则升降相宜，是谓"相顺"。如此"相顺"是保证人与自然相和谐，是中医整体观念的核心内容。

【原文】黄帝曰：何谓逆而乱？

岐伯曰：清气在阴，浊气在阳，营气顺脉[1]，卫气逆行，清浊相干。

【注释】

[1] 营气顺脉：营气顺行于阳分。《太素》作"行"。

【语译】黄帝问道：什么叫作相逆而乱呢？

岐伯回答说：清气属阳而反内陷于阴分，浊气属阴而反逆于阳分，营气顺行于阳分，卫气逆行于阴分，如此清浊失序，互相干犯。

【导读】此节论相逆则乱病机。此节论述了气机逆乱而致疾病发生的病理状态：一则清浊相干，升降逆乱。"清者归五脏，浊者归六腑"（《素问·阴阳应象大论篇》），清浊不相干为其常态。若清者属阳当升而反降，浊者属阴当降而反升者，即是气机升降逆乱之病态。二则营卫运行逆乱。卫气昼当行于阳，夜当行于阴，若逆此常规而行，应在阳而反入于阴，应在阴而反出于阳，便是逆行，即为营卫循行逆乱之病态。

【原文】乱于胸中，是谓大悗[1]。故气乱于心，则烦心密嘿[2]，俯首静伏；乱于肺，则仰俯喘喝，接手以呼[3]；乱于肠胃，则为霍乱；乱于臂胫，则为四厥；乱于头，则为厥逆，头重眩仆。

【注释】

[1] 大悗（mán 蛮）：清浊相干，气乱于胸中的证候。悗，闷乱。

[2] 密嘿：沉默无声貌。嘿，同"默"。

[3] 接手以呼：手按于胸部而呼吸。接，

《甲乙经》作"按"。

【语译】扰乱于胸中，就叫作大悗。因此，气乱于心，就会出现心中烦乱，沉默不语，低头静卧不愿动等症状。如果气乱于肺，就会俯仰不安，气喘喝喝，用手按着胸部以帮助呼吸。气乱于肠胃，就会发生上吐下泻、吐泻并作的霍乱病。若气乱于上下肢，就会发生四肢厥冷证。如果气乱于头部，就会出现厥气上逆，头重、眩晕、仆倒等症状。

【导读】此节论五乱病证。气乱于心，则有情绪抑郁、神明无主的表现；气乱于肺，则有肺气壅塞，宣肃不畅，气机升降出纳失常的症状；气乱于肠胃，扰动肠胃，升降悖逆，就会出现霍乱；气乱于臂胫而出现四肢厥逆；气乱于头，则出现逆气上扰，清阳逆乱的症状。

【原文】黄帝曰：五乱者，刺之有道乎？

岐伯曰：有道以来，有道以去，审知其道，则谓身宝。

黄帝曰：善。愿闻其道。

岐伯曰：气在于心者，取之手少阴、心主之输。气在于肺者，取之手太阴荥、足少阴输。气在于肠胃者，取之

足太阴、阳明；不下者，取之三里。气在于头者，取之天柱、大杼；不知[1]，取足太阳荥输。气在于臂足，取之先去血脉，后取其阳明、少阳之荥输[2]。

【注释】

[1] 不知：针刺后无效。《广雅·释诂》："知，愈也。"

[2] 阳明、少阳之荥输：明·张介宾曰："在手取手，在足取足。手阳明之荥输，二间、三间也；手少阳之荥输，液门、中渚也；足阳明之荥输，内庭、陷谷也；足少阳之荥输，侠溪、临泣也。"

【语译】黄帝问道：上述五种逆乱的病证，针刺治疗有什么方法吗？

岐伯回答说：病邪侵犯人体，有一定的脉路，邪气的祛除，也有一定的脉路。仔细地观察，掌握病邪来去的规律，而予以恰当的治疗，这可以说是治病养身之宝。

黄帝说：讲得好。我希望了解具体的治疗方法。

岐伯说：气乱于心的患者，应取手少阴心经的输穴神门穴、手厥阴心包经的输穴大陵穴刺治。气乱于肺的患者，应取手太阴肺经的荥穴鱼际穴、足少阴肾经的输穴太溪穴刺治。气乱于肠胃的患者，应选取足太阴脾经的输穴太白穴、足阳明胃经的输穴陷谷穴刺治；如果不见效者，还可刺足三里穴。气乱于头的患者，应针刺天柱穴和大杼穴；如果不见效者，就刺足太阳经的荥穴通谷穴、输穴束骨穴。气逆于四肢的患者，先针刺祛除局部的瘀血，然后再根据病在上肢或下肢，分别选取阳明、少阳两经的荥穴和输穴刺治。如气乱于上肢，则针刺二间、三间、液门、中渚穴；气乱于下肢，就针刺内庭、陷谷、侠溪、足临泣穴。

【导读】此节论五乱治疗。①治疗原则：刺之有道；②治疗方法：分经取穴。

【原文】黄帝曰：补泻奈何？

岐伯曰：徐入徐出，谓之导气[1]，补泻无形，谓之同精，是非有余不足也，乱气之相逆也。

【注释】

[1] 徐入徐出，谓之导气：慢慢地进针、慢慢地出针，以引导经气。这种手法，俗称"平补平泻。"

【语译】黄帝又问道：如何掌握针刺补泻的手法呢？

岐伯回答说：慢进针，慢出针，以引导逆乱的经气，使其恢复正常，这种手法叫作"导气"。导气手法轻巧无形，平补平泻，其目的在于调和逆乱之经气，以保其精气。因为这类病证并不是邪气有余的实证，也不是精气内夺的虚证，而属乱气相逆所致。

【导读】此节论针刺手法，是谓导气。导气法是针对气机逆乱而设，旨在导除邪气，保存精气，与一般针刺补泻的手法有别，故曰"补泻无形，谓之同精"。此处导气，仅指疏导、疏通、调理内部气机的意思，使逆乱、不通、失调的气机恢复到正常状态，以达到调乱以平的目的。

【原文】黄帝曰：允[1]乎哉道，明乎哉论，请著之玉版，命曰治乱[2]也。

【注释】

[1] 允：有平允、恰当、真实之义。

[2] 治乱：顾氏《校记》云："篇题五乱，而此云治乱，必有一误。"

【语译】黄帝说：你讲的这些理论和针刺原则手法，恰当极了！也明晓极了！让我把所讲的内容刻在珍贵的玉版上，就以"治乱"作为篇名吧！

【导读】人体气机升降出入是脏腑活动、气血运行、气化功能的基本形式，各个脏腑经络的功能活动、脏腑经络以及气血阴阳的相互联系，无不依赖于气机的升降出入。由于气机的升降关系到脏腑经络、气血阴阳各个层级的功能活动，所以气机逆乱、升降失常可波及五脏六腑、表里内外、四肢九窍而发生种种病理变化，无不关乎气机逆乱、升降失调之病机。因而调理气机，纠正气机逆乱就成为治疗此类疾病的基本方法，如临证常用的升清法、降逆法、解郁法、和解法、宣散法、重镇法、收敛法等都是"导气"达到调理气机之目的。

胀论第三十五

【题解】胀，谓支撑、胀满也。本篇论述了胀病之概念、病因、分类，并以脏腑分证的方法，阐明五脏六腑胀的症状、脉象及治疗。由于本篇专论胀病，故名"胀论"。

【原文】黄帝曰：脉之应于寸口，如何而胀？

岐伯曰：其脉大坚以涩者，胀也。

黄帝曰：何以知脏腑之胀也？

岐伯曰：阴为脏，阳为腑。

【语译】黄帝问道：人体在患病时脉气都会反应在寸口，那么见到怎样的脉象就可以诊断为胀病呢？

【导读】此节一论胀病主脉。胀病的主脉特点为宽大、坚劲而且涩滞不利。脉形宽大者，为邪气盛实有余；脉势坚劲，搏指有力，为邪气不散；脉来涩滞不利，是邪气过盛，水湿内停，遏阻气血，气血运行涩滞不利之象。此处以脉测证，因邪气盛实而致胀，故胀病以实证为主。

二论脏腑胀病脉象的差异。脉象涩而坚者属于"阴脉"，主胀病在脏；脉象大而坚者属于"阳脉"，主胀病在腑。寸口部寸脉为阳主腑，尺脉属阴主脏。故寸脉大坚以涩，主胀在腑；尺脉大坚以涩，主胀在脏。

【原文】黄帝曰：夫气之令人胀也，在于血脉之中耶，脏腑之内乎？

岐伯曰：三者皆存[1]焉，然非胀之舍[2]也。

黄帝曰：愿闻胀之舍。

岐伯曰：夫胀者，皆在于脏腑之外，排脏腑而郭胸胁，胀皮肤[3]，故命曰胀。

【注释】

[1] 三者皆存：（日）丹波元简云："《甲

乙》三作二，是。按三者，一指血脉，二指五脏，三指六腑。若五脏六腑合为一，则为二。"

[2] 胀之舍：胀病的发生部位。

[3] 排脏腑而郭胸胁，胀皮肤：胀病发生后，其病势向内排挤脏腑，向外扩张胸胁，在表使皮肤胀满。排，排斥，排挤。郭，外城，引申为扩张、扩充。胀，胀满，此处为使动用法。

【语译】黄帝问道：由于气的运行不畅而使人发生胀病，那么胀病是发生在血脉呢？还是发生在脏腑？

岐伯回答说：血脉、五脏、六腑之三

岐伯回答说：如果患者的脉象宽大、坚劲而且涩滞不利，那便是胀病的征象。

黄帝问道：医生根据什么来辨知五脏的胀病和六腑的胀病呢？

岐伯回答说：如果患者的脉象涩滞而坚劲，那便是五脏的胀病；如果患者的脉象宽大而坚劲，那便是六腑的胀病。

类部位都跟胀病有密切的关系，但都不是胀病发生的部位。

黄帝问道：那么，我希望能了解胀病发生的部位到底在哪里。

岐伯回答说：所有的胀病都是发生在五脏六腑之外，皮腠空廓之内。胀病的病态是向内排挤五脏六腑等内在的脏器，向外扩张胸胁脘腹，而且会使皮肤胀满，因此才命名为胀病。

【导读】 胀，是以患者自觉胸腹有支撑、胀满不适症状的病证。胀病有内胀和外胀之分，内胀证在空廓之内，脏腑之外；外胀证在皮肤分肉间。胀病的基本病机，是卫气失常，气机不利，气水不行，聚积于气分，内排脏腑而外扩胸胁，自觉支撑、胀满不适。

【原文】 黄帝曰：脏腑之在胸胁腹之内也，若匣匮之藏禁器也，各有次舍，异名而同处，一域之中，其气各异[1]，愿闻其故。

黄帝曰：未解其意。再问[2]。

岐伯曰：夫胸腹，脏腑之郭也。膻中者，心主之宫城也[3]。胃者，太仓[4]也。咽喉小肠者，传送[5]也。胃之五窍者，闾里门户也[6]。廉泉玉英[7]者，津液之道也。故五脏六腑者，各有畔界，其病各有形状。营气循脉，卫气逆为脉胀[8]，卫气并脉循分为肤胀[9]。三里而泻，近者一下，远者三下[10]，无问虚实，工在疾泻[11]。

【注释】

[1] 一域之中，其气各异：五脏六腑同居身中，但各自的精气及功能并不相同。

[2] 黄帝曰……再问：《甲乙经》《太素》均无此九字，且与文义不相关涉，当是衍文。

[3] 膻中者，心主之宫城也：胸廓乃是君主之官心的所居之处。膻中，胸中。

[4] 太仓：储存粮食的大仓，喻胃腑受纳的功能。

[5] 传送：传导输送。咽喉将水谷传送入胃中，小肠将食糜自胃传送至大肠。

[6] 胃之五窍者，闾里门户也：胃肠的咽门、贲门、幽门、阑门、魄门如同闾里的门户。胃，指胃肠。闾里，人们聚居的处所。二十五家为闾，五十家为里。

[7] 廉泉玉英：唐·杨上善曰："廉泉乃是涎唾之道，玉英复为溲便之路，故名津液道也。"

[8] 营气循脉，卫气逆为脉胀：营气循行于经脉之中，若卫气阻逆，则营气受病而运行不畅，因而发生脉胀。循，沿行。逆，不顺。

[9] 卫气并脉循分为肤胀：卫气与脉并行，循行分肉，若受病则滞留充塞于分肉之间而发生肤胀。分，分肉。

[10] 近者一下，远者三下：唐·杨上善曰："其病日近者，可以针一泻；其日远者，可三泻之。下者，胀消也。"近、远，病位的深浅或病程的长短。

[11] 工在疾泻：至精至妙的治法在于迅速地泻除邪气。工，至精至妙的治法。疾，迅速。

【语译】 黄帝问道：五脏六腑位居于胸胁和腹腔之中，就像是匣柜之中藏贮着禁密的器物，各自都有所居的部位，虽然名称各不相同，却同处在胸腹之内。在整个人体之中，五脏六腑的功能是彼此不同的，我希望了解其中的缘故。

岐伯回答说：人体的胸腔和腹腔围护于外周，就像五脏六腑的城郭；膻中居于胸腔之中，就像君主之官心的宫城；胃腑受纳水谷饮食，就像贮藏粮食的大仓；咽喉将水谷饮食自口腔传入胃，小肠将胃内容物自胃传化于大肠，就像输送的通道；胃肠有咽门、贲门、幽门、阑门、魄门五处孔窍，就像人们所聚居闾里的门户；廉泉和玉英分泌和输泄津液，就像津液的通道。因此说，五脏和六腑各有所在的部位和界限，如果受病而功能失调，也会有各自不同的征象。营气循行在经脉之中，如果卫气阻逆不顺，就会使营气受病而运行不畅，因而发生脉胀；卫气与经脉并行于分肉，如果受病就会充塞滞留于分肉之间而发生肤胀。对于胀病的治疗，取足阳明胃经的足三里穴而行泻法，邪浅病轻而病程短的一次便可痊愈，邪深病重而病程长的三次即能痊愈。总之，只要属于胀病，无论是虚证还是实证，最为精妙的治法在于迅速地泻除邪气。

【导读】

（1）胀病的脏腑辨证。人的脏腑居于胸胁和腹腔之内，各有居处的"次舍"和"畔界"。虽然都在人体之内，但各脏各腑的功能是有区别的，因而会有不同特征的胀病特点。六腑为传化之腑，主管饮食的消化与传送。各腑之间的"畔界"，有彼此相互连通的关隘要道，所以气机逆乱引起的各腑胀病会有不同的表现，即是六腑胀病的辨证依据。

（2）胀病的分类，包括：脉胀、肤胀、脏腑胀。

【原文】黄帝曰：愿闻胀形。

岐伯曰：夫心胀者，烦心短气，卧不安。

肺胀者，虚满而喘咳。

肝胀者，胁下满而痛引小腹。

脾胀者，善哕，四肢烦悗，体重不能胜衣，卧不安。

肾胀者，腹满引背央央然[1]，腰髀痛。

六腑胀：胃胀者，腹满，胃脘痛，鼻闻焦臭[2]，妨于食，大便难。

大肠胀者，肠鸣而痛濯濯，冬日重感于寒，则飧泄不化。

小肠胀者，少腹䐜胀，引腰而痛。

膀胱胀者，少腹满而气癃[3]。

三焦胀者，气满于皮肤中，轻轻然而不坚[4]。

胆胀者，胁下痛胀，口中苦，善太息。

【注释】

[1] 央央然：困苦不适貌。央，通"怏"。

[2] 鼻闻焦臭：患者自觉鼻中可闻到嗳腐、泛酸的宿食气味。焦臭指消化不良，出现的嗳腐、泛酸之味。

[3] 气癃：因膀胱气化失司而致小便癃闭不通。

[4] 轻轻然而不坚：空虚而不坚实。

【语译】黄帝问道：我希望了解各种胀病的征象。

岐伯回答说：心胀病的患者，会有心烦，气短，睡眠不宁；肺胀病的患者，会有胸中虚空而外见胀满，气喘咳嗽；肝胀病的患者，会有两胁下胀满疼痛，牵引小腹；脾胀病的患者，会常有呃逆，四肢苦楚不适而心烦郁闷，肢体肿胀困重以致不能穿着衣服，睡眠不安；肾胀病的患者，会有腹部胀满，牵引脊背而感到困苦不适，腰部和髀股部疼痛。以上是五脏胀病的征象。六腑胀病的征象如下：胃胀病的患者，会有腹部胀满，胃脘疼痛，鼻中常闻到焦臭气，妨碍饮食，大便艰难；大肠胀病的患者，会有肠鸣腹痛，腹中水声濯濯作响，若逢冬季又感寒邪，就有完谷不化的泄泻；小肠胀病的患者，会有少腹胀满，牵引腰部作痛；膀胱胀病的患者，会有少腹胀满，小便不通；三焦胀病的患者，气充溢于皮肤之下，用手触摸时感到空虚轻浮而不坚实；胆胀病的患者，会有胁下疼痛而胀满，口觉味苦，常常叹气。

【导读】 此节论五脏胀病、六腑胀病辨证。

【原文】 凡此诸胀者，其道在一，明知逆顺，针数不失。泻虚补实，神去其室，致邪失正，真不可定，粗之所败，谓之夭命。补虚泻实，神归其室，久塞其空[1]，谓之良工。

黄帝曰：胀者焉生？何因而有？

岐伯曰：卫气之在身也，常然并脉循分肉，行有逆顺[2]，阴阳相随[3]，乃得天和，五脏更始[4]，四时循序[5]，五谷乃化。然后厥气[6]在下，营卫留止，寒气逆上，真邪相攻，两气相搏，乃合为胀也。

黄帝曰：善。何以解惑？

岐伯曰：合之于真，三[7]合而得。

黄帝曰：善。

【注释】

[1] 久塞其空：精气归藏其脏，日久而充溢于肤腠孔窍。塞，充塞。空，人身的肤腠孔窍。

[2] 行有逆顺：卫气的循行在体中有上行、下行的不同。

[3] 阴阳相随：营行脉中属阴，卫行脉外属阳，卫气与营气相伴而循行。

[4] 五脏更始：五脏分主四时。

[5] 四时循序：四时按一定的次序与五脏相应而配合。

[6] 厥气：厥逆不和之气。

[7] 三：指血脉、五脏、六腑。

【语译】 所有这些胀病，其发生机制都是相同的。医生必须明察卫气运行的顺逆状态，而且不可违背针法治疗的规矩。如果误泻其虚或者是误补其实，那么神气就会损耗而离散于所藏的脏腑，从而使邪气内犯而正气消损，真气不能安守内藏，这都是粗劣医生的错误治疗所造成的，就是夭损天命。如果能补其正虚或者是泻其邪实，那么真气就能归藏于所藏的脏腑，日久而充盈于肤腠孔窍，才称得上是高明的医生。

黄帝问道：胀病是怎样产生的？是由于什么原因引起的？

岐伯回答说：卫气运行在人体之内，常与经脉并行于分肉之中，其运行有上下顺逆的不同，若营阴与卫阳运行和谐，便可护持自然所赋予人体的冲和之气，从而使人体的五脏之气能依循四时的次序不断地生息消长，水谷饮食也得以化生为精微而滋养于周身。但是，如果厥逆不和之气在下，营卫之气的运行就会因此而滞留凝止，阴寒邪气逆而上行，正气与邪气便相互争斗，两气搏结不散，就汇聚而成为胀病。

黄帝说：你讲得很好。怎样来解除关于胀病的疑惑呢？

岐伯说：诊断胀病必须综合察辨各种

征象产生的真正病机。如果能综合察辨血脉、五脏、六腑三种胀病的真正病机，就算是掌握病本了。

黄帝说：你讲得很好。

【导读】 此节论述胀病的基本病机是"厥气在下""寒气逆上"。真气与寒邪相攻，两气相搏，气机运行不畅，就形成了胀病。故有"凡病胀者，皆发于卫气"（《类经·疾病类》）这一胀病关键病机的论点。

【原文】 黄帝问于岐伯曰：胀论言无问虚实，工在疾泻，近者一下，远者三下，今有其三而不下者，其过焉在？

岐伯对曰：此言陷于肉肓[1]而中气穴[2]者也。不中气穴，则气内闭；针不陷肓，则气不行；上越中肉[3]则卫气相乱，阴阳相逐。其于胀也。当泻不泻，气故不下，三而不下，必更其道，气下乃止，不下复始，可以万全，乌有殆者乎？其于胀也，必审[4]其胗[5]，当泻则泻，当补则补，如鼓应桴，恶有不下者乎？

【注释】

[1] 肉肓：分肉的间隙。

[2] 气穴：针刺的腧穴。

[3] 上越中肉：针刺时入针过浅，未至肉肓，而仅仅刺中肌肉。

[4] 审：慎重。

[5] 胗：《甲乙经》《太素》均作"诊"。

【语译】 黄帝向岐伯问道：谈到胀病的治疗时，认为只要属于胀病初起，无论是属于虚证还是属于实证，最为精妙的治

法是迅速地泻除邪气，邪浅病轻而病程短的针治一次就可痊愈，邪深病重而病程长的三次即能痊愈。可是现今已经三次治疗但胀病仍未消除，那么治疗的失误又在哪里呢？

岐伯回答说：这里所说的治法是要使针具刺入分肉的间隙之中，而且要刺中气穴的位置。如果针具不能刺中气穴，那么病气依旧不散；如果针具不能刺入分肉的间隙之中，那么经气依旧滞塞不行；如果针具刺入过浅，只刺中肌肉，卫气就会因此而逆乱，营阴与卫阳运行紊乱而相互争逐。医生对于胀病的治疗，如果应该泻除邪气却没能泻除，那么病气就不会消散。已经三次治疗但胀病仍未消除，就必须改换针刺的部位，直到病气消散为止。经过针刺病气仍未能消散，就改换部位重新施治，一定可以治愈，怎么会有疑惑呢？医生对于胀病的治疗，一定要审察其外部征象，该用泻法就用泻法，该用补法就用补法，其疗效就像鼓声回应鼓槌一样，病气哪里会有不消散的道理呢？

【导读】 此节论胀病辨治的要点。

（1）无问虚实，工在疾泻。胀病的脉证多表现为实证，至精至妙的治法在于迅速地泻除邪气，使邪去正安。

（2）当泻则泻，当补则补。强调治疗胀病正确使用补虚泻实，使精气归藏脏腑。

五癃津液别第三十六

【题解】 癃，水液癃闭产生水胀病。津液，人体重要的物质，可以转化成汗、尿、唾、泪、髓不同形态。本篇论述五种津液的生理病理以及与脏腑、经络、气、血、精的联系，还涉及水液癃闭产生水胀的病因病机和临床表现，故名。

【原文】 黄帝问于岐伯曰：水谷入于口，输于肠胃，其液别为五，天寒衣薄则为溺与气[1]，天热衣厚则为汗，悲哀气并则为泣[2]，中热胃缓则为唾[3]。邪气内逆[4]，则气为之闭塞而不行，不行则为水胀[5]，余知其然也，不知其何由生，愿闻其道。

【注释】

[1] 则为溺与气：转化为尿和气。气，天气寒冷时人体散发出的可见水气。

[2] 悲哀气并则为泣：人悲哀则气聚于心中，津液上出而化为眼泪。并，聚合，有气聚于心中之义。泣，眼泪。

[3] 中热胃缓则为唾：脾胃有热，出现唾液分泌过多的病理现象。中热，中焦脾胃有热。缓，松弛。

[4] 邪气内逆：邪气侵袭人体导致人体之气运动失常的病理表现。

[5] 水胀：病名。水液潴留而致胀满的病证。

【语译】 黄帝向岐伯问道：水谷饮食自口中摄入，向下输送到胃、肠，其中的津液则分别化生为尿液、水气、汗液、泪液和唾液五种。当天气寒冷的时候，或者是穿着的衣服过于单薄，津液就化为尿液向下排出或化为水气从口中呼出；天气炎热的时候，或者是穿着的衣服过于厚暖，津液就化为汗液排出；当人悲痛哀伤时，气聚于心中，津液就化为泪排出；当人脾胃有热时，胃气弛缓，津液就化为唾液排出。如果邪气向内侵袭，人体的气机就会因此而闭塞不行，如果气机闭塞不行，那么水液就会潴留而发生水胀病。像这些情况我已经知道，但却不知道是由于什么原因发生的，希望能够了解其中的道理。

【导读】 本篇从多方面论述津液的生成、代谢、运行、转化、分类等内容，强调津液与脏腑经络、精、气、血的密切联系，津液的代谢受情志、环境等因素的影响，其病理变化与五脏功能失调密不可分。

【原文】 岐伯曰：水谷皆入于口，其味有五，各注其海[1]，津液各走其道。

故三焦出气[2]，以温肌肉，充皮肤，为其津；其流而不行者[3]，为液。

天暑衣厚则腠理[4]开，故汗出；寒留于分肉之间，聚沫[5]则为痛。天寒则腠理闭，气湿[6]不行，水下留[7]于膀胱，则为溺与气。

【注释】

[1] 其味有五，各注其海：饮食水谷的性味有五种，而且五味分别输注到相关的脏器。五，指酸、苦、甘、辛、咸五味。海，脑、冲脉、膻中、胃四者分别为髓海、血海、气海、水谷之海，故称，也指周身脏器。

[2] 气：由三焦气化而化生的精微，如出于上焦的宗气，出于中焦的营气，出于下焦的卫气及津液等。

[3] 其流而不行者：液相对津而言，流动性较差，其运动方式是内渗骨空，而不向外布散。

[4] 腠理：此指汗孔。

[5] 聚沫：津液因寒气凝滞不行而聚为水液。沫，凝滞不行的水液。

[6] 湿：《甲乙经》《太素》并作"涩"。

[7] 留：《甲乙经》《太素》并作"溜"。

【语译】 岐伯回答说：水谷饮食都是从口腔进入人体，但其滋味只有五种，具备不同滋味的水谷精微分别输注到相应的脏器，津和液也由此化生而且各行其道。因此说三焦气化而产生精微津液，其中能够温煦充养肌肉皮肤而且质地清稀的是津，其中质地黏稠而流动较慢的是液。当天气炎热或者是穿着的衣服过于厚暖的时候，腠理因此而开泄，汗液就渗出于肌表。如果寒气稽留在分肉之间，津液就会因寒气凝滞不行而聚为水液，并且产生疼痛。当天气寒冷的时候，腠理因此而闭塞，水液之气不能化为汗液而从汗孔排出，就向下积存于膀胱，于是就化为尿液和水气。

【导读】 此节一论津液的生成及代谢。津液来源于水谷精微，其运行输布以三焦为通道完成。由胃下降到小肠的津液，被小肠、大肠吸收，经脾、肺、三焦而发于皮毛而成为汗；通过三焦下输膀胱而成为尿；在五脏气化之下分别生成泪、汗、涎、涕、唾而滋润五官，内荣五脏六腑，外润四肢百骸。

二论津、液的区别及分类。"津液各走其道"为起论，运用以病理反证生理的方法，把津液分为五种：津液上走泪道为泪、为泣，受肝、肺气化支配；上走廉泉之道为唾、为涎，受脾肾气化影响；发于腠理为汗者，受心阳蒸化；出于鼻窍为涕者，是肺之气化作用的结果。本节补充了津液下走膀胱为尿，内走骨空为髓的内容。提示在研究津液病变时，务要联系脏腑功能，不可孤立看待。

【原文】 五脏六腑，心为之主，耳为之听，目为之候[1]，肺为之相，肝为之将，脾为之卫，肾为之主外[2]。

【注释】

[1] 候：察辨。指眼睛的视觉。

[2] 肾为之主外：肾主卫气而固护于外。又，肾主骨，构架支持人体的外形。

【语译】 在人体的五脏六腑之中，心脏主持各脏器的功能活动，犹若君主；耳窍主司听觉；眼睛主司视觉；肺脏主治节而统摄一身之气，犹若宰相；肝脏主疏泄而司谋虑，犹若将军；脾脏主运化而奉养于周身，犹若护卫；肾脏主卫气，固护于外。

【导读】 此节基于津液输布代谢活动而概述五脏功能，认为脏腑和经脉的功能障碍均可影响津液代谢，其作用各有侧重。

【原文】故五脏六腑之津液，尽上渗于目[1]，心悲气并则心系急，心系急则肺举，肺举则液上溢[2]。夫心系与肺，不能常举，乍上乍下[3]，故咳而泣出矣。中热则胃中消谷，消谷则虫上下作[4]，肠胃充郭[5]故胃缓，胃缓则气逆，故唾出。五谷之津液和合而为膏[6]者，内渗入于骨空，补益脑髓，而下流于阴股[7]。阴阳不和[8]，则使液溢而下流于阴[9]，髓液皆减而下[10]，下过度则虚，虚故腰背痛而胫酸。

阴阳气道不通，四海闭塞，三焦不泻[11]，津液不化[12]，水谷并行肠胃之中，别于回肠，留于下焦[13]，不得渗膀胱，则下焦胀，水溢则为水胀，此津液五别之逆顺[14]也。

【注释】

[1] 尽上渗于目：因眼睛是十二经脉汇聚上注之处，所以五脏之精气津液都上渗而灌注于目。

[2] 肺举则液上溢：肺主气，肺叶抬举张大，水液随着气行而冲溢于上。

[3] 乍上乍下：气的运动伴随着呼吸运动忽上忽下。

[4] 消谷则虫上下作：肠道的寄生虫因中焦脾胃有热而被扰动，则或上或下地窜动于肠胃之间。

[5] 充郭：充塞扩张。

[6] 膏：脂膏，此指津液相合，聚凝而成的黏稠的营养物质。

[7] 下流于阴股：向下渗注于阴部。流，渗注而濡养。阴股，指阴部。

[8] 阴阳不和：明·马莳注："阴阳各经之气不和。"

[9] 液溢而下流于阴：津液溢泄而向下自阴窍流出。液，津液中较黏稠的部分，亦即上文所

言的"膏"。溢，充满而溢出。阴，前阴之窍。

[10] 减而下：消损减少。减、下，减损之义。

[11] 三焦不泻：三焦气化失司，不能通行输泻水液。

[12] 津液不化：津液不能布散于全身。

[13] 水谷并行肠胃之中……留于下焦：水谷饮食物不能化生精微和津液，清浊同时沿胃肠下行，出于回肠而入下焦之大肠。水谷，指清浊当分未分的胃肠内容物。别，离开，出。

[14] 津液五别之逆顺：津液分别化为溺、汗、泣、唾、髓五液。逆顺，偏义副词，意在于逆，即反常。

【语译】因此说，五脏六腑的津液全都向上渗灌于目窍。如果心中悲伤，气聚心中，心系就会呈现拘紧挛急的状态，而心系拘紧挛急，肺叶就会扩张而上举，当肺叶扩张上举的时候，水液就会随之而向上溢泄。但是，心系拘紧挛急，肺叶却不能持续地扩张上举，因此就表现为忽上忽下，故而时时咳嗽而泪液流溢。如果脾胃有热，胃火就会偏亢而善消水谷，而消化水谷过盛会导致肠中之虫上下窜动，肠胃就充塞而扩张，因而胃气弛缓。当胃气弛缓时，胃气通降不利而气向上冲逆，津液就化为唾液而从口中排出。

由水谷饮食之物化生的津液相合凝聚就生成了膏状黏稠的精微物质，膏的特性是向内渗灌到骨空之中而滋养骨骼，向上注入脑而补益脑髓，向下渗注于阴部而充养阴精。如果阴阳之气不能和谐，就会使津液溢泄而向下自阴窍流出，那么精髓津液都会因此而消损减少。精髓津液的消损减少若是超过了一定的限度，便会造成身体的虚弱，所以有腰背部疼痛，双腿酸软无力。当阴阳之气的通道闭阻不通时，气

海、血海、髓海和水谷之海必定郁闭阻塞，三焦也不能通行输泻水液，因而津液不能化生，水谷饮食不能运化，而清浊同时沿着胃肠下行，出于回肠而积滞在下焦的大肠。由于水液不能渗注到膀胱排泄，于是就导致下焦胀满阻塞，水液若充溢于外还可形成水胀之病。以上便是津液化生为五的正常与反常的情况。

【导读】此节论述津液代谢紊乱而出现的病理变化。

五阅五使第三十七

【题解】五，五脏。阅，观察。使，指令、指使。五阅，指五脏藏于中，五官见于外，历历可察；五使，言五官气色为五脏所使。本篇讨论五官、五色与五脏生理病理之间的联系，故名"五阅五使"。

【原文】黄帝问于岐伯曰：余闻刺有五官五阅[1]，以观五气[2]。五气者，五脏之使[3]也，五时之副[4]也。愿闻其五使当安出？

岐伯曰：五官者，五脏之阅也。

黄帝曰：愿闻其所出，令可为常[5]。

岐伯曰：脉出于气口，色见于明堂[6]，五色更出，以应五时，各如其常，经气入脏，必当治里[7]。

【注释】

[1] 五官五阅：五官是观察五脏状态的依据。即在肝为目，在心为舌，在脾为口，在肺为鼻，在肾为耳。

[2] 五气：五脏外现于面部的色泽。五脏藏于内，而其精气荣于面，故称五气。

[3] 使：受命出使于外。指面部色泽是五脏精气在面部显露的征象。

[4] 五时之副：五气与自然界的五时相互对应。副，符合，有相称或相应之义。

[5] 常：常规，常法。指医生所奉行的常规方法。

[6] 明堂：古代帝王宣明政教的地方，用以类比鼻在面部居中而且高大。

[7] 经气入脏，必当治里：邪气循着经络内传入脏而致脏病，虽然病色显现于面部五官，但治疗时却一定要针对内在的脏器。经气，此指邪气，邪气内传必循经络而入，故称。

【语译】黄帝向岐伯问道：我听说在施行针刺疗法的时候，是将面部的五官当作察阅五脏状态的依据，来观察五脏外现于面部的色泽变化。面部五官的青、赤、黄、白、黑色泽，乃是五脏精气在面部五官显露的征象，同时也与一年中五季的气候相互对应。我希望能了解五脏状态是如何通过面部五官色泽表现出来的。

岐伯回答说：面部的五官，是察阅五脏状态的依据。

黄帝说：我希望了解其所反映出来的情况，使之成为医生们所奉行的常规方法。

岐伯说：脉象表现于气口，而色泽显露在鼻部。青、赤、黄、白、黑五色交替显现，而与一年中五季的气候相应，各个季节也分别有其相应的正常面色。如果邪气循着经脉内传入脏而导致脏病，虽然病色显现于面部五官，但治疗时一定要针对内在的脏腑。

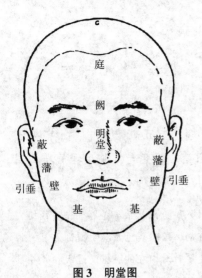

图 3　明堂图

【导读】

1. 五脏色脉以应五时

此节从人与自然的整体观念出发，说明五脏、五色、五官、五脉、五时之间的相应联系。其中以五脏为中心，五色五脉随其五脏，以应天之五时，维持着和谐统一的关系。

2. 明堂决五脏

明堂者，鼻也，居中属土。脏腑的盛衰会显现于明堂，医生根据明堂颜色的改变就可以探测疾病。把明堂颜色与五行生克、脏腑主色、脏腑功能、五运六气、四时六淫等内容结合起来诊察疾病，历代医家对此多有精研，各有建树，逐渐形成了具有特色的望诊系统，在临床上发挥着重要的作用。明堂图见图3。

【原文】帝曰：善。五色独决于明堂乎？

岐伯曰：五官已辨[1]，阙庭必张，乃立明堂[2]。明堂广大，蕃蔽见外[3]，方壁高基，引垂居外，五色乃治，平博广大，寿中百岁。

见此者，刺之必已，如是之人者，血气有余，肌肉坚致，故可苦已针[4]。

【注释】

[1] 五官已辨：人之面部五官必当端正清晰。已，一定，必当。辨，判别，察辨，此有清晰，明晰之义。人的面部五官清楚明晰，亦即五官端正，眉目清楚。下文"五官不辨"与此照应。

[2] 阙庭必张，乃立明堂：一定要先将阙和庭的位置确定，而后才设立明堂。用以类比面部五官的形状和相对位置。阙，宫门外两边的楼台，中间有道路；此处类比眉毛及两目之间的部位。庭，喻指前额，也称颜。

[3] 蕃蔽见外：两侧的颊和耳门分别像篱笆和屏障一样围护于外周。蕃，通"藩"，篱笆，

此喻两颊。蔽，屏障，此喻耳门。

[4] 可苦已针：明·马莳曰："可苦之以针刺之。"

【语译】黄帝说：你说得很好。诊察面部的色泽仅仅取决于鼻部吗？

岐伯说：在诊察五官色泽方面，首先是面部的五官必须端正清晰，如同修建明堂，一定要先将阙和庭的位置确定，然后才设立明堂，而鼻部就是明堂，阙就是两眉之间，庭就是前额。如果鼻部像明堂一样宽大而隆起，两侧的颊和耳门分别像篱笆和屏障一样围护于外周，面部的肌肉像墙壁一样丰厚，骨骼像墙基一样隆立，两侧的下颌方正而外向，面部的色泽也显得明润而和谐。总之，面部平正，五官挺秀，具有这种面相的人，能够合于天年之数而寿达百岁。医生若遇到这种患者，用针刺治疗一定能够奏效。因为像这样的人，都是血气充盈而有余，肌肉坚实而致密，所以可用针刺方法治疗。

【导读】此节论察形气以定寿夭。

【原文】黄帝曰：愿闻五官。

岐伯曰：鼻者，肺之官也；目者，肝之官也；口唇者，脾之官也；舌者，心之官也；耳者，肾之官也。

【语译】黄帝说：我希望能够了解五脏和五官的关系。

岐伯说：鼻部是肺脏功能外现的官窍，眼睛是肝脏功能外现的官窍，口唇是脾脏功能外现的官窍，舌是心脏功能外现的官窍，耳是肾脏功能外现的官窍。

【导读】五脏主五官理论，是基于五官功能活动直接受五脏生理、病理影响的认知而产生。

【原文】黄帝曰：以官何候？

岐伯曰：以候五脏。故肺病者，喘息鼻胀[1]；肝病者，眦青；脾病者，唇黄；心病者，舌卷短，颧赤；肾病者，颧与颜黑。

【注释】

[1] 喘息鼻胀：肺病引起患者气喘并伴有鼻翼煽动的表现。

【语译】黄帝问道：根据五官的变化来诊察什么病变呢？

岐伯回答说：用来诊察五脏的病变。如果是肺病患者，可以诊察到气息喘急，鼻腔窒胀；如果是肝病患者，可以诊察到目眦色青；如果是脾病患者，可以诊察到口唇色黄；如果是心病患者，可以诊察到舌头卷曲而短缩，颧部色赤；如果是肾病患者，可以诊察到颧部和前额颜色发黑。

【导读】此节论五脏病之外候。根据五脏与五官、五色的关系，从测外以候内的观点出发，提出了五脏病的外在表现。

【原文】黄帝曰：五脉安出，五色安见，其常色殆者如何？

岐伯曰：五官不辨，阙庭不张，小其明堂，蕃蔽不见，又埤其墙，墙下无基，垂角去外，如是者，虽平常殆，况加疾哉。

黄帝曰：五色之见于明堂，以观五脏之气，左右高下，各有形乎？

岐伯曰：腑脏之在中也，各以次舍，左右上下，各如其度也[1]。

【注释】

[1] 腑脏之在中也……各如其度也：明·张

介宾曰："脏腑居于腹中，各有上下左右之次舍，而面部所应之色，亦如其度。如后篇所谓庭者首面，阙者咽喉之类皆是也。"

【语译】黄帝问道：有的人五脏之脉安然而至，五脏之色安然而现，虽然面色如常，一旦罹患疾病，情况比较危重，这是怎么回事呢？

岐伯回答说：如果面部的五官不够端正清晰，两眉之间和前额部拘狭而不够宽朗，鼻部低矮而窄小，面颊和耳门瘦削而不够饱满，以致从正面看不到，而且面部的肌肉瘦削凹陷，骨骼低平，不能隆立于肌肉之下，两侧下颌如削而内收。像这种面相的人，即使是平常无病之时也常常虚弱困苦，更何况遭患疾病呢！

黄帝问道：青、赤、黄、白、黑五色显现在鼻部，据此诊测五脏精气，五色显现位置的左右高低，是否各有相应的部位呢？

岐伯回答说：五脏六腑位居体腔之中，各有其所居的部位，其情况反映于面部五官，也是依照其相应的左右高低位置。

【导读】此节论面色与五脏定位。原文将面部区域划分和内脏的左右高下加以联系，是《内经》从面部认知生命的全息映象。脏腑面部色诊定位示意图见图4。

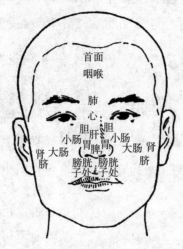

图4 脏腑面部色诊定位示意图

逆顺肥瘦第三十八

【题解】逆顺，指经脉走向与气血上下往来之逆顺；也指依针刺法，施针为顺，反之则为逆。肥瘦，指人体的胖瘦，也指体质状况。本篇讨论依据不同体质，采用不同针刺法则。指出形体肥瘦、皮肤黑白以及婴儿的气血特征，是运用相应的不同针刺方法的基础，故名"逆顺肥瘦"。

【原文】黄帝问于岐伯曰：余闻针道于夫子，众多毕悉矣，夫子之道应若失[1]，而据未有坚然者[2]也，夫子之问学熟[3]乎，将[4]审察于物而心生之乎？

岐伯曰：圣人之为道者，上合于天，下合于地，中合于人事，必有明法[5]，以起度数，法式检押[6]，乃后可传焉。故匠人不能释尺寸而意短长[7]，废绳墨[8]而起平木也，工人不能置规[9]而为圆，去矩[10]而为方。知用此者，固自然之物[11]，易用之教[12]，逆顺之常也。

【注释】

[1] 应若失：临证取验，病患如失。应，应验。

[2] 据未有坚然者：据以治疗病患，没有顽固不愈。坚，指顽固难愈的病患。

[3] 问学熟：勤于问道学习。问，向他人讨教。熟，熟习，孜孜勤勉。

[4] 将：还是，或者是。选择之词。

[5] 明法：洞达通晓其中的规律。

[6] 以起度数，法式检押：用以创制相应的规矩和法度。起，建立，此有创制之义。检押，也作"检柙"，法度，规矩。

[7] 释尺寸而意短长：弃置量尺而主观臆测长短。释，弃置不用，废置。意，即主观猜测，臆断。

[8] 绳墨：木工用以画线取直的工具，犹今之墨斗。

[9] 规：圆规，用以画圆。

[10] 矩：方尺，用以取方。

[11] 自然之物：自然的事物之理。物，事物之常理。

[12] 易用之教：平易实用的法则。

【语译】黄帝向岐伯问道：我从先生这里了解关于针法的道理，很多的内容都已经明白了。先生的理论和方法，在用于临证的时候取得效验，就像手中失物一样快捷，而且据以治疗病患，没有顽固不愈的。我想请问先生，你是孜孜勤勉地向他人讨教学习呢？还是善于缜密地审察人体与自然而从内心悟出这些道理呢？

岐伯回答说：圣人在研究学习某种理论和方法的时候，必定要上符合于天道，下符合于地理，中符合于人事，洞达通晓其中的有关规律，并依据这些规律来创制相应的规则和法度，然后才可以向世人传授。因此，工匠们不能弃置量度长度的尺子而主观地臆测长短，扔掉画线用的墨绳而随意地将木料取直或取平；工人们也不能丢掉圆规去画圆形，扔下方尺去画方形。

如果懂得用这种道理去研究学习，那是掌握了事物的自然道理，平易实用的法则，以及研判各种情况的常规啊。

【导读】此节论针刺必须"明法"。此以"匠人"为喻，强调了针刺治病必须遵循规范要求的意义。

【原文】黄帝曰：愿闻自然奈何？

岐伯曰：临深决水[1]，不用功力，而水可竭也。循掘决冲[2]，而经可通也。此言气之滑涩，血之清浊，行之逆顺也。

【注释】

[1] 临深决水：自高处疏导而使水向下流。临，居高而视下。决，疏导水流。

[2] 循掘决冲：顺着洞穴来疏导并破除其中的淤塞。掘，通"窟"，窟穴，导水的洞穴。

冲，破除淤塞之物。

【语译】黄帝说：我希望能够了解关于事物的自然道理是怎么一回事。

岐伯说：举个例子来说，就像自高处疏导而使水向下流，不必耗用很大的功力，水就可以放尽；或者是顺着洞穴来疏导并破除其中的淤塞，水道就可以畅通。用这样的例子，就可以说明人体之中气机的滑畅或涩滞，血液的清利或黏滞以及气血运行的条顺或逆乱。

【导读】此节论针刺应因势利导。因势利导、顺势治疗是中医治疗疾病的特色，原文论证了针刺治病应循着经络穴道的顺逆施治，方能收到事半功倍之治疗效果。

【原文】黄帝曰：愿闻人之白黑、肥瘦、小长，各有数乎？

岐伯曰：年质壮大，血气充盈，肤革坚固，因加以邪，刺此者，深而留之，此肥人也。广肩腋项，肉薄厚皮而黑色，唇临临然[1]，其血黑以浊，其气涩以迟，其为人也，贪于取与[2]，刺此者，深而留之，多益其数也。

黄帝曰：刺瘦人奈何？

岐伯曰：瘦人者，皮薄色少，肉廉廉然[3]，薄唇轻言，其血清气滑，易脱于气，易损于血，刺此者，浅而疾之。

黄帝曰：刺常人奈何？

岐伯曰：视其白黑，各为调之，其端正敦厚[4]者，其血气和调，刺此者，无失常数[5]也。

黄帝曰：刺壮士真骨[6]者奈何？

岐伯曰：刺壮士真骨，坚肉缓节监监然[7]，此人重[8]则气涩血浊，刺此者，深而留之，多益其数；劲[9]则气滑血清，刺此者，浅而疾之。

黄帝曰：刺婴儿奈何？

岐伯曰：婴儿者，其肉脆[10]血少气弱，刺此者，以豪[11]针，浅刺而疾发针，日再可也。

【注释】

[1] 临临然：肥厚而大貌。

[2] 贪于取与：贪求于获取。取与，义偏在"取"。

[3] 廉廉然：瘦损如刀削貌。

[4] 端正敦厚：体格端正，肌肉丰厚。

[5] 常数：针刺深浅常规之数。

[6] 壮士真骨：形体强壮、骨骼坚实的人。

真骨，骨骼粗壮而有力。

　　[7] 监监然：强壮有力貌。

　　[8] 重：性格沉稳少动。

　　[9] 劲：性格好胜多动。

　　[10] 肉脆：肌肉柔弱。脆，弱也。

　　[11] 豪：通"毫"，长而细锐，指毫针。

　　【语译】黄帝问道：我希望能够了解关于人体皮肤黑白、形体胖瘦、体格高低的情况，根据这些不同情况，在施行针刺疗法时是否各有不同的规矩呢？

　　岐伯回答说：如果是年值壮盛，体格壮实的人，他的气血必定充盈，肤表必定坚实，当邪气侵害而发病的时候，也必定属于邪气盛实的疾患，在对这类人施行针刺的时候，就可以深刺并且留针。因为此类人形体肥壮，肩部宽阔，腋部和项部的肌肉相对较薄弱，皮肤较厚而且呈现黑色，嘴唇也比较肥厚；他们的血液颜色较深而且质地黏滞，气机运行也往往艰涩而且迟滞；为人处世也多是贪于获取某些好处。因此，在对这类人施行针刺疗法，就应该深刺并且留针，还要增加针刺的次数。

　　黄帝问道：怎样用针刺治疗瘦人所患的病证呢？

　　岐伯回答说：瘦人的皮肤菲薄，颜色浅淡而且润泽不够，肌肉瘦损得就像用刀削过一样，嘴唇较薄，发声轻弱，其血液颜色较浅而且质地清稀，气机运行也往往偏于滑疾流利。像这种体质的人在患病时，

既容易出现正气离散，也容易出现血液消损。因此，在对这类人施行针刺时，就应该浅刺而且及时出针。

　　黄帝问道：怎样用针刺治疗体格适中、不胖不瘦之人所患的病证呢？

　　岐伯回答说：治疗这类人时，要首先观察他的皮肤颜色是偏于白，还是偏于黑，然后再根据不同的情况来分别予以调治。如果是体格端正、肌肉丰厚的人，他们的血气必定宁和而调畅。因此，在对这类人施针时，就不必背离常规的方法。

　　黄帝问道：怎样用针刺治疗形体强壮、骨骼坚实之人所患的病证呢？

　　岐伯回答说：在用针刺治疗形体强壮、骨骼坚实的患者时，要考虑到他们肌肉丰厚而有力，骨节舒缓而灵活，身体强壮有力。这类患者性格沉稳少动，往往气机艰涩，血液黏滞，在对这类人施行针刺时，就应该深刺并且留针，还要增加针刺的次数；性格好胜多动的人往往气机滑利，血液清稀，在对这类人施行针刺时，就应该浅刺并且即时出针。

　　黄帝问道：怎样用针刺治疗患病的婴儿呢？

　　岐伯回答说：婴儿的肌肉柔弱，血气还不够充盈，因此，在对患病的婴儿施行针刺时，就只能用毫针刺疗，而且要浅入针，快出针，每天刺两次就可以了。

　　【导读】此节论因人而刺。人的体质各不相同，"白黑、肥瘦、小长"各有差别，气行的滑涩，血液之清浊，肌肉的厚薄等均有不同，因而在针法的运用上应各有方寸，因人而异。因人而刺的理论，既丰富了中医学内容，也是临床辨证施针的重要依据。

　　【原文】黄帝曰：临深决水奈何？

　　岐伯曰：血清气浊，疾泻之，则气

竭焉。

　　黄帝曰：循掘决冲奈何？

岐伯曰：血浊气涩，疾泻之，则经可通也。

黄帝曰：脉行之逆顺奈何？

岐伯曰：手之三阴，从脏走手；手之三阳，从手走头。足之三阳，从头走足；足之三阴，从足走腹。

【语译】黄帝问道：你用"临深决水"比喻针刺的方法，是怎样的情况呢？

岐伯回答说："临深决水"是自高处疏导而使水向下流，就好似患者血液清稀，气机壅滞，医生用针法迅速地予以泻除，壅滞的病气就可以消散而尽了。

黄帝问道：你用"循掘决冲"比喻针刺的方法，是怎样的情况呢？

岐伯回答说："循掘决冲"是顺着洞穴来疏导并破除其中的淤塞，就好似患者血液黏滞，气机壅塞，医生用针法迅速地予以泻除，那么壅塞的气血就可以畅通无碍了。

黄帝问道：经脉循行的逆顺情况又是怎样的呢？

岐伯回答说：手太阴、手少阴、手厥阴三条阴经，是从相应的脏循行到手部；手阳明、手太阳、手少阳三条阳经，是从手部循行到头部；足阳明、足太阳、足少阳三条阳经，是从头部循行到足部；足太阴、足少阴、足厥阴三条阴经，是从足部循行到腹部。

【导读】此节论十二经走向交接规律，示意图见图5。

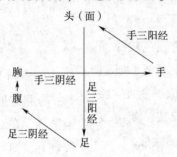

图5　十二经脉走向交接规律示意图

【原文】黄帝曰：少阴之脉独下行何也？

岐伯曰：不然。夫冲脉者，五脏六腑之海也，五脏六腑皆禀焉[1]。其上者，出于颃颡，渗诸阳，灌诸精；其下者，注少阴之大络，出于气街，循阴股内廉，入腘中，伏行骭骨内，下至内踝之后属[2]而别；其下者，并于少阴之经，渗三阴；其前者，伏行出跗属，下循跗入大指[3]间，渗诸络而温肌肉。故别络结则跗上不动，不动则厥，厥则寒矣。

【注释】

[1] 五脏六腑皆禀焉：五脏和六腑都从冲脉中禀受气血。焉，兼词，犹"于之"。

[2] 内踝之后属：踝关节内侧偏后的位置。属，关节，两骨相连的部位。

[3] 大指：此指足大趾。

【语译】黄帝问道：只有足少阴经向下循行，又是什么道理呢？

岐伯回答说：向下循行的并不是足少阴经，而是冲脉。冲脉既是五脏六腑气血的汇聚之处，而五脏六腑又都是从冲脉中禀受气血。冲脉上行的部分，从上腭与鼻相通的孔窍处行出，渗注气血于各条阳经，充养脉中的精气。而冲脉下行的部分，就注入足少阴经的大络，从气街分出，然后沿着大腿的内侧面下行，进入腘窝之中，又伏行于胫骨之内，向下到达踝关节内侧偏后的位置，有两条分支，下行的一条与足少阴经并行，渗注气血于足三阴经；伏而前行的一支离开踝关节，向下沿着足背走到足大趾，渗注气血于各条络脉，从而温养肌肉。因此说，冲脉的别行支脉若阻结不通，足背上的脉气便凝止不动，而脉气凝止不动便是厥逆不通，厥逆不通就会表现为足胫冰冷。

【导读】 此节论冲脉循行路径及其意义。

【原文】 黄帝曰：何以明之？

岐伯曰：以言导之，切而验之，其非必动，然后乃可明逆顺之行也。

黄帝曰：窘乎哉！圣人之为道也。明于日月，微于毫厘，其非夫子，孰能道之也。

【语译】 黄帝问道：用什么方法来察辨这些病变呢？

岐伯回答说：要用语言交流询问患者的症状，也要用切按的方法来察验局部的情况。如果不是冲脉别络的气血凝结，那么足背之上必定有脉气搏动。然后据此类推，就可察明全部经脉运行的顺逆情况了。

黄帝说：这真是让人费解的问题啊！圣人创制医学的法则，比日月还要明晰清楚，比毫厘还要精审入微。看来，要不是先生你的话，又有谁能辨明这些道理呢？

【导读】 本篇论述了医家必须熟悉针刺理论，遵循针刺法度，依据体质差异而施针，掌握气血顺逆和疾病情势而施治，以及十二经脉循行、走向、交接规律和冲脉的相关内容，既是临床针刺治病的重要理论，也是临证必须遵循的法则，故谓之圣人之道。

血络论第三十九

【题解】血络,即布散于全身体表的络脉,其分布深浅不一。本篇特指人体浅表可见的络脉,主要论述观察血络的方法,针刺血络所出现的各种不良反应的原因和防治原则等内容。由于文中以刺络泻血为中心进行论述,故名"血络论"。

【原文】黄帝曰:愿闻其奇邪而不在经者。

岐伯曰:血络是也。

【语译】黄帝问道:我希望能够了解奇邪流于络脉而不入经脉的原因。

岐伯回答说:外现于皮肤的孙络、浮络便是这类邪气所侵害的部位。

【导读】此节论针刺血络的依据。

【原文】黄帝曰:刺血络而仆者,何也?血出而射者,何也?血少黑而浊者,何也?血出清而半为汁者,何也?发针而肿者,何也?血出若多若少[1]而面色苍苍[2]者,何也?发针而面色不变而烦悗者,何也?多出血而不动摇[3]者,何也?愿闻其故。

【注释】

[1] 若多若少:或多或少。若,或者,选择之词。

[2] 面色苍苍:面色苍白。苍苍,灰白色。

[3] 不动摇:不能动摇其体内的正气,即不能使正气虚损。

【语译】黄帝问道:当医生针刺血络时患者就出现晕倒,是什么原因呢?针刺以后患者的血络出血而呈现射出状,是什么原因呢?针刺以后出血不多但色黑质稠,是什么原因呢?针刺以后出血清稀而且有一半是汁液,是什么原因呢?出针以后局部随即肿起,是什么原因呢?针刺以后出血或多或少但面色却苍白失色,是什么原因呢?出针以后面色没有变化但心中却烦躁郁闷,是什么原因呢?针刺以后出血较多却不能动摇体内的正气,是什么原因呢?我希望能够了解其中的原因。

【导读】此节论针刺血络后患者出现的反应。

【原文】岐伯曰:脉气盛而血虚者,刺之则脱气,脱气则仆。

血气俱盛而阴气多者,其血滑[1],刺之则射;阳气畜积[2],久留而不泻[3]者,其血黑以浊,故不能射。

新饮而液渗于络,而未合和于血[4]也,故血出而汁别焉;其不新饮者,身中有水,久则为肿。

阴气积于阳，其气因于络，故刺之血未出而气先行，故肿。

阴阳之气[5]，其新相得而未和合，因而泻之，则阴阳俱脱[6]，表里相离，故脱色而苍苍然。

刺之血出多，色不变而烦悗者，刺络而虚经。虚经之属于阴者阴脱[7]，故烦悗。

阴阳相得[8]而合为痹者，此为内溢于经，外注于络，如是者，阴阳俱有余[9]，虽多出血而弗能虚也。

【注释】

[1] 滑：流利，血液流动滑疾流利。

[2] 畜积：蓄积。畜，通"蓄"。

[3] 久留而不泻：阳气蓄积日久而不能疏泄宣通。

[4] 新饮而液渗于络，而未合和于血：明·张介宾曰："新饮入胃，未及变化而渗于络，故血汁相半。"

[5] 阴阳之气：脉内的阴气和脉外的阳气。

[6] 因而泻之，则阴阳俱脱：在表在脉外的阳气与在里在脉内的阴气都会离散而且相互脱失。此处阴阳指经脉内外之气，表里谓循行的部位，"阴阳"与"表里"互文。

[7] 阴脱：五脏中所藏的精气脱失。阴，属阴的五脏。

[8] 阴阳相得：在表在阳分的邪气与在里在阴分的邪气相遇。阴，阴分之邪。阳，阳分之邪。

[9] 阴阳俱有余：在阴阳、经络、表里之间，都属邪盛有余。

【语译】岐伯回答说：如果脉中之气偏盛而血相对不足，由于血虚不能载气，因此针刺以后便会使脉中之气离散于外，就会导致患者昏倒。如果血和气均属盈盛而阴血相对更盛，那么此人的血流运行就比较滑疾流利，因而针刺以后血液就会喷射而出。如果阳气蓄积，长时间地郁滞内阻而不能疏通宣泄，那么此人的血液就会变得颜色黑红而且质地浊厚，而针刺以后血液便不会喷射而出。如果是刚刚饮过水，津液才渗入络脉，还没有跟血液相合交融，那么针刺以后血液渗出时，其中的血和津液还清晰可分。至于那些并不是刚刚饮过水，但针刺以后也出现血和津液清晰可分现象的人，是由于这些人体内本来就有水液停积的原因，而像这样的人日久不治便会发生水肿。如果脏腑经脉中的阴气外出而蓄积于属于阳分的皮肤肌腠，原来敷布于皮肤肌腠的气便不能正常地敷布而流溢到络脉之中，因而针刺以后血液还没有外出，气就已经先行溢散，因此血液便留滞于局部而形成肿起。如果是脉内的阴气和脉外的阳气适才逢遇，还没有来得及融合协调，医生就仓促地施用泻法，那么，在表在脉外的阳气和在里在脉内的阴气都会离散而且相互脱失，因而患者便会面容失去光泽而且颜色苍白。如果出针以后出血过多，面色虽然没有变化，但心中却烦躁郁闷，那是由于针刺血络以后出血过多，导致经脉中的气血虚损，而气血受到损伤的经脉若属于与脏相连的阴经，便会使脏中的精气脱失，因而出现心中烦躁郁闷。如果在表在阳分的邪气与在里在阴分的邪气两相逢遇，就会相互凝结而导致气血郁阻不通，邪气向内流注于经脉，向外溢散于络脉，像这样的病变，属阳的络脉和属阴的经脉都是邪气盛亢有余，即使针刺以后出血较多也不会使体内的正气动摇。

【导读】针刺血络发生反应的机制有四。①与患者体质有关。②与饮食活动有关。

③与疾病性质有关。④与操作手法有关。

依据上述针刺血络后发生的反应分析，施行刺络放血时，必须应视其患者的具体情况而定，细察血络的部位、形态等，要严格掌握刺络标准和相关的操作规范。

【原文】黄帝曰：相[1]之奈何？

岐伯曰：血脉者，盛坚横以赤[2]，上下无常处，小者如针，大者如箸，则而泻之万全也，故无失数[3]矣，失数而反，各如其度[4]。

黄帝曰：针入而肉著[5]者，何也？

岐伯曰：热气[6]因[7]于针则针热，热则肉著于针，故坚焉。

【注释】

[1] 相：观察、审察、诊测。

[2] 血脉者，盛坚横以赤：皮肤的血络粗大坚实充溢而且颜色发红。盛，盛大而满。

[3] 无失数：医生在施行治法时不可违背相应的法则。无，通“毋”，不要。

[4] 失数而反，各如其度：医生若违背了治疗的法则而采用了相反的治法，患者便会出现像昏仆、烦闷、肿胀之类的不良反应，就像以上所说的那些情况。反，谓反用其法，未得治法的正途。

[5] 针入而肉著（zhuó 着）：针具刺入后肌肉紧滞而难于行针或难于出针。著，附着，指肌

肉紧滞。即滞针。

[6] 热气：在表卫阳之气。实际指肌肉组织收缩之张力，对针体的钳制。

[7] 因：依靠，指人体之热聚附于针身。

【语译】黄帝问道：那么，怎样来诊测这样的变化呢？

岐伯回答说：如果皮肤的血络粗大坚实充溢，而且颜色发红，局部的上下左右没有固定之处，细小的像针一样，粗大的像筷子一样，那是这种邪气郁阻有余的病变，就可以施行泻法，而且万无一失。因此说，医生在施行治法时不可违背相应的法则，如果违背相应的治疗法则而采用了相反的治法，患者便会出现昏仆、烦闷、肿胀之类的不良反应，就像以上所说的那些情况。

黄帝问道：针具刺入后肌肉紧滞而难于行针或难于出针，又是什么原因呢？

岐伯回答说：如果人体的热气聚附于针身，那么针身便会发热，而针身发热就会导致肌肉黏附于针身，而紧涩难动。

【导读】此节一论滞针的机制。滞针的发生多因患者在针刺时过度紧张、医生操作不当、患者移动体位，或留针时间过久而使局部肌肉挛缩，以及肌纤维组织缠绕针体所致。

二论刺络法是治疗疾病的重要方法。刺络法也称刺血络法，或刺络放血法，就是利用针具刺破人体浅表某些部位的血络，放出一定量血液以达到治疗疾病的方法。刺络法的目的在于放出体内之恶血，活血祛瘀，散热消肿，以治疗瘀血及血热病证。刺络法历来使用砭石、锋针、铍针、毫针等工具，后世则在锋针的基础上改进为三棱针，丰富了刺络方法，扩大了其临床应用。

阴阳清浊第四十

【题解】 本篇讨论了气血清浊（性质、状态），及在人体阴阳血脉中的不同输布及升降规律，以及失常时应采取的不同针刺治疗方法，故而名篇。

【原文】 黄帝曰：余闻十二经脉，以应十二经水者，其五色各异，清浊不同，人之血气若一，应之奈何？

【语译】 黄帝问道：我听说人体的十二条经脉和自然界的十二条主要河流是相应的，可是，那些河流的水色各不相同，水质的清浊也有差异，而人体经脉中的气血却是一样的，那么到底是怎样相应的呢？

【导读】 此节论述十二经脉气血清浊之殊。本篇强调人体十二经脉之气血，与自然界十二条经水相类似，其气血之清浊特性存在差异，是由个人的体质因素所决定，可以通过表现于外的五色予以判断。

【原文】 岐伯曰：人之血气，苟能若一，则天下为一矣，恶[1]有乱者乎。

黄帝曰：余问一人，非问天下之众。

岐伯曰：夫一人者，亦有乱气，天下之众，亦有乱人，其合为一耳。

黄帝曰：愿闻人气之清浊。

岐伯曰：受谷者浊，受气者清[2]。清者注阴，浊者注阳[3]。浊而清者[4]，上出于咽；清而浊者，则下行。清浊相干[5]，命曰乱气。

黄帝曰：夫阴清而阳浊[6]，浊者有清，清者有浊，清浊别之奈何？

岐伯曰：气之大别，清者上注于肺，浊者下走于胃。胃之清气，上出于口；肺之浊气，下注于经，内积于海[7]。

【注释】

[1] 恶（wū 乌）：疑问之词。

[2] 受谷者浊，受气者清：人体禀受于水谷饮食的是重浊之气，禀受于自然界空气的是轻清之气。浊，稠浊而重。清，清稀而轻。气，指天地间的气，亦即空气。

[3] 清者注阴，浊者注阳：禀受于自然界的轻清之气注输于肺脏，禀受于水谷的重浊之气进入到胃腑。阴，属阴的脏，指肺。阳，属阳的腑，指胃。

[4] 浊而清者：水谷浊气中轻清的部分。下文"清而浊者"与此类同，指自然界清气中重浊的部分。

[5] 干：扰乱，扰动。

[6] 阴清而阳浊：入于肺脏的为轻清之气而入于胃腑的为重浊之气。

[7] 下注于经，内积于海：向下渗灌于周身的经脉，在内贮积于胸中的气海。海，髓海、气海、血海、水谷之海统称四海，此指胸中之气海。

【语译】 岐伯回答说：人体经脉中的气血如果是一样的，那么据此类推，天下繁多的人物也都是一样，又哪里会有什么紊乱不正常的情况发生呢？

黄帝说：我是询问人身体内部的情况，并不是询问天下繁多的众人。

岐伯说：人身体内部会有紊乱不正常的病气，而天下繁多的众人中也会有奸邪不正的坏人，其中的道理是相同的。

黄帝问道：我希望能够了解人体中气的清浊情况。

岐伯回答说：人体禀受于水谷饮食的是重浊之气，禀受于自然界空气的是轻清之气，轻清之气输注于属阴的肺，重浊之气进入到属阳的胃。而胃所化水谷浊气中轻清的部分又向上出于咽喉，肺所输自然

界清气中重浊的部分亦可向下通行。如果轻清之气与重浊之气，或清气中的浊气与浊气中的清气相互扰动以至于运行失常，那就是"乱气"。

黄帝问道：我已知道入于肺的是轻清之气而入于胃的是重浊之气，而且在浊气之中有轻清的部分，清气之中又有重浊的部分，怎么辨察气的清浊呢？

岐伯回答说：从气的大致区别来看，轻清之气向上输注于肺，重浊之气向下传导到胃，而胃中化生的清气又向上出于口腔，肺中输注的浊气也向下灌渗于周身的经脉，并贮积于胸中的气海。

【导读】此节论述清浊之气的分布运行规律。人体受纳的五谷有形之物经过胃肠消化所生成的精气为浊气，即人体精微物质中比较浓厚的部分；肺吸入体内并营养全身的天阳之气为清气。清浊之气还可再分清浊，即所谓"浊而清""清而浊"之义。若就脏腑而言，则清气上注于肺，浊气下走于胃；胃中之清气，复上出于口，而肺中之浊气，则向下输注经脉之中，并内积于胸中之气海，体现了人体气血清升浊降、阳升阴降的总体规律。如果清浊之气的分布运行规律失常，就是乱气。

【原文】黄帝曰：诸阳皆浊，何阳浊甚乎？

岐伯曰：手太阳独受阳之浊，手太阴独受阴之清，其清者上走空窍，其浊者下行诸经。诸阴皆清，足太阴独受其浊。

【语译】黄帝问道：虽然说各条阳经中输注的都是重浊之气，可哪条阳经中的重浊之气最为深重呢？

岐伯回答说：在各条阳经之中，只有

手太阳小肠受盛胃腑所传的水谷食糜，因而浊气最为深重。在各条阴经之中，只有手太阴肺直接受纳自然界的轻清之气，因而清气最为专聚。但是，胃所化水谷浊气中的轻清部分又上行于脑窍，肺脏所输自然界清气中的重浊部分又下行于各条经脉。在各条阴经之中输注的都是轻清之气，但是足太阴脾主运化而与胃相表里，因而所受的气相对较为重浊。

【导读】此节论独受清浊之经脉。原文在指出诸阳经受浊气，诸阴经受清气的基础上，强调"手太阳独受阳之浊，手太阴独受阴之清"之观点，影响医学理论的发展。胃主受纳腐熟水谷，下传小肠，小肠为受盛之腑，主化物而分别清浊，以精华部分营养全身，其糟粕下传大肠，因而手太阳小肠受浊气（稠厚的水谷精微）最多；"诸气者，皆属于肺"

（《素问·五脏生成篇》），肺为华盖居上焦，主诸气而司呼吸，吸入自然界的轻清之气，是人体化生宗气的重要原料，故手太阴肺受清气最多。此处之"独受"，是强调各经在承接转运清浊之气方面的主要作用，清浊之气的转输代谢是各脏腑之间共同配合完成的，应以临证具体情况予以全面评判。

【原文】黄帝曰：治之奈何？

岐伯曰：清者其气滑，浊者其气涩，此气之常也。故刺阴者，深而留之；刺阳者，浅而疾之；清浊相干者，以数调之也。

【语译】黄帝问道：怎样来治疗这种清浊之气相互扰动而运行失常的疾患呢？

岐伯回答说：受轻清之气的阴经气机运行比较滑利，受重浊之气的阳经气机运行比较迟滞，这是气机运行的正常情况。如果阴经的气行当滑而不滑，这是浊气内滞的缘故，就应该深刺并且留针，以疏通凝滞之气；如果阳经的气行当涩不涩，这是清气外溢的缘故，就应浅刺并且迅速出针，以宣散轻浮之气；如果是清浊之气相互扰动而运行失常，就必须依照治疗的常法来调理。

【导读】此节论述根据清浊性质不同，针刺疗法各异。篇末认为，气之清浊属性不同，如清者其气滑利流畅，浊者其气涩滞黏腻，必然会有不同的生理功能及其相应的病理变化，因而对于清浊之气输布不均的阴阳经脉施行针刺治疗时，就应当采用不同的针刺手法。

阴阳系日月第四十一

【题解】阴阳，指人体手足三阴三阳经脉。系，联系，相应。本篇以十天干标记太阳的运行，分别与左右两手十经相配，十二地支代表月球运行分别与左右两足十二经相配，并借日月的运行，阐述阴阳盛衰的消长，故名"阴阳系日月"。

【原文】黄帝曰：余闻天为阳，地为阴，日为阳，月为阴，其合之于人奈何？

岐伯曰：腰以上为天，腰以下为地，故天为阳，地为阴。故足之十二经脉，以应十二月，月生于水，故在下者为阴；手之十指，以应十日，日主火，故在上者为阳。

【语译】黄帝问道：我听说上天属阳，在下的地属阴；太阳的属性为阳，月亮的属性为阴。怎样将其与人体相互对应呢？

岐伯回答说：就人体而言，常常把腰以上部分类比为天，把腰以下部分类比为地，是因为天在上属阳，地在下属阴的缘故。因此说，人体两侧的下肢经脉与一年中的十二个月相应，是因为月亮、自然界的水，以及位居于下的事物均属阴；人体两手的十指与十天干标记的一旬相应，是因为太阳、自然界的火，以及位居于上的事物均属阳。

【导读】此节论人体经脉与日月干支的配属。本文根据人与自然界相关的理论，论述了人体经脉与日月的关系。由于日月的阴阳属性划分中，"日"属阳，"月"属阴。"月"和人体下肢经脉均属阴，故"足之十二经以应十二月"；"日"和人体上肢经脉均属阳，故"手之十指，以应十日"。将手足阴阳经脉与日月的推移联系起来，说明人体阴阳和自然界阴阳的变化密切相关。

【原文】黄帝曰：合之于脉奈何？

岐伯曰：寅者，正月之生阳也[1]，主左足之少阳[2]；未者六月，主右足之少阳。卯者二月，主左足之太阳；午者五月，主右足之太阳。辰者三月，主左足之阳明；巳者四月，主右足之阳明。此两阳合于前，故曰阳明。申者，七月之生阴也，主右足之少阴；丑者十二月，主左足之少阴。酉者八月，主右足之太阴；子者十一月，主左足之太阴。戌者九月，主右足之厥阴；亥者十月，主左足之厥阴。此两阴交尽，故曰厥阴。

【注释】

[1] 寅者，正月之生阳也：正月建寅，阳气初生。将十二地支配属一年十二个月，以冬至所在的月为子月，依次为丑月、寅月、卯月……亥月。生阳，阳气初生而未盛。

【语译】黄帝问道：先生上面谈到的十二月和十日跟人体的经脉是怎么相互对应的呢？

岐伯回答说：就十二月跟人体经脉相互对应关系而言，正月建寅，自然界的阳气初生而未盛，应于人体，属左足少阳经气主司；六月属未之时，应于人体，属右足少阳经气主司；二月属卯，应于人体，属左足太阳经气主司；五月属午，应于人体，属右足太阳经气主司；三月属辰，应于人体，属左足阳明经气主司；四月属巳，应于人体，属右足阳明经气主司。因为三、四两个月位于配属少阳的正月、六月和配属太阳的二月、五月之间，为一年之中阳气隆盛的时间，所以人体与之相对应的经脉称作"阳明"。七月属申，自然界的阴气初生而未盛，应于人体，属右足少阴经气主司；十二月属丑，应于人体，属左足少阴经气主司；八月属酉，应于人体，属右足太阴经气主司；十一月属子，应于人体，属左足太阴经气主司；九月属戌，应于人体，属右足厥阴经气主司；十月属亥，应于人体，属左足厥阴经气主司。因七月、十二月位于配属少阴，八月、十一月配属太阴，九、十月为一年之中阴气凝重的时间，人体与之相对应的经脉称作"厥阴"。

【导读】人道合于天道，本节将人体十二经脉配属一年十二个月，并运用了十二地支标记十二个月的天文历法知识。

【原文】甲主左手之少阳[1]，己主右手之少阳。乙主左手之太阳，戊主右手之太阳。丙主左手之阳明，丁主右手之阳明。此两火并合，故为阳明。庚主右手之少阴，癸主左手之少阴。辛主右手之太阴，壬主左手之太阴。

【注释】

[1] 主左手之少阳：甲月为左手的少阳经气盛而主司。此下己、乙、戊、丙、丁、庚、癸、辛、壬各句含义略同。

【语译】十月与人体经脉相互对应而言，甲月，属左手少阳经气主司；己月，属右手少阳经气主司；乙月，属左手太阳经气主司；戊月，属右手太阳经气主司；丙月，属左手阳明经气主司；丁月，属右手阳明经气主司。因为丙、丁月位于配属少阳甲月、己月和配属太阳的乙月、戊月之间，为阳气隆盛的时间，而且两火相并，所以人体与之相对应的经脉称作"阳明"。庚月，属右手少阴经气主司；癸月，属左手少阴经气主司；辛月，属右手太阴经气主司；壬月，属左手太阴经气主司。

【导读】此节论手经与十月太阳历的配属关系。经文从日属阳，腰以上也属阳的道理出发，将十月太阳历中逐月的阴阳盛衰变化与人体手经阴阳经脉的盛衰联系起来，推论手经应十干（月）的道理。以"河图"为背景形成的十月太阳历知识在《内经》中有多次应用，如"三百六十日法""七十二日"等，生命科学知识中的阴阳、五行理论，其产生也与此历法有着密切的关系。该历法的显著特点为一年取360天（所余的5～6天用于过年节，不计入月数的划分）分成十个月，用十天干标记，冬至所在月份为全年阳气生发的起始之月，故为"甲月"，直至此年之末的最后一个三十六日（即冬至前）为"癸月"；每月三旬三十六天，每旬十二天（用十二地支标记），一年分五行（季，因气候随着时序而移行变化，故谓之"行"），依次为木行、火行、土行、金行、水行，每季两个月七十二天。上半年为阳年，下半年为阴年，分别从冬至（阳旦）、夏至（阴旦）为起点。此节是《内经》中应用十月太阳历法的典型案例，十天干最早是古人用以标记一年中十个时间阶段，也就是十月太阳历法标记一年十个月的序号。

【原文】故足之阳者，阴中之少阳也[1]；足之阴者，阴中之太阴也[2]。手之阳者，阳中之太阳也；手之阴者，阳中之少阴也。腰以上者为阳，腰以下者为阴。其于五脏也，心为阳中之太阳，肺为阴中之少阴[3]，肝为阴中之少阳，脾为阴中之至阴，肾为阴中之太阴。

【注释】

[1] 足之阳者，阴中之少阳也：足居于下而属于阴，所以足部的阳经之气为初生于阴气之中的柔弱之阳。阳，指阳经之气。少阳，初生未盛、气质柔弱之阳。

[2] 足之阴者，阴中之太阴也：足居于下而属于阴，所以足部的阴经之气为阴气之中的盛极之阴。阴，指阴经之气。太阴，隆盛已极、气质强壮之阴。

[3] 肺为阴中之少阴：肺脏位居于上而属金，为阳气之中初生未盛之阴。《太素》"阴中"

【导读】此节论阴阳的可分性。

【原文】黄帝曰：以治之奈何？

岐伯曰：正月、二月、三月，人气[1]在左，无刺左足之阳；四月、五月、六月，人气在右，无刺右足之阳[2]。七月、八月、九月，人气在右，无刺右足之阴；十月、十一月、十二月，人气在左，无刺左足之阴。

作"阳中"。

【语译】因为足部位居于下而性属于阴，所以足部的阳经之气为初生于阴气之中的柔弱之阳，而足部的阴经之气则是阴气之中的盛极之阴。因为手部位居于上而性属于阳，所以手部的阳经之气为阳气之中的盛极之阳，而手部的阴经之气则是初生于阳气之中的柔弱之阴。

总而言之，人体腰以上的部分属阳，腰以下的部分属阴。将这种关系对应于人体的五脏，膈以上的心和肺统属于阳，而心属火，所以为阳气之中的盛极之阳，肺属金，因而是阳气之中的柔弱之阴。膈以下的肝、脾、肾属于阴，而肝属木，所以为阴气之中的柔弱之阳，而脾属土，为阴气之中的壮盛之阴，肾属水，是阴气之中的盛极之阴。

【注释】

[1] 气：应时而盛的经气。

[2] 无刺左足之阳：不可针刺左侧的足阳经。阳，三阳经。

【语译】黄帝问道：在针刺治疗时应该怎样注意区别这些情况呢？

岐伯回答说：在一年之中，正月、二月、三月为左侧足部的阳经之气应时而盛，因而便不宜针刺左侧足部的阳经；四月、五月、六月为右侧足部的阳经之气应时而盛，因而便不宜针刺右侧足部的阳经；七月、八月、九月为右侧足部的阴经之气应时而盛，因而便不宜针刺右侧足部的阴经；十月、十一月、十二月为左侧足部的阴经之气应时而盛，因而便不宜针刺左侧足部的阴经。

【导读】逐月禁刺是"阴阳系日月"观点的临床应用，由于人体经脉之气与日月相应，各经脉气血盛衰随日月时季的变化而有所不同，因此治疗疾病，亦当结合人体经脉气血衰旺的自然变化而因时制宜，即所谓随各月人体正气所在，针刺时应忌刺正气所在的经脉，以免损伤正气。

【原文】黄帝曰：五行以东方为甲乙木王春，春者苍色，主肝。肝者，足厥阴也。

【语译】黄帝问道：依照五行的关系来看，东方配属甲月、乙月而属性为木，木气旺于春季，而春季色青，入通于人体的肝脏，肝脏便是足厥阴经所属的脏。

【导读】此节是十月太阳历法知识的又一具体应用之例。

【原文】今乃以甲为左手之少阳，不合于数[1]何也？

岐伯曰：此天地之阴阳也，非四时五行之以次行也[2]。且夫阴阳者，有名而无形，故数之可十，离[3]之可百，散[4]之可千，推[5]之可万，此之谓也。

【注释】

[1] 不合于数：本篇"甲主左手之少阳"等说法，与四时五行的一般顺序和规律不相符合。

[2] 此天地之阴阳也，非四时五行之以次行也：明·张介宾曰："天地之阴阳，言变化之多也。夫干支手足者，分上下也。左右少太者，辨盛衰也。今甲为天干之首，故当主左手之少阳，非四时五行之次，厥阴风木之列也。"

[3] 离：分，区别。

[4] 散：布，敷布。

[5] 推：推演，演绎。

【语译】可如今先生却将甲日配属左手的少阳经，这与五行配属的常规不相对应，是什么道理呢？

岐伯回答说：这种配属关系是依照天地上下的阴阳属性，并不是就四时五行依次排列的关系而言的。况且阴阳只是对事物属性加以概括然后命名，并非固定地专指某些事物，因此，阴阳若计而数之可以达到以十来计，分而别之可以达到以百来计，敷而布之可以达到以千来计，演而绎之可以达到以万来计，讲的也就是这种道理。

【导读】此节论阴阳的相对性、广泛性以及抽象性。

病传第四十二

【题解】病传，疾病的传变，指疾病过程中病理要素的显著改变。本篇主要论述了邪气入脏后在脏腑之间的传变规律，故名。

【原文】黄帝曰：余受九针于夫子，而私览于诸方，或有导引[1]行气[2]、乔摩[3]、灸、熨、刺、焫[4]、饮药之一者，可独守耶，将尽行之乎？

岐伯曰：诸方者，众人之方也，非一人之所尽行也。

【注释】

[1] 导引：通过肢体运动、呼吸调气来养生治病的方法。即所谓"导气令和，引体令柔"。

[2] 行气：通过意念调控机体气机运行来养生治病的方法。

[3] 乔摩：挢摩，亦即举摇按摩的意思，约相当于按摩。乔，通"挢"，举摇。

【导读】九种针具以及导引、行气、挢摩、灸法、温熨、针刺、火针乃至汤药等多种治病的方法，是治病的常规工具和方法，临证应用时要具体病情分别对待，权变掌握，即或是同一疾病，也因病理传变而有不同的病理阶段，表现为不同证候类型，所以要审证求机，辨证施治。开篇以此导入"病传"之论。

【原文】黄帝曰：此乃所谓守一勿失，万物毕者也。今余已闻阴阳之要，虚实之理，倾移之过[1]，可治之属，愿闻病之变化，淫传绝败而不可治者[2]，可得闻乎？

岐伯曰：要乎哉问。道，昭乎其如日醒[3]，窘乎其如夜瞑[4]，能被而服之，神与俱成，毕将服之，神自得之，

[4] 刺、焫（ruò 若）：针刺以及火针等方法。焫，烧灼，指火针。

【语译】黄帝问道：我从先生这里获得了使用九种针具的治病方法，又独自阅读了各种有关的方书。其中有导引、行气、按摩、灸法、温熨、针刺、火针以及汤药等多种治病的方法，那么医生在治病的时候，是坚持使用其中的一种而不变他法，还是施用所有的方法呢？

岐伯回答说：上面所说的多种治法，是为所有患者设置的，并不是对某一个人全部施行的治法。

生神之理，可著于竹帛，不可传于子孙[5]。

【注释】

[1] 倾移之过：疾病传变的过程。

[2] 淫传绝败而不可治者：邪气淫溢内传以致正气衰败伤损而不能治愈的情况。淫，淫溢，播散。传，邪气内传入里，或在脏腑间辗转相传。绝败，正气或脏腑精气衰败伤损。

[3] 昭乎其如日醒：如果清楚明白了其中

的道理，就像白昼时头脑清晰一样。昭，明白。

[4] 窘乎其如夜瞑：如果对这个道理疑惑不明，就像黑夜时昏昏入眠一样。窘，困窘，由于疑惑不解而致困殆。

[5] 不可传于子孙：明·张介宾曰："著之竹帛，则泽及育人，传之子孙，则但私于己，故不可也。"

【语译】黄帝问道：这种坚持使用一种方法而不要违背使用的原则，各种疾病都能够获得痊愈。我已经明白了阴阳的道理，也知道人体虚证和实证的产生机制，在于阴阳营卫之气的伤损或失调，这都是可以治愈的疾病。我现在想要了解病情发生变化，邪气淫溢内传以致正气衰败伤损而不能治愈的情况，可以向我说明其中的道理吗？

岐伯回答说：你所询问的真重要啊！医生如果对这个道理清楚明白，就像白昼时头脑清晰；医生如果对这个道理疑惑不明，就会像黑夜时昏昏入睡；医生若能接受并依从这个道理去诊治患者，那么神妙的境界和良好的疗效就可以获得；医生若已全部掌握这个道理并将要依从它来诊治患者，那么神妙的境界也就自然达到了。这是医生在理论上能达到神妙的境界，在临床上能取得良好疗效的道理，而这种道理应该记载在书籍上流传后世，不应该只是传授给自己的子孙。

【导读】此节"守一"之义有二。一是指同一疾病或疾病传变的不同阶段，有其特定的病机和临床特征，因而各有其适宜的治病方法；二是指任何治病方法，均有其相对应的适应病证。掌握并熟练应用（即"守"）这两条治病原则（即"一"），就能灵活处置临证病证（即"万物毕矣"）。

【原文】黄帝曰：何谓日醒？

岐伯曰：明于阴阳，如惑之解，如醉之醒。

【语译】黄帝问道：那么，什么叫作"日醒"呢？

岐伯回答说：医生若是明白了阴阳的道理，就像是疑惑的问题得到解答一样，也就像醉酒以后清醒过来一样，因此说"日醒"。

【导读】"日醒"是指在医学理论和临床诊治疾病时的睿智状态。本篇认为诊治疾病要掌握其阴阳寒热之要，邪正虚实之理等病机规律，如此方能与道合一，达到神妙之境界，强调了把握阴阳虚实倾移之道的重要性。治疗疾病，则要充分了解各种治法的特点，针对具体病情，选用最优治法。否则，不了解病变规律及治疗法规，治疗无的放矢，则疾病因传变而进一步复杂加重。

【原文】黄帝曰：何谓夜瞑？

岐伯曰：喑乎其无声，漠乎其无形，折毛发理[1]，正气横倾[2]，淫邪泮衍[3]，血脉传溜[4]，大气[5]入脏，腹痛下淫[6]，可以致死，不可以致生。

【注释】

[1] 折毛发理：邪气入侵，使人毫毛干枯而伤折，腠理开泄而不固。折，伤损之义。

[2] 横倾：散乱倾危。

[3] 泮（pàn 判）衍：蔓延扩散。泮，通

"判"，分开；衍，散布。

[4] 血脉传溜：邪气沿着血脉内传流溢。溜，通"流"，流溢。

[5] 大气：盛烈的邪气。

[6] 下淫：泻利、遗精、带下等下焦病证。

【语译】 黄帝问道：什么是"夜瞑"呢？

岐伯回答说：医生若是不明白阴阳的道理，就像暗哑的人不能察辨其声音，也

【导读】 此节论影响病传的因素。原文以"夜瞑"为喻，以"腹痛"为例，论述了病传会受到相关因素的影响，回答了"何谓夜瞑"，原因是不能做到"明于阴阳"之故。

【原文】 黄帝曰：大气入脏奈何？

岐伯曰：病先发于心，一日而之[1]肺，三日而之肝，五日而之脾，三日不已[2]，死，冬夜半[3]，夏日中。

病先发于肺，三日而之肝，一日而之脾，五日而之胃，十日不已，死，冬日入，夏日出。

病先发于肝，三日而之脾，五日而之胃，三日而之肾，三日不已，死，冬日入，夏蚤食[4]。

病先发于脾，一日而之胃，二日而之肾，三日而之膂膀胱，十日不已，死，冬人定[5]，夏晏食[6]。

病先发于胃，五日而之肾，三日而之膂膀胱[7]，五日而上之心，二日不已，死，冬夜半，夏日昳[8]。

病先发于肾，三日而之膂膀胱，三日而上之心，三日而之小肠，三日不已，死，冬大晨[9]，夏早晡[10]。

病先发于膀胱，五日而之肾，一日而之小肠，一日而之心，二日不已，死，冬鸡鸣，夏下晡[11]。

诸病以次相传，如是者，皆有死期[12]，不可刺也；间一脏[13]及二、三、四脏者[14]，乃可刺也。

【注释】

[1] 之：到，到达。指侵入。

[2] 已：完毕，尽。邪气消散而病愈。

[3] 冬夜半：若是在冬季，则死于夜半之时。

[4] 蚤食：清早进餐时分。蚤，通"早"。

[5] 人定：夜静人寝时分。

[6] 晏食：傍晚进餐时分。晏，晚，迟，指傍晚。

[7] 膂膀胱：《脉经》《甲乙经》均作"膀胱"二字，无"膂"字。

[8] 日昳（dié 迭）：太阳偏西时分。

[9] 大晨：天色大亮时分。

[10] 早晡（bū 逋）：《素问·标本病传论篇》《脉经》《甲乙经》均作"晏晡"。晡，申时，约相当于下午三时至五时。晏晡即指午后而近晚时分。

[11] 下晡：午后近晚时分，略同"晏晡"。

[12] 死期：据《素问·玉机真脏论篇》："病之且死，必先传行，至其所不胜，病乃死。"

就像幽暗之处无法辨识其形体，因此说"夜瞑"。当邪气入侵人体后，使人毫毛干枯而伤折，腠理开泄而不固，此时人体的正气散乱倾危，外入的邪气蔓延扩散。盛烈的邪气若沿着血脉内传而流溢到内脏，患者便会出现腹痛以及泻利、遗精、带下等下焦的病证。这类病证会导致患者死亡，而且不易治愈。

可知"死期"并非指日数，乃强调病传关系中"所不胜"。

[13] 间一脏：邪气传变时，间隔相传，不传入相克之脏，而传入相生之脏。

[14] 及二、三、四脏者：传变到第二、第三、或第四脏。在这里二、三、四均非确指，指邪气所来的脏为相生之脏。

【语译】 黄帝问道：盛烈的邪气侵入内脏的情况是怎样的呢？

岐伯回答说：盛烈的邪气侵入内脏而导致病变，如果首先发生在心，一天以后就会侵入肺，再过三天就会侵入肝，再过五天就会侵入脾。如果再过三天而病情不见好转，患者就会死亡。若是在冬季，就会死于夜半时分；若是在夏季，就会死于正午时分。

盛烈的邪气侵入内脏而导致病变，如果首先发生在肺，三天以后就会侵入肝，再过一天就会侵入脾，再过五天就会侵入胃。如果再过十天而病情不见好转，患者就会死亡。若是在冬季，就会死于日落时分；若是在夏季，就会死于日出时分。

盛烈的邪气侵入内脏而导致病变，如果首先发生在肝，三天以后就会侵入脾，再过五天就会侵入胃，再过三天就会侵入肾。如果再过三天而病情不见好转，患者就会死亡。若是在冬季就会死于日落时分；若是在夏季，就会死于清早进餐时分。

盛烈的邪气侵入内脏而导致病变，如果首先发生在脾，一天以后就会侵入胃，再过两天就会侵入肾，再过三天就会侵入膀胱。如果再过十天而病情不见好转，患

者就会死亡。若是在冬季，就会死于夜静人寝时分；若是在夏季，就会死于傍晚进餐时分。

盛烈的邪气侵入内脏而导致病变，如果首先发生在胃，五天以后就会侵入肾，再过三天就会侵入膀胱，再过五天就会向上侵入心。如果再过两天而病情不见好转，患者就会死亡。若是在冬季，就会死于夜半时分；若是在夏季，就会死于太阳偏西时分。

盛烈的邪气侵入内脏而导致病变，如果首先发生在肾，三天以后就会侵入膀胱，再过三天就会向上侵入心，再过三天就会侵入小肠。如果再过三天而病情不见好转，患者就会死亡。若是在冬季，就会死于天色大亮时分；若是在夏季，就会死于午后近晚时分。

盛烈的邪气侵入内脏而导致病变，如果首先发生在膀胱，五天以后就会侵入肾，再过一天就会侵入小肠，再过一天就会侵入心。如果再过两天而病情不见好转，患者就会死亡。若是在冬季，就会死于鸡叫时分；若是在夏季，就会死于午后傍晚时分。

总而言之，由于盛烈的邪气侵入内脏导致的各种病变，都是依照五行相克的次序来传变的，而且像这一类的病变都有相对确定的病死期限，一般不可能通过针刺治愈。如果邪气在传变时是间隔相传，不传入相克的脏，而传入相生的第二、第三或第四脏，才可以通过针刺治疗而痊愈。

【导读】

1. "大气入脏"的病传规律

此节认为如若疾病传之所胜的相克传，预后较差，不可针刺；如若疾病的传变属于"间一脏及二、三、四脏者，乃可刺"，即不属于"相克传"。其病传规律有三：①按五行

相克模式传变，即从心→肺→肝→脾→肾→心；②按脏腑表里相合关系传变，如脾→胃，肾→膀胱，心→小肠等；③病先发于六腑的传变规律，文中仅举六腑中的胃→肾→膀胱→心和病先发于膀胱→肾→小肠→心，这是病传规律中的特例，虽与别篇所论病传规律不同，但却体现了《内经》所言脏腑疾病传变规律是从临床实际出发，并没有泥守某一程式。

2. 论病传与针刺

凡疾病按五行相克模式依次传变者，病情危重，大多预后不良，因其病甚而不宜针刺；若疾病按反侮或相生关系传变，病情较轻，预后多良好。

淫邪发梦第四十三

【题解】 淫邪,泛指致病因素。发梦即作梦。本篇论述了淫邪侵扰淫溢内脏而致魂魄不宁,卧不得安而常作梦的机制。故称"淫邪发梦"。

【原文】 黄帝曰:愿闻淫邪泮衍[1]奈何?

岐伯曰:正邪[2]从外袭内,而未有定舍,反淫[3]于脏,不得定处,与营卫俱行而与魂魄飞扬[4],使人卧不得安而喜梦。气淫于腑,则有余于外,不足于内;气淫于脏,则有余于内,不足于外。

【注释】

[1] 淫邪泮(pàn 判)衍:病邪在体内流散蔓延。淫邪,泛指各种致病因素。泮,通"判",散,破散。

[2] 正邪:各种有害于身心的因素。

[3] 淫:渐进,有侵入之义。

[4] 与营卫俱行而与魂魄飞扬:邪气随着营卫之气的流动而散溢,扰动魂魄而使之不能安守。飞扬,飞舞,飘动,指魂魄被扰动而不安。

【语译】 黄帝问道:我希望能够了解各种病邪在体内流散蔓延的情况是怎样的?

岐伯回答说:各种有害的因素自外而侵袭体内,并没有确定的侵入途径,而当其侵入内脏的时候,也没有确定的伤害部位。邪气常常随着营卫之气的流动而散溢,并且扰动魂魄而使之不能安守,因而使人睡眠不能安稳而时常多梦。邪气如果侵入诸腑,那么腑中的阳热之气就会亢盛于外,而脏中的阴气便相对不足;如果邪气侵入诸脏,脏中的阴寒之气就会凝结于内,而腑中的阳气便相对不足。

【导读】 此节论梦发之原理。原文指出梦发的原因是"正邪从外袭内"。这些原因影响到心神作用的正常发挥,就会产生梦境;也有淫邪侵袭,造成机体营卫失和,脏腑阴阳失调,致使心神不守而魂魄飞扬,发生"卧不得安而喜梦"。脏腑营卫、气血阴阳失调是人类病理梦境发生的机制。

【原文】 黄帝曰:有余不足有形乎?

岐伯曰:阴气盛则梦涉大水而恐惧,阳气盛则梦大火而燔焫,阴阳俱盛则梦相杀。上盛则梦飞,下盛则梦堕,甚饥则梦取,甚饱则梦予。

肝气盛则梦怒,肺气盛则梦恐惧、哭泣、飞扬,心气盛则梦善笑恐畏,脾气盛则梦歌乐,身体重不举,肾气盛则梦腰脊两解不属[1]。

凡此十二盛者,至而泻之[2]立已。

【注释】

[1] 腰脊两解不属:腰部与脊背断离而不相连属。解,用刀分割而断离。属,连接,接续。

[2] 至而泻之：病气来至而征象显现时，便施用泻法。至，来，达到，指病气来至以致征象显现。

【语译】 黄帝问道：脏腑中阴阳之气的亢盛或不足各有什么不同的梦兆吗？

岐伯回答说：如果阴寒之气偏盛，就会梦见自己淌水过大河而不由心中感到恐惧；如果阳热之气偏盛，就会梦见自己身处大火之中而感到火热烧灼；如果阴阳二气均属亢盛，就会梦见自己跟别人相互打斗砍杀；如果上部气盛有余，就会梦见自己往上飞；如果下部气盛有余，就会梦见自己向下坠；如果过分饥饿，就会梦见自己向他人索取；如果过分饱胀，就会梦见自己向他人施予；如果肝气偏盛，就会梦见自己发怒；如果肺气偏盛，就会梦见自己由于恐惧而哭泣，或者飞升腾空；如果心气偏盛，就会梦见自己时时喜笑，或者恐惧畏怯；如果脾气偏盛，就会梦见自己歌唱作乐，或者身体沉重不能动作；如果肾气偏盛，就会梦见自己腰部与脊背两相断离而不能连属。所有这十二种由于邪气亢盛而导致的病理性梦境，若病气来至而征象显现时，便施用泻法，患者可以很快痊愈。

【导读】 此节应用阴阳、五行属性归类的方法，论述梦境与脏腑的关系，认为不同的脏腑阴阳盛衰改变，会有不同的梦境。此处梦境归于四类：①阴阳偏盛类梦境；②气机升降失常类梦境；③胃肠功能失调类梦境；④五脏功能失调类梦境。

【原文】 厥气客于心，则梦见丘山烟火。

客于肺，则梦飞扬，见金铁之奇物。

客于肝，则梦山林树木。

客于脾，则梦见丘陵大泽，坏屋风雨。

客于肾，则梦临渊，没居水中。

客于膀胱，则梦游行。

客于胃，则梦饮食。

客于大肠，则梦田野。

客于小肠，则梦聚邑冲衢[1]。

客于胆，则梦斗讼[2]自刳[3]。

客于阴器，则梦接内[4]。

客于项，则梦斩首。

客于胫，则梦行走而不能前，及居深地窌苑[5]中。

客于股肱[6]，则梦礼节拜起。

客于胞膻[7]，则梦溲便。

凡此十五不足者，至而补之立已也。

【注释】

[1] 聚邑冲衢：人群聚居之处和交通要冲之道。

[2] 斗讼：斗殴对打，争辩是非。

[3] 刳（kū枯）：剖割。

[4] 接内：性交。接，交合。内，行房。

[5] 窌（jiào教）苑：地窖和林苑。窌，同"窖"。苑，供帝王游猎的林苑。

[6] 股肱：大腿和肘臂部位。

[7] 胞膻：膀胱和直肠。膻，直肠。

【语译】 如果厥逆之气侵入并伤损于心，就会梦见自己身处丘陵山区，或者身处烟火之中；如果厥逆之气侵入并伤损于肺，就会梦见自己飞升腾空，或者看到金铁制成的奇怪之物；如果厥逆之气侵入并伤损于肝，就会梦见自己身处山林树丛之中；如果厥逆之气侵入并伤损于脾，就会梦见自己身处丘陵或大湖之上，或者梦见风雨毁坏房屋；如果厥逆之气侵入并伤损于肾，就会梦见自己面临深渊，或者淹没在水中。如果厥逆之气侵入并伤损膀胱，就会梦见自己在水中潜水浮行；如果厥逆之气侵入并伤损于胃，就会梦见自己在饮水进食；如果厥逆之气侵入并伤损大肠，就会梦见自己身处田野之中；如果厥逆之气侵入并伤损小肠，就会梦见自己身处人群聚居之处或交通要冲之道；如果厥逆之气侵入并伤损于胆，就会梦见自己跟他人打斗争讼，或者负气自杀；如果厥逆之气侵入并伤损外阴，就会梦见自己与人性交；如果厥逆之气侵入并伤损项部，就会梦见自己被斩首；如果厥逆之气侵入并伤损小腿，就会梦见自己虽在行走却不能前进，或者身处低凹之地，或者身居地窖及林苑之中；如果厥逆之气侵入并伤损大腿和手臂，就会梦见自己行礼跪拜；如果厥逆之气侵入并伤损膀胱和直肠，就会梦见自己在小便和大便。所有这十五种由于正气伤损而导致的病变，若病气来至而征象显现时，即可施用补法，患者可以很快痊愈。

【导读】此节所论十五种梦境的发生与"厥气"所"客"人体部位相关。其梦境归于三类：①五脏功能失调之梦境；②六腑功能失调之梦境；③"厥气"客于肢体而与其活动障碍有关之梦境。

顺气一日分为四时第四十四

【题解】本篇从"天人合一"的观念出发，认为人体之气与自然界阴阳消长相适应，并将一日分为四个时段，以对应春生、夏长、秋收、冬藏之规律。在疾病则有旦慧、昼安、夕加、夜甚之变化，治疗疾病亦当顺应这些变化，故名。

【原文】黄帝曰：夫百病之所始生者，必起于燥湿寒暑风雨，阴阳[1]喜怒，饮食居处。气合而有形，得脏而有名，余知其然也。

夫百病者，多以旦慧[2]、昼安、夕加、夜甚，何也？

岐伯曰：四时之气使然。

黄帝曰：愿闻四时之气。

岐伯曰：春生夏长，秋收冬藏，是气之常也，人亦应之，以一日分为四时，朝则为春，日中为夏，日入为秋，夜半为冬。朝则人气始生，病气衰，故旦慧；日中人气长，长则胜邪，故安；夕则人气始衰，邪气始生，故加；夜半人气入脏，邪气独居于身，故甚也。

【注释】

[1] 阴阳：性交，房事。

[2] 慧：病情小愈。

【语译】黄帝问道：各种疾病最初发生的原因，必定是由于燥湿寒暑风雨等外邪，或是由于房事不节，喜怒过度，饮食不调，起居失常等内因而导致疾病的发生。外邪损伤人体会产生不同的病证，而根据邪气伤损脏器的不同来确定病证的名称，

这些道理我已经了解了。

可是，各种疾病的病情常常在清晨有所减轻而整个白天较为稳定，在傍晚有所加重而整个夜间比较厉害，这是什么原因呢？

岐伯回答说：这是一日四个不同时段自然界阴阳之气消长状态不同所造成的。

黄帝说道：我希望能够了解一日四个不同时段阴阳之气消长的不同状态。

岐伯回答说：春气主生而万物萌动，夏气主长而万物繁茂，秋气主收而万物消殒，冬气主藏而万物避匿，这是一年中四季之气的一般规律，而人体的正气与此相应。如果把一天按照这个规律分成四个时段，那么清晨好比是春季，中午好比是夏季，傍晚好比是秋季，夜半好比是冬季。清晨人体的正气开始生发而趋于旺盛，邪气已经衰减，所以患者在清晨病情有所减轻；中午人体的正气旺盛而充溢于周身，能克制邪气，所以患者在中午病情较为稳定；傍晚人体的正气开始衰减而趋于馁弱，邪气开始鸱张，所以患者在傍晚病情有所加重；夜半人体的正气收敛而入于内脏，只有邪气弥散于周身，所以患者在夜半时分病情比较严重。

【导读】

(1) 论疾病之病因。原文指出百病始生，"必起于燥湿寒暑风雨，阴阳喜怒，饮食居处"。

(2) "气合而有形，得脏而有名"既强调了不同致病因素所伤病位有别，也指出了不同病因所致病证的特点（即"形"）不同，还体现了《内经》有关疾病的命名规律——即以病位、症状、病因为据命名。

(3) 一日应四时，有"春生夏长，秋收冬藏"的节律波动。疾病也有类似的变化节律。原文在邪正盛衰病机的思维背景下，解释了"旦慧、昼安、夕加、夜甚"的疾病昼夜波动机制。

【原文】黄帝曰：其时有反者[1]何也？

岐伯曰：是不应四时之气，脏独主其病[2]者，是必以脏气之所不胜时者甚[3]，以其所胜时者起[4]也。

【注释】

[1] 其时有反者：有时病情的轻重变化与"旦慧、昼安、夕加、夜甚"不符。

[2] 脏独主其病：内脏病变单独支配着患者的病情发展，而时气的影响表现不明显。主，主宰、支配。

[3] 以脏气之所不胜时者甚：病情在本脏的五行属性被时日的五行属性所克之时加重。如肝属木，庚辛为金，肝病在庚辛日便会加重。

[4] 起：病愈，病情减轻。

【语译】黄帝问道：可是，患者的病情发展也常常与上述规律不相应合，那又是什么原因呢？

岐伯回答说：这些疾病与四季时日规律不相应合，是因内脏病变单独支配着病情的发展。像这种疾病的病情一定是在本脏的五行属性被时日的五行属性所克之时加重，在本脏的五行属性克制时日的五行属性之时减轻。

【导读】此节论昼夜五脏主时节律及其机制。原文以阴阳、五行理论模型阐释疾病"不应四时之气，脏独主其病"的规律。

【原文】黄帝曰：治之奈何？

岐伯曰：顺天之时[1]，而病可与期[2]。顺者为工，逆者为粗。

黄帝曰：善。余闻刺有五变[3]，以主五输[4]，愿闻其数。

岐伯曰：人有五脏，五脏有五变，五变有五输，故五五二十五输，以应五时。

黄帝曰：愿闻五变。

岐伯曰：肝为牝脏[5]，其色青，其时春，其音角，其味酸，其日甲乙[6]。心为牝脏，其色赤，其时夏，其日丙丁，其音徵，其味苦。脾为牝脏[7]，其色黄，其时长夏，其日戊己，其音宫，其味甘。肺为牝脏，其色白，其音商，其时秋，其日庚辛，其味辛。肾为牝脏，其色黑，其时冬，其日壬癸，其音羽，其味咸。是为五变。

【注释】

[1] 顺天之时：治疗时能根据日、时的五行

配属与得病之脏的五行配属关系，予以针刺补泻治疗。

[2] 病可与期：疾病的痊愈指日可待。期，计算时日。

[3] 有五变：疾病在脏、色、时、音、味五个方面的变化。

[4] 以主五输：分别以五输穴为主穴进行治疗。

[5] 牡脏：性质属阳的脏，如心脏、肝脏。牡，雄性，属阳。

[6] 其日甲乙：十月太阳历法中的甲月、乙月七十二天的每一日，均为肝之旺日。其余类此。

[7] 牝脏：性质属阴的脏，如脾脏、肺脏、肾脏。牝，雌性，属阴。

【语译】黄帝问道：如何治疗呢？

岐伯回答说：如果能够依照时日的五行规律来治疗，那么疾病的痊愈就可以按时间来推算了。能够顺应自然时日与受病脏腑五行属性生克规律而治疗的医生才算得上是高明的医生，而违背这个规律的便是拙劣的医生。

黄帝说道：你讲得很好。我还听说医生在施行针法时必须注意疾病有在脏、在色、在时、在音、在味五种不同的变化，而要分别以五输穴为主穴进行治疗，我希望能够了解其中的规律。

岐伯回答说：人体均有肝、心、脾、肺、肾五脏，五脏均有在色、时、音、味、日方面的不同，这五个方面又分别对应井、荥、输、经、合五穴，因而有五五二十五个腧穴，来跟自然界的五时相互应合。

黄帝说道：我希望能够了解五脏在这五个方面的不同。

岐伯回答说：肝为阳脏，五色中与青色相配，五季中与春季相配，五音中与角音相配，五味中与酸味相配，甲、乙两月的所有时日为其旺日；心为阳脏，五色中与赤色相配，五季中与夏季相配，十月历的丙、丁两月所有时日为其旺日，五音中与徵音相配，五味中与苦味相配；脾为阴脏，五色中与黄色相配，五季中与长夏相配，十月历的戊、己两月所有时日为其旺日，五音中与宫音相配，五味中与甘味相配；肺为阴脏，五色中与白色相配，五音中与商音相配，五季中与秋季相配，十月历中的庚、辛两月所有时日为其旺日，五味中与辛味相配；肾为阴脏，五色中与黑色相配，五季中与冬季相配，十月历中的壬、癸两月所有时日为其旺日，五音中与羽音相配，五味中与咸味相配。这就是五脏在色、时、日、音、味五个方面的不同。

【导读】

（1）论五脏与色、时、音、味的配属关系。

（2）论"五变"。"五变"即五脏患病表现在色、时、日、音、味五方面的变化，并运用阴阳学说、五行归类，以及十月太阳历法中天干纪月的方法阐述"五变"的机制。

（3）论五脏"五变"的刺治取穴。病变表现在"脏"的变化，刺井穴；病变表现在"色"的变化，刺荥穴；病变表现在"时日"的变化，刺输穴；病变表现在"声音"的变化，刺经穴；病变表现在"味"的变化，刺合穴。

【原文】黄帝曰：以主五输奈何？

岐伯曰：脏主冬，冬刺井；色主春，春刺荥；时主夏，夏刺输；音主长夏，长夏刺经；味主秋，秋刺合。是谓五变以主五输。

【语译】黄帝问道：医生是怎样分别以五输穴为主进行治疗的呢？

岐伯回答说：五脏主封藏精气，与冬气相应，如果五脏封藏有变，应该取井穴针刺；五色外现于肤表，与春气相应，如果五色外现有变，应该取荥穴针刺；五时长养万物，与夏气相应，如果五时长养有变，应该取输穴针刺；五音繁富而外发，与长夏之气相应，如果五音外发有变，应该取经穴针刺；五味成熟而滋养，与秋气相应，如果五味滋养有异，应该取合穴针刺。这便是人体在脏、色、时、音、味五个方面出现病变，而分别以五输穴为主穴进行治疗的情况。

【导读】此节论五变五输，刺应五时。"刺有五变，以主五输"，指出春刺荥，夏刺输，长夏刺经，秋刺合，冬刺井。表明针刺治疗应辨证施治，因时制宜。

【原文】黄帝曰：诸原安合以致六输？

岐伯曰：原独不应五时，以经合之，以应其数，故六六三十六输。

黄帝曰：何谓脏主冬，时主夏，音主长夏，味主秋，色主春？愿闻其故。

岐伯曰：病在脏者，取之井；病变于色者，取之荥；病时间时甚[1]者，取之输；病变于音者，取之经；经满而血者，病在胃及以饮食不节得病者，取之于合。故命曰味主合。是谓五变也。

【注释】

[1] 时间（jiàn 见）时甚：时轻时重。间，病稍愈。

【语译】黄帝问道：各条阳经的原穴怎样跟五输穴相配，而组成六输穴呢？

岐伯回答说：在六输穴中，只有原穴不跟五季相配，而是以本经的经穴代之配属五季，以应合输穴配属季节的数目。因而阳经各有六个输穴，六阳经共有三十六个输穴。

黄帝问道：什么叫作脏主冬、时主夏、音主长夏、味主秋、色主春呢？我希望能予以了解。

岐伯回答说：病变深在内脏的，应该取井穴治疗；病变从色泽方面显露出来的，应该取荥穴治疗；病变时轻时重的，应该取输穴治疗；病变从声音方面表现出来的，应该取经穴治疗；经脉盛满而有瘀血，病变在胃腑以及饮食不节而发病的，应该取合穴治疗，因此说味与合相配。这些便是由于病变不同而在治疗方面的五种变化。

【导读】此节一论"原穴"其数有六、不应五时的道理。①六腑阳经有"原穴"，而五脏阴经无"原穴"；②脏为主，腑为从，故六腑阳经的"原穴"不在"五输穴"的"五"数之中，因而也就不能与春、夏、长夏、秋、冬五时相匹配。

二论六腑经脉有"原穴"。六腑阳经的特殊腧穴在井、荥、输、经、合穴的基础上，又有"原穴"，其"五输穴"实际是井、荥、输、经、原、合六穴，六腑阳经的"五输穴"之数为"六六三十六输",在其五行属性归类时"以经（穴）代原（穴）"。

三论"脏主冬，时主夏，音主长夏，味主秋，色主春"的内涵。脏主冬：五脏主藏，万物至冬皆藏。时主夏：病情时轻时重，类比于夏。音主长夏：长夏属土，五音起于"宫"音。味主秋：秋季草木、五谷之滋味成熟定型。色主春：春季万物生发，动植物始生其色。

外揣第四十五

【题解】揣，估量、揣摩、推测之义。本篇在阴阳学说和内外相应的整体思想指导下，探讨了用针之道和指导诊断治疗的理论，指出临床医生可以从反映于外的五音五色变化，推测出内脏疾病，故称"外揣"。

【原文】黄帝曰：余闻九针九篇，余亲授其调，颇得其意。夫九针者，始于一而终于九，然未得其要道也。

【语译】黄帝问道：我以前听说有关于九针的九篇文章，后来我亲自读了其中的内容，对其意义稍微有了些认识，知道了九针的理论中包含着与天地万物相应的从一开始、到九完结，然后又周而复始的丰富内容与深刻道理，但却仍还没有领会并掌握其中的要旨。

【导读】"始于一而终于九"是指"洛书"之数及其所表达的天文历法理念（《灵枢·九宫八风》之图示）。对于临床医生而言，无论是认识生理，还是分析病理，乃至于临床辨证选穴、施针刺治，还是辨证施药，无疑是要严密考察，如此治病才能做到万无一失，这也就是将其视为医道之纲纪的缘由。

【原文】夫九针者，小之则无内[1]，大之则无外[2]，深不可为下[3]，高不可为盖[4]，恍惚[5]无穷，流溢无极，余知其合于天道、人事、四时之变也。然余愿杂之毫毛[6]，浑束[7]为一，可乎？

岐伯曰：明乎哉问也！非独针道焉，夫治国亦然。

黄帝曰：余愿闻针道，非国事也。

岐伯曰：夫治国者，夫惟道焉。非道，何可小大深浅，杂合而为一乎？

【注释】

[1] 小之则无内：就精细而言，已经没有可以更进一步深入地分析下去的了。小，精细。内，深入。

[2] 大之则无外：大，博大，多而广之义。指九针理论的道理，广博至极。

[3] 深不可为下：深到不能探求得更深。

[4] 高不可为盖：高到不能升华得更高。盖、高，盖过、高过。

[5] 恍惚：（九针之理）隐微玄妙。

[6] 杂之毫毛：杂，杂合，综合。毫毛，比喻精细至极的九针之理。

[7] 浑束：全部归纳起来。

【语译】我体会，九针理论中包含的道理，已经没有再进一步深入的余地了；就博大而言，则已经无法超越了。深刻到不能再探求的深度，高超到不能再升华的地步。隐微玄妙，无法用语言说尽；流光溢彩，施惠于无边无际之地与无穷无尽之时的人们。我知道这与自然规律、人间事理、季节变化是完全符合的。希望综合这些多而精细，犹如毫毛的道理，将其归纳为完整的理论体系，可以吗？

岐伯回答说：问得真高明啊！不仅是针刺的知识，也是治国的道理，可以归纳成完整的理论体系。

黄帝说：我希望听听针刺的知识，不

是治国的道理。

岐伯说：治国之事，也完全是依照同样的道理而行。如果没有贯通一切的道理，怎么能将小、大、深、浅之广博无尽的事物及其规矩法度归纳成为完整的体系呢？

【导读】 本篇主要内容是探讨用针之道和疾病诊断治疗的理论，体现了《内经》时代诊察疾病是用表象推求本质的"司外揣内"的思辨方法。

【原文】 黄帝曰：愿卒[1]闻之。

岐伯曰：日与月焉，水与镜焉，鼓与响[2]焉。夫日月之明，不失其影；水镜之察[3]，不失其形；鼓响之应，不后其声。动摇则应和[4]，尽得其情。

黄帝曰：窘[5]乎哉！昭昭之明不可蔽[6]。其不可蔽，不失阴阳也。合而察之，切而验之，见而得之，若清水明镜之不失其形也。五音[7]不彰，五色不明，五脏波荡[8]，若是则内外相袭，若鼓之应桴，响之应声，影之似形。

故远者，司外揣内；近者，司内揣外，是谓阴阳之极[9]，天地之盖。请藏之灵兰之室[10]，弗敢使泄也。

【注释】

[1] 卒：详尽。

[2] 响：回声。

[3] 察：映照。

[4] 动摇则应和（hè 贺）：任何事物一有变动，就会相应地产生或出现某种现象。

[5] 窘（jiǒng 炯）：重要。有切要、抓住了要害之义。

[6] 昭昭之明不可蔽：指上述的道理就像日月的光辉一样是无法遮蔽的。

[7] 五音：宫、商、角、徵、羽，泛指患者的声音。

[8] 波荡：比喻功能紊乱。

[9] 极：极致，最高境界。

[10] 灵兰之室：又称"灵台兰室"，相传是黄帝藏书的地方。

【语译】 黄帝说：希望详尽地听听其中的道理。

岐伯回答说：这可以用太阳和明月、清水和明镜、鼓和回声的情况来比喻说明。由于太阳和明月能放射出光辉，所以万物都会现出各自的影子；由于清水和明镜能够映照出物象，所以在其前都会看到各自的面容；由于敲鼓与回声是彼此相应的，所以击鼓之后就会产生回声。事物一旦有了变动，就会有某种现象相应发生。就可以据此完全认识并掌握相关事物。当然也包括此处讨论的针刺之法，并可予以总结和归纳。

黄帝听罢，感慨地说道：这实在是切中了要害的高超见解啊！看来明辨事理的智者是不可能被复杂的现象所蒙蔽的。他们之所以不被蒙蔽，是因为抓住阴阳这个事物变化的根本啊！可知参合阴阳来详察和验证病情，就能够认清并掌握病情，犹如清水明镜会映现人们的面容一样。人们要是声音迟滞不清、面色晦暗无光、五脏功能紊乱，如此就会内外相互影响而很快产生病变，就像敲鼓会随着鼓槌而立即发出声音、回声会随着原声而立即应和、影子会随着身体而立即出现一样。所以能够通过诊察患者外部的证候，就可以推知机体内在的病变机制；掌握了内部机制，就能够推知外在的证候表现。这是阴阳之道在诊病中应用的最高境界，也是天地之理在诊病中的体现。请允许我将其藏在灵兰之室吧，实在不敢使其散失啊！

【导读】此此一论司外揣内，内外相应的整体观。二是突出阴阳理论在医学中的应用。

五变第四十六

【题解】 变，病变。五变即风厥、消瘅、寒热、痹、积聚五种病变。本篇通过对五种病变的外候及其机制的讨论，说明了疾病的发生与变化同人体的骨节、肌肉、皮肤、腠理的坚固与否等体质因素的密切关系，并提出了"因形而生病"的体质发病观，强调体质在发病中的作用。由于这些理论是通过列举五种病变来说明，故名"五变"。

【原文】 黄帝问于少俞曰：余闻百疾之始期[1]也，必生于风雨寒暑，循毫毛而入腠理，或复还[2]，或留止，或为风肿汗出[3]，或为消瘅[4]，或为寒热[5]，或为留痹[6]，或为积聚，奇邪[7]淫溢，不可胜数，愿闻其故。夫同时得病，或病此，或病彼，意者天之为人生风乎，何其异也？

少俞曰：夫天之生风[8]者，非以私百姓[9]也，其行公平正直，犯者得之，避者得无殆[10]，非求[11]人而人自犯之。

【注释】

[1] 期：当，适合于，即发生之义。

[2] 或复还：外入之邪气有时会由表而散。还，返回，入表之邪自表而解。

[3] 风肿汗出：因风邪外袭而致肿胀、汗出的一类病证，为"五变"之一。

[4] 消瘅：因脏柔气刚，热气内郁而致肌肉消瘦的一类病证，为"五变"之一。

[5] 寒热：因体质亏虚，骨肉柔弱而致畏寒、发热的一类病证，为"五变"之一。

[6] 留痹：因腠理疏松，肤肉柔弱而致风寒湿邪滞留而致的痹病，为"五变"之一。

[7] 奇邪：四时不正之气。

[8] 风：自然界的各种气候现象，如风、

寒、暑、湿、燥、火等，非专指风气。

[9] 私百姓：专为某人或某些人。私，有专为之义。百姓，众人。

[10] 犯者得之，避者得无殆：触犯四时奇邪的人便会患病，而能避开四时奇邪的人便没有患病的危险。殆，患病。

[11] 求：伤害之义。

【语译】 黄帝向少俞问道：我听说各种疾病，一定是由于风、雨、寒、暑等邪气从外界侵入而发生。外界的邪气沿着毫毛侵入腠理后，有时会从表而解除，有时会滞留在体内。这些邪气有时引起风肿汗出，有时引起消瘅，有时引起寒热，有时引起留痹，有时引起积聚。至于四时不正之气在体内播散蔓延而引起的病证，更是数不胜数。我希望了解其中的缘故。另外，不同的人同时患病，有人患这样的病，有人患那样的病，我猜测是不是自然界专门为不同的人产生不同的邪气，不然，为什么会这样呢？

少俞回答说：自然界产生各种各样的气候，并不是专为某些人。至于奇邪的传播，对所有人都是公平的，触犯四时奇邪的人便会患病，而能避开邪气的人就不会有患病的危险。其实并非是邪气主动伤人，

而是人自己触犯了邪气。

【导读】此节论发病与体质。本篇是讨论体质与发病的专篇，以五变论体质，提出了外邪侵犯人体后病变的多样性，针对引发病变的外部因素论述预防与发病的关系，突出了预防摄生思想。但《内经》并非主张单纯、消极地躲避外邪，而是提倡通过养生，增强体质，提高抗病能力，从而达到真正地避邪，"非求人而人自犯之"就体现了这种观点，明确表达了人体发病的关键在于内因正气，防病的关键在于通过养生以增强体质。

【原文】黄帝曰：一时遇风，同时得病，其病各异，愿闻其故。

少俞曰：善乎哉问！请论以比匠人。匠人磨斧斤[1]、砺刀削[2]，斫材木[3]。木之阴阳，尚有坚脆，坚者不入，脆者皮弛[4]，至其交节，而缺斤斧焉。

夫一木之中，坚脆不同，坚者则刚，脆者易伤，况其材木之不同，皮之厚薄，汁之多少，而各异耶。

夫木之蚤花[5]先生叶者，遇春霜烈风，则花落而叶萎。久曝大旱，则脆木薄皮者，枝条汁少而叶萎。久阴淫雨，则薄皮多汁者，皮溃而漉[6]。卒风暴起，则刚脆之木，枝折杌[7]伤。秋霜疾风，则刚脆之木，根摇而叶落。凡此五者，各有所伤，况于人乎。

黄帝曰：以人应木奈何？

少俞答曰：木之所伤也，皆伤其枝，枝之刚脆而坚，未成伤也。人之有常病也，亦因其骨节皮肤腠理之不坚固者，邪之所舍也，故常为病也。

【注释】

[1] 斤：古代砍伐树木的工具，为较小的斧子。

[2] 削：刀的别称。

[3] 斫（zhuó 苗）材木：斫，砍伐。材木，较大而直、可制器用的木料。

[4] 弛：毁坏。

[5] 蚤花：早开花。

[6] 皮溃而漉：树皮溃烂，水液流漉。漉，渗出。

[7] 杌（wù 务）：没有枝条的树干。

【语译】黄帝问道：不同的人在同时遇到外邪，同时发生疾病，但他们的病情却各不相同。我希望能够了解其中的缘故。

少俞回答说：你问得真好啊！请让我用匠人类比这个问题。匠人们磨砺斧子和刀具，到林中去砍伐较大而直、可制器用的木料，而这树木的向阳和背阳两面尚且有木质坚脆的不同，坚硬的部分刀斧不能砍入，松脆部分的树皮易于散弛，至于树干分叉长结的部位，则会使刀斧残缺。在同种的树木之中，木质的坚硬与松脆尚且各不相同，坚硬的刚强难伐，松脆的软弱易伤，更何况树木品种不同，树皮的厚薄，汁液的多少也必定有所差异！

在各种树木之中，早开花、先长叶的树种，如果遇到春天暴烈的风霜，就会花落叶枯；夏天若久晴大旱，那些木质脆、树皮薄的树种就会枝条干枯而树叶萎黄；长夏若久阴多雨，那些树皮薄、多汁液的树种就会树皮溃烂而汁液渗出；冬天若突发暴风，那些木质刚硬而脆的树种就会枝干折伤；秋天若霜寒风急，那些木质刚硬而脆的树种就会枝摇叶落。这五种情况都讲的是自然气候对树木各有不同的损伤，更何况于人呢！

黄帝问道：把人体和树木比照是怎样的情况呢？

少俞回答说：自然气候对树木的伤害，都是伤害树木的枝条，但是，枝条之中刚脆而坚强的却不会受到伤害。如果人患病，也是由于他的骨节、皮肤、腠理不够坚固，容易成为各种邪气侵害的目标，因此就常常受到邪气的侵害而发生疾病。

【导读】此节论病因、发病与体质。不同体质的特殊性，决定了人体对某些致病因素的易感性。经文以木喻人，由于体质的不同，即或同一个体，也有皮肤、肌腠、骨节等不同部位，所以对外邪的侵袭，亦有不病、易病、少病，或病变不同之差别，提示人的体质对致病因素的抵抗力、耐受力不同，不仅体现在外感病中，对内伤致病因素也不例外，可见人的体质在发病过程中起着重要的作用。

【原文】黄帝曰：人之善病风厥漉汗[1]者，何以候之？

少俞答曰：肉不坚，腠理疏[2]，则善病风。

黄帝曰：何以候肉之不坚也？

少俞答曰：䐃肉不坚[3]而无分理，理者粗理，粗理而皮不致者，腠理疏。此言其浑然[4]者。

黄帝曰：人之善病消瘅者，何以候之？

少俞答曰：五脏皆柔弱者，善病消瘅。

黄帝曰：何以知五脏之柔弱也？

少俞答曰：夫柔弱者，必有刚强[5]，刚强多怒，柔者易伤也。

黄帝曰：何以候柔弱之与刚强？

少俞答曰：此人薄皮肤而目坚固以深[6]者，长冲直扬[7]，其心刚，刚则多怒，怒则气上逆，胸中畜积，血气逆留，髋皮充肌[8]，血脉不行，转而为热，热则消肌肤，故为消瘅，此言其人暴刚而肌肉弱者也。

【注释】

[1] 风厥漉汗：风邪内犯而致汗出的病证。

[2] 疏：空疏，疏松不密。

[3] 䐃肉不坚：肌肉不够坚实。《甲乙经》"䐃"作"腘"。

[4] 浑然：形容没有纹理，浑然不分貌。

[5] 夫柔弱者，必有刚强：五脏柔弱不足的人必定性格刚暴强悍。柔，与"弱"字义略同。

[6] 目坚固以深：双目直视而运转不灵，而且目睛突起。坚固，固定不移，指患者多直视，目睛运转不灵。深，高突。

[7] 长冲直扬：眉毛耸动而竖立，双目直视而露光。

[8] 髋皮充肌：血气逆乱而滞留皮肤肌肉之间，使之充塞胀满。髋，义同"宽"。

【语译】黄帝问道：有的人会患风厥汗出的病证，那么医生根据什么来诊测这种病证呢？

少俞回答说：如果肌肉不够坚实，腠理疏松不密，就会患风厥汗出这样的病证。

黄帝问道：医生根据什么来诊测患者的肌肉不够坚实呢？

少俞回答说：肌肉的丰隆之处不够坚实，而且没有正常肌肉所应有的纹理，或是有纹理也是比较粗疏的纹理。由于肌肉的纹理粗疏，而且皮肤不够致密，所以腠理疏松而容易感受外界的风邪。这是那些肌肉没有纹理而浑然不分的人。

黄帝问道：有的人会患消瘅病，医生根据什么来诊测这种病证呢？

少俞回答说：如果五脏都比较柔弱，就经常会患消瘅病。

黄帝问道：医生根据什么来诊测患者五脏柔弱的呢？

少俞回答说：五脏柔弱不足的人必定性格刚暴强悍，而刚暴强悍的人常会发怒，柔弱不足的人容易受伤。

黄帝问道：医生根据什么来诊测患者五脏的柔弱不足和脾性的刚暴强悍呢？

少俞回答说：这种人的皮肤一般较薄，双目常常直视而运转不灵，而且眼睛突起，眉毛耸动而竖起，眼睛直视而露光，他们的性格比较刚烈，性格刚烈就常会发怒，发怒时气向上冲逆，郁积在胸中，会使血气逆乱而滞留，导致皮肤肌肉充塞胀满，血脉流通不畅，进而郁久生热，而热气会销铄人体的肤肉，因而发生消瘅病。这是那些性格刚烈而肌肉消损的人。

【导读】 此节论消瘅。消瘅，即消渴病。《内经》多篇凡17见，又有消、消渴、风消、消中、膈消、肺消、脾瘅之名。究其成因：①五脏柔弱（本篇所论）。②肥甘太过（《素问·通评虚实论篇》）。③内热消灼（《灵枢·师传》）。④脏气虚寒（《素问·气厥论篇》）。其病因病机特点是脏腑柔弱、气机刚强、内热消灼。其临证表现特点为：性情急躁，刚强多怒，发热，肌肉消瘦萎弱，肌肤消薄，多食，常有饥饿感，大便溏薄，胸中不舒，胸部皮肤充血，目坚硬，眼球活动不灵活（固）而高起（深），横眉瞪目，直视露光（长冲直扬）。这与现代医学的"突眼性甲状腺功能亢进症"极相似。后世医家则以口渴多饮、多食善饥、多尿及形体消瘦为其主要症状特点。消瘅的治疗，《素问·奇病论篇》指出脾瘅的治法，"治之以兰，除陈气也"以除脾胃中的温热陈腐之气。后世医家对消瘅多采用清热泻火，益气养阴等法治疗。

【原文】 黄帝曰：人之善病寒热者，何以候之？

少俞答曰：小骨弱肉者，善病寒热。

黄帝曰：何以候骨之小大，肉之坚脆，色之不一也。

少俞答曰：颧骨者，骨之本也。颧大则骨大，颧小则骨小。皮肤薄而其肉无䐃，其臂懦懦然[1]，其地色殆然，不与其天同色[2]，污然[3]独异，此其候也。然后臂薄[4]者，其髓不满，故善病寒热也。

黄帝曰：何以候人之善病痹者？

少俞答曰：粗理而肉不坚者，善病痹。

黄帝曰：痹之高下有处乎？

少俞答曰：欲知其高下者，各视其部。

黄帝曰：人之善病肠中积聚者，何以候之？

少俞答曰：皮肤薄而不泽，肉不坚而淖泽[5]，如此则肠胃恶，恶则邪气留止，积聚乃伤。脾胃之间，寒温不次，邪气稍[6]至；稽积[7]留止，大聚乃起。

[1] 懦懦然：软弱无力貌。

[2] 其地色殆然，不与其天同色：患者面部下方色泽呈现黑色，跟面部上方的色泽不同。地，指下颔部。天，指额部。

[3] 污然：色泽深而黑貌。

[4] 后臂薄：臀部与臂臑的肌肉瘦薄。

[5] 淖泽：肌肉软弱无力，如同软泥状。

[6] 稍：渐渐之义。

[7] 稸积：蓄积。

【语译】黄帝问道：有的人会患有寒热的病证，医生根据什么来诊测这种病证呢？

少俞回答说：如果骨骼细小，肌肉柔弱，就会患寒热这样的病证。

黄帝问道：医生根据什么来诊测患者骨骼的大小，肌肉的坚柔以及气色的不同呢？

少俞回答说：颧骨，是全身骨骼的标样。如果人的颧骨高大，他全身的骨骼都比较粗大；如果人的颧骨低小，他全身的骨骼都比较细小。皮肤菲薄，全身的肌肉没有丰隆突起的部位，臂臑软弱无力，面

部下方的色泽呈现黑色，跟面部上方的色泽不同，色泽深而显黑，与他处均不相同，这都是"小骨弱肉"之人的特有形征。当掌握了这些形征以后，再观察臂臑，如果臂臑薄瘦，精髓必定衰少不足，所以常患寒热病证。

黄帝问道：医生根据什么来诊测患者经常患痹证呢？

少俞回答说：如果腠理粗疏，肌肉不够坚实，就会患痹证。

黄帝问道：痹证有一定的部位吗？

少俞回答说：医生要想了解痹证部位的高低，就必须分别观察相应部位的情况。

黄帝问道：有的人会患肠中积聚病证，医生根据什么来诊断这种病证呢？

少俞回答说：皮肤菲薄而不够润泽，肌肉无力而扣之柔弱，患者的肠胃功能必定失健，邪气便会留滞其中，积聚日久便会伤及脾胃的正气，再加之饮食不按常度，即使外邪渐渐而入，也会蓄积滞留在肠中，从而导致积聚病证的发生。

【导读】此节从多方面举例，论述体质与发病。通过对风厥、消瘅、寒热、痹、积聚五种病变所作的讨论可知：不同的体质各有其易感之邪和多发之病，病变所发的部位，往往是机体柔弱的脆薄虚弱之处。如虚在皮肉筋骨，则易病痹、风厥和寒热，虚在脏腑则易患消瘅、积聚。还认为人体虽同时感受某一种病邪，但因体质不同，对疾病的反应也就不同。可见，《内经》重视体质在发病和病变过程中的重要作用，强调正气、内因在疾病发生、发展和变化中的决定作用，而体质正是影响正气强弱的重要方面。

【原文】黄帝曰：余闻病形，已知之矣，愿闻其时。

少俞答曰：先立其年[1]，以知其时，时高则起，时下则殆，虽不陷下，当年有冲通，其病必起[2]，是谓因形而生病，五变之纪也。

【注释】

[1] 先立其年：首先确定当年的年运。立，确定。年，当年属何运，如木运之年、土运之年等。

[2] 虽不陷下……其病必起：当年的气运虽与病情不相克，但若当年气候的变化过于剧烈而

对人体有所冲犯，也可导致疾病的发作。起，发病，与上文"时高则起"的"起"字意义有别。

【语译】黄帝问道：我听你讲了这些病证的形征，已经了解了其中的道理。我还希望了解有关疾病发生或发作的时间。

少俞回答说：首先要确定当年的岁运，并且推知当年的主气。一般来说，人体有病而遇相生的气运，便易于痊愈；遇相克的气运，便易致危困。有时，当年的气运虽然跟病情不相克，但若当年的气候变化过于剧烈而对人体有所冲犯，也会导致疾病发作。以上所述便是由于形质差异而发病的情况，也是"五变"病证的纲要。

【导读】此节强调气运变化对病情的影响，提示临证治病之时要结合五运六气知识对疾病予以分析。

本脏第四十七

【题解】本，根本。脏，内脏，脏腑。本篇讨论了人之血气精神皆化藏于脏腑，人体病变的产生，外在色泽、肤纹、皮肉的厚薄及形态变化等亦由于脏腑，人的体质强弱也与脏腑有着密切的关系。人以脏腑为本，故名。

【原文】黄帝问于岐伯曰：人之血、气、精、神者，所以奉生而周于性命[1]者也。经脉者，所以行血气而营阴阳[2]，濡筋骨，利关节者也。

【注释】

[1] 奉生而周于性命：奉养身体并周全地维持人体的生命活动。奉，养，供养。周，周全，有周全维护之义。

[2] 营阴阳：运行于人体内外各部分。营，运行。阴阳，全身内外、上下各部分。

【语译】黄帝向岐伯问道：人体的血、气、精、神是用来奉养身体，并周全地维持人体生命活动。经脉是用来通行血气，而使血气能够运行于身体的各个部分，滋润筋膜和骨骼，并且使关节滑利灵敏。

【导读】此节论经脉的重要作用。经脉是人体结构的重要组成部分，其遍布周身，彼此相贯，通过有规律的循行和复杂的网络交会，把人体脏腑、肢体、官窍等紧密地连结成统一的有机整体，从而保障了人体生命活动的有序进行。由于经脉能运行全身气血，联络脏腑肢节，沟通上下内外，调节人体功能，以发挥其"行血气而营阴阳，濡筋骨，利关节"的重要作用。

【原文】卫气者，所以温分肉，充皮肤，肥腠理，司关合[1]者也。

志意者，所以御精神，收魂魄，适寒温，和喜怒者也。

是故血和则经脉流行，营复阴阳[2]，筋骨劲强，关节清利[3]矣。

【注释】

[1] 关合：腠理汗孔的开合。

[2] 营复阴阳：气血循环往复地运行于全身各处。复，周而复始。阴阳，泛指全身。

[3] 清利：滑润而灵活。

【语译】卫气具有温煦肌肉，营养皮肤，充溢腠理的功能，并且掌管腠理汗孔开合。情志意念是用来统御精神，收摄魂魄，使人体能主动地适应寒温气候并调和喜怒而不使之过激。因此说，如果血液和调，经脉就流行畅达，气血循环往复地运行到全身各部，筋骨因之强健而有力，关节因之滑润而灵活。

【导读】此节论"血和"及其意义。血是"中焦受气取汁变化而赤"的产物（《灵枢·决气》），是构成人体和维持人体生命活动的基本物质之一。血主于心，藏于肝，统于脾，布于肺，根于肾，有规律地循行脉管之中，在脉内营运不息，充分发挥灌溉一身的生理效应。"血和"的内涵包括血的生成、血的循环运行、血的生理功能等和谐有序：首先是血的生成之"和"，血量充足，质地优良，是其"和"态之基础和前提；其次必须保持循环运行流畅之"和"；还有其生理功能正常发挥之"和"，以及与气之间相互依存、相互制约、相互为用的密切关系之"和"。

【原文】卫气和则分肉解利[1]，皮肤调柔，腠理致密矣。

【注释】

[1] 解利：舒缓而滑利。

【语译】如果卫气和调，肌肉就舒缓滑利，皮肤柔和润适，腠理致密不疏。

【导读】此节论卫气之"和"及其意义。卫气对汗孔的"司开合"及"温分肉"的双向作用，达到对人体"寒温"效应的调适。这一双向作用在人体的生理状态和病理状态下均有体现，生理状态下，通过"天寒衣薄则为溺与气，天热衣厚则为汗……天暑衣厚则腠理开，故汗出……天寒则腠理闭"（《灵枢·五癃津液别》）的过程，完成对自然界寒暑气温的调适，以确保人体在任何气温条件下各种生理功能的正常进行。

【原文】志意和则精神专直，魂魄不散，悔怒不起，五脏不受邪矣。

【语译】如果情志意念和谐，精神就专注而守一，魂魄内藏而不散，懊悔与忿怒也都不会发生，五脏也自然不会受到邪气的侵害。

【导读】此节论"志意和"及其意义。"志意"合论，不等于"志"与"意"的叠加，或修辞中的偏义，而是将"志意"上升到与"魂、魄"同为心藏之神的下线支系，是"心神"对心理活动中的情绪表现、机体反应性、机体对环境气候和病理状态下调适性等方面的机制及其能力的概括。《内经》以神概括人体生命活动的调控规律，而"志意"和"魂""魄"一样，共同支撑着"神"对人体生命的调控作用。

【原文】寒温和则六腑化谷，风痹不作，经脉通利，肢节得安矣。此人之常平也。

【语译】如果能主动地适应气候的寒温变化，那么六腑就能正常地传化水谷并产生精微之气，外邪也不会伤于人体而引起气机闭阻的病证，经脉中的气血流通畅达，肢体关节自得安然无病。上述这些都是讲的人体的正常生理状态。

【导读】此节论"寒温和"及其意义。所谓"寒温和"，指人体通过自身体温的调适功能，即使人的体温处于适宜各种功能得到最有效发挥的状态（即生理状态），又能使人体积极适应生存环境的气候寒温变化。此处以气候之"寒温"概指人类生存环境的所有影响因素。

【原文】　五脏者，所以藏精、神、血、气、魂、魄者也。六腑者，所以化水谷而行津液者也。

【语译】　五脏是用以贮藏精、神、血、气、魂、魄的，六腑是用以消化水谷饮食并转输其中精微物质的。

【导读】　此节论脏腑于人体健康的重要性。经文明确地概括了脏腑的功能特点，也表达了脏腑与血、气、精、神的关系。

【原文】　此人之所以具受于天也，无愚智贤不肖，无以相倚也。然有其独尽天寿，而无邪僻之病，百年不衰，虽犯风雨卒寒大暑，犹有弗能害也；有其不离屏蔽室内，无怵惕之恐，然犹不免于病，何也？愿闻其故。

【语译】　这些脏器及其功能都是禀受于父母，与生俱来的，无论是愚者还是智者，贤能之士还是不肖之徒，彼此之间没有什么差异。但是，有的人能独自享尽自然的寿限，在一生之中没有什么邪气所伤的病患发生，即使寿至百岁身体也不见衰弱，即使触冒了疾风淫雨、暴寒酷暑，也不能有所伤害。有的人身体不离开布置着屏风、帘帐的房室，也没有忧虑恐惧等情志因素的牵扰，却仍然不能免于病患的侵害。这是什么原因呢？我希望能够了解其中的缘故。

【导读】　此节论脏腑盛衰寿夭观念。《内经》在强调肾气盛衰与寿命长短关系的同时，又通过对脏腑和血气精神的讨论，论证了脏腑盛衰也可以影响人寿命的长短，从而形成了特有的脏腑盛衰寿夭观念。

【原文】　岐伯对曰：窘乎哉问也！五脏者，所以参天地，副阴阳，而连四时，化五节[1]者也。五脏者，固有小大高下坚脆端正偏倾者；六腑亦有小大长短厚薄结直[2]缓急。凡此二十五[3]者，各不同，或善或恶，或吉或凶，请言其方[4]。

【注释】

[1] 化五节：依照着五时之节度而变化。五节，一年五个时间节段（五季）。

[2] 结直：结，弯曲，六腑郁结不畅。直，不曲，指六腑和顺通畅。

[3] 二十五：五脏各有大小、高下、坚脆、端正、偏倾等五变，六腑亦各有大小、长短、厚薄、结直、缓急等五变（三焦，膀胱为一，俱合于肾)，五五合为二十五变。

[4] 请言其方：请让我全面地谈谈这些道理。方，《广韵·阳韵》"道也"，即道理。

【语译】　岐伯回答说：你的问题真是不容易回答啊！人体的五脏是与天地相参伍，阴阳相配属，而且和四时相连通，并依照着五季的节度而变化。在不同的个体，五脏本有体形偏大偏小、位置偏高偏低、质地偏坚偏脆，以及端正与偏斜的不同；六腑也有体形偏大偏小、长度偏长偏短、管壁偏厚偏薄、走向偏曲偏直，以及弛缓与紧急的差异。这些共有二十五种个体的差异，各不相同，其中有些属差，有些属恶，有的主吉，有的主凶。请允许我来讲述一下其中的大致情况。

【导读】此节论脏腑与寿夭。人之寿夭病否，与脏腑受自然气候的影响有关，因脏腑之气外合于天地，通于四时，应于五节，与自然界密切相关，若人能应天，则脏腑功能正常可免于疾病，若人逆于天，则会影响脏腑的功能活动，引发疾病；也与脏腑的功能、位置、形态之不同有关，并具体指出与五脏之小大、高下、坚脆、端正、偏倾及六腑之大小、长短、厚薄、结直、缓急有关。从而强调了以脏腑为本，体现了篇名"本脏"的意义所在。

【原文】心小则安，邪弗能伤，易伤以忧[1]；心大则忧不能伤，易伤于邪[2]。心高则满于肺中，悗而善忘，难开以言[3]；心下则脏外，易伤于寒，易恐以言[4]。心坚则脏安守固；心脆则善病消瘅热中。心端正则和利难伤；心偏倾则操持不一，无守司也。

肺小则少饮，不病喘喝[5]；肺大则多饮，善病胸痹喉痹逆气[6]。肺高则上气肩息咳[7]；肺下则居贲迫肺，善胁下痛[8]。肺坚则不病咳上气；肺脆则苦病消瘅易伤。肺端正则和利难伤；肺偏倾则胸偏痛也。

肝小则脏安[9]，无胁下之病；肝大则逼胃迫咽，迫咽则苦膈中，且胁下痛[10]。肝高则上支贲，切胁悗，为息贲[11]；肝下则逼胃[12]，胁下空，胁下空则易受邪。肝坚则脏安难伤；肝脆则善病消瘅易伤。肝端正则和利难伤；肝偏倾则胁下痛也。

脾小则脏安，难伤于邪也；脾大则苦凑䏚而痛[13]，不能疾行；脾高则䏚引季胁[14]而痛；脾下则下加[15]于大肠，下加于大肠则脏苦受邪[16]。脾坚则脏安难伤；脾脆则善病消瘅易伤。脾端正则和利难伤；脾偏倾则善满善胀也。

肾小则脏安难伤；肾大则善病腰痛，不可以俯仰，易伤以邪。肾高则苦背膂[17]痛，不可以俯仰；肾下则腰尻[18]痛，不可以俯仰，为狐疝[19]。肾坚则不病腰背痛；肾脆则善病消瘅易伤。肾端正则和利难伤；肾偏倾则苦腰尻痛也。凡此二十五变者，人之所苦常病。

黄帝曰：何以知其然也？

岐伯曰：赤色小理者心小，粗理者心大[20]。无髑骬者[21]心高，髑骬小短举者心下。髑骬长者心下坚，髑骬弱小以薄者心脆。髑骬直下不举者心端正，髑骬倚一方者心偏倾也。

白色小理者肺小，粗理者肺大。巨肩反膺陷喉者肺高[22]，合腋张胁[23]者肺下。好肩[24]背厚者肺坚，肩背薄者肺脆。背膺厚者肺端正，胁偏疏者[25]肺偏倾也。

青色小理者肝小，粗理者肝大。广胸反骹[26]者肝高，合胁兔骹[27]者肝下。胸胁好者肝坚，胁骨弱者肝脆。膺腹好相得者[28]肝端正，胁骨偏举[29]者肝偏倾也。

黄色小理者脾小，粗理者脾大。揭唇[30]者脾高，唇下纵[31]者脾下。唇坚者脾坚，唇大而不坚者脾脆。唇上下好者脾端正，唇偏举者脾偏倾也。

黑色小理者肾小，粗理者肾大。高耳者肾高[32]，耳后陷者肾下。耳坚者肾坚，耳薄不坚者肾脆。耳好前居牙车[33]者肾端正，耳偏高者肾偏倾也。

凡此诸变者，持则安，减则病[34]也。

【注释】

[1] 心小则安……易伤以忧：清·张志聪曰："心小则神气收藏，故邪弗能害，小心故易伤以忧也。"余脏"小"仿此。

[2] 心大则忧不能伤，易伤于邪：清·张志聪曰："心大则神旺而忧不能伤，大则神气外弛，故易伤于邪也。"

[3] 心高则满于肺中……难开以言：清·张志聪曰："肺者心之盖，故心高则满于肺中，在心主言，在肺主声，满则心肺之窍闭塞，故闷而善忘，难开以言也。"

[4] 心下则脏外……易恐以言：心下则位于肺脏之外，心失守位而神不内藏，则易被寒邪所伤；神不内藏，则又易受言语恐吓而惊恐不安。

[5] 肺小则少饮，不病喘喝：唐·杨上善曰："肺小不受外邪，故不病喘喝。喝，喘声。"

[6] 胸痹喉痹逆气：痹，闭也，胸痹、喉痹，指胸部、喉部因气机闭阻而产生的有关病证。逆气，气上逆也，指肺气上逆而产生咳喘之类的病证。

[7] 肩息咳：明·张介宾曰："耸肩端息而咳也。"

[8] 肺下则居贲迫肺，善胁下痛：指肺位低下则逼迫贲门和压迫肝脏，致胁下作痛。

[9] 脏安：谓肝脏所藏气血安宁和调。

[10] 大则逼胃迫咽……且胁下痛：唐·杨上善曰："胃居肝下，咽在肝傍，肝大下逼于胃，傍迫于咽，迫咽则咽膈不通饮食，故曰膈中也，肝大受邪，故两胁下痛。"

[11] 肝高则上支贲……为息贲：肝脏位高则肝经上行的支脉奔壅迫切于肺，而为胁闷，为

息贲喘急之证。

[12] 肝下则逼胃：清·张志聪曰："肝居胃旁，故下则逼胃。"

[13] 凑胁而痛：充塞于胁下虚软处并引发该处疼痛。凑，充塞。胁，胁下虚软处。

[14] 季胁：肋弓下游肋处，即第十一、十二肋处。

[15] 加：凌驾，压迫。

[16] 脏苦受邪：脾脏易被邪气所害。

[17] 䏚：明·张介宾曰："䏚音吕，夹脊肉也。"

[18] 尻：尾骶骨。

[19] 狐疝：清·张志聪曰："狐疝者，偏有大小，时时上下，狐乃阴兽，善变化而藏，睾丸上下，如狐之出入无时，此肾脏之疝也。"

[20] 赤色小理者心小，粗理者心大：清·张志聪曰："小理者，肌肉之文理细密；粗理者，肉理粗疏。大肉䐃䐃，五脏之所生也，故候肉理之粗细，即知脏形之大小。"其余各脏同此。

[21] 无髑骬（hé yú 合鱼）者：胸骨剑突隐而不显。髑骬，指胸骨剑突。

[22] 巨肩反膺陷喉者肺高：明·张介宾曰："胸前两旁为膺，胸突而向外者是为反膺。肩高胸突，其喉必缩，是为陷喉。"

[23] 合腋张胁：两腋紧敛，两胁开张。

[24] 好肩：两肩端正。

[25] 胁偏疏者：胁部一侧偏低且肋骨稀疏。

[26] 广胸反骹（qiāo 敲）：胸廓宽厚，肋骨高突。骹，肋骨同胸骨和胸椎下部相交处。

[27] 合胁兔骹：两胁聚扰，低平如兔。合，聚扰，闭合。

[28] 膺腹好相得者：胸部与腹部端正且相互称应。得，相合，相称。

[29] 胁骨偏举：胁骨一侧偏高。举，此有高突之义。

[30] 揭唇：口唇高起。

[31] 唇下纵：口唇低平松弛。纵，松弛。

[32] 高耳者肾高：明·张介宾曰："肾气通

于耳，故肾之善恶，验于耳可知也。"

[33] 耳好前居牙车：两耳端正，且向前靠近颊车。牙车，指颊车，在下颌角前上方约一横指处。

[34] 持则安，减则病：五脏虽有偏差，但若善于持守正气，勿使受损，则五脏仍可安和无病；若不善持守，致正气消损，则五脏动荡而不免于患病。持，守，守持，此指持守正气。减，消损，因不善持守而致正气消损。

【语译】心脏的体形偏小，心气就容易安守其中，虽然外邪不能伤害，却容易因忧患而内伤；心脏的体形偏大，心气就容易散越于外，虽然忧患不能伤害，却容易被外邪所损伤；心脏的位置偏高，就容易导致肺气壅滞而胀满，时常自觉心中烦闷，而且健忘，遇事也难以用语言来开导；心脏的位置偏低，就容易导致所藏神气外越不守，时常容易被外邪所伤害，遇事也容易被语言所惊吓；心脏的质地坚实，其中所藏的神气就安定内守而不会患病；心脏的质地松脆，其中所藏的神气就浮散外越而容易罹患消瘅和热中一类的病证；心脏端正，其中的气血就调和而流畅，邪气也就难以造成伤害；心脏偏斜，谋虑策划就不能始终如一，经常翻悔，心神无恒。

肺脏的体形偏小，饮水就较少，而且不会患呼吸急促而声粗的病证；肺脏的体形偏大，饮水就较多，而且容易罹患胸痹、喉痹以及气急上逆的病证；肺脏的位置偏高，就会出现气急上逆，呼吸抬肩，咳嗽频频的病证；肺脏的位置偏低，就会压在贲门之上并逼迫肝脏，因而容易发生胁下疼痛的病证；肺脏的质地坚实，其中的精气固守，因而不会发生咳嗽、气急上逆的病证；肺脏的质地松脆，其中的精气散越，因而常会发生消瘅的病证，或是容易受到

外邪伤害；肺脏端正，其中的气血就和调而流畅，邪气也就难以造成伤害；肺脏偏斜，就会发生胸部偏痛的病证。

肝脏的体形偏小，其中所藏的气血就安宁和调，就不会发生胁下的病痛；肝脏的体形偏大，就会向下压迫胃腑，向上逼迫咽部，若是逼迫了咽部就会出现咽膈不畅，饮食难下的病证，而且胁下疼痛不适；肝脏的位置偏高，就会向上支撑贲门而紧逼胁部，因而气机郁滞而出现胁下有块，气急上迫的息贲病证；肝脏的位置偏低，就会向下压迫胃腑，而胁下却空虚不实，若胁下空虚不实就容易受到邪气的侵害；肝脏的质地坚实，其中所藏的气血就安宁和调，邪气难以造成伤害；肝脏的质地松脆，其中所藏的气血就浮散外越，因而常会发生消瘅的病证，或是容易受到外邪伤害；肝脏端正，其中的气血就和调而流畅，邪气也就难以造成伤害；肝脏偏斜，就会发生胁下疼痛的病证。

脾脏的体形偏小，其中所藏的气血就安宁和调，不易被邪气所伤害；脾脏的体形偏大，就会充塞于胁下虚软处并引发该处疼痛，不能快步行走；脾脏的位置偏高，就会出现胁下虚软处牵引季胁部疼痛；脾脏的位置偏低，就会向下压迫大肠，若向下压迫大肠就会出现脏气失调，容易受到邪气侵害；脾脏的质地坚实，其中所藏的气血就安宁和调，邪气难以造成伤害；脾脏的质地松脆，其中所藏的气血就浮散外越，因而常会发生消瘅的病证，或是容易受到外邪伤害；脾脏端正，其中的气血就和调而流畅，邪气也就难以造成伤害；脾脏偏斜，就经常容易发生满胀病证。

肾脏的体形偏小，其中所藏的精气就

安宁和调，邪气难以造成伤害；肾脏的体形偏大，就会发生腰部疼痛，甚则不可以俯仰屈伸，而且容易被邪气所侵害；肾脏的位置偏高，就会发生脊背部疼痛，甚则不可以俯仰屈伸；肾脏的位置偏低，就会出现腰部和尾骶部疼痛，甚则不可以俯仰屈伸，还可发生阴囊胀痛，时大时小的狐疝病证；肾脏的质地坚实，就不会罹患腰背疼痛的病证；肾脏的质地松脆，就经常会发生消瘅的病证，或是容易受到外邪伤害；肾脏端正，那么其中的气血就和调而流畅，邪气也就难以造成伤害；肾脏偏斜，就会发生腰部和尾骶部疼痛的病证。

所有这二十五类关于五脏大小、高低、坚脆、偏正等的变化，都是相应的个体经常发生的病变。

黄帝问道：医生根据什么来测知这样的病变呢？

岐伯回答说：肤色偏赤而纹理致密，说明心脏偏小；肤色偏赤而纹理粗疏，说明心脏偏大；胸骨剑突隐而不显，说明心脏偏高；胸骨剑突短小而翘起，说明心脏偏低；胸骨剑突较长，说明心脏坚实；胸骨剑突较小而薄弱，说明心脏松脆；胸骨剑突直向下方而没有突起，说明心脏端正；胸骨剑突偏向一侧，说明心脏偏斜。

肤色偏白而纹理致密，说明肺脏偏小；肤色偏白而纹理粗疏，说明肺脏偏大；两肩宽厚，胸膺高起，喉部内陷，说明肺脏偏高；两腋紧敛，两胁开张，说明肺脏偏低；两肩端正，背部宽厚，说明肺脏坚实；肩背较薄，说明肺脏松脆；胸背宽厚，说明肺脏端正；胁部一侧偏低且肋骨稀疏，说明肺脏偏斜。

肤色偏青而纹理致密，说明肝脏偏小；肤色偏青而纹理粗疏，说明肝脏偏大；胸廓宽厚，肋骨高突，说明肝脏偏高；两胁聚扰，低平如兔，说明肝脏偏低；胸胁端正，说明肝脏坚实；肋骨细弱，说明肝脏松脆；胸部与腹部端正且相互称应，说明肝脏端正；胁骨一侧偏高，说明肝脏偏斜。

肤色偏黄而纹理致密，说明脾脏偏小；肤色偏黄而纹理粗疏，说明脾脏偏大；口唇高起，说明脾脏偏高；口唇低平而松弛，说明脾脏偏低；口唇坚实，说明脾脏坚实；口唇肥厚而不坚实，说明脾脏松脆；口唇上下端正，说明脾脏端正；口唇一侧偏高，说明脾脏偏斜。

肤色偏黑而纹理致密，说明肾脏偏小；肤色偏黑而纹理粗疏，说明肾脏偏大；两耳偏高，说明肾脏偏高；两耳后侧低陷，说明肾脏偏低；两耳坚实，说明肾脏坚实；两耳菲薄而不坚实，说明肾脏松脆；两耳端正且向前靠近颊车，说明肾脏端正；两耳一侧偏高，说明肾脏偏斜。

所有这些都是个体的差异，若善于持守正气，勿使受损，五脏仍可安和无病；若不善持守，致正气消损，五脏便会动荡而不免于患病。

【导读】此节论五脏五变的生理、病理特点及外候特征。在"人以五脏为本"的观念引领下，此节专论五脏"小大、高下、坚脆、端正、偏倾"之"五变"与人之寿夭病否的密切关系，认为人体五脏大小、高下、坚脆、端正与偏倾之差异，是人各有不同的生理特性和千差万别的病理特点发生的内在决定性因素，即所谓五脏有"二十五变"义，其中包括正常、畸形、强健、虚弱等情况，从而强调机体的生理病理同样也是本于脏腑。

【原文】帝曰：善。然非余之所问也。愿闻人之有不可病者，至尽天寿，虽有深忧大恐，怵惕之志，犹不能减也，甚寒大热，不能伤也；其有不离屏蔽室内，又无怵惕之恐，然不免于病者，何也？愿闻其故。

岐伯曰：五脏六腑，邪之舍也，请言其故。

【语译】黄帝说：你讲得很好，但却不是我所问的问题。我希望了解的是：有的人直至享尽了自然的寿限都不会患病，即使有深重的忧虑和非常的恐怖惊惧，仍然不能伤损他的正气，即便遭遇严寒酷暑，也不能侵害他的身体；而有的人身体并不离开布置着屏风、帘帐的房室，心中也没有忧虑恐惧等情志因素的牵扰，但却不能免于病患的侵害。这是为什么呢？我希望能够了解其中的缘故。

岐伯回答说：五脏六腑若有偏差不调，就成为邪气滞留的处所。

【导读】人身血、卫气、志意的功能正常，标志着人体正气强盛，能够抗病御邪，则"五脏不受邪"而健康无病。若脏腑因外感、内伤等因素而致功能失调，精神血气失和，则人体正气衰弱，故会感邪发病，故谓脏腑为"邪之舍"，是病与不病的关键。

【原文】五脏皆小者，少病，苦燋心，大愁忧[1]；五脏皆大者，缓于事，难使以忧；五脏皆高者，好高举措；五脏皆下者，好出人下。五脏皆坚者，无病；五脏皆脆者，不离于病。五脏皆端正者，和利得人心；五脏皆偏倾者，邪心而善盗，不可以为人平，反覆言语也。

【注释】

[1] 五脏皆小者……大愁忧：清·张志聪曰："五脏者，所以藏精神气血魂魄志意者也，故小则血气收藏而少病。小则神志畏怯，故苦焦心，大忧愁也。"苦燋心，心中忧急。

【语译】请允许我来讲一讲其中的原因。如果五脏都偏小，就很少因外邪而患病，却常常心中忧急，多有忧愁；如果五脏都偏大，就会遇事迟缓，难以使他忧愁；如果五脏都偏高，举止处事常喜居他人之上，好高骛远；如果五脏都偏低，举止处事常好居他人之下，不思进取；如果五脏都坚实，就不会患病；如果五脏都松脆，就不能摆脱疾病的缠绕；如果五脏都端正，一般居心温厚，处事敏捷，深得众望；如果五脏都偏斜，一般心术邪恶，喜好偷盗，待人接物没有公平之心，讲话反复无常，没有信用。

【导读】此节论五脏大小、高下、坚脆、偏正（即"五变"）的临床意义。

【原文】黄帝曰：愿闻六腑之应。

岐伯答曰：肺合大肠，大肠者，皮其应。心合小肠，小肠者，脉其应。肝合胆，胆者，筋其应。脾合胃，胃者，肉其应。肾合三焦膀胱，三焦膀胱者，腠理毫毛其应。

黄帝曰：应之奈何？

岐伯曰：肺应皮。皮厚者大肠厚，皮薄者大肠薄。皮缓腹里大[1]者大肠大而长，皮急者大肠急而短。皮滑者大肠直[2]，皮肉不相离者大肠结[3]。

心应脉。皮厚者脉厚，脉厚者小肠厚；皮薄者脉薄，脉薄者小肠薄。皮缓者脉缓，脉缓者小肠大而长；皮薄而脉冲[4]小者，小肠小而短。诸阳经脉皆多纡屈者[5]，小肠结。

脾应肉。肉䐃坚大者胃厚，肉䐃么[6]者胃薄。肉䐃小而么者胃不坚；肉䐃不称身者胃下，胃下者下管约不利[7]。肉䐃不坚者胃缓，肉䐃无小里累[8]者胃急。肉䐃多少里累[9]者胃结，胃结者上管约不利也。

肝应爪。爪厚色黄者胆厚，爪薄色红者胆薄。爪坚色青者胆急，爪濡[10]色赤者胆缓。爪直色白无约[11]者胆直，爪恶[12]色黑多纹者胆结也。

肾应骨。密理厚皮者三焦膀胱厚，粗理薄皮者三焦膀胱薄。疏腠理者三焦膀胱缓，皮急而无毫毛者三焦膀胱急。毫毛美而粗者三焦膀胱直，稀毫毛者三焦膀胱结也。

【注释】

[1] 皮缓腹里大：皮缓，皮肤松弛。腹里大，腹围肥大。

[2] 皮滑者大肠直：皮滑，皮肤润滑。大肠直，大肠纡屈少，意即大肠通利不郁。

[3] 皮肉不相离者大肠结：皮肉紧密相贴，则大肠纡曲。

[4] 脉冲：脉虚。冲，幼。此有细而虚弱之义。

[5] 诸阳经脉皆多于屈者：明·张介宾："诸阳经脉，言脉动之浮浅而外见者也。纡屈，盘曲不舒之谓。"

[6] 肉䐃么：细瘦薄弱的意思。

[7] 下管约不利：下脘收束拘促而不够畅

通。约，约束，有收束拘促之义。下管，胃下脘。约，明·张介宾："不舒也。"

[8] 肉䐃无小里累：肌肉丰隆处没有累累相连的较小突起。

[9] 多少里累：多有累累相连的较小突起。

[10] 濡：柔弱。

[11] 约：横纹，纹理。

[12] 恶：劣，不好，指甲畸形。

【语译】黄帝问道：我希望能再了解六腑与身体各部相应的情况。

岐伯回答说：肺与大肠相合，而大肠跟皮肤相应；心与小肠相合，而小肠跟脉络相应；肝与胆相合，而胆跟筋膜相应；脾与胃相合，而胃跟肌肉相应，肾与三焦、膀胱相合，而三焦、膀胱跟腠理、毫毛相应。

黄帝问道：它们相应的情况又是怎样的呢？

岐伯回答说：肺与皮肤相应，如果皮肤偏厚，大肠就偏厚；如果皮肤偏薄，大肠就偏薄；如果皮肤松弛，腹围肥大，大肠就粗大而且较长；如果皮肤绷紧，大肠就紧急而且短缩；如果皮肤光滑，大肠就舒直而畅；如果皮肤与肉紧密相贴，大肠就纡曲不畅。

心与脉络相应，如果皮肤较厚，脉也较厚，脉若较厚，小肠就较厚；如果皮肤较薄，脉也较薄，脉若较薄，小肠就较薄；如果皮肤松弛，脉络就弛缓，脉络若弛缓，小肠就粗大而且较长；如果皮肤较薄而且脉络细小，小肠就较细而且短缩；如果浮现于表皮的脉络大多纡曲，小肠就纡曲不畅。

脾与肌肉相应，如果肌肉丰隆处坚实而隆大，胃壁的肌肉就较厚；如果肌肉丰隆处较为细薄，胃壁的肌肉就较薄；如果肌肉丰隆处细小而薄弱，胃壁的肌肉就不够坚实；如果肌肉丰隆处跟身体不相称应，胃的位置就较低，胃若较低，下脘就收束拘促而不够畅通；如果肌肉丰隆处不够坚实，胃就弛缓无力；如果肌肉丰隆处没有累累相连的较小突起，胃就拘急紧张；如果肌肉丰隆处多有累累相连的较小突起，胃就纤曲不畅，胃若纤曲不畅，上脘就收束拘促而不够畅通。

肝与爪甲相应，如果爪甲厚实而色黄，胆壁就较厚；如果爪甲菲薄而色红，胆壁就较薄。如果爪甲坚实而色青，胆就拘急；如果爪甲柔弱而色赤，胆就弛缓。如果爪甲平直色白而没有纹理，胆就通畅；如果爪甲畸形色黑而多有纹理，胆就纤曲。

肾与骨骼相应，如果皮肤较厚且纹理致密，三焦膀胱就较厚；如果皮肤较薄且纹理粗疏，三焦膀胱就较薄。如果腠理疏松，三焦膀胱就弛缓。如果皮肤紧急而且没有毫毛，三焦膀胱就拘急；如果毫毛丰美而粗，三焦膀胱就畅通；如果毫毛稀疏，三焦膀胱就纤曲。

【原文】黄帝曰：厚薄美恶[1]皆有形，愿闻其所病。

岐伯答曰：视其外应，以知其内脏，则知所病矣。

【注释】

[1] 美恶：美，言其常。恶，言其变。

【语译】黄帝问道：既然脏腑的厚薄美恶都有一定的外部征象，那么我想知道如何来诊测它们的病变。

岐伯回答说：分别观察各脏腑的外应部位，就能推测其相应内脏的情况，就可以了解各脏腑的病变了。

【导读】此节论述六腑五变的生理、病理特点及外候特征。脏腑相合，六腑外应，五脏有"小大、高下、坚脆、端正、偏倾"五变，六腑与其相应，也有"小大、长短、厚薄、结直、缓急"之五变，六腑五变的外候主要表现在其所应的皮、脉、筋爪、肉、腠理、毫毛方面的差异。其病理特点除"胃下""胃结"外，仅仅作了原则性的提示，即"视其外应，以知其内脏，则知所病矣"。

禁服第四十八

【题解】 禁，通"勤"。服，驾驭，引申为学习掌握。禁服，医者对针刺要领应经常学习牢固掌握，即下文"旦暮勤服之"。因为本篇前半部分主要讨论了业医者应如何学习并运用前人的经验的问题，故名"禁服"。

【原文】 雷公问于黄帝曰：细子[1]得受业，通于九针六十篇[2]，旦暮勤服之[3]，近者编绝，久者简垢[4]，然尚讽诵[5]弗置，未尽解于意矣。《外揣》[6]言浑束为一[7]，未知所谓也。夫大则无外，小则无内，大小无极，高下无度，束之奈何？士之才力，或有厚薄，智虑褊浅[8]，不能博大深奥，自强于学若细子，细子恐其散于后世，绝于子孙，敢问约之奈何？

黄帝曰：善乎哉问也！此先师之所禁，坐私传之[9]也，割臂歃血[10]之盟也，子若欲得之，何不斋[11]乎？

雷公再拜而起曰：请闻命于是也。

乃斋宿三日而请曰：敢问今日正阳，细子愿以受盟。

黄帝乃与俱入斋室，割臂歃血。黄帝亲祝[12]曰：今日正阳，歃血传方，有敢背此言者，反受其殃。

雷公再拜曰：细子受之。

【注释】

[1] 细子：犹言小子，晚辈的谦词。

[2] 九针六十篇：有关九针刺法的六十篇文献。

[3] 旦暮勤服之：早晚孜孜不倦地勤奋学习

和钻研。服，练习。

[4] 近者编绝，久者简垢：穿连竹简的皮绳都断绝了。编，古时用以穿连竹简的皮条或绳子。简，竹简。垢，尘污。

[5] 讽诵：诵读。讽，背诵。

[6] 《外揣》：为《灵枢经》第四十五篇之篇名。

[7] 浑束为一：将繁多复杂的内容全都归纳为一个系统。浑，皆，都的意思。束，聚集，归纳之义。

[8] 褊浅：狭窄而成薄。褊，衣服狭小，此指见识狭窄、肤浅。

[9] 坐私传之：违背先师的禁戒而私下传授。坐，指违背先师的禁戒。

[10] 割臂歃（shà 霎）血：割破手臂，微饮其血，是古时会盟表示诚意的方式，表示决不背弃信约的诚意。

[11] 斋：斋戒。古时举行典礼前不饮酒，不茹荤，沐浴别居，以示虔诚。

[12] 祝：祝告，即用言语向鬼神祈祷或立誓。

【语译】 雷公向黄帝问道：晚辈从你这里接受学业，通晓了有关九针刺法的六十篇文献。我对这些文献不分早晚勤奋地研习，有的皮绳都断绝了，有的竹简都污损了，但我仍然坚持诵读，没有放弃，尽管如此，却还没有能够完全了解其中的精义。《外揣》篇中谈到可以将繁多复杂的内容全都归纳为一个系统，而我却不能理解这句话所包含的道理。有关九针刺法的六十篇内容，大则包罗万象，小则细致入微，可以说是无限之大，又无限之小，以致没有极限，也可以说是无限之高，又无限之低，以致无法测量，像这样浩博的内容，怎样才能归纳为一个系统呢？再说，人的才识学力有深厚与浅薄的不同，有人智慧浅薄，见识偏狭，不仅在学业上不能达到博大精深的境界，甚至不能像晚辈这样孜孜勤勉地学习。晚辈担心这样浩博精深的理论和方法会在将来流散失传，断绝在子孙的手中，所以冒昧地向你请教如何来归纳其中的精义。

黄帝回答说：你问得很好！这种理论和方法乃是先师曾经禁诫不可轻传的，就算是我违背先师的禁诫私下传授给你吧，也一定要割破手臂，饮血盟誓才可以传授。你如果真想要学到这理论和方法，为什么不先去斋戒呢？

雷公听了黄帝的话，马上拜了两拜，起身说道：请允许我按照你的命令去做。

雷公于是就斋戒独宿了三天，而后向黄帝请求说：我冒昧地请问今天正午是否可以开始传授，晚辈愿意接受传道授业的盟誓。

黄帝这才跟雷公一起进入斋室，两人割破手臂，饮血立誓，黄帝亲自祝告说：今天正午时分，二人饮血传方，日后若违誓言，必定受其祸殃。

雷公听后，拜了两拜，说：晚辈愿受教诲。

【导读】此节通过问对方式讨论了针刺理论和针刺方法的重要性，提出了"浑束为一"这一归纳学习方法在学习、整理、研究九针六十篇文献时的作用，也反映针刺治病救人方法的严肃性，这也是《内经》时代之所以重视针刺治病方法的缘由。

【原文】黄帝乃左握其手，右授之书，曰：慎之慎之，吾为子言之。

凡刺之理，经脉为始，营其所行[1]，知其度量，内刺五脏，外刺六腑[2]，审察卫气，为百病母，调其虚实，虚实乃止，泻其血络，血尽不殆矣。

雷公曰：此皆细子之所以通，未知其所约也。

黄帝曰：夫约方[3]者，犹约囊也，囊满而弗约，则输泄，方成弗约，则神与弗俱。

雷公曰：愿为下材者，勿满而约之。

黄帝曰：未满而知约之以为工，不可以为天下师。

【注释】

[1] 营其所行：探求经脉循行的规律。营，求，探求。

[2] 内刺五脏，外刺六腑：在内察辨五脏的变化，在外测知六腑的情况。刺，侦察，探询。

[3] 约方：归纳方法。约，约束，捆扎，此有归纳之义。

【语译】黄帝这才用左手握住雷公的手，用右手把书交给他，并嘱咐道：你一定要千万慎重，我现在为你讲解其中的精义。

大凡刺法的道理，都是以经脉的理论为基础。医生需要探求经脉循行的规律，明白经脉分布的尺度，在内察辨五脏的变化，在外测知六腑的情况，而且尤其要明察正气的防卫能力，因为正气的防卫能力失常乃是各种疾病发生的根源。在治疗方面，根据病变的虚实性质加以调理，泻其邪实，补其正虚，这样邪实和正虚都可以得到纠正；或者是通过针刺血络来泻除体内的邪气，血尽则邪去，患者便没有危险了。

雷公说：你所说的这些都是晚辈已经掌握了的，只是不知道归纳这些内容的方法。

黄帝说：归纳的方法，就好比捆扎盛物的袋子一样。袋子装满了却不知道要捆扎，袋内的东西就会散落；治法成熟了却不懂得归纳，神妙的境界也不会因方法众多而达到。

雷公问：晚辈就做个下等才识的人吧，不等到知识积累得很多，就对其进行归纳。

黄帝回答说：没有等到知识积累到一定的丰富程度就对其进行归纳，那只能做一个普通的医生，而不能成为天下医生的师表。

【导读】

（1）此节举例阐述"约方"（归纳法）在学习研究刺治理论中的重要作用。

（2）针刺治病时的基本要求：①必须要先谨察经脉的循行。②要审察五脏六腑的生理病理变化，以判断病属何脏何腑，以及脏腑病证之虚实寒热，然后再行脏腑辨证之法。③应审察正气防卫功能的盛衰，以掌握外感病发生的根源。④要辨明病证的虚实，以明补泻之法。

【原文】雷公曰：愿闻为工。

黄帝曰：寸口主中，人迎主外，两者相应，俱往俱来，若引绳大小齐等[1]。春夏人迎微大，秋冬寸口微大，如是者名曰平人。人迎大一倍于寸口，病在足少阳，一倍而躁[2]，在手少阳。人迎二倍，病在足太阳，二倍而躁，病在手太阳。人迎三倍，病在足阳明，三倍而躁，病在手阳明。盛则为热，虚则为寒，紧则为痛痹，代则乍甚乍间[3]。盛则泻之；虚则补之，紧痛[4]则取之分肉，代则取血络且饮药，陷下则灸之，不盛不虚，以经取之，名曰经刺[5]。人迎四倍者，且大且数，名曰溢阳，溢阳为外格[6]，死不治。必审按其本末，察其寒热，以验其脏腑之病。

寸口大于人迎一倍，病在足厥阴，一倍而躁，在手心主。寸口二倍，病在足少阴，二倍而躁，在手少阴。寸口三倍，病在足太阴，三倍而躁，在手太阴。盛则胀满、寒中、食不化、虚则热中、出糜[7]、少气、溺色变，紧则痛痹，代则乍痛乍止。盛则泻之，虚则补之，紧则先刺而后灸之，代则取血络而后调之，陷下则徒灸之，陷下者，脉血结于中，中有著血[8]，血寒，故宜灸之，不盛不虚，以经取之。寸口四倍者，名曰内关[9]，内关者，且大且数，死不治。必审察其本末之寒温，以验其脏腑之病，通其营输[10]，乃可传于大数[11]。

【注释】

[1] 若引绳大小齐等：人迎、寸口二脉搏动力度相同，就像一条牵紧的绳索一样。引，

牵拉。

[2] 一倍而躁：人迎脉大于寸口脉一倍而且急疾。躁，脉搏急疾。

[3] 乍甚乍间：时重时轻的病证。间，病少愈，病情转轻。

[4] 紧痛：人迎脉紧且有疼痛痹阻的病证。

[5] 经刺：刺法名，取本经穴来治疗本经病。

[6] 外格：阳经邪气炽盛至极，格拒阻隔，阴经之气不能外出。

[7] 出糜：大便如粥状。糜，喻指大便稀软。

[8] 著血：瘀血。著，同"着"，留着，滞留。

[9] 内关：阴经邪气炽盛至极，格拒阻隔，阳经之气不能入内。

[10] 营输：经脉的运行输注。营，运也。

[11] 大数：治疗的根本大法。

【语译】雷公说：晚辈希望能够了解如何来做一个普通的医生。

黄帝说：寸口脉主要用以诊测五脏的病变，人迎脉主要用于诊测六腑的病变，而且这两部脉相互称应，同时退去，同时搏动，搏动力度也相同，就像是一条牵紧的绳索一样。在春夏二季人迎脉略微盛一些，在秋冬二季寸口脉略微盛一些，像这种依照四季变迁而略有变化的脉象乃是健康人的正常脉象。

如果人迎脉比寸口脉盛一倍，这是病变在足少阳经；如果人迎脉比寸口脉盛一倍而且搏动急疾，这是病变在手少阳经；如果人迎脉比寸口脉盛两倍，这是病变在足太阳经；如果人迎脉比寸口脉盛两倍而且搏动急疾，这是病变在手太阳经；如果人迎脉比寸口脉盛三倍，这是病变在足阳明经；如果人迎脉比寸口脉盛三倍而且搏动急疾，这是病变在手阳明经。人迎脉盛，

为阳气有余的实热证；人迎脉虚，为阳气不足的虚寒证；人迎脉紧，为邪气痹阻的疼痛证；人迎脉代，则是病势时轻时重的病证。如果人迎脉盛而证属实热，就应该用泻法；如果人迎脉虚而证属虚寒，就应该用补法；如果人迎脉紧而证属痹阻疼痛，就应该针刺分肉之间的穴位；如果人迎脉代而证见时轻时重，就应该针刺络脉放血，并且让患者服药；如果人迎脉低陷，就应该用灸法；如果人迎脉既不盛也不虚，就应该依其病变所在的本经来针刺治疗，也就是所谓的"经刺"。如果人迎脉比寸口脉盛四倍，又大又数，名叫"溢阳"，"溢阳"脉反映阳经邪气炽盛至极，格拒阻隔，阴经之气不能外出，为必死不治的病证。即使是一个普通的医生，也必须审察病变的原委，测度病性的寒热，并据以察辨是何脏何腑的病变。

如果寸口脉比人迎脉盛一倍，这是病变在足厥阴经；如果寸口脉比人迎脉盛一倍而且搏动急疾，这是病变在手厥阴经；如果寸口脉比人迎脉盛两倍，这是病变在足少阴经；如果寸口脉比人迎脉盛两倍而且搏动急疾，这是病变在手少阴经；如果寸口脉比人迎脉盛三倍，这是病变在足太阴经；如果寸口脉比人迎脉盛三倍而且搏动急疾，这是病变在手太阴经。寸口脉盛，为中焦寒盛，脘腹胀满，饮食不化的病证；寸口脉虚，为中焦热盛，大便如粥，呼吸气短，尿色变黄的病证；寸口脉紧，为邪气痹阻的疼痛证；寸口脉代，则是病痛时发时止的病证。如果寸口脉盛而属邪气盛实，就应该用泻法；如果寸口脉虚而属正气不足，就应该用补法；如果寸口脉紧而属邪气痹阻，就应该先用针刺而后再用灸

法；如果寸口脉代而疼痛时发时止，就应该针刺络脉放血，然后再予以调理；如果寸口脉低陷，就应该只用灸法，因为寸口脉低陷是经脉中血液凝结所致，经脉之中有滞留的瘀血为血分有寒，所以只应该用灸法；如果寸口脉既不盛也不虚，就应该依其病变所在的本经来针刺治疗。如果寸口脉比人迎脉盛四倍，反映阴经邪气炽盛至极，格拒阻隔，阳经之气不能入内，病名叫作"内关"，"内关"病表现为寸口脉又大又数，是必死不治的病证。即使是普通的医生，也必须审察病变的原委及性质的寒热，并据以察辨是何脏何腑的病变。作为医生，必须通晓经脉运行输注的道理，才可以授给他治疗的根本大法。

【导读】

（1）论人迎、寸口二部合参诊法及其应用举例。在举例论述"约方"（归纳法）之法后，本节又讨论了如何从人迎及寸口脉象来诊察人体的生理病理，其诊病的原理为"人迎以候阳，寸口以候阴"（《灵枢·四时气》）。

（2）论"内关"与"外格"。此节所论"内关""外格"是据脉象言之，与《素问·六节藏象论》所述一致。

【原文】 大数曰：盛则徒泻之，虚则徒补之，紧则灸刺且饮药，陷下则徒灸之，不盛不虚，以经取之。所谓经治者，饮药，亦曰灸刺。脉急则引[1]，脉大以弱[2]，则欲安静，用力无劳也。

【注释】

[1] 引：用针法疏导经脉而使之通调。

[2] 脉大以弱：《太素》"大"作"代"，宜从。

【语译】 治疗的根本大法就是：脉气盛实用泻法，脉气虚弱用补法，脉气紧急就针法和灸法并用，而且要让患者服用适当的药剂，脉气虚陷不起用灸法，脉气既不盛实也不虚弱，就依其病变所在的本经来针刺治疗。所谓的常规治疗，就是服药，当然也包括灸法和针法。如果脉气急疾，就用针法疏导经脉而使之通畅；如果脉代而弱，就要让患者安心静养，不可用力作劳。

【导读】 本篇在分析脉象主病的基础上，进一步提出根据脉象变化确定治疗方法。此处不仅提出了据脉辨证施针的原则，而且提出了针刺、艾灸、内服药物综合治疗的思想，这种针、灸、药物内服综合治疗的方法《内经》中多篇论及，说明对复杂病证应从多途径进行综合治疗，提示复杂病证用单一方法难以奏效。

五色第四十九

【题解】本篇讲述了颜面部位的名称、脏腑肢节在颜面的望色部位及察色要点、五色主病，认为通过望色可以判断疾病的性质、部位、间甚、转归及生死预后。由于专论色诊，故名"五色"。

【原文】雷公问于黄帝曰：五色独决于明堂[1]乎？小子[2]未知其所谓也。

黄帝曰：明堂者鼻也，阙[3]者眉间也，庭[4]者颜也，蕃[5]者颊侧也，蔽[6]者耳门也，其间欲方大[7]，去之十步，皆见于外，如是者寿必中[8]百岁。

【注释】

[1] 明堂：古时帝王宣明政教的地方。此指鼻。

[2] 小子：雷公的自谦之辞。

[3] 阙：宫门外两侧的楼台，中间有道路。指两眉之间。

[4] 庭：堂阶前的地坪。指前额部。颜，指额部，又称天庭。

[5] 蕃：通"藩"，院落四周的篱笆。指两侧的脸颊。

[6] 蔽：屏障。指两耳。

[7] 方大：端正舒朗。方，端正，方正。大，五官舒朗，不拘促。

[8] 中：满也，指能尽其天赋寿命。

【语译】雷公向黄帝问道：面部的五色诊法是仅仅取决于"明堂"吗？晚辈不太明白其中所包含的道理，希望你能予以讲解。

黄帝回答说：明堂，比喻鼻部；阙，比喻两眉之间；庭，比喻前额；蕃，比喻两侧脸颊；蔽，是用以比喻两耳。总之，人的五官及其相互位置应该是端正舒朗，远离十步看去，五官清楚明朗，像这种貌相的人寿命必定可以达到百岁。

【导读】此节论面部候诊的名称。包括明堂、阙、庭、蕃、蔽、下极等部位，其中明堂即鼻，阙为两眉之间的部位，庭指额部，蕃为两颊之外侧，蔽即耳门前部位，下极指两目之间。这是《内经》将建筑学知识应用于五色明堂诊法的实例。

【原文】雷公曰：五官[1]之辨奈何？

黄帝曰：明堂骨高以起，平以直，五脏次于中央，六腑挟其两侧，首面上于阙庭，王宫[2]在于下极[3]，五脏安于胸中，真色以致[4]，病色不见，明堂润泽以清[5]，五官恶[6]得无辨乎。

【注释】

[1] 五官：指面部。

[2] 王宫：心为五脏之主，称为"君主之官"，所以对心所属的色诊部位，称为"王宫"。

[3] 下极：两目之间。明·张介宾曰："下极居两目之中，心之部也，心为君主，故曰王宫。"

[4] 真色以致：正色显现于面部。为脏腑和调，精气充盈的表现。真色，正色，与下之"病色"对文。致，精气上充而外显。

[5] 清：清纯，洁净。

[6] 恶：怎么，表示反问。

【语译】 雷公问道：怎样来辨别五官及其正常的气色呢？

黄帝回答说：鼻柱要高而隆起，平而端正。五脏的色诊部位位于面部中央鼻的位置，六腑的色诊部位分布在鼻部的两侧。头面部各组织器官的情况向上反映于两眉之间和前额，心脏的情况反映于两目之间的下极。如果五脏能够安守精气于内，那么正色就显现于面部，病色也就不会出现，而且鼻部的色泽润泽而清纯。你如果懂得这些道理，五官怎么会不容易察辨呢？

【导读】 此节一论脏腑候诊的总部位。五脏候诊的具体部位在鼻中，六腑在鼻的两侧，其中肾的部位例外，据下文"挟大肠者肾也"，其位置当在两颊附近。可与《五阅五使》篇内容参照学习。

二论明堂在色诊中的重要性。明堂是五脏候诊之处，"明堂润泽以清"标志着五脏安和，气色正常；反之则为五脏功能失常之征。故在色诊中，诊察明堂的色泽变化可判断五脏功能之正常与否。

【原文】 雷公曰：其不辨者[1]，可得闻乎？

黄帝曰：五色之见也，各出其色部。部骨陷者[2]，必不免于病矣。其色部乘袭[3]者，虽病甚，不死矣。

雷公曰：官五色[4]奈何？

黄帝曰：青黑为痛，黄赤为热，白为寒，是谓五官。

雷公曰：病之益甚[5]，与其方衰[6]如何？

黄帝曰：外内皆在焉[7]。切其脉口[8]滑小紧以沉者，病益甚，在中[9]；人迎气[10]大紧以浮者，其病益甚，在外[11]。其脉口浮滑者，病日进[12]；人迎沉而滑者，病日损[13]。其脉口滑以沉者，病日进，在内；其人迎脉滑盛以浮者，其病日进，在外。脉之浮沉及人迎与寸口气小大等者[14]，病难已。病之在脏，沉而大者，易已，小为逆；病在腑，浮而大者，其病易已。人迎盛坚者，伤于寒；气口盛坚者，伤于食。

雷公曰：以色言病之间甚，奈何？

黄帝曰：其色粗以明[15]，沉夭[16]者为甚，其色上行者病益甚[17]，其色下行如云彻散[18]者病方已。五色各有脏部，有外部[19]，有内部[20]也。色从外部走内部者，其病从外走内[21]；其色从内走外者，其病从内走外。病生于内者，先治其阴，后治其阳，反者益甚；其病生于阳者，先治其外，后治其内，反者益甚。其脉滑大以代而长者，病从外来，目有所见[22]，志有所恶，此阳气之并[23]也，可变而已[24]。

雷公曰：小子闻风者，百病之始也；厥逆者，寒湿之起[25]也，别之奈何？

黄帝曰：常候阙中，薄泽[26]为风，冲浊[27]为痹，在地[28]为厥，此其常也。

各以其色言其病。

雷公曰：人不病卒死，何以知之？

黄帝曰：大气[29]入于脏腑者，不病而卒死矣。

雷公曰：病小[30]愈而卒死者，何以知之？

黄帝曰：赤色出两颧，大如母指[31]者，病虽小愈，必卒死。黑色出于庭，大如母指，必不病而卒死。

雷公再拜曰：善哉！其死有期乎？

黄帝曰：察色以言其时。

雷公曰：善乎！愿卒闻之。

黄帝曰：庭者，首面也。阙上者，咽喉也。阙中者，肺也。下极者，心也。直下[32]者，肝也。肝左[33]者，胆也。下者，脾也[34]。方上[35]者，胃也。中央[36]者，大肠也。挟大肠者[37]，肾也。当肾者，脐也[38]。面王[39]以上者，小肠也。面王以下者，膀胱子处[40]也。颧者，肩也。颧后者，臂也。臂下者，手也。目内眦上者，膺乳也。挟绳而上[41]者，背也。循牙车[42]以下者，股也。中央者，膝也[43]。膝以下者，胫也。当胫以下者，足也。巨分[44]者，股里也。巨屈[45]者，膝膑也。

【注释】

[1] 其不辨者：不易察辨的病色。

[2] 部骨陷者：某脏或某腑色诊部位的病色深重，似已陷入骨中。部，五脏所分布在面部的各个部位。骨陷，该部所出现的病色，有深陷入骨的征象。

[3] 乘袭：指母子相乘，即母之部见子之色。

[4] 官五色：面部五色所主的证候。官，主也。

[5] 病之益甚：病情逐渐加重。益：逐渐。

[6] 与其方衰：病邪日衰，病渐好转。

[7] 外内皆在焉：病势的衰减和病势的加重都可以通过脉象表现出来。外，出外，病势衰减。内，入内，病势加重。

[8] 脉口：寸口。

[9] 中：五脏。

[10] 人迎气：人迎脉的脉气。

[11] 外：六腑。

[12] 进：《太素》作"损"。

[13] 病日损：病势日渐衰减，病有向愈之机。损，消损，减少。

[14] 脉之浮沉及人迎与寸口气小大等者：寸口脉与人迎脉的浮沉大小相同。

[15] 其色粗以明：患者的面色浮显而明润，为病势轻浅。粗，浮而显露。

[16] 沉夭：明·李念莪曰："沉夭者，晦滞之义，言色贵明爽，若晦滞者，为病甚也。"

[17] 其色上行者病益甚：病色日渐凝聚于面部，说明病情在逐渐加重。

[18] 下行如云彻散：病色日渐消散，犹若乌云散尽一样。彻，尽也。

[19] 外部：明·张介宾曰："外部言六腑之表，六腑挟其两侧也。"

[20] 内部：明·张介宾曰："内部言五脏之里，五脏次于中央也。"

[21] 从外走内：由腑入脏。外、内，分别指腑和脏。

[22] 目有所见：即幻视。

[23] 并：聚合，有盛实亢极之义。

[24] 可变而已：通过适当的治疗使疾病向痊愈方向转变。变，变易，病情朝痊愈方向变化。

[25] 寒湿之起：日抄本"起"作"气"，宜从。

[26] 薄泽：与浮泽同，指色浮浅而有光泽。

[27] 冲浊：色深沉晦浊。

[28] 地：地阁，面部下方。

[29] 大气：暴厉的邪气。

[30] 小：稍微。

[31] 大如母指：赤色现于颧部，如拇指大小。母，通"拇"。

[32] 直下：下极之下，即鼻柱部位。

[33] 肝左：肝之色部两侧。左，附近。

[34] 下者，脾也：肝之下为脾的色部。即准头部位。

[35] 方上：鼻准头两侧。

[36] 中央：两侧面颊中央。

[37] 挟大肠者：面颊中央的侧旁，即颊侧。大肠，大肠在面部的色诊部位，即上文的"中央"。挟，夹于两旁。

[38] 当肾者，脐也：肾脏所属颊部的下方，主脐部的病。当，对着。

[39] 面王：鼻端。

[40] 子处：生殖系统。

[41] 挟绳而上：在颊部的稍外方，靠近耳边，蕃以下的部位。绳，耳边部位。

[42] 牙车：牙床，颊车穴部位。

[43] 中央者，膝也：明·张介宾曰："中央，两牙车之中央也。"

[44] 巨分：唇边大纹处。明·张介宾曰："巨分者，口旁大纹处。"

[45] 巨屈：颊下曲骨处。明·张介宾曰："巨屈，颊下曲骨也。"

【语译】雷公问道：你说的是容易察辨的正色，那些不易察辨的病色，可否能让晚辈也有所了解呢？

黄帝回答说：五脏病色在面部出现，都是各自显现本脏相应的色诊部位。如果某个脏腑色诊部位的病色深重，似已陷入骨中，那么相应的脏腑必定不免患病；如果某个脏腑色诊部位出现相应的子脏之色，即使本脏患病深重，也不至于死亡。

雷公问道：五色的主病情况是怎样的？

黄帝回答说：青色和黑色主痛证，黄色和赤色主热证，白色主寒证，这便是五色主病的一般规律。

雷公问道：病势逐渐加重跟病势将要衰减如何来察辨呢？

黄帝回答说：病势的衰减和病势的加重都可以通过脉象表现出来。医生诊按患者的脉搏，如果寸口脉滑小紧沉，表示病势逐渐加重，为病在五脏；如果人迎脉的脉气大紧而浮，也表示患者的病势逐渐加重，为病在六腑。如果患者的寸口脉浮而滑，说明病势在一天天地加重；如果人迎脉沉而滑，则说明病势在一天天地衰减。如果患者的寸口脉滑而沉，说明病势在一天天地加重，为邪气在脏的表现；如果患者的人迎脉浮滑而有力，说明病势在一天天地加重，为邪气在腑的表现。如果人迎脉和寸口脉的浮沉大小相同，说明脉气与四时相悖，疾病往往难以治愈。一般而言，病变如果发生在五脏，脉沉而大的容易痊愈，而脉沉而小的则为逆证；病变如果发生在六腑，脉浮而大的容易痊愈，而脉浮而小则为逆证。人迎脉搏动坚劲有力，为外感于寒邪；寸口脉搏动坚劲有力，为内伤于饮食。

雷公问道：用面部气色来判断病势的轻重是怎么回事呢？

黄帝回答说：患者的面色浮显而明泽，为病势减轻；患者的面色沉滞而枯槁，为病势加重；如果病色日渐凝聚于面部，说明病情在逐渐加重；如果病色日渐消散，犹如乌云消散，说明疾病将要痊愈。面部五色分别有内属的脏腑，而五色见于面部，又有鼻两侧为外部主腑和鼻中央为内部主脏的区别。一般而言，病色从鼻两侧逐渐浸染到鼻中央，说明病气从六腑侵入五脏；

病色从鼻中央逐渐浸染到鼻两侧，说明病气从五脏侵入六腑。病变若发生在五脏，应该首先治疗五脏病证以断其根源，然后再治疗蔓延而致的六腑病变，要是违背了此项原则就会导致病情日渐加重；病变若发生在六腑，应该首先治疗六腑病证以断其根源，然后再治疗蔓延而致的五脏病变，要是违背了此项原则就会导致病情日渐加重。如果患者的脉象滑、大、代、长，说明是邪气从外界侵入而发病，患者会有幻视，心中会有所憎恶，这是阳气盛实亢极而导致的病变，可以通过适当的治疗使之向痊愈方向转变。

雷公问道：晚辈听说风邪是各种疾病发生的最初原因，而四肢厥冷、肢体痹痛之类的病证则是由于寒湿之邪所致，怎样通过面部色诊来察辨这些病证呢？

黄帝回答说：诊察两眉之间。如果两眉之间色浮而有泽，为风邪致病；如果两眉之间色沉而晦浊，为寒湿痹痛，而这种沉而晦滞的病色出现在面部下方，则表示是寒湿导致的厥冷之证。这是根据面色诊病的一般规律。色诊，是根据面色来辨别内在病变的性质。

雷公问道：有的人平日没有什么病兆，却突然死亡，医生根据什么来测知其病情呢？

黄帝回答说：由于暴戾的邪气深入脏腑，所以患者平日虽然没有什么病兆，却会因邪气内闭而突然死亡。

雷公问道：有的人病情已经稍有缓解，却也会突然死亡，医生根据什么来测知其病情呢？

黄帝回答说：如果赤色浮现于两颧，如拇指大小，尽管病情会稍有缓解，但还是会突然死亡；如果黑色出现于前额，如拇指大小，那必定是平日没有病兆，病发就突然死亡。

雷公拜了两拜，说：你讲得真好！这些患者的死亡有时间规律吗？

黄帝回答说：要首先察辨患者的面色，然后才能预知患者死亡的时间。

雷公问道：你说得很好！晚辈希望彻底了解有关色诊的内容。

黄帝回答说：前额，是头面部各组织器官的色诊部位；两眉间偏上，是咽喉的色诊部位；两眉之间，是肺的色诊部位；两目之间，是心的色诊部位；两目之间的正下方，是肝的色诊部位；肝色诊部位的两侧，是胆的色诊部位；肝色诊部位的下方，是脾的色诊部位；鼻准头两侧，是胃的色诊部位；面颊的中央，是大肠的色诊部位；大肠色诊部位的侧旁，是肾的色诊部位；正对肾色诊部位的下方，是脐部的色诊部位；鼻端以上的两侧，是小肠的色诊部位；鼻端以下，是膀胱和生殖器官的色诊部位；两侧颧部，是肩部的色诊部位；颧部向后，是臂部的色诊部位；臂部的色诊部位以下，是手部的色诊部位；目内眦上方，是胸部和乳房的色诊部位；沿着耳边向上，是背部的色诊部位，顺着颊车向下，是大腿的色诊部位；上下牙车的中央，是膝部的色诊部位；膝部的色诊部位以下，是小腿的色诊部位；正对着小腿色诊部位的下方，是足部的色诊部位；唇边大纹处，是大腿内侧的色诊部位；颊下曲骨处，是髌骨的色诊部位。

【导读】此节论述脏腑肢节在颜面的候诊色部。此节以整体观念为指导，详细地论述了五脏六腑和四肢关节在面部相应的望色部位，指出"五色之见也，各出其色部"，体现了"生物全息律"的思想。由于"十二经脉，三百六十五络，其血气皆上于面"（《灵枢·邪气脏腑病形》），所以面部方可成为全身脏腑肢节的缩影，以反映脏腑肢节的病理变化。

【原文】此五脏六腑肢节之部也，各有部分[1]。有部分，用阴和阳，用阳和阴[2]，当明部分，万举万当，能别左右[3]，是谓大道，男女异位[4]，故曰阴阳，审察泽夭，谓之良工。

沉浊为内[5]，浮泽为外[6]，黄赤为风[7]，青黑为痛，白为寒，黄而膏润为脓[8]，赤甚者为血，痛甚为挛，寒甚为皮不仁[9]。

【注释】

[1] 各有部分：人体脏腑肢节在面部各有其分布的部位。

[2] 用阴和阳，用阳和阴：用寒剂助阴以调和其亢盛之阳，用热剂助阳以调和其炽盛之阴。前"阴""阳"，药剂的性质，后"阴""阳"，过盛的阴阳之气。

[3] 能别左右：能够通过色诊而察别病性的阴阳。左右，指阴阳。

[4] 男女异位：病色反映于面部由于男女的不同而在位置上有所差别。

[5] 沉浊为内：面色沉浊晦暗主病在脏、在里。

[6] 浮泽为外：面色浮浅有光泽主病在腑、在表。

[7] 风：《难经本义》卷下引作"热"。似是。

[8] 黄而膏润为脓：肤色黄如脂膏润泽的是脓已成。

【原文】五色各见其部，察其浮沉，以知浅深；察其泽夭，以观成败；察其散抟[1]，以知远近[2]；视色上下[3]，以

[9] 痛甚为挛，寒甚为皮不仁：面色青黑主痛证，而青黑过重主拘挛；面色白主寒证，而白色过甚主皮肤不知痛痒。痛、寒二字，分指前文"青黑""白"二色。不仁，没有知觉。

【语译】以上这些便是五脏六腑以及身体各部在面部的色诊部位。总之，全身各部在面部分别有色诊的部位，而面部的各个色诊部位也都有内属的脏腑组织。医生若要用寒剂助阴以调和其亢盛之阳，或用热剂助阳以调和其炽盛之阴，就必须首先审明身体各部在面部的色诊部位，而后在治疗上才可能万无一失。医生若能通过色诊来察别病性的阴阳，才称得上是掌握了诊病的根本大法。病色反映于面部由于男女的不同而在位置上有所差异，因此说面色诊法也有男阳女阴的区别。医生若善于察辨面部气色的润泽与枯槁，那更可称得上是高明的医生。

如果面色沉而晦滞，为病在五脏；如果面色浮而润泽，为病在六腑。如果面色黄或赤，为风邪致病；如果面色青或黑，为疼痛之证；如果面色白，为寒气伤人。如果面色黄而像膏脂一样润泽，为痈疮生脓；如果面色过赤，为瘀血内留；如果面色青黑过重，为拘挛之证；如果面色过白，为皮肤不知痛痒的病证。

知病处；积神于心，以知往今。故相气不微[4]，不知是非，属意勿去，乃知新故[5]。

【注释】

[1] 散抟（tuán 团）：病色的疏散或凝聚。抟，捏聚成团，病色凝聚。

[2] 远近：病程的久远与短暂。

[3] 上下：病色出现的部位。

[4] 相气不微：观察患者的气色不能细心入微。气，气色，即面色。

[5] 属意勿去，乃知新故：明·张介宾曰："属意勿去，专而无式也。新故，即往今之义。"

【语译】总之，五脏的病色分别显现在各自的色诊部位，医生可以通过观察病色的浮浅和深沉，来了解病位的深浅；通过观察病色的润泽和枯槁，来了解病势的善恶；通过观察病色的疏散和凝滞，来了解病程的长短；通过观察病色的上下左右，来了解病变的位置。医生只有专心致志地精密审察，才有可能全面了解病变的始末详情。因此说，诊察气色不能细心入微，就无法测知病变的性质；专注于心而不放过细节，才可以了解病变的实质。

【导读】此节所论察色的要点有：①察色浮沉，可辨病位的表里深浅。②察色清浊，测知病情的轻重。③察色泽夭，辨别疾病预后吉凶"成败"。④察色散抟，辨别病程长短"远近"。⑤察色见部位之"上下"左右，可知病在何处。⑥青赤黄白黑五色所主病证不同。⑦"积神于心""属意勿去"，即医生在察色之时，须专心致志，精细观察。

【原文】色明不粗，沉夭为甚；不明不泽，其病不甚[1]。其色散，驹驹然[2]未有聚，其病散而气痛[3]，聚未成也。肾乘心，心先病，肾为应，色皆如是。

男子色在于面王，为小腹痛，下为卵痛[4]，其圜直[5]为茎[6]痛，高为本，下为首，狐疝[7]癀阴[8]之属也。

女子在于面王，为膀胱子处之病，散为痛，抟为聚，方员左右，各如其色形。其随而下至胅[9]为淫[10]，有润如膏状，为暴食不洁。

左为左，右为右，其色有邪，聚散而不端，面色所指者也。色者，青黑赤白黄，皆端满[11]有别乡[12]。别乡赤者，其色亦[13]大如榆荚，在面王为不日[14]。其色上锐，首空上向，下锐下向，在左右如法。

【注释】

[1] 不明不泽，其病不甚：患者的面色若不清朗润泽，则为病势深重。"不甚"当为"甚"。

[2] 驹驹然：病色如驹无定，散而不聚貌。

[3] 气痛：因气机郁滞而致之疼痛。

[4] 卵痛：睾丸痛。

[5] 圜（yuán 元）直：明·李念莪曰："圜直指人中，水沟穴也。人中有边，圜而直者，故人中色见，主阴茎作痛。"

[6] 茎：即阴茎。

[7] 狐疝：阴囊偏坠胀大，时上时下的病证。

[8] 癀（tuí 颓）阴：即阴癀，外阴病患。

[9] 其随而下至胅：望其色由面王而下至唇（唇）也。胅，疑为"脤"之形误，脤为"唇"之借字。

[10] 淫：带下淫浊之类的病证。

[11] 端满：端正充润之义。

[12] 别乡：别处，即其他部位。

[13] 亦：诸本并作"赤"，可从。

[14] 不日：（日）丹波元简云："今依《甲乙》不日作不月，连上文女子在于面王之章，俱为女子之义，则似水稍通。"不月，即女子月经

不调。

【语译】 如果患者的面色浮显而明泽，为病势轻浅；沉滞而枯槁，为病势深重；如果不够清朗润泽，病情也较为深重；如果患者的病色散疏不聚，没有凝滞的势态，说明患者的病气游走而且只是气滞作痛，积聚还没有形成；如果黑色出现于心所属的两目之间，为心脏先有病变，而后肾才有所反应。所有五脏病色的出现都是如此。

如果男子在鼻端出现病色，为小腹疼痛；如果在鼻端以下出现病色，为睾丸疼痛；如果在人中出现病色，当阴茎疼痛，若偏上为阴茎根部痛，偏下为龟头痛。总之，都属于狐疝外阴病之类。

如果女子在鼻端出现病色，为膀胱和子宫的病变；若病色散疏，为气滞作痛；若病色凝聚，为积聚之病，积聚的形状或方或圆，积聚的位置或左或右，都可以如实地反映在相应的色诊部位；如果病色由鼻端向下发展到唇部，为带下淫浊之类的病证。

有的人面呈病色，却润泽如膏脂，是暴食了不洁的饮食。

病色显现于左侧面部，为病位在左侧；病色显现于右侧面部，为病位在右侧。如果面呈病色，便是有邪气在体内，聚散不定而没有定处，而对邪气所在位置的判断要依据病色所表明的方位。表现于面部的气色不外乎青、黑、赤、白、黄五种，这五种气色都应该表现得颜色正常，光泽盈溢。有时某脏的色泽不见于本部而见于其他部位，比如在心的色部以外出现赤色，赤色大如榆荚，若出现在鼻端便是女子月经不调之病；若病色尖端指向上方，为头面部气虚，所以病势向上；若病色尖端指向下方，为下部气虚，所以病势向下。至于病色尖端向左或向右，也跟上述的规律一样。

【导读】 此节论述五色辨病之间甚及预后转归。五色的变化是人体精气盛衰及病邪轻重的反映，故诊察五色的变化，可作为判断疾病轻重及预后转归的依据。

【原文】 以五色命脏，青为肝，赤为心，白为肺，黄为脾，黑为肾。肝合筋，心合脉，肺合皮，脾合肉，肾合骨也。

【语译】 如果用五色来配属五脏，青色配属肝脏，赤色配属心脏，白色配属肺脏，黄色配属脾脏，黑色配属肾脏，而肝脏在体合筋，心脏在体合脉，肺脏在体合皮，脾脏在体合肉，肾脏在体合骨。

【导读】 此节在五行归类的思维模式下，指出了脏与色的配属关系，临证通过对五色变化的观察，不仅可以诊断疾病性质的寒热虚实，而且可确定病位之所在。

论勇第五十

【题解】本篇讨论了勇怯的形成原因、体质特征、性格表现及其对四时邪气、疼痛的反应，并说明在诊断、治疗上的意义，故名"论勇"。

【原文】黄帝问于少俞曰：有人于此，并行并立，其年之长少等也，衣之厚薄均也，卒然遇烈风暴雨，或病或不病，或皆病，或皆不病，其故何也？

【语译】黄帝向少俞问道：如果说有几个人在这里一块行走，一同站立，他们的年龄长幼相同，衣服的厚薄均等，突然遭遇暴烈风雨的侵袭，有的人会发病，而有的人不发病，还有全都发病的，也有都不发病的，其缘故是怎样的呢？

【导读】此节论体质与发病。体质与正气的强弱密切相关，而发病与否是以内在的正气强弱起主导作用。

【原文】少俞曰：帝问何急？

黄帝曰：愿尽闻之。

少俞曰：春青风[1]，夏阳风[2]，秋凉风，冬寒风。凡此四时之风者，其所病各不同形。

黄帝曰：四时之风，病人如何？

少俞曰：黄色薄皮弱肉者，不胜春之虚风[3]；白色薄皮弱肉者，不胜夏之虚风；青色薄皮弱肉，不胜秋之虚风；赤色薄皮弱肉，不胜冬之虚风也。

黄帝曰：黑色不病乎？

少俞曰：黑色而皮厚肉坚，固不伤于四时之风。其皮薄而肉不坚，色不一[4]者，长夏至而有虚风者，病矣。其皮厚而肌肉坚者，长夏至而有虚风，不病矣。其皮厚而肌肉坚者，必重感于寒，外内皆然，乃病。

【注释】

[1] 春青风：春属木，其色青，其气温，故春之风称青风。

[2] 夏阳风：夏属火，火属阳，故夏之热风称夏阳风。

[3] 虚风：不合时令的气候，即四时不正之气。

[4] 色不一：肤色并非纯粹呈现黑色，而有他色相兼。一，单一。

【语译】少俞说：你问的哪个问题更急迫些呢？

黄帝说：我希望能够全面了解这些情况。

少俞说：春季之风为青风，夏季之风为阳风，秋季之风为凉风，冬季之风为寒风。四季所有的气候，侵袭人体而导致的病变各不相同。

黄帝问道：四季之风侵害人体的情况是怎样的呢？

少俞回答说：肤色发黄，皮肤菲薄，肌肉柔弱的人，禁受不住春季的不正之风；肤色发白，皮肤菲薄，肌肉柔弱的人，禁受不住夏季的不正之风；肤色发青，皮肤菲薄，肌肉柔弱的人，禁受不住秋季的不正之风；肤色发赤，皮肤菲薄，肌肉柔弱的人，禁受不住冬季的不正之风。

黄帝问道：肤色发黑的人就不会受风邪侵害而发病吗？

少俞回答说：肤色发黑，但皮肤厚实，肌肉坚劲，自然不会被四季的不正之风所侵害。可那些肤色虽黑，但皮肤菲薄，肌肉不够坚劲，而且肤色也并非纯粹呈现黑色的人，到了长夏季节，遇到不正之风，就不免要发病。而那些肤色发黑，皮肤厚实，肌肉坚劲的人，即使到了长夏季节，遇到不正之风，也不会发病。那些肤色发黑，皮肤厚实，肌肉坚劲的人，必定是内外两部重复感受寒邪，或先外感后内伤，或先内伤后外感，内外都受到寒邪的侵害才会发病。

【导读】此节论体质决定罹病性质。为何感受四时不同的虚风，会产生各不相同的临床特征？取决于人的体质，其某脏气的偏衰不一，对不同邪气的易感性也不相同，从而会产生各种不同的病状。黄、白、青、赤、黑五色为五脏色，五脏与五时相配，当遇相克之时的虚风，又逢本脏之气不足时，即可发病，这是五行相克思维模式在发病理论中的应用。

【原文】黄帝曰：善。

黄帝曰：夫人之忍痛与不忍痛者，非勇怯之分也。夫勇士之不忍痛者，见难则前，见痛则止；夫怯士之忍痛者，闻难则恐，遇痛不动。夫勇士之忍痛者，见难不恐，遇痛不动；夫怯士之不忍痛者，见难与痛，目转面盼[1]，恐不能言，失气[2]惊，颜色变化，乍死乍生[3]。余见其然也，不知其何由，愿闻其故。

少俞曰：夫忍痛与不忍痛者，皮肤之薄厚，肌肉之坚脆缓急之分也，非勇怯之谓也。

【注释】

[1] 目转面盼（xì 细）：双目昏眩，不敢正视。转，旋转，目眩而视物转动。盼，斜视。

[2] 失气：失志，丧失意志。气，《国语·楚语下》韦昭注："气，志气也。"

[3] 乍死乍生：形容面色变化，忽而灰白如死人，忽而红赤如生者。

【语译】黄帝说：你讲得很好。

黄帝说：我认为有人能够耐受痛楚而有人不能耐受痛楚，并不是性格的果敢和怯懦的区别。果敢的人若不能耐受痛楚，遇到危难之处尚可勇敢向前，受到伤痛却会止步不进；怯懦的人若能够耐受痛楚，听到危难之事就会心感恐惧，受到伤痛仍可坚持不动；果敢的人若能够耐受痛楚，遇到危难之处心中绝无恐惧，受到伤痛仍会坚持不动；怯懦的人若不能耐受痛楚，遇到危难之处或受到一些伤痛，便会双目昏眩，不敢正视，恐惧得讲不出话，心中惊跳，意气丧失，面色大变，忽而灰白，忽而红赤。我已观察到他们的这种表现，却不明白为何会有这些不同表现，希望你能讲述其中的道理。

少俞说：人能够耐受痛楚与不能耐受痛楚，是由于皮肤的厚实与菲薄，肌肉的坚实与脆弱、弛缓与紧急的不同，并不是　　性格的果敢与怯懦。

【导读】此节论体质与疼痛的耐受性。原文通过临床常见的耐痛与不耐痛实例，讨论疼痛耐受性与体质、勇怯的关系。认为勇士和怯士都存在着忍痛与不忍痛，因此，疼痛的耐受性主要与体质强弱有关，以体质强弱为基础。忍痛与否，除了和体质因素有关外，还与人的意志、性格有一定的关系。

【原文】黄帝曰：愿闻勇怯之所由然。

少俞曰：勇士者，目深以固，长衡直扬，三焦理横，其心端直，其肝大以坚，其胆满以傍，怒则气盛而胸张，肝举而胆横，眦裂而目扬[1]，毛起而面苍，此勇士之由然者也。

黄帝曰：愿闻怯士之所由然。

少俞曰：怯士者，目大而不减[2]，阴阳相失，其焦理纵，髑骬[3]短而小，肝系缓，其胆不满而纵，肠胃挺[4]，胁下空[5]，虽方大怒，气不能满其胸，肝肺虽举，气衰复下，故不能久怒，此怯士之所由然者也。

【注释】

[1] 目扬：目光闪烁逼人。

[2] 目大而不减：眼睛虽大，却不含神采。减，当作"缄"，封藏之义。

[3] 髑骬（hé yú 合鱼）：胸骨剑突。

[4] 肠胃挺：形容肠胃形态瘦小弯曲少，并且功能不强健。

[5] 胁下空：怯士肝气不足，不能充实于胁下，故胁下空虚。

【语译】黄帝说：我希望了解果敢与怯懦两种不同性格产生的原因。

少俞说：性格果敢的人，其外貌是眼球外突而动转不灵，眉毛竖立而目光闪露；其内脏是肌肤脏腑的纹理横生，心脏端正而居中，肝脏较大而坚固，胆腑满盈而扩张，如果发怒，则气盛而满，以致胸廓扩张，肝上举，胆横动，看上去目眦睁裂，目光闪动，毫毛竖立而面色铁青。这是"勇士"之所以果敢无畏的特征。

黄帝说：我还想了解"怯士"怯懦怕事的原因。

少俞说：性格怯懦的人，在外貌方面眼睛虽大，却不含神采，由于阴阳失调而常见惊恐失志，目视不安；其内脏是肌肤脏腑的纹理纵生，胸骨剑突短小，肝的系膜弛缓，胆不满而下垂，肠胃较直而缺少正常的曲折，胁下空虚，即使正在大怒之时，气也不能盛满于胸中，肝气、肺气虽然能上举，但当气衰之后又会即刻下降，因此不可能持续发怒。这便是"怯士"怯懦怕事的原因。

【导读】此节一论体质"勇""怯"于性格的差异。勇士和怯士主要在于性格强弱的差异。由于精神意志对性格变化有密切影响，而精神活动与社会实践也密切相关。除此之外，与脏腑组织形态及脏腑功能活动也密不可分。因为性格的形成，除受社会实践、周围环境和精神活动的影响外，也要以脏腑形态和功能作为内在基础。

二论体质"勇""怯"于脏腑功能差异。勇士和怯士，不仅是以脏腑组织结构上的区别作为基础，而且还表现在内脏功能上的差别，尤其是肝胆为基础，肝胆共同参与人的情志活动。所以人的情志活动、性格的强弱关键在于肝胆功能活动状态。人之勇与怯不是固定不变的，通过后天教育，怯者可转化为勇者，如有的患者畏惧治疗，通过晓之以理，说明利害，解除思想负担，增强其信心和勇气，使其欣然接受，积极配合治疗，从而取得满意的疗效。这对临床实践具有重要的指导意义。

【原文】黄帝曰：怯士之得酒，怒不避勇士[1]者，何脏使然？

少俞曰：酒者，水谷之精，熟谷之液[2]也，其气慓悍，其入于胃中，则胃胀，气上逆，满于胸中，肝浮胆横[3]。

当是之时，固比于勇士，气衰则悔。与勇士同类，不知避之，名曰酒悖[4]也。

【注释】

[1] 怒不避勇士：怯士得酒后，醉以致怒，则与勇士没有差异。

[2] 熟谷之液：以谷物酿制的汁液。

[3] 肝浮胆横：肝气亢盛而浮动，胆气壮而横溢。横，充溢。

[4] 酒悖：病证名。饮酒之后，出现妄作妄为、违背常态行为的疾病。

【语译】黄帝问道：怯懦的人饮酒以后，发起怒来并不避让果敢的人，这是哪个脏器功能使他如此无畏呢？

少俞回答说：酒是水谷中的精微物质所化，是用谷物酿制而成的汁液。其气质迅疾而猛烈，如果进入到胃肠，就会使胃腑胀满，胃气上逆而充溢于胸中，同时又使肝气上越，胆气充满，在这个时候，怯懦的人的确可以跟果敢的人相比，但等到酒气散尽就会懊悔莫及。由于怯懦的人是在酒后才跟果敢的人类似，不懂得回避危难之事，所以把这种现象称作"酒悖"。

【导读】此节论述酒悖的形成机制、表现，以及与勇士的区别。酒悖不能作为判定勇怯的标准，因为怯士发生酒悖时，是由于受酒刺激的缘故，并非真正之勇。勇与怯，其实质在于生理结构特征、脏腑功能特点和性格特点上的差异，而不能用酒悖时出现的一时冲动行为来判定勇士和怯士。此节仍在于强调体质强弱与人性格之勇怯的关系。

背腧第五十一

【题解】本篇讨论了位于背部五脏俞穴的位置和检查方法，故称"背腧"。

【原文】黄帝问于岐伯曰：愿闻五脏之腧，出于背者。

岐伯曰：胸中大腧在杼骨之端[1]，肺腧在三焦之间[2]，心腧在五焦之间，膈腧在七焦之间，肝腧在九焦之间，脾腧在十一焦之间，肾腧在十四焦[3]之间。

【注释】

[1] 胸中大腧在杼（zhù 住）骨之端：胸中大俞穴在杼骨的棘突下。胸中，指膻中气海。大腧，因该穴在背俞穴中位置最高，故称。杼骨，第一胸椎骨，因其形似织布机上的梭子，故名。

[2] 肺腧在三焦之间：在背部，当第3胸椎棘突下，旁开1.5寸。明·张介宾："焦，即椎之义，指脊骨之节间也。"

[3] 肾腧在十四焦：当第2腰椎棘突下，旁开1.5寸。

【语译】黄帝向岐伯问道：我希望能够了解五脏的背俞穴分布在背部的情况。

岐伯回答说：胸中大俞穴在杼骨的棘突下，肺俞穴在第三胸椎棘突下，心俞穴在第五胸椎棘突下，膈俞穴在第七胸椎棘突下，肝俞穴在第九胸椎棘突下，脾俞穴在第十一胸椎棘突下，肾俞穴在第二腰椎棘突下。

【导读】五脏背俞穴是由肺俞、心俞、肝俞、脾俞、肾俞穴组成，是五脏精气输注于背部的腧穴，属足太阳膀胱经，分布于背部正中线（督脉），左右旁开各1.5寸之线上，计10穴。主治痛风，因身临风湿地，受其毒气，中于五脏，面部庞胀如黑云，或全身痛如锥刺，或两手顽麻。

【原文】背挟脊相去三寸所[1]，则[2]欲得而验之，按其处，应在中而痛解，乃其腧也。

【注释】

[1] 背挟脊相去三寸所：腧穴都分布在脊椎两侧，左右两穴相距三寸左右。背，当作"皆"。所，左右，表示约数。

[2] 则：如果，表假设。

【语译】这些腧穴都分布在脊椎的两侧，左右两穴相距三寸左右。如果想要审验某穴的位置，就用手按压该穴所在之处，则相应内脏就会在体内有所反应，病痛也会因按压腧穴而有所缓解，这便是该穴所在的正确位置。

【导读】背俞穴的取穴方法是用手指按压该处，患者感到胀痛、酸软，或者原来痛楚的地方反而缓解，便是该穴位的所在处。腧穴是脏气汇聚之处，内应五脏，外现一定的部位，五脏有病，必然会在腧穴的部位上有一定的反应。由于个体的差异，腧穴的位置不会所有的人都固定在一条线及一个点上。因此，在选穴时应在大致的位置上，找出反应点以确定不同个体的腧穴位置，是较为客观准确的方法。

【原文】灸之则可，刺之则不[1]可。气盛则泻之[2]，虚则补之。以火补者，毋吹其火，须自灭也。以火泻者，疾吹其火，传[3]其艾，须其火灭也。

【注释】

[1] 不：《太素》无此字，可从。《素问》及《甲乙经》皆言背俞可刺。

[2] 气盛则泻之：明·马莳曰："故邪气盛则泻之，正气虚则补之。"

[3] 传：通"抟"，用手撮聚。

【语译】像这些腧穴只可以施行灸法，而不可以施以针刺。如果邪气盛实有余，便用灸法来泻除；如果正气虚损不足，就用灸法来补益。在用灸法来补益正气的时候，不要吹火，要让艾炷慢慢烧尽然后自行熄灭；在用灸法来泻除邪气的时候，要急速地吹火，并用手撮聚艾炷，让艾炷尽快烧尽然后熄灭。

【导读】

(1) 临床运用艾灸补泻的原则是"气盛则泻之，虚则补之"。

(2) 背腧穴"灸之则可，刺之则不可"是临床经验总结的刺治禁戒，强调背部不可深刺，深刺会伤及肺、心等内脏而发生危险。取刺背腧穴时务必慎重，针尖要斜向棘突或刺入较浅，以免造成气胸或刺伤内脏。

(3) 如何进行灸法之补、泻？对于久病、虚弱、寒证应用灸法效果较好，可奏回阳固脱之效，无论寒、热、虚、实之证都可艾灸，如鼻衄灸少商，感冒灸风池、大椎，呃逆灸期门，肝病灸涌泉，勿有灸法只补不泻的片面认识。

卫气第五十二

【题解】本篇论述了十二经标本所在和六腑在胸、腹、头、胫四个气街的部位、主治病证、预后、调治方法。由于这些内容均与卫气有关，故名"卫气"。

【原文】黄帝曰：五脏者，所以藏精、神、魂、魄者也。六腑者，所以受水谷而行化物者也。其气内干[1]五脏，而外络肢节。其浮气[2]之不循经者，为卫气；其精气[3]之行于经者，为营气。阴阳相随，外内相贯，如环之无端，亭亭淳淳乎，孰能穷之。然其分别阴阳，皆有标本[4]虚实所离之处。

【注释】

[1] 干：关，关涉。此有灌注之义。

[2] 浮气：浮出脉外之气，即卫气。因卫气属阳，性剽悍，行皮肤分肉之间，故称浮气。

[3] 精气：水谷精微之中性质精专而柔和的部分，即营气。

[4] 标本：清·张志聪曰："盖以经脉所起之处为本，所出之处为标……标者，犹树梢枝，枝绝而出于络外之径路也。本者，犹木之根干，经脉之血气从此而出也。"

【语译】黄帝说：五脏具有贮藏精、神、魂、魄功能，六腑具有受纳水谷并传输消化水谷功能。由水谷饮食化生的精微之气向内灌注于五脏，向外敷布到肢体关节。水谷精微之中性质轻浮而滑利的部分不循行在经脉之中，因而称作卫气；水谷精微中性质精专而柔和的部分则循行在经脉之中，因而称作营气。营气为阴，卫气为阳，但两气相互和谐；卫在脉外，营在脉中，但二者相互贯通。营卫之气的运行就像无端的圆环一样，幽深无极，周流不休，有谁能彻底洞察其中的情况呢？但是，营卫之气毕竟有阴阳属性的不同，其运行也各有标本、虚实以及所至和所不至的部位。

【导读】营气、卫气都是由水谷精气所化生，能营养五脏六腑，向外行四肢百节，互相依随，内外互相贯通，像无首无尾的圆环，不断地流动，周身上下、四肢百骸都依赖其护卫与滋养。可结合《灵枢·营卫生会》的相关内容学习。

【原文】能别阴阳十二经者，知病之所生。候虚实之所在者，能得病之高下。知六腑之气街[1]者，能知解结契绍于门户。能知虚石之坚软[2]者，知补泻之所在。能知六经标本者，可以无惑于天下。

【注释】

[1] 气街：人体之气汇聚运行的通路。

[2] 虚石之坚软：虚则软，实则坚，此以经脉的软坚表达证候的虚、实。石，《太素》作"实"。

【语译】作为医生，若能察辨阴阳的

属性和十二经脉的标本，便可测知病变发生的部位；若能诊测出营卫之气虚实所在的部位，便可掌握病变所在的位置；若能明晓六腑之气汇聚运行的路径，便可散解郁结的邪气，使经脉气血和调，相互贯通，并能流注于相关腧穴；若能探明或坚或软的脉搏是主虚还是主实，便可知晓补法和泻法的施用范围；若能掌握手足六经的标本（腧穴），便对所有疾病的诊治就没有什么疑惑了。

【导读】掌握十二经脉、六经标本（腧穴）、六腑气街病情虚实的意义在于，能区别于足三阴三阳十二经脉起止路径和了解六腑之气运行状况的人，就能"知病之所生"（判断病位）；能把握病情虚实（明辨邪正盛衰），就会应用补虚泻实的原则；能明确六经标本（腧穴）的人，就"可以无惑于天下"。

【原文】岐伯曰：博哉圣帝之论！臣请尽意悉言之。

足太阳之本，在跟以上五寸中，标[1]在两络命门[2]。命门者，目也。

足少阳之本，在窍阴之间，标在窗笼之前。窗笼者，耳也。

足少阴之本，在内踝下上三寸中，标在背腧与舌下两脉也。

足厥阴之本，在行间上五寸所，标在背腧也。

足阳明之本，在厉兑，标在人迎颊挟颃颡[3]也。

足太阴之本，在中封前上四寸之中，标在背腧与舌本也。

手太阳之本，在外踝之后，标在命门之上一寸也。

手少阳之本，在小指次指之间上二寸，标在耳后上角下外眦也。

手阳明之本，在肘骨中，上至别阳[4]，标在颜下合钳上也。

手太阴之本，在寸口之中，标在腋内动[5]也。

手少阴之本，在锐骨之端，标在背腧也。

手心主之本，在掌后两筋之间二寸中，标在腋下下三寸也。

凡候此者，下[6]虚则厥，下盛则热；上[7]虚则眩，上盛则热痛。故石者绝而止之[8]，虚者引而起之[9]。

【注释】

[1] 标：本经经气所络之处，犹言标部。因经气所络犹如树木的枝梢，故名。

[2] 两络命门：两目之内眦的睛明穴。因两睛明穴恰在两目之间，犹络之相连，故称。

[3] 颃颡：指面颊之下，夹于喉咙两侧的部位。颃颡，指喉咙。

[4] 别阳：臂臑穴，在曲池穴上七寸。

[5] 腋内动：腋下动脉处。

[6] 下：经脉之本部。

[7] 上：经脉之标部。

[8] 绝而止之：阻断而抑止其实邪。

[9] 引而起之：疏导而鼓舞其正气。

【语译】岐伯说：真是博大无比啊！只有圣明的帝君才会有如此的高论。现在，尽我所知，详细地讲述有关标和本的内容。足太阳经经气所出的本穴在足跟以上五寸的位置，经气所络的部位在两侧命门（睛明穴）之间，命门，指眼睛；足少阳经经气所出的本穴在窍阴穴，经气所络的标穴在窗笼之前（听宫穴），窗笼，指耳廓；足少阴经经气所出的本穴在内踝下一寸（照海穴）和内踝上二寸（复溜穴），经气所络的标穴在背俞（肾俞穴）和舌下两脉（廉泉穴）；足厥阴经经气所出的本穴在行间穴上五寸左右（中封穴），经气所络的标穴在背俞（肝俞穴）；足阳明经经气所出的本穴在厉兑穴，经气所络的标穴在人迎穴，人迎穴在面颊之下，夹于喉咙的两侧；足太阴经经气所出的本穴在中封穴前上四寸位置（三阴交穴），经气所络的标穴在背俞（脾俞穴）和舌根处。手太阳经经气所出的本穴在腕部外踝之后（养老穴），经气所络的标穴在命门穴之上一寸处；手少阳经经气所出的本穴在手小指和次指之间上两寸处（液门穴），经气所络的标穴在耳廓后上方（角孙穴）和目外眦下方（丝竹空穴）；手阳明经经气所出的本穴在肘骨处（曲池穴），并向上到达别阳穴（臂臑穴），经气所络标穴在前额向下合于钳耳处（头维穴）；手太阴经经气所出的本穴在寸口处（太渊穴），经气所络的标穴在腋下动脉处（天府穴）；手少阴经经气所出的本穴在掌后锐骨之端（神门穴），经气所络的标穴在背俞（心俞穴）；手厥阴经经气所出的本穴在掌后前臂两筋间腕上两寸处（内关穴），经气所络的标穴在腋下三寸处（天池穴）。大凡诊察这类病候，经气所出的本部气虚不足便会出现昏厥，气盛有余便会出现发热；经气所络的标部气虚不足便会出现眩晕，气盛有余便会出现热痛。因此，对于气盛有余的病候，要阻断而抑止其实邪；对于气虚不足的病候，要疏导而鼓舞其正气。

【导读】 此节详细地说明了十二经的标本部位与穴位，及在临床与相关病证的联系，明辨十二经标本的意义在于测知十二经标本上下的病变并用于指导临床治疗。诊察十二经标本上下所主疾病时，在下的为本，下虚者，是元阳衰于下，故病为厥逆；下盛者，是阳邪盛于下，病则发热。在上的为标，上虚则清阳不升，病则眩晕；上盛则阳邪盛于上，病则发热而疼痛。治疗时，实证应泻其邪气，以断绝其病源，制止其病势发展；虚证应补引其正气，使之充实。

【原文】 请言气街：胸气有街，腹气有街，头气有街，胫气有街。故气在头者，止之于脑[1]。气在胸者，止之膺与背腧[2]。气在腹者，止之背腧[3]，与冲脉于脐左右之动脉者[4]。气在胫者，止之于气街[5]，与承山踝上以下[6]。取此者用毫针，必先按而在久应于手，乃刺而予[7]之。

所治者，头痛眩仆，腹痛中满暴胀，及有新积。痛可移者，易已也；积不痛，难已也。

【注释】

[1] 故气在头者，止之于脑：敷布在头部的气以脑为聚集布散之处。

[2] 止之膺与背腧：明·张介宾曰："胸之两旁为膺，气在胸之前者止之膺，谓阳明少阴经分也。胸之后者在背腧，谓自十一椎膈膜之上，足太阳经诸藏之腧，皆为胸之气街也。"

[3] 止之背腧：明·张介宾曰："腹之背腧，谓自十一椎膈膜以下，太阳经诸藏之腧皆是也。"

[4] 与冲脉于脐左右之动脉者：明·张介宾曰："其行于前者，则冲脉并少阴之经行于腹与

脐之左右动脉，即肓腧、天枢等穴，皆为腹之气街也。"

[5] 止之于气街：足阳明经的气冲穴。

[6] 踝上以下：足踝部的上方和下方。以，连词，表并列。

[7] 予：补益之义。

【语译】请允许我再谈谈气街的内容。胸有气街，腹有气街，头有气街，胫（下肢）有气街。气街是经气聚集布散的通路。因而，敷布在头部的气以脑为聚集布散处，敷布在胸中的气以膺部和背腧为聚集布散处，敷布在腹部的气以背俞、冲脉和夹于脐旁的动脉为聚集布散处，敷布在下肢的气以足阳明经的气冲穴、足太阳经的承山穴和足踝的上下为聚集布散处。要针刺这些穴位，必须使用毫针，而且要先用手指按压，等到经气来至并反应于手下，才可以施行针法来补益或宣泄。

这些穴位所治疗的范围，有头痛、眩晕、昏厥、腹痛、脘闷、突发胀满以及初发未久的积聚等。疼痛若游移可动，病属可治之症；积聚若不感疼痛，病属难治之症。

【导读】

（1）气街，一指经络的重要组成部分，为经络之外营卫气血汇聚、运行的通道；二为腧穴名，即气街穴，又名气冲穴。气街的分布状态：① "头气有街" 在脑；② "胸有气街" 在胸与背；③ "腹有气街" 在腹部；④ "胫气有街" 在气冲与足踝之间。气街的结构特征：①联系四海，相对独立的分段结构；②纵横交错，以横向为主的网络结构；③前后相贯，上下相连的纵横结构；④以脏腑为中心，向全身呈辐射状结构。可见气街具有加强人体以脏腑为中心整体联系的作用。气街主要有四方面的功能：①沟通联络作用；②蓄积气血的作用；③调节控制作用；④代偿替补作用。

（2）气街的刺法与主治的病证。凡刺取气街各部的腧穴时，要用毫针，操作时，必须先在该穴位按压较长时间，或按处疼痛，或手下有搏动感时，再行针刺。气街所属穴位治疗的病证，主要有头痛、眩晕、昏仆、腹痛、中满、急暴而剧烈的脘腹胀满，以及积聚初起，若积聚疼痛但包块可移动者，容易治疗。如果积聚有形但不疼痛，就难以治疗。

论痛第五十三

【题解】本篇论述了体质因素与疾病治疗及预后转归的关系，重点阐述了体质差异对疼痛耐受性的影响，故名"论痛"。

【原文】黄帝问于少俞曰：筋骨之强弱，肌肉之坚脆，皮肤之厚薄，腠理之疏密，各不同，其于针石火焫[1]之痛何如？肠胃之厚薄坚脆亦不等，其于毒药[2]何如？愿尽闻之。

【注释】

[1] 针石火焫（ruò 若）：针刺和艾灸。石，砭石。焫，艾灸。

[2] 毒药：性质峻烈或作用强的药物。

【语译】黄帝向少俞问道：人们筋骨的强健与柔弱，肌肉的坚实与松软，皮肤的厚实与菲薄，腠理的疏松与致密各不相同，人们对于针刺和艾灸所引起的痛苦的耐受性又怎么样呢？人们肠胃的厚薄与坚脆也各不相同，人们对于药物毒性的耐受性又怎么样呢？我希望能够全面地了解这些情况。

【导读】此节以"针石火焫之痛"和对"毒药"的耐受性为例，专论体质及其意义。

【原文】少俞曰：人之骨强筋弱肉缓皮肤厚者耐痛，其于针石之痛、火焫亦然。

黄帝曰：其耐火焫者，何以知之？

少俞答曰：加以黑色而美骨者，耐火焫。

【语译】少俞回答说：骨骼强健而筋膜柔软，肌肉舒缓而皮肤厚实，像这样的人能够耐受痛楚，对于针刺和艾灸所引起的痛楚也同样能够耐受。

黄帝问道：医生根据什么了解患者能够耐受艾灸的灼痛呢？

少俞回答说：骨骼强健而筋膜柔软，肌肉舒缓而皮肤厚实，再加上肤色较黑，骨质完美，像这样的人能够耐受艾灸的灼痛。

【导读】此节论体质与疼痛耐受性。体质强弱不同，对疼痛的耐受力有别。体质强者，对疼痛的耐受力亦强，反之则弱。本处虽指针刺或艾灸等治疗时对疼痛的耐受问题，但如疾病过程中产生的疼痛，各种外伤所致的疼痛等，《灵枢·论勇》也有论述，相互参照。

【原文】黄帝曰：其不耐针石之痛者，何以知之？

少俞曰：坚肉薄皮者，不耐针石之痛，于火焫亦然。

【语译】黄帝问道：医生根据什么了解患者不能耐受针刺的痛楚呢？

少俞回答说：肌肉坚实、皮肤菲薄的人不能耐受针刺的痛楚，对于艾灸引起的灼痛也同样不能耐受。

【导读】此节虽论述体质与疼痛的关系，然其所言不同体质对针石、火灸之痛的耐受性不同，说明了体质与针灸的治疗关系，即体质不同，其对针灸刺激量的适应也有所差异，启示临床当根据体质强弱决定针灸的刺激量。

【原文】黄帝曰：人之病，或[1]同时而伤，或易已[2]，或难已，其故何如？

少俞曰：同时而伤，其身多热[3]者易已，多寒[3]者难已。

【注释】

[1] 或：疑涉下"或易""或难"误衍。

[2] 易已：疾病容易痊愈。

[3] 多热、多寒：受邪后机体反应的症状各人不同，有的多见热性症状，有的多见寒性症状。

【语译】黄帝问道：在人们患病的情况中，有些人是同时发病，但其中有人很容易痊愈，有人却很难痊愈，其中的原因是怎样的呢？

少俞回答说：多人同时患病，那些表现为时常发热的人容易痊愈，而那些表现为时常怕冷的人较难痊愈。

【导读】个体体质不同，对病邪的反应亦不同。体质之强弱，不仅关系到受邪后是否易于发病，并且影响着疾病的性质及其临床表现，也是发病后决定预后转归的重要因素。

【原文】黄帝曰：人之胜毒，何以知之？

少俞曰：胃厚色黑大骨及肥者，皆胜毒；故其瘦而薄胃者，皆不胜毒也。

【语译】黄帝问道：医生根据什么了解患者对药物毒性的耐受情况呢？

少俞回答说：胃壁厚实、肤色较黑、骨骼粗大、形体肥胖的人，都可以耐受药物的毒性；那些形体单瘦而胃壁薄弱的人都不能耐受药物的毒性。

【导读】此节论药物的耐受性与体质密切相关。

天年第五十四

【题解】 天年，人的自然寿命。本篇讨论了人体的生长、发育、衰老、死亡各阶段的生理特点和血气的盛衰、脏器的强弱、神的存亡与度百岁、尽天年的关系，故名"天年"。

【原文】 黄帝问于岐伯曰：愿闻人之始生，何气筑为基，何立而为楯，何失而死，何得而生？

岐伯曰：以母为基，以父为楯[1]，失神者死，得神者生[2]也。

【注释】

[1] 以母为基，以父为楯（shǔn 吮）：基，事物的基础，根本。楯，拔擢也，引申为种子的抽芽。

[2] 失神者死，得神者生：神，生命规律及其外在表现。指随父母赋予人体的先天精气而生，又具有成全人体和主宰生命作用的特殊生机。

【语译】 黄帝向岐伯问道：请给我讲讲，人在刚刚形成生命的时候，是以什么为基质、以什么为种芽的呢？丧失了什么就会死去，而获得了什么就能保持活力呢？

岐伯回答说：人在刚刚形成生命的时候，是以来自母亲的阴血为基质、以父精为种芽。丧失了作为生机之本的神气，人就会死去；获得了生机之本的神气，人就能保持活力。

【导读】 此节引出以下观点：①人类是以父母生殖之精为物质基础。②广义之神的概念及其意义。③意义在于指导临床诊断。

【原文】 黄帝曰：何者为神？

岐伯曰：血气已和，荣卫已通，五脏已成，神气舍心，魂魄毕具，乃成为人[1]。

【注释】

[1] 血气已和……乃成为人：言人体在母腹之中，随着胚胎的日渐发育，气血营卫，开始周流全身，五脏六腑已初具雏形，则神亦随之而产生，藏于心；魂魄之类的功能也随之形成。

【语译】 黄帝问道：具体点说，什么是作为生机之本的神气呢？

岐伯回答说：当人体血气合和、营卫贯通、五脏形成之后，作为生机之本的神气就会随之产生而藏守于心，魂魄意识也会随之显现而无不具备，健全的人就诞生了。

【导读】 此节回答了何为广义之神，明确了"五脏气血是生命过程的物质基础"的观点，指出了广义之神与魂魄的关系，即魂魄是支撑广义之神下一层级的两个分支概念，是广义之神不可分割的组成部分。

【原文】黄帝曰：人之寿夭各不同，或夭寿，或卒死，或病久，愿闻其道。

岐伯曰：五脏坚固，血脉和调，肌肉解利[1]，皮肤致密，营卫之行，不失其常，呼吸微徐，气以度行[2]，六腑化谷，津液布扬[3]，各如其常，故能长久。

【注释】

[1] 肌肉解利：肌肉润滑，通利无滞，气血运行通畅。解，通畅，没有凝滞。

[2] 气以度行：气血运行与呼吸保持正常的规律。度，常度，规范。

[3] 六腑化谷，津液布扬：六腑正常化生之水谷精微物质，布散营养全身。

【语译】黄帝又问道：人的寿命各不相同，有的短命，有的长寿，有的会突然死亡，有的则是患病之后久治不愈，希望听你讲讲其中的道理。

岐伯回答说：五脏强健，血脉和顺，肌腠通利而没有凝滞，皮肤细密而无隙可乘，营气与卫气的运行也不失各自的常规，呼吸舒缓自然而不急不粗，气机能够按照法度运行，六腑能消化饮食水谷，津液又能敷布濡养全身，总之人体能发挥其正常作用，人就能长寿。

【导读】此节通过寿夭与脏腑关系的讨论，论证了脏腑盛衰可以影响人夺命的长短，从而形成了特有的脏腑盛衰寿夭观念。

【原文】黄帝曰：人之寿百岁而死，何以致之？

岐伯曰：使道[1]隧以长，基墙高以方[2]，通调营卫，三部三里起[3]，骨高肉满，百岁乃得终。

【注释】

[1] 使道：鼻腔。

[2] 基墙高以方：面部高厚方大。

[3] 三部三里起：人的面部上、中、下三个部分，即额角、鼻头、下颌。起者，高也。

【语译】黄帝问道：有的人能活到百岁然后才死去。如何才能知道人会活到百岁呢？

岐伯回答说：人如果鼻孔深而人中长，地阁高厚而方正，营气与卫气的运行通畅和谐，面之三部隆起，骨骼鲜明而肌肉丰满，就会活到百岁，享尽天年然后死去。

【导读】此节体现了人之寿夭取决于先、后天因素，可从面部的某些特征予以判断。

【原文】黄帝曰：其气之盛衰，以至其死，可得闻乎？

岐伯曰：人生十岁，五脏始定，血气已通，其气在下[1]，故好走；二十岁，血气始盛，肌肉方长，故好趋；三十岁，五脏大定，肌肉坚固，血脉盛满，故好步；四十岁，五脏六腑十二经脉，皆大盛以平定，腠理始疏[2]，荣华颓落[3]，发颇斑白，平盛不摇，故好坐[4]；五十岁，肝气始衰，肝叶始薄，胆汁始灭[5]，目始不明；六十岁，心气始衰，苦[6]忧悲，血气懈惰[7]，故好卧；七十岁，脾气虚，皮肤枯；八十岁，肺气衰，魂魄离散[8]，故言善误；

九十岁，肾气焦[9]，四脏经脉空虚；百岁，五脏皆虚，神气皆去，形骸[10]独居而终矣。

【注释】

[1] 其气在下：明·马莳曰："气盛于足之六经也。"

[2] 腠理始疏：腠理，皮肤肌肉、脏腑的纹理。疏，疏松。

[3] 荣华颓落：人体由盛转衰，气血开始衰弱，故面色衰老。

[4] 发颇斑白……故好坐：颇，略微。平盛，发育到极限。不摇，即性情稳定，喜静不好动。

[5] 灭：《太素》《甲乙经》并作"减"，当是。形近而讹。

[6] 苦：《太素》作"喜"。

[7] 血气懈惰：心主血脉，心气虚则血少，四肢无以得养，故倦怠而好卧。

[8] 魂魄离散：原作"魄离"，据《甲乙经》改。

[9] 焦：枯竭。

[10] 形骸：身体。

【语译】黄帝问道：人在生命的整个过程中，血气的盛衰以至最终死亡的原因，我能听听吗？

岐伯回答说：人生十岁时，五脏刚刚定形，血气也已贯通。这时人体的生气趋于下肢，所以喜欢跑动；二十岁时，血气开始旺盛，肌肉发育生长，所以喜欢快步行走；三十岁时，五脏发育成熟，肌肉强健发达，腠理固密，血脉已旺盛充盈，所以喜欢稳步行走；四十岁时，五脏六腑与十二经脉的状态都达到了旺盛的顶点并趋于稳定，皮肤腠理开始松弛，面部的光泽随之逐渐衰退，鬓发也已斑白，精力有所下降，但还处于较好的状态，没有明显衰减，所以喜欢安坐；五十岁时，肝气首先开始衰弱，接着是肝叶开始萎缩，胆汁开始减少，眼睛开始昏花；六十岁时，心气开始衰弱，会常由于身体衰老导致忧虑、悲伤而叹息苦恼，血气已显不足，肢体困顿懒惰，所以喜欢躺卧；七十岁时，脾气已经衰弱，皮肤变得干枯而无光泽；八十岁时，肺气衰弱，魂魄始离躯体，所以言谈容易出现错误；九十岁时，肾气已近枯竭，肝、心、脾、肺的经脉都已空虚；一百岁时，五脏的经脉血气全都空虚，神气也完全离开了躯体。这样，人就只剩下躯壳，生命也在享尽天年之后终结。

【导读】此节以十岁为一阶段，讨论了人体从生到死全部过程的变化及其特征，仍在于强调脏腑功能的盛衰是生命存在的基础，是决定寿夭的前提，从而突显生命活动以脏腑为本的学术立场，体现了《内经》的脏腑盛衰寿夭理念。

【原文】黄帝曰：其不能终寿而死者，何如？

岐伯曰：其五脏皆不坚，使道不长，空外以张[1]，喘息暴疾，又卑基墙[2]，薄脉少血，其肉不石[3]，数中风寒，血气虚，脉不通，真邪相攻，乱而相引[4]，故中寿而尽也。

【注释】

[1] 空外以张：鼻孔外张。空，通"孔"。

[2] 卑基墙：两腮无肉。

[3] 其肉不石：肌肉虚松。石，通"实"。

[4] 乱而相引：正气乱而邪气入。

【语译】黄帝问道：那些不能享尽天年而死去的人，其死亡的原因又是什么呢？

岐伯回答说：是他们的五脏都不强健，人中也不显长，鼻腔既不深邃，而且向外张露着，呼吸则粗重疾速；地阁又短而狭小，脉管薄而血液少，肌肉很不结实，容易屡屡受到风寒的侵袭，以致气血更加虚弱，脉络不得通畅，正气与邪气相互交争，原本就很虚弱的正气败退之后，反而会把邪气引入体内，所以活到寿命的半数就会过早死去。

【导读】此节体现了形与神俱，尽终天年的寿夭理念。

逆顺第五十五

【题解】本篇论述了人体之气有逆顺，针刺有逆顺，故以"逆顺"为名。重点说明了可刺与不可刺的时机，主要在于人体之气与脉象的顺逆盛衰。针刺的逆顺有二：一是时机上的逆顺，宜用针时没有及时用针为逆，宜用针时即刻用针为顺；二是刺法上的逆顺，如脉盛为邪实，用补法为逆，用泻法为顺。

【原文】黄帝问于伯高曰：余闻气有逆顺，脉有盛衰，刺有大约，可得闻乎？

伯高曰：气之逆顺者，所以应天地、阴阳、四时、五行也。脉之盛衰者，所以候血气之虚实有余不足。刺之大约者，必明知病之可刺，与其未可刺，与其已不可刺也。

【语译】黄帝向伯高问道：我听说，生理上，人的气机有顺有逆；病理上，人的脉搏有盛有衰；治疗而言，针刺也有顺逆原则。我想了解其中的详细情况，能否予以讲解呢？

伯高回答说：人体气机的运行之所以有顺有逆，是因为人体与自然界的天地、阴阳、四时、五行相应的原因；脉的搏动有盛有衰，是医生据以诊察气血的虚实情况的依据；针刺的根本原则，在于施治前要首先明确哪些是可以针刺的病候，哪些是暂且不能针刺的病候，哪些是已经不能针刺的病候。

【导读】此节论把握针刺的时机。临证要善于抓住疾病变化的关键，善于了解人体的变化，以及邪正盛衰的情况，选择针刺的有利时机。

【原文】黄帝曰：候之奈何？

伯高曰：《兵法》曰：无迎逢逢之气[1]，无击堂堂之阵[2]。《刺法》曰：无刺熇熇[3]之热，无刺漉漉[4]之汗，无刺浑浑[5]之脉，无刺病与脉相逆者。

【注释】

[1] 无迎逢（péng 蓬）逢之气：不要迎击有着旺盛士气的军队。迎，迎击，即正面对阵。

[2] 无击堂堂之阵：不要攻击声威浩大的军阵。堂堂，盛大的样子。

[3] 熇熇：火热炽盛貌。

[4] 漉漉：汗出不止貌。

[5] 浑浑：脉搏纷乱不清貌。浑，通"滚"。脉来急疾，纷乱不清。

【语译】黄帝问道：医生怎样才能辨明这些病候呢？

伯高回答说：《兵法》上说：不要迎击士气旺盛的军队，不要攻击声威浩大的军阵。《刺法》也说：不要针刺高热炽盛之人，不要针刺大汗不止之人，不要针刺脉来急疾、纷乱不清之人，不要针刺病状与脉象不相符之人。

【导读】此节论兵家思想在《内经》理论建构中的意义。就针刺禁忌而言，针刺犹如布兵打仗，应该遵循"四不刺"之禁忌；要注意分析病情病势，选择合适的刺治时机。

【原文】黄帝曰：候其可刺奈何？

伯高曰：上工，刺其未生者也；其次，刺其未盛者也；其次，刺其已衰者也。下工，刺其方袭者也，与其形之盛者也，与其病之与脉相逆者也。

故曰：方其盛也，勿敢毁伤[1]，刺其已衰，事必大昌[2]。

【注释】

[1] 方其盛也，勿敢毁伤：邪正斗争激烈，病势盛时，不或针刺，刺则毁伤正气。

[2] 刺其已衰，事必大昌：待邪气稍退，病势稍衰，正气待复时进行针刺，因势利导，乘势祛邪，治疗必然会成功。

【语译】黄帝问道：怎样来察辨那些可以针刺的病候呢？

伯高回答说：高明的医生首先是在病状未显的时候就施以针刺，其次是在病邪未盛的时候施以针刺，再其次是在病势已衰的时候施以针刺。拙劣的医生却常常是在病邪正在侵入的时候或病势正盛的时候施以针刺，有时甚至会对病状与脉象不相符的患者施以针刺。所以，古代医经中有这样的话：正当病邪大盛的时候，千万不要施行针法；而当病邪衰退之时及时地施以针法，一定会有良好的疗效。

【导读】

（1）论刺法之逆顺。刺法的逆顺，也应辨识经气的逆顺和脉象的盛衰。脉之搏动有力无力与人体气血多少有关，气血充盛则脉搏有力，气血虚弱则脉搏无力，因此诊脉可知血气的有余与不足和病证的虚实，实证用补法为逆，用泻法为顺。所以，经气的运行和脉象的盛衰所反映的病证状态是刺法逆顺的依据。

（2）强调针刺把握时机。所谓"上工刺其未生"，指在疾病未发生前先行预防，而不是在疾病发生后才去治疗，即"未病先防"之义；所谓"刺其未盛"，指邪气未亢之时，施以针刺以肃清病邪，防止疾病发展传变；所谓"刺其已衰"，指在病邪已经消退但正气尚未恢复之时刺治，可促进病愈康复。

（3）掌握针刺逆顺，就是要抓住针刺的有利时机，以提高临床疗效。当今临床常用的灵龟八法、子午流注、按时开穴法等，都是这一思想的体现。

【原文】故曰：上工治未病，不治已病。此之谓也。

【语译】因此说：高明的医生注重预防尚未发生的疾病，而不注重治疗已经发生的疾病。这些古训所说的也就是这个道理。

【导读】《内经》三论"治未病"。①未病先防，如"圣人不治已病治未病"（《素问·四气调神大论篇》）者是。②既病防变，防其传化加重，治其先兆，如"病虽未发，见赤色者刺之，名曰治未病"（《素问·刺热篇》）者是。③本篇所言准确把握针刺时机（疾病三个关键时机）而精准治疗。可见，只有横向联系全书相关原文，才能理解《内经》所言"治未病"的完整意涵。

五味第五十六

【题解】本篇论述了五谷、五果、五畜、五菜的五色、五味，对人体五脏的生理、病理、宜忌等所起的不同作用，故名"五味"。

【原文】黄帝曰：愿闻谷气有五味，其入五脏，分别奈何？

伯高曰：胃者，五脏六腑之海也，水谷皆入于胃，五脏六腑皆禀气于胃。

【语译】黄帝说：听说水谷精微也有五味，我希望能够了解五味是如何分别入于五脏的？

【导读】此节论胃为五脏六腑之海。此处强调饮食五味滋养人体，必须经过胃的受纳腐熟，才能营养五脏六腑，也是认为五脏六腑之气皆禀受于胃的理由。

【原文】五味各走其所喜，谷味酸，先走肝；谷味苦，先走心；谷味甘，先走脾；谷味辛，先走肺；谷味咸，先走肾。

谷气津液已行，营卫大通，乃化糟粕，以次传下。

黄帝曰：营卫之行奈何？

伯高曰：谷始入于于胃，其精微者，先出于胃之两焦，以溉五脏，别出两行，营卫之道。其大气[1]之抟[2]而不行者，积于胸中，命曰气海，出于肺，循喉咽，故呼则出，吸则入。天地之精气[3]，其大数常出三入一，故谷不入，半日则气衰，一日则气少矣。

【注释】

[1] 大气：宗气。

伯高说：胃是全身各脏腑组织功能活动所需精微物质的来源，所以被称为"五脏六腑之海"。水谷饮食物都是先进入胃中，五脏六腑都是从胃禀受水谷之精气，而具备五味的水谷精微分别走向所适宜的脏器。

[2] 抟（tuán 团）：集聚。

[3] 天地之精气：呼吸而入的天之清气和饮食而入的地之谷气。

【语译】水谷精微中的酸味，先走肝；水谷精微中的苦味，先走心；水谷精微中的甘味，先走脾；水谷精微中的辛味，先走肺；水谷精微中的咸味，先走肾。当水谷中的精微津液化生并补充营、卫之气，营、卫之气得到充养而盈溢于周身，而水谷中的糟粕也从此而化成，依次传导而排出体外。

黄帝问道：营、卫之气的运行是怎么样的情况呢？

伯高回答说：水谷饮食刚刚进入胃，其中的精微就首先由中焦脾胃化生，而后到达上焦和下焦，以灌注五脏六腑。在此过程中，水谷精微自中焦脾胃就别而为二，化为营气和卫气，分别运行于脉内和脉外。至于由水谷精微化生的宗气积贮于胸中，因此，将胸中称为"气海"。宗气出于肺，循于咽喉，因而肺呼则出，肺吸则入。天地间的精气在人体中的代谢情况是：水谷

所化有营卫、宗气和糟粕三类，而来源只有饮食一途。因此，人类半天不能摄入饮食，就会导致精气衰减；一天不能摄入饮食，就会导致精气虚损。

【导读】此节论述营卫之气生于中焦，布于上焦。营、卫与宗气都来源于饮食，饮食五味中的精微物质化生为气之后，由中焦宣发而为营气、卫气。营气循行脉中，卫气循行脉外，二者循行全身，营养脏腑、四肢百骸。布散于胸中的精气与肺吸入的清气，在肺的气化作用下生成宗气，聚积于膻中。营气、卫气、宗气三者均源于饮食，为人体气化的物质基础；但三者功能不同，循行输布的路径不同，但彼此密切配合，营养全身，维持了人体的正常生理功能。

【原文】黄帝曰：谷之五味，可得闻乎？

伯高曰：请尽言之。

五谷：秔米[1]甘，麻[2]酸，大豆咸，麦苦，黄黍[3]辛。

五果：枣甘，李酸，栗咸，杏苦，桃辛。

五畜：牛甘，犬酸，猪咸，羊苦，鸡辛。

五菜：葵[4]甘，韭酸，藿[5]咸，薤[6]苦，葱辛。

五色：黄色宜甘，青色宜酸，黑色宜咸，赤色宜苦，白色宜辛。凡此五者，各有所宜。

五宜：所言五色者，脾病者，宜食秔米饭、牛肉、枣、葵；心病者，宜食麦、羊肉、杏、薤；肾病者，宜食大豆黄卷[7]、猪肉、栗、藿；肝病者，宜食麻、犬肉、李、韭；肺病者，宜食黄黍、鸡肉、桃、葱。

五禁：肝病禁辛，心病禁咸，脾病禁酸，肾病禁甘，肺病禁苦。

肝色青，宜食甘，秔米饭、牛肉、枣、葵皆甘；心色赤，宜食酸，犬肉、麻、李、韭皆酸；脾色黄，宜食咸，大豆、豕肉[8]、栗、藿皆咸。肺色白，宜食苦，麦、羊肉、杏、薤皆苦。肾色黑，宜食辛，黄黍、鸡肉、桃、葱皆辛。

【注释】

[1] 秔（jīng 京）米：粳米。

[2] 麻：芝麻。明·张介宾曰："麻，芝麻也。"

[3] 黄黍：明·张介宾曰："黍，糯小米也，可以酿酒。北人呼为黄米，又曰黍子。"

[4] 葵：冬葵，蔬菜之一。

[5] 藿：明·张介宾曰："藿，大豆叶也。"

[6] 薤（xiè 谢）：明·张介宾曰："薤，野蒜也。"

[7] 大豆黄卷：明·张介宾曰："大豆黄卷，大豆芽也。"

[8] 豕（shǐ 史）肉：猪肉。

【语译】黄帝问道：能否给我再讲讲水谷饮食物的五味情况呢？

伯高回答说：请让我详尽地谈谈这方面的情况吧。在五谷之中，粳米味甘，芝

麻味酸，大豆味咸，麦味苦，黄黍味辛；在五果之中，枣味甘，李味酸，栗味咸，杏味苦，桃味辛；在五畜之中，牛肉味甘，犬肉味酸，猪肉味咸，羊肉味苦，鸡肉味辛；在五菜之中，葵味甘，韭味酸，藿味咸，薤味苦，葱味辛。就五色和五味的配属而言，黄色与甘味相宜，青色与酸味相宜，黑色与咸味相宜，赤色与苦味相宜，白色与辛味相宜。所有这五种颜色，分别有其相适配的滋味。

"五宜"，是讲五脏所适宜的滋味。患脾病的人色黄，适宜食用粳米饭、牛肉、枣、葵等甘味的食物；患心病的人色赤，适宜食用麦、羊肉、杏、薤等苦味的食物；患肾病的人色黑，适宜用大豆黄卷、猪肉、栗、藿等咸味的食物；患肝病的人色青，适宜食用芝麻、犬肉、李、韭等酸味的食物；患肺病的人色白，适宜食用黄黍、鸡肉、桃、葱等辛味的食物。

"五禁"，是讲五脏所禁忌的食物。患肝病的人色青，禁食辛味的食物；患心病的人色赤，禁食咸味的食物；患脾病的人色黄，禁食酸味的食物；患肾病的人色黑，禁食甘味的食物；患肺病的色白，禁食苦味的食物。

肝主青色，适宜食用甘味的食物，像粳米饭、牛肉、枣、葵均是甘味；心主赤色，适宜食用酸味的食物，像犬肉、芝麻、李、韭均是酸味；脾主黄色，适宜食用咸味的食物，像大豆、猪肉、栗、藿均是咸味；肺主白色，适宜食用苦味的食物，像麦、羊肉、杏、薤均是苦味；肾主黑色，适宜食用辛味的食物，像黄黍、鸡肉、桃、葱均是辛味。

【导读】五味所宜、五味所禁理论是在五行生克制化思维背景下形成的。五味所宜所指有二：①与五脏属性相同之味滋养之。②根据五脏的生理特性，依据"顺其性为补，逆其性为泻"的原则用食物之味予以调理。五味所禁，是指五脏有病，禁用与之相克之味。

总之，五味理论有一定的实际意义，可以根据五味对五脏的各有所喜，用饮食治疗五脏疾病，可用谷肉果菜等饮食对病体各有所长的作用，调整人体阴阳气血，尤其对于慢性病的饮食调养更为重要。

水胀第五十七

【题解】水胀，是因津液代谢障碍，水湿停留所致肢体胸腹胀满的病证。本篇讨论了水胀（肿）、肤胀、鼓胀、肠覃、石瘕诸证的病因、病机、症状、鉴别及治疗等。由于这些病证虽名异，但均有水肿或胀大的临床见症，故列为一篇以资鉴别。因首论水胀，故名。

【原文】黄帝问于岐伯曰：水[1]与肤胀[2]、鼓胀[3]、肠覃[4]、石瘕[5]、石水[6]，何以别之。

【注释】

[1] 水：水胀。

[2] 肤胀：病名。阳气不足，寒气留于皮肤而见肿胀之证。主要症状为全身肿胀，腹大，皮厚。

[3] 鼓胀：病名。以腹部胀大如鼓，皮色苍黄，腹部脉络暴起为特征的疾病。又称臌胀、水蛊、蛊胀、蜘蛛蛊、单腹蛊等，与肝、脾、肾功能障碍关系密切。

[4] 肠覃（xùn 训）：病名。妇女下腹部有块状物，而月经又能按时来潮的病证。多因七情内伤，肝气郁结，气滞血瘀，积滞成块所致。覃，通"蕈"。

[5] 石瘕（jiǎ 假）：病名。女子寒瘀留滞胞宫所致瘕块。

[6] 石水：病名。水肿病之一。因下焦阳虚，不能司其开阖，聚水不化而致水肿。

【语译】黄帝向岐伯问道：水胀跟肤胀、臌胀、肠覃、石瘕、石水等病候怎样来区别呢？

【导读】此节论胀病诸证鉴别。鉴别是中医临床实践中很重要且常用的思维方法，本篇所论水胀、肤胀、鼓胀、肠覃、石瘕均有腹部胀大的症状，但其病因病机、具体特征及治疗又不尽相同，故将之集中论述以资鉴别。

【原文】岐伯答曰：水始起也，目窠上微肿，如新卧起之状，其颈脉动[1]，时咳，阴股间寒[2]，足胫瘇[3]，腹乃大，其水已成矣。以手按其腹，随手而起，如裹水之状，此其候也。

【注释】

[1] 颈脉动：明·马莳曰："颈脉，即人迎穴也。其穴位于喉之两旁。"

[2] 阴股间寒：大腿内侧因水湿所伤，而感寒冷。

[3] 足胫瘇（zhǒng 肿）：下肢足部浮肿。瘇，同"肿"。

【语译】岐伯回答说：水胀最初发生的时候，上眼睑微微肿起，就像刚刚睡起的样子，颈脉搏动明显，时常咳嗽，大腿内侧有寒冷感，小腿肿胀，等到腹部肿大，水胀之病就已经形成了。如果用手按压患者的腹部，放手以后，腹壁又随之而胀起，就像是包裹着水的囊袋一样。这便是水胀的病候。

【导读】 水胀，是指因津液输布代谢失常，导致水液留滞泛溢而见初起眼睑浮肿如卧蚕状，继之则头面、四肢、腹背乃至全身浮肿为特征的病证。病因病机为阴寒内盛，津液运行失常之故。辨证要点为肿胀部位以目窠和膝以下明显，肿处皮肤发亮，腹部叩击为浊音，按腹随手而起，如水囊皮厚腹大，腹色不变，按其腹凹陷而不起，叩腹空响。

【原文】 黄帝曰：肤胀何以候之？

岐伯曰：肤胀者，寒气客于皮肤之间[1]，鏊鏊然不坚[2]，腹大，身尽肿，皮厚[3]，按其腹，窅而不起[4]，腹色不变，此其候也[5]。

【注释】

[1] 寒气客于皮肤之间：客，侵袭并留而不去。《灵枢经集注》："寒者，水之气也。此无形之气，客于皮肤，而为虚胀也。"

[2] 鏊鏊（kōng 空）然不坚：明·张介宾曰："寒气客于皮肤之间，阳气不行，病在气分，故有声若鼓；气本无形，故不坚。"鏊鏊，叩击中空的声音。

[3] 皮厚：明·张介宾曰："然有水则皮泽而薄，无水则皮厚。"

[4] 窅（yǎo 咬）而不起：以手按腹，其凹陷不能随手而起。窅，凹陷。

[5] 此其候也：唐·杨上善曰："肤胀，凡有五别：一者，寒气循于卫气，客于皮肤之间；二者，为肿不坚；三者，腹大身肿；四者，皮厚，按之不起；五者，腹色不变。"

【语译】 黄帝问道：怎样诊察肤胀呢？

岐伯回答说：肤胀这种病是由寒邪侵入皮肤之间而导致的。尽管腹部胀大，但叩之如鼓有声而不坚实，周身也全部肿胀，皮肤显得厚实。如果用手按压患者的腹部，放手以后腹部仍凹陷不能恢复，但腹色没有变化。这便是肤胀的病候。

【导读】 肤胀，是指寒邪侵袭皮肤，而致腹部胀大、全身浮肿、皮肤较厚、叩有鼓音、按压腹部凹陷不能随手而起、腹部肤色不变为特征的肿胀病证。病因病机为阴寒之邪侵袭皮肤之间，气机阻滞不畅，阳气不行之故。以全身肿胀明显、皮厚而腹色不变、腹部叩击为鼓音、按腹部凹陷不起，腹大如鼓、腹色苍黄、腹部青筋明显（静脉曲张）为其辨证要点。

【原文】 鼓胀何如？

岐伯曰：腹胀、身皆大，大与肤胀等也，色苍黄，腹筋起，此其候也。

【语译】 黄帝问道：鼓胀又怎样诊察呢？

岐伯回答说：腹部胀满，周身全部肿大，肿大的情况跟肤胀相似，腹色青黄，腹壁青筋暴起。这便是鼓胀的病候。

【导读】 鼓胀，是指肝病日久，肝脾肾功能失调，气滞、血瘀、水停于腹中所导致的以腹部胀大如鼓、皮色苍黄、脉络暴露为主要临床表现的病证。其中"色苍黄，腹筋起"为其鉴别诊断要点。

【原文】 肠覃何如？

岐伯曰：寒气客于肠外，与卫气相搏，气不得荣，因有所系[1]，癖而内著，恶气[2]乃起，瘜肉[3]乃生。其始生也，大如鸡卵，稍以益大，至其成如怀子之状，久者离岁[4]，按之则坚，推之则移，月事以时下，此其候也。

【注释】

[1] 因有所系（jì 既）：因，承上之义，"系"有两解：一作"乱"解，卫气运行逆乱。一作"束缚""牵制"，寒气束缚卫气。

[2] 恶气：病气。

[3] 瘜（xī 息）肉：寄生的恶肉。

[4] 久者离岁：病程较长，历时一年以上。离，经历。

【语译】 黄帝问道：肠覃又怎样诊

【导读】 肠覃，是指因寒邪入侵肠外，与卫气相搏结，气机阻滞，血行瘀阻，日久而形成结块的病证。临床表现为腹中肿块大如鸡蛋，病情发展缓慢，病程较长，后期腹部胀大如怀子之状，肿块按之坚硬，推之可移，月经按时来潮。

【原文】 石瘕何如？

岐伯曰：石瘕生于胞中，寒气客于子门[1]，子门闭塞，气不得通，恶血当泻不泻[2]，衃以留止[3]，日以益大，状如怀子，月事不以时下[4]。皆生于女子[5]，可导而下[6]。

【注释】

[1] 子门：子宫颈口。

[2] 气不得通，恶血当泻不泻：明·马莳曰："寒气客于子门，子门闭塞，气不得通于外，恶血之在内，当泻不泻。"

[3] 衃（pēi 胚）以留止：经血凝滞而留止于胞宫之中。衃，凝滞之血。

[4] 月事不以时下：明·马莳曰："盖石瘕生于胞中，而不在肠外，故月事不以时下。"

察呢？

岐伯回答说：肠覃这种病是由于寒邪侵入肠外，与卫气相互搏结，使卫气不能温养周身，由于卫气被寒邪束缚，癖结不散而附着于内，病气也由此而起，息肉便由此生成。当息肉刚刚生出的时候，就如同鸡蛋般大小，然后逐渐增大，等到长成的时候就像妇女怀孕一样，病程久的可以历时一年以上，用手按压时感到质地坚硬，用手推抚时可以移动，月经仍可按时来潮。这便是肠覃的病候。

[5] 皆生于女子：肠覃、石瘕都是妇科疾患。

[6] 可导而下：可用疏通瘀滞，攻下衃血的治疗方法，使衃血下行。导，疏通。下，攻下。

【语译】 黄帝问道：石瘕又怎样诊察呢？

岐伯回答说：石瘕这种病发生在胞宫之中，是寒邪侵入子门而导致的。由于子门闭塞，气机不通，经血应当按时排泄但不能排泄，凝滞不行而留积在胞宫之中，腹部一天天地逐渐增大，就如同怀孕，月经也不能按时来潮。像肠覃、石瘕这两种病全部发生在女子，可以用疏导气血的方法使瘀血下行。

【导读】 石瘕，是指多因月经期间，寒邪入侵子宫，闭塞子门，气血不通，恶血结块，留滞于宫内而成的病证。主要症状为子宫内有块状物形成，病情发展较快，后期则见腹部胀大如怀子之状，因病位在子宫，而有月经不调，甚或闭经等症。由于包块如石，故名。类似子宫肿瘤。

【原文】黄帝曰：肤胀、鼓胀可刺邪？

岐伯曰：先泻其胀之血络，后调其经，刺去其血络也。

【语译】黄帝问道：肤胀和鼓胀可以用针法来治疗吗？

岐伯回答说：要首先用针法输泻由于邪气壅滞而胀起的络脉，然后再调理经脉，但一定要注意刺泻络脉中的瘀血。

【导读】本篇是《内经》腹诊方法应用的典型范例。所谓腹诊法，实乃胸腹诊病方法，是医生运用望、闻、问、切（叩）等手段，诊察患者胸腹部病变征象，作为分析判断内在脏腑、经脉、精气血津液的病理变化，为临床治疗提供依据的诊断方法。腹诊法与其他诊病方法一样，是在中医理论的指导下，以藏象、经络、精气血津液理论为依据，运用司外揣内、司内揣外的诊法思维方法进行察病辨证。

贼风第五十八

【题解】 贼者，伤害也。贼风，泛指四时不正之气。自然界四时不正之气，常伤害人体而引发疾病。本篇讨论四时贼风伤人之病理、病证，故以"贼风"名篇。

【原文】 黄帝曰：夫子言贼风邪气[1]之伤人也，令人病焉，今有其不离屏蔽，不出空穴[2]之中，卒然病者，非不离[3]贼风邪气，其故何也？

岐伯曰：此皆尝有所伤于湿气，藏于血脉之中，分肉之间，久留而不去；若有所堕坠，恶血在内而不去。卒然喜怒不节，饮食不适，寒温不时，腠理闭而不通。其开而遇风寒[4]，则血气凝结，与故邪相袭[5]，则为寒痹[6]。其有热则汗出，汗出则受风，虽不遇贼风邪气，必有因加而发[7]焉。

【注释】

[1] 贼风邪气：四时八方的不正之气，即非时而来的邪气。

[2] 空穴：洞穴，此指房屋。

[3] 非不离：并不是没有防避外邪。离，避开、躲避。

[4] 其开而遇风寒：如果适逢腠理张开而外遇风寒。其，如果，连词，表示假设。开，腠理张开。

[5] 与故邪相袭：谓风寒之气跟体内的旧邪相合而致病。故邪，旧邪。袭，重合。

[6] 寒痹：明·马莳曰："寒痹，即《痹论》之所谓寒气胜者为痛痹也。"

[7] 必有因加而发：必定是先有旧邪，又新加外感而发病。因，旧邪。加，叠加新感邪气。

【语译】 黄帝说：先生说四时八方的不正之气侵害人体，会使人患病，但有的人并没有去掉屏风帷幔之类的遮掩，也没有离开房屋，也会突然发病。这些人并非没有躲避非时不正之气，却仍然受邪发病，这是什么原因呢？

岐伯说：这些人都曾经被湿邪所伤，湿邪藏匿在血脉之中、分肉之间，滞留日久而没有散去；或者曾经从高处坠落，以致瘀血内积不散；或者曾经突发喜怒；或者曾经饮食不能调适；或者曾经有寒温过度而失于调理，以致腠理闭塞而不通。如果适逢腠理张开而外遇风寒，使血气凝结，新感的风寒与体内的旧邪叠加而致病，就会发生寒气痹阻的病证。如果适逢天气炎热而使身体出汗，汗出之时也容易外受风邪。因此，有的人虽然没有遇到非时不正之气，却也会罹患疾病，那必定是先有旧邪，又重新感邪而发病。

【导读】 此节一论"故邪"与发病机制。本篇把藏匿体内未发之邪气称"故邪"，又受喜怒不节、饮食不适、寒温不时等诱因或新感之邪而引动"故邪"，遂可发病。本篇认为留藏于血脉分肉之间的湿气、堕坠留于体内的瘀血、七情所致之气机失调、饮食不当及气候冷暖变化失常等，都可以成为藏匿体内的潜在致病之"故邪"。

二论"因加而发"之机制。"故邪"留于体内，易致新感，"新""故"邪气叠加而发病，如寒痹的发生即是其例。即所谓"其开者，谓冒露于风寒也。故邪在前，风寒继之，二者相值，则血气凝结，故为寒痹"（《类经·疾病类》）。

【原文】 黄帝曰：今夫子之所言者，皆病人之所自知也。其毋所遇邪气，又毋怵惕之所志，卒然而病者，其故何也？唯有因鬼神之事乎？

岐伯曰：此亦有故邪留而未发，因而志有所恶，及有所慕[1]，血气内乱，两气相搏。其所从来者微，视之不见，听而不闻，故似鬼神。

【注释】

[1] 志有所恶，及有所慕：明·张介宾曰："恶者，恶其所憎也；慕者，慕其所好也。"

【导读】 此节论述情志变化而引动故邪的"因加而发"。在有旧邪稽留体内的情况下，只要有情志的轻微波动，就有可能引起气血运行失常而突然发病。但这种疾病发生的机制微妙，人体不易感知，好似鬼神作祟，实际并非鬼神，而是旧邪遇气血内乱（新感），"两气相搏"所致。

本篇指出，若感邪后，没有立即发病，邪（故邪）伏体内，损伤人之正气，而当遇到适宜条件或诱因时就会发病。此为后世"伏邪"理论提出的源头和依据，但二者内容有异，"邪"从本篇来看包括贼风邪气（六淫）、情志变化、饮食不当、瘀血等稽留体内，范围较广。"伏邪"主要指外感六淫，尤重在湿温，伏藏体内，范围较狭。

【原文】 黄帝曰：其祝[1]而已者，其故何也？

岐伯曰：先巫者[2]，因知百病之胜[3]，先知其病之所从生者，可祝而已也。

【注释】

[1] 祝：祝由，通过符咒和语言祈祷除疾驱邪的方法。

[2] 先巫者：先代的巫者。

[3] 百病之胜：克制病变的精神疗法。胜，

克制，指以情胜情的精神疗法，如过悲而病，以喜胜之。

【语译】 黄帝说：先生所谈的情况，都是患者自己知道的。如果没有遇到外感的邪气，也没有惊悸恐怖之类的情志因素，却突然发生疾病，这又是什么原因呢？是否是鬼神作祟致病的呢？

岐伯说：这种情况仍然是因为体内有旧邪未曾发作，加之心志有所厌恶或有所爱慕，以致血气内乱，未发的旧邪和不良的情绪两相搏结而发病。由于这种病患的起因隐而不显，病变潜伏而不易察觉，所以一旦突发，就像是鬼神作祟一样。

【语译】 黄帝问道：这种病患可以通过祝咒画符之类的手段来治愈，是什么原因呢？

岐伯回答说：先代的巫者懂得克制病变的精神疗法，而且在施术之前要先了解患者发病的原因，因此可以通过祝咒画符等手段来治愈疾病。

【导读】 此节一论"祝由"治病之机制。祝由为古之治病方法，属精神疗法范畴。针

对患者的病情，给予开导劝慰，转移注意力，调动其自身的内在积极因素，使病情好转甚至痊愈。祝由治病，必有前提：①"先知其病之所从生"而掌握发病之原因；②"知百病之胜"而掌握五行制胜规律。

二论精神因素致病与"祝由"治病。精神因素是致病的重要原因之一，而且直接影响疾病的发展、转归。精神因素所致疾病，临床所用精神疗法（如"精神制胜法""精神转移疗法""暗示疗法""行为矫正疗法"等）治疗效果较好。古之巫医，多通晓五行制胜和相关的医学理论，对情志所致病证，用符咒祈祷的形式，以符合医理的语言劝导安慰患者，使其志定神安，气机调畅，气血流通，正气得复，从而达到治疗的目的。《内经》有关心理治疗的论述颇多，内涵丰富，有待发掘、整理和提高。

卫气失常第五十九

【题解】本篇论述卫气失常所致疾病及针刺治疗的方法。将人类生命过程分为小、少、壮、老阶段，同时论述了膏、脂、肉三种体质的生理特点，五体病的望诊，以及因人制宜的治疗原则。因本篇主要讨论卫气运行失常所引起的病变，故名"卫气失常"。

【原文】黄帝曰：卫气之留于腹中，搐积不行[1]，苑蕴不得常所[2]，使人肢胁[3]胃中满，喘呼逆息[4]者，何以去之？

【注释】

[1] 搐（chù 处）积不行：卫气受致病因素的牵制，而积聚运行不畅。搐，牵制。

[2] 苑蕴不得常所：卫气郁结和蕴聚没有固定的地方。苑，通"蕴"。蕴，蕴聚。常所，固定的部位。

[3] 肢胁：当作"支胁"，两胁支撑胀满。

[4] 喘呼逆息：气喘吁吁，气息上逆。

【语译】黄帝问道：如果卫气循行失常，滞留在腹中，郁积而不能流布，积聚而不达常位，会使人两胁支满，胃中壅塞，气喘吁吁，气息上逆。医生应该用什么方法治疗呢？

【导读】卫气是活力很强、慓悍滑疾之气，其行于脉外，充于腠理，布于全身，盛于肌表，发挥着"温分肉，充皮肤，肥腠理，司开合"（《灵枢·本脏》）及"和调于五脏，洒陈于六腑"（《素问·痹论篇》）的功能。当外邪侵入人体，影响卫气运行而产生各种病变。邪气入侵→卫气逆乱：积于胸中则喘息气逆；留于腹中，则支胁胃中满；蓄于上下，上下皆满。

【原文】伯高曰：其气积于胸中者，上取之；积于腹中者，下取之；上下皆满者，傍取之[1]。

【注释】

[1] 傍取之：上下皆取并旁加章门穴以刺治。傍，同"旁"。

【导读】此节论卫气失常所致病证的刺治原则。

【语译】伯高回答说：如果卫气郁积在胸中而发病，就要在上部取穴治疗；如果卫气郁积在腹中而发病，就要在下部取穴治疗；如果胸腹之中都有卫气郁积，就应在上下两部都取穴的同时，再加上附近经脉上的腧穴来治疗。

【原文】黄帝曰：取之奈何？

伯高对曰：积于上，泻人迎、天突、喉中[1]；积于下者，泻三里与气街；上下皆满者，上下取之，与季胁之下一寸；重者，鸡足[2]取之。

诊视其脉大而弦急，及绝不至者，及腹皮急甚者，不可刺也[3]。

黄帝曰：善。

【注释】

[1] 喉中：明·张介宾认为"即廉泉"。

[2] 鸡足：刺法名，又称合谷刺。将针深刺于分肉，得气后，将针提至皮下，再向左右斜刺，形如鸡足，分为三歧，故称鸡足。

[3] 不可刺也：明·张介宾曰："脉大而弦急，阴虚而真脏见也；绝不至者，营气脱也；腹皮急甚者，中和气绝而脾无败也。不宜针也。"

【语译】黄帝问道：如何取穴呢？

【导读】

(1) 论鸡足刺法。鸡足刺法是针刺方法之一，又称"合谷刺"(《灵枢·官针》)。该刺法选穴多在肌肉丰厚之处，临床上用于治疗各种重症和痹证(《灵枢·官针》)。

(2) 论卫气失常所致积于胸中、留于腹中、上下皆满、病重者等病证的取穴及刺治方法。又提出卫气失常所致病证的"三不刺"：即脉弦急则真脏脉现，脏气衰竭；(脉)绝而不至，则气血虚极；腹皮急甚为邪气盛极，三者均"不可刺也"。

伯高回答说：如果卫气郁积在胸中，取人迎、天突、喉中而使用泻法；如果卫气郁积在腹中，取三里、气街而使用泻刺法；如果胸腹之中都有卫气郁积，就上取人迎、天突、喉中，下取三里、气街，连同季胁下一寸的章门，均用泻法；如果卫气郁积得较重而难以畅达，就要使用"鸡足"刺法，即将针刺入分肉，然后提至皮下，再向左右斜刺。

若是诊得患者的脉搏大而弦急，或脉绝不至，或腹皮绷急过甚，便不可采用上述针法。

黄帝说：先生讲得很好。

【原文】黄帝问于伯高曰：何以知皮肉、气血、筋骨之病也？

伯高曰：色起两眉薄泽者，病在皮[1]；唇色青黄赤白黑者，病在肌肉；营气濡然者[2]，病在血气；目色青黄赤白黑者，病在筋；耳焦枯受尘垢，病在骨。

【注释】

[1] 色起两眉薄泽者，病在皮：两眉间色泽暗淡少泽，为病色外现。薄，减损。

[2] 营气濡然者：汗液浸渍。营气，此指汗液。

【语译】黄帝又向伯高问道：医生根据什么来察知患者是皮病还是肉病，是气病还是血病，是筋病还是骨病呢？

伯高回答道：主要根据面色的变化来察辨。如果两眉之间色泽暗淡而少泽，是病在皮肤；如果唇色出现或青、或黄、或赤、或白、或黑的现象，是病在肌肉；如果周身汗液浸渍，是病在血气；如果目色出现或青、或黄、或白、或赤、或黑的现象，是病在筋膜；如果耳廓干枯色深，如有尘垢，是病在骨骼。

【导读】人体组织结构的特点是以五脏为中心的五大生理病理体系，筋、脉、肌、皮、骨五体是构成躯壳的五大主体结构，五体仰赖五脏精气滋养而为其所主。所以五脏有病就会反映于形体，从而出现相应的病理反应；而形体的相关病证也常提示与之相关内脏有功能障碍的内在病理。此节是《内经》"司外揣内"认知方法应用的实例。

【原文】黄帝曰：病形何如，取之奈何？

伯高曰：夫百病变化，不可胜数，然皮有部[1]，肉有柱[2]，血气有输[3]，骨有属[4]。

黄帝曰：愿闻其故。

伯高曰：皮之部，输于四末[5]。肉之柱，在臂胫诸阳分肉之间，与足少阴分间[6]。血气之输，输于诸络，气血留居，则盛而起[7]。筋部无阴无阳，无左无右，候病所在。骨之属者，骨空之所以受益而益脑髓者也[8]。

【注释】

[1] 皮有部：皮肤有其相应的分部。

[2] 肉有柱：上下肢肌肉隆起的部分，因其坚厚粗壮，有支柱的作用，故称。

[3] 血气有输：血气有其输注的脉络。

[4] 骨有属：骨骼有其连属的关节。属，骨关节。

[5] 四末：四肢。明·张介宾曰："病在皮者，在阳分也，阳受气于四肢，以其皮浅气浮也，故皮之部输于四末。"

[6] 与足少阴分间：明·张介宾曰："足少阴之经，自足心循内踝后入足跟，以上腨内，出

腘内廉，上股内后廉，会于尻臀，贯脊，其肉俱厚，故亦为肉之柱。"

[7] 盛而起：经络壅塞，而有郁结隆起的现象。

[8] 骨之属者，骨空之所以受益而益脑髓者也：治疗骨病，当治取于关节之处，因为骨关节之空隙中（即骨空）是受液以充实脑髓之处，故补益骨空就是补益骨髓、脑髓。

【语译】黄帝问道：那么，这些疾病的表现怎样？如何取穴治疗呢？

伯高回答说：尽管各种疾病的表现千变万化，数不胜数。但是皮肤有其相应的分部，肌肉有其隆厚的部分，血气有其输注的脉络，骨骼有其连属的关节，因而这些疾病的表现还是可以掌握的。

黄帝说：我想听听其中的缘故。

伯高说：皮肤相应的分部，在于人体的四肢；肌肉隆厚的部分，在于臂臑、小腿阳经的分肉之间和足少阴经的分肉之间；血气输注的脉络，在于阴阳诸经的络脉，若血气留滞便会盈满胀起；筋膜的部属没有阴阳之分、左右之别，依据病变所在部位来治疗就可以了；骨骼连属的关节，便是骨节的间隙，可以受容津液并补益脑髓。

【导读】此节论五体病的刺治方法。

【原文】黄帝曰：取之奈何？

伯高曰：夫病变化，浮沉深浅，不可胜穷，各在其处，病间者浅之，甚者深之；间者小之，甚者众之，随变而调气，故曰上工[1]。

【注释】

[1] 各在其处……故曰上工：明·马莳曰："取穴以刺之者，亦唯于皮肉、气血、筋骨，各视其处。"小之，即少之，亦即少用针。上工，高明的医生。

【语译】黄帝问道：怎样取穴治疗呢？

伯高回答说：疾病的变化，或由浮而沉，或由沉而浮，或由浅入深，或由深出

浅，是不可以穷尽的，但必定是各在其相应的部位。因此在治疗时；病轻的要浅刺，病重的要深刺，病轻的宜少刺，病重的宜多刺。能够依随病情的变化来调理气机并使之恢复正常，这才算得上是高明的医生。

【导读】此节论病情轻重与针刺深浅。强调针刺五体疾病应从临床实际出发，根据病变的深浅和轻重辨证施刺。即以"随变而调气"为原则，随病情变化而适当地进行调治，使经气通利而获得疗效。

【原文】黄帝问于伯高曰：人之肥瘦、大小、寒温，有老壮少小，别之奈何？

伯高对曰：人年五十已上[1]为老，二十已上为壮，十八已上为少，六岁已上为小。

【注释】

[1] 已上：以上。已，同"以"。

【导读】此节论体质与年龄关系。基于老壮不同气的缘故，于是按年龄将人分为老、壮、少、小不同类型。

【原文】黄帝曰：何以度知其肥瘦？

伯高曰：人有肥、有膏、有肉。

黄帝曰：别此奈何？

伯高曰：腘肉坚，皮满者，肥[1]。腘肉不坚，皮缓者，膏。皮肉不相离者，肉[2]。

黄帝曰：身之寒温何如？

伯高曰：膏者其肉淖[3]，而粗理者身寒，细理者身热。脂者其肉坚，细理者热，粗理者寒[4]。

黄帝曰：其肥瘦大小奈何？

伯高曰：膏者，多气而皮纵缓，故能纵腹垂腴[5]。肉者，身体容大。脂者，其身收小。

【注释】

[1] 腘肉坚，皮满者，肥：明·张介宾曰：

【语译】黄帝向伯高问道：人的形体有肥瘦大小的不同，体质有偏寒、偏温的差异，年龄也有老壮少小的区别，人的年龄是怎样划分的呢？

伯高回答说：人的年龄在五十岁以上称为"老"，二十岁以上称为"壮"，十八岁以上称为"少"，六岁以上称为"小"。

"肥者，即下文所谓脂者也。脂者紧而满，故下文曰：肉坚皮小。"意即肌肉坚实，皮肤丰满，为脂（肥）型人的特点。腘，当为"䐃"。

[2] 皮肉不相离者，肉：清·张志聪曰："皮肉不相离者，谓肉胜而连于皮，内无膏而外无肥，此亦卫气之盛于肉理者也。"肉，肌肉多而脂肪少。

[3] 膏者其肉淖（nào 闹）：膏型人肌肉软而不坚。淖，泥潭，类比肌肉软绵无力。

[4] 细理者热，粗理者寒：清·张志聪曰："粗理者，卫气外泄，故身寒；细理者，卫气收藏，故身热。"

[5] 纵腹垂腴（yú 鱼）：腹壁松弛，肥肉下垂。纵，松弛。腴，腹部下垂的肥肉。

【语译】黄帝又问道：怎样测知人的肥瘦呢？

伯高回答说：根据体格的肥瘦，可以将人分为肥人、膏人和肉人三型。

黄帝问道：怎样区别这三种类型的人呢？

伯高回答说：若是肌肉坚实，皮肤肥满，称肥人；若是肌肉不坚实，皮肤松弛，称膏人；若是皮肤和肌肉坚实致密而不相分离，称肉人。

黄帝又问道：人的体质偏寒、偏热是怎么回事呢？

伯高回答说：膏人的肌肉软而不坚，肌肉纹理粗疏的身多偏寒，肌肉纹理细密的身多偏热。脂人的肌肉坚实，肌肉纹理细密的身多偏热，肌肉纹理粗疏的身多偏寒。

黄帝又问道：肥瘦不同之人的体形是怎么样的呢？

伯高回答说：膏人大多偏于气盛而皮肤松弛，所以常见腹壁松弛，肥肉下垂；肉人大多身形宽大；脂人大多身形瘦小。

【导读】 此节论脂、膏、肉三类人的体质特点。

【原文】 黄帝曰：三者之气血多少何如？

伯高曰：膏者多气，多气者热，热者耐寒。肉者多血则充形，充形则平[1]。脂者，其血清[2]，气滑少，故不能大。此别于众人者也[3]。

黄帝曰：众人奈何？

伯高曰：众人皮肉脂膏不能相加也[4]，血与气不能相多，故其形不小不大，各自称其身，命曰众人。

【注释】

[1] 充形则平：由于气血充盛，营卫调和，故其人不寒不热，故曰"平"。

[2] 血清：因卫气不充，故血亦清稀。清，清稀。

[3] 此别于众人者也：明·张介宾曰："膏者多气，气为阳，故质热而耐寒也。肉者多血，血养形，故形充而气质平也。脂者，血清而气滑少，故不能大。若此三者，虽肥盛皆别于众人，

而脂者之气血，似不及乎膏、肉也。"

[4] 众人皮肉脂膏不能相加也：多数体质类型人的皮肉、脂膏、气血都比较匀称，没有发生某方面偏盛的现象。众人，指多数体质类型的人。

【语译】 帝问道：这三种类型人的气血多少情况怎样呢？

伯高回答说：膏人偏于气盛，气盛则身热，身热则耐寒；肉人偏于血盛，血盛则能充养身体，身体得以充养则形气平和；脂人偏于血液清稀，气滑而少，因此体形不够宽大。这是三种类型人与多数体质类型人的不同特点。

黄帝又问道：多数人的体质类型又是怎样的呢？

伯高回答说：多数人的体质类型，皮肉、脂膏没有偏多的情况，血和气也不偏盛，所以体形不大不小，皮肉、脂膏也分别与体形相称，因此称"众人"。

【导读】 此节论脂、膏、肉、众人对寒热的反应。卫气通过主司腠理汗孔之开阖而达到实时调节体温之寒温变化，故皮肉的坚实与松弛，身体之寒与热，气血之盛与衰，均与卫气循行正常与否有着密切的关系。

【原文】 黄帝曰：善。治之奈何？

伯高曰：必先别其三形，血之多

少，气之清浊，而后调之，治无失常经。是故膏人，纵腹垂腴；肉人者，上下容大；脂人者，虽脂不能大者。

【语译】 黄帝说：先生讲得真好！这三种类型的患者怎样治疗呢？

伯高回答说：一定要先辨明患者的体质类型，及其血的盛衰、气的清浊，然后才能进行调治。治疗时不可违背针刺的常法，应根据卫气所出、所循之常规，进行虚补实泻。并要谨记：膏人腹壁松弛，肥肉下垂；肉人上下宽大，体格壮盛；脂人虽然脂肉盈满，但体形小于常人。在治疗时要分别对待。

【导读】 此节论体质分类在治疗学中的意义。本篇强调首先辨别三种体质偏颇之人，掌握其血的多少、气的清浊、卫气的盛衰等情况，然后根据寒热虚实，进行适当的调治，以提高治疗效果，说明因人制宜是治疗学上的基本原则，于临床有一定的意义。

玉版第六十

【题解】玉版，玉石制成镌刻文字的版，示其珍贵，便于保存。本篇论述痈疽的成因、刺治原则，阐明痈毒内陷，诸病逆象，不宜用针。并把针刺与兵器相类比，以说明针刺运用得当，可以救人；若妄用针刺，也可以致人命亡。

【原文】黄帝曰：余以小针[1]为细物也，夫子乃言上合之于天，下合之于地，中合之于人，余以为过针之意矣，愿闻其故。

岐伯曰：何物大于天乎？夫大于针者，惟五兵[2]者焉。五兵者，死之备[3]也，非生之具。且夫人者，天地之镇[4]也，其不可不参[5]乎？夫治民者，亦唯针焉。夫针之与五兵，其孰小乎？

【注释】

[1] 小针：泛指九针。因九针之用不若药物繁复，而且比砭石微小，故称小针、微针。

[2] 五兵：五种兵器的总称，说法不一，战国后，兵器的种类增多，其含义逐渐变化为兵器的泛称。

[3] 死之备：为杀伤而设的武备。备，武备。

[4] 天地之镇：比喻至重至贵之物。镇，重要之义。

[5] 其不可不参：天、地、人三者不可不参合。其，大概。参，合参。

【语译】黄帝说：我认为九针不过是微细的东西，先生竟说上与天相应，下与地相合，中与人相称，我认为这种说法是夸大了针法的作用。但是，我还是想听听你的理由。

岐伯说：什么东西能比天更大呢？在普天之下的金属器物之中，作用比针具更大的，只有"五兵"了，但"五兵"是为杀戮而设的装备，不是救人的器具。人的生命是天地间最为珍重的，大概不能不参同这个道理吧。医生用于治疗百姓疾苦的工具，也只有这小小的九针了，那么，九针跟五兵相比，哪一个作用更小呢？

【导读】经文用类比思维，将针刺临床意义类比天地，针具类比兵器，旨在说明针具虽为"细物"，但其治疗意义重大。人类具有把握自然规律的能力，对于针刺治病方法也是如此，所以说人为"天地之镇"。

【原文】黄帝曰：病之生时，有喜怒不测，饮食不节，阴气不足，阳气有余，营气不行，乃发为痈疽[1]。阴阳不通，两热相搏[2]，乃化为脓，小针能取之乎？

岐伯曰：圣人不能使化者，为之邪不可留也[3]。故两军相当[4]，旗帜相望，白刃陈于中野者，此非一日之谋也。能使其民，令行禁止，士卒无白刃之难者，非一日之教也，须臾之得也。

夫至使身被痈疽之病,脓血之聚者,不亦离道[5]远乎。夫痈疽之生,脓血之成也,不从天下,不从地出,积微[6]之所生也。

故圣人自治于未有形也,愚者遭其已成也。

【注释】

[1] 痈疽:外科病名。发生于体表或内脏的急性化脓性疾患。痈,初起无头,局部红肿热痛,界限分明,未成脓、无疮头则易消散,已成脓易溃破,脓液黏稠,疮口易敛;疽,患处漫肿无头,皮色不变,不热少痛,未成脓难消散,已成脓亦难破溃,脓水清稀,疮口难敛。

[2] 两热相搏:阴气不足而生的虚热与阳气有余而生的实火两相搏结。两热,内外之热。

[3] 圣人不能使化者,为之邪不可留也:即使是圣人也不能使已经成形的痈疽消散,因为治疗痈疽成败的关键在于不能让邪气久留而使痈疽成形。圣人,通晓事理,才德兼备,精通养生、医理的人。

[4] 相当:相互对阵。当,对着。

[5] 离道:背离防治疾病之道。道,养生却病,防患未然的道理。

[6] 积微:微小的有害因素日渐积累。

【语译】 黄帝说:在疾病初生之时,

【导读】 兵家理论对《内经》生命科学知识的形成有不同程度的影响,如治病用针、用药如用兵的治疗思想。本篇在论疮疡刺治、脓肿切开引流、针具选择时引用兵家的观点,认为针刺所用的针具虽小,但若使用不当,对人身的伤害犹如"五兵";并以两国开战的酝酿积累过程,类比人体痈疽化脓性疾病的发生均非一日之灾、须臾所得。将医生治病的针具与作战所使用的武器进行类比,其论证过程和论证所得的结论恰如其分,切中该病形成的缘由及针刺治病的意义。

【原文】 黄帝曰:其已形,不予遭[1],脓已成,不予见[2],为之奈何?

岐伯曰:脓已成,十死一生,故圣人弗使已成,而明为良方,著之竹

有因喜怒不节引起的,有因饮食无度所致的,以致阴气虚而不足,阳气盛而有余,营卫之气郁而不行,发为痈疽之病。由于阴阳之气不能交通,阴气不足而生的虚热跟阳气有余而生的实火两相搏结,痈疽就会成脓。像这样的病变,能用小针治疗并使之消散吗?

岐伯说:即使是圣人也不能使已经成形的痈疽很快消散,因为治疗痈疽成败的关键在于不能让邪气久留成形。例如两军相互对阵,旗帜相互对立,锋利的兵器布满于荒野之中,这绝不是一天谋划所能完成的;能够让百姓们有令则行,有禁则止,士兵们也不会蒙受兵刃的杀伤,也绝不是一天教化所能达到的、短时的训诲所能取得的。如果不能预防于平时,以至于使身体罹患痈疽之病,脓血积聚为患,那不是背离养生之道太远了吗?痈疽的产生,并非从天而降,也不是由地而生,乃是由于微小而有害的因素日渐积累造成的。

所以,圣人早在痈疽成形之前就自我预防,而愚笨的人则事先不知预防,就会罹患痈疽。

帛[3],使能者踵而传之后世,无有终时者,为其不予遭也。

黄帝曰:其已有脓血而后遭乎,不导之以小针治乎[4]?

岐伯曰：以小治小者其功小，以大治大者多害，故其已成脓血者，其唯砭石、铍、锋之所取也。

【注释】

[1] 不予遭：未能予以确诊。遭，逢遇。此指医生逢遇并确诊其证候。

[2] 不予见：不能予以明断。见，看到，医生审察并明断其病情。

[3] 竹帛：竹简和缣帛，古时用以书写文字。

[4] 不导之以小针治乎：如果不用大针刺破排脓，是否可以用小针来调整呢？导，疏导，此有刺破痈疽排脓血之义。小针，九针中较小的针具，与上文"小针"的概念有所区别。

【语译】 黄帝说：如果痈疽已经成形却未能予以确诊，脓液已经生成却未能予以明断，将怎样来处理呢？

岐伯回答说：如果脓液已经生成，患者就已经是十死一生，难以治愈了。所以高明的医生能早期诊断，不等疾病形成就消灭在萌芽阶段，并将好的治法记录在简帛上，使有才能的医生得以继承并向后世之人传授，使医学的方法永不失传，使人们不再遭受痈疽的痛苦。

黄帝问道：如果痈疽已经成形，化生脓血后才予以确诊，若不用大针来刺破排脓，是否可以用小针来调理呢？

岐伯回答说：若用小针来调治较轻浅的痈疽，功效不明显，为害亦轻；若用大针来刺破较深重的痈疽，功效显著，为害亦重。因此，当痈疽已经成形生脓，大概只能用砭石、铍针、锋针来刺破排脓。

【导读】

1. 痈疽的病因病机、治疗及顺逆

痈疽的形成与喜怒不节，饮食无度有关。其基本病机为阴虚阳盛，邪热结聚，肉腐成脓。痈疽的治疗，对于未成脓者，应当以早期诊治，勿使其化脓为原则；若已成脓，则要用砭石或铍锋切开脓肿，排出脓液。痈疽顺逆之证的判断，是以毒邪外透者为顺（证），毒邪内陷者为逆（证）。

2. 痈疽的砭石、铍针治疗

本节比较准确地把握了痈疽形成、化脓、内陷的机制，《灵枢·痈疽》的论述契合于此。脓液一旦形成，要及时用"砭石、铍、锋之所取"，切口排脓，否则脓毒内陷，腐蚀筋肉，内熏五脏。这一治法是古人实践经验的结晶，具有重要的临床价值。

【原文】 黄帝曰：多害[1]者其不可全乎？

岐伯曰：其在逆顺[2]焉。

黄帝曰：愿闻逆顺。

岐伯曰：以为伤者，其白眼青，黑眼小[3]，是一逆也；内药[4]而呕者，是二逆也；腹痛渴甚[5]，是三逆也；肩项中不便，是四逆也；音嘶色脱，是五逆也。除此五者为顺矣。

【注释】

[1] 多害：对应上文"以大治大者多害"而言。

[2] 其在逆顺：唐·杨上善曰："逆者，多伤至死；顺者，出脓得生也。"

[3] 白眼青，黑眼小：清·张志聪曰："白

眼青，黑眼小，肺、肝、肾三脏之气衰也。"

[4] 内药：服药、饮入药液。

[5] 腹痛渴甚：清·张志聪曰："腹痛渴甚，胃气散也。脾主为胃行其津液，腹痛渴甚，脾气绝也。"

【语译】黄帝问道：既然用大针来刺疗深重的痈疽为害较重，大概患者就不能保全了吧？

岐伯回答说：这关键取决于证候的顺逆。

【导读】此节论痈疽五逆的临床特征。

【原文】黄帝曰：诸病皆有逆顺，可得闻乎？

岐伯曰：腹胀，身热，脉大[1]，是一逆也；腹鸣而满，四肢清，泄，其脉大[2]，是二逆也；衄而不止，脉大[3]，是三逆也；咳且溲血脱形，其脉小劲[4]，是四逆也；咳，脱形身热，脉小以疾[5]，是谓五逆也。如是者，不过十五日而死[6]矣。其腹大胀，四末清，脱形，泄甚[7]，是一逆也；腹胀便血，其脉大，时绝[8]，是二逆也；咳，溲血，形肉脱，脉搏[9]，是三逆也；呕血，胸满引背，脉小而疾[10]，是四逆也；咳，呕，腹胀，且飧泄，其脉绝[11]，是五逆也。如是者，不及一时[12]而死矣。工不察此者而刺之，是谓逆治。

【注释】

[1] 腹胀，身热，脉大：明·张介宾曰："身热脉大而加以腹胀，表里之邪俱盛也。"

[2] 四肢清，泄，其脉大：明·马莳曰："四肢清冷，后又下泄，阴证也；而其脉又大，是阴证得阳脉也。"四肢清，谓四肢冰冷不温。清，冷。

黄帝问道：那么，我想了解有关证候顺逆的情况。

岐伯说：痈疽之病为害时，若是白睛发青，黑睛变小，是第一逆候；若是服药却又呕出，是第二逆候；若是腹中作痛，口渴极甚，是第三逆候；若是肩部和颈项强直而屈侧不利，是第四逆候；若是声音嘶哑，面无血色，是第五逆候。这是痈疽的五逆证候，除此以外的都是顺候。

[3] 衄而不止，脉大：明·张介宾曰："鼻衄在阴，脉大为阳，阳实阴虚。"

[4] 咳且溲血脱形，其脉小劲：脱形，谓形体极瘦，肌肉如脱。小劲，谓脉形细小而搏动有力。劲，强劲有力。

[5] 咳，脱形身热，脉小以疾：明·张介宾曰："脱形身热，真阴已亏，而火犹不清也；其脉细小疾数，正邪盛正衰之候。"

[6] 不过十五日而死：明·张介宾曰："一节之更，时移气易，客强主弱，则不能胜，故不过十五日而死。"

[7] 其腹大胀……泄甚：明·张介宾曰："腹大胀者，最忌中虚，若见四肢清冷，而脱形泄甚者，脾元败而阳气去也。"

[8] 腹胀便血……时绝：明·张介宾曰："腹胀便血，阴病也；脉大时绝，孤阳将脱也。"脉大，时绝，指脉形宽大而时时歇止。绝，脉有歇止。

[9] 咳……脉搏：明·张介宾曰："咳而溲血者，气血俱病；形肉脱者，败在脾；脉搏者，真脏也，败在胃气。"脉搏，指真脏脉，无和缓之象，即胃气将绝之脉。

[10] 呕血……脉小而疾：明·马莳曰："呕血而胸满引背，脉固宜小，而小中带疾，虚而火盛也。"

[11] 咳……其脉绝：明·张介宾曰："上为咳呕，中为腹胀，下为飧泄，三焦俱病，而脉至于绝者，有邪无正也。"

[12] 不及一时：一时，一日。明·张介宾曰："不及一时，谓不能周日之时也。"

【语译】黄帝问道：其他各种疾病也都有逆顺之候，可否为我讲一讲呢？

岐伯回答说：若腹部胀满，周身发热，脉搏洪大，是第一逆候；若腹中鸣响而胀满，四肢不温，腹泻不止，脉搏洪大，是第二逆候；若鼻衄不止，脉搏洪大，是第三逆候；若咳嗽不止，小便带血，形体极瘦而肌肉如脱，脉形细小而搏动有力，是第四逆候；若咳嗽不止，形体极瘦而肌肉如脱，周身发热，脉形细小而搏动频数，

是第五逆候。如果患者出现上述五种逆候中的一种，不超过十五天便会死亡。若腹部胀极，四肢清冷，形体极瘦而肌肉如脱，腹泻不止，是第一逆候；若腹部胀满，大便带血，脉形宽大而时时歇止，是第二逆候；若咳嗽不止，小便带血，形体极瘦而肌肉如脱，脉搏有力而击于指下，是第三逆候；若呕血，胸部满痛，牵引脊背，脉形细小而搏动急数，是第四逆候；若咳嗽呕吐，腹部胀满而泻下完谷，其脉绝而不至，是第五逆候。如果患者在病中出现上述五种逆候中的一种，不过一天的时间就会死亡。作为医生不能审察上述的各种逆候，轻率地施用针法，就是"逆治"。

【导读】此节论诸病之逆。经文从痈疽之逆证拓展至其他疾病，认为诸种病证之临床表现多种多样；其病理变化错综复杂，只有明辨病证之逆，把握疾病危重阶段的病理本质，才能有效地予以治疗，能够救治于病逆之际，才能彰显上工过人之高超技能，这就是此处论述诸种病证之逆的意义所在。

【原文】黄帝曰：夫子之言针甚骏，以配天地，上数天文，下度地纪，内别五脏，外次六腑，经脉二十八会[1]，尽有周纪，能杀生人，不能起死者，子能反[2]之乎？

岐伯曰：能杀生人，不能起死者也。

黄帝曰：余闻之则为不仁[3]，然愿闻其道，弗行于人。

岐伯曰：是明道也，其必然也，其如刀剑之可以杀人，如饮酒使人醉也，虽勿诊，犹可知矣。

黄帝曰：愿卒闻之。

岐伯曰：人之所受气者，谷也。谷之所注者，胃也。胃者，水谷气血之海

也。海之所行云气者，天下也。胃之所出气血者，经隧也。经隧者，五脏六腑之大络也，迎而夺之而已矣[4]。

黄帝曰：上下有数[5]乎？

岐伯曰：迎之五里[6]，中道而止[7]，五至而已[8]，五往而脏之气尽矣[9]，故五五二十五而竭其输矣[10]，此所谓夺其天气[11]者也，非能绝其命而倾[12]其寿者也。

黄帝曰：愿卒闻之。

岐伯曰：窥门而刺之者，死于家中；入门而刺之者，死于堂上[13]。

黄帝曰：善乎方！明哉道！请著之玉版，以为重宝，传之后世，以为刺禁，令民勿敢犯也。

【注释】

[1] 经脉二十八会：二十八条经脉相互交会。手足十二经二十四脉，连同冲、任、督、跷脉（男子为阳跷，女子为阴跷），共二十八脉。

[2] 反：纠正之义。

[3] 为不仁：认为不合仁爱之道。为，通"谓"，认为。

[4] 迎而夺之而已矣：迎着经气所来方向而施用劫夺邪气的刺法，便会使精气耗竭而致人死亡。迎，刺法名，用于攻邪。夺，劫夺，攻邪。已，经气受损而耗竭。

[5] 上下有数：上下，手、足经脉。数，此指禁刺之数。

[6] 五里：穴名，属手阳明大肠经，位在上臂外侧前缘，曲池上三寸。

[7] 中道而止：使经气的运行于中途而凝滞。

[8] 五至而已：经脉之中不过是五脏精气的循行而已。五，五脏精气。至，经气在脉中的循行。

[9] 五往而脏之气尽矣：若连续误刺五次，某一脏的精气便可能耗竭。五往，连续五次使用"迎而夺之"的刺法针刺手五里穴。脏之气，指某一脏之精气。

[10] 五五二十五而竭其输矣：明·马莳曰："及夺至二十五次，而五脏输穴之气皆已竭矣。"输，输注，经脉之中所循行输注的五脏精气。

[11] 天气：人体的真元之气。

[12] 倾：倾危。

[13] 窥门而刺之者……死于堂上：明·张介宾曰："门，即《生气通天》等论所谓'气门'之门也。'窥门而刺'，言犹浅也，浅者害迟，故死家中。'入门而刺'，言其深也，深则害速，故死堂上。"

【语译】黄帝说：先生所讲的针法的确是博大精深，以至于可以与天地相比拟。可是，向上历数星象，向下测知地理，在内察别五脏，在外条析六腑，以及二十八脉相互交会的情况，也都有法度可循。若违背了法度，必定会使活人死亡而不能使死者复生，先生能纠正这种失误吗？

岐伯说：如果违背了相关的法度，针法就会使活人死亡而不能使死者复生。

黄帝说：我听说这样的事情后，总认为不合仁爱之道，所以希望了解防止治疗失误的方法，从而使这种因治疗失误而导致的惨事不再发生。

岐伯说：这是显而易见的道理，也是必然的事情，就好比刀剑可以杀人，饮酒可以使人沉醉一样。即使不用分析，也可以察知其中的道理。

黄帝说：我希望能了解其中的详情。

岐伯说：人体所禀受的气血来源于水谷饮食，水谷饮食注入于胃，因此胃既是水谷饮食的聚集之处，也是人体气血的生化之源，就好像汇纳百川，蒸腾云气的大海一样。大海蒸腾而生的云气游行于天下，胃变化出的气血输注于经脉，因而经脉成为脏腑精气往来的大络，如果迎着经气所来的方向施用劫夺的刺法，便会使经气耗竭而致人死亡。

黄帝问道：既然如此，那么手经和足经有禁刺的法度吗？

岐伯回答说：有。如若在手五里穴用"迎而夺之"的刺法，便会使经气运行的中途受阻而凝滞不畅。经脉是五脏精气循行的通路，若连续误刺五次，某一脏的精气便可能耗竭，若连续误刺二十五次，五脏的精气会全部耗竭而不能输注。这就是"夺其天气"，即日渐劫夺人体的真元之气而最终患者死亡，并不是医生直接伤害或危及患者的生命。

黄帝说：我希望能了解得再确切一些。

岐伯说：若误刺手五里等穴，浅刺者患者死于自己家中，深刺者患者就会死于医生堂上。

黄帝赞叹说：先生所述的法则真是高明啊！先生所谈的道理真是明白啊！请让我将其记录在玉版上，作为重要而珍贵的训条，传授给后世的医生，让他们永远不要触犯这些刺法禁令。

【导读】此节一论针刺的法度。针术的作用极大，其理上合天文，下应地理，与大自然的规律相一致。只要掌握针刺要领，遵循一定法度，就能调和五脏六腑，疏通经脉，燮理气血，从而取得良好的治疗效果，而不致"绝其命而倾其寿"；同时告诫医生，若病情复杂，如脉证相反，或出现危重"逆证"之时，应正确应用补泻手法，否则妄用针刺，会造成脏气衰竭而死亡的严重后果。

二论禁刺之穴。腧穴有其相应的解剖部位，除了刺血络，刺筋肉等特殊刺法外，施针务要避开筋骨、血管，重要脏器附近部位均不得深刺，以免施针误伤内脏。

五禁第六十一

【题解】 禁，禁忌。五禁，五种针刺的禁忌证。本篇主要讨论针刺宜忌问题，同时介绍了五夺、五过、五逆、九宜等内容。篇首始论五禁，故名。

【原文】 黄帝问于岐伯曰：余闻刺有五禁[1]，何谓五禁？

岐伯曰：禁其不可刺也。

黄帝曰：余闻刺有五夺。

岐伯曰：无泻其不可夺者也。

黄帝曰：余闻刺有五过[2]。

岐伯曰：补泻无过其度。

黄帝曰：余闻刺有五逆。

岐伯曰：病与脉相逆，命曰五逆。

黄帝曰：余闻刺有九宜[3]。

岐伯曰：明知九针之论，是谓九宜。

黄帝曰：何谓五禁？愿闻其不可刺之时。

岐伯曰：甲乙日自乘[4]，无刺头，无发蒙[5]于耳内。丙丁日自乘，无振埃[6]于肩喉廉泉。戊己日自乘四季[7]，无刺腹去爪[8]泻水。庚辛日自乘，无刺关节于股膝。壬癸日自乘，无刺足胫。是谓五禁。

【注释】

[1] 刺有五禁：运用针刺治疗时，须注意人体五部的禁刺之日。

[2] 五过：针刺五脏外合之皮脉肉筋骨的时候，如果补泻无度，就叫五过。

[3] 九宜：九针性能不同，作用各异，各有

其适用的范围，叫作九宜。

[4] 自乘：天干值日。古时以十天干记日，又将之与人身部位相对应，如头应甲、乙日，肩喉应丙、丁日，手足应戊、己日，股膝应庚、辛日，足胫应壬、癸日。乘，用也。

[5] 发蒙：刺法名。针刺治疗耳目头面疾病的方法。详见《灵枢·刺节真邪》。

[6] 振埃：刺法名。针刺天容、廉泉等腧穴来治疗阳气逆满于胸中，喘咳胸痛，咽噎不息等病证的方法。因该法取效甚捷，如拂去尘埃一般，故名。可参《灵枢·刺节真邪》。

[7] 戊己日自乘四季：戊、己当值的日子和辰、未、戌、丑地支当值的日子。四季，四时之季月，每季的最后一个月。古时以十二地支分别标记十二月，辰应三月，为季春月；未应六月，为季夏月；戌应九月，为季秋月；丑应腊月，为季冬月，此四个季月，五行属土。具体而言，即指戊辰、戊戌、己丑、己未四天。

[8] 去爪：刺法名，针刺关节络脉，并用铍针放血，以治疗四肢腰膝关节屈伸不利，阴囊水肿之病的方法。因该法取效迅捷，犹如剪除了多余的爪甲一样，故名。可参《灵枢·刺节真邪》。

【语译】 黄帝向岐伯问道：我听说刺法中有"五禁"的说法，什么叫"五禁"呢？

岐伯回答说：所谓"五禁"，是说禁止针刺的时日，凡逢禁日，某些部位应避免

针刺。

黄帝又问道：我还听说刺法中有"五夺"，什么叫"五夺"呢？

岐伯回答说：所谓"五夺"，是不能用泻的针刺手法来治疗气血虚弱的病变。

黄帝又问道：我还听说刺法中有"五过"，什么叫"五过"呢？

岐伯回答说：所谓"五过"，是指无论补泻都不可超过限度。

黄帝又问道：我还听说刺法中有"五逆"，什么叫"五逆"呢？

岐伯回答说：如果病候跟脉象相反，便称为"五逆"。

黄帝又问道：我还听说刺法中有"九宜"，什么叫"九宜"呢？

岐伯回答说：能够明确掌握九针的理论并恰当地加以运用，便称为"九宜"。

黄帝问道：什么是"五禁"呢？我想了解什么时间不可针刺。

岐伯回答说：天干应于人身，甲乙应头，所以逢甲乙日，不可针刺头部，不可用"发蒙"的针法刺耳内。丙丁应肩喉，逢丙丁日，不可用"振埃"的方法针刺肩部、咽喉和廉泉。戊己应腹部，逢戊己日，不可针刺腹部，也不可用"去爪"的方法泻除水邪。庚辛应股膝，逢庚辛日，不可针刺股膝部位的腧穴。壬癸应足胫，逢壬癸日，不可针刺足部和胫部。这便是"五禁"。

【导读】此节论刺有五禁。所谓五禁，是指运用针刺治疗时，须注意人体五部的禁刺之日。人与自然相应，天之五运六气与人体脏腑、经络息息相应。"自乘"指干支值日。不同的干支应不同的部位，每一日都会逢一个值日的干支，人体相应部位气血旺盛。所以逢天干值日之时，对人体相应部位就应该禁针，以免伤人旺气。

【原文】黄帝曰：何谓五夺[1]？

岐伯曰：形肉已夺，是一夺也；大夺血之后，是二夺也；大汗出之后，是三夺也；大泄之后，是四夺也；新产及大血之后，是五夺也。此皆不可泻。

【注释】

[1] 夺：脱失之义。

【语译】黄帝问道：什么是"五夺"呢？

岐伯回答说：五夺，是五种大虚的病证。形体极瘦，肌肉已脱，是第一夺；大失血之后，是第二夺；大汗出之后，是第三夺；大泻之后，是第四夺；刚刚分娩及大出血之后，是第五夺。像上述五种正气脱失的病证，均不可使用泻法。

【导读】此节论"五夺"。"五夺"即形肉已夺、大夺血、大汗出、大泻、新产及大出血之后人体正气被严重损伤、戕伐的病理状态。五夺的病机属于"精气夺则虚"，精气血津液被夺，正气虚极，当补不当泻，故"皆不可泻"，提醒医生在运用针刺疗法时，切勿犯虚虚之虞。

【原文】黄帝曰：何谓五逆？

岐伯曰：热病脉静，汗已出，脉盛躁，是一逆也；病泄，脉洪大，是二逆也；著痹[1]不移，䐃肉破[2]，身热，脉偏绝，是三逆也；淫而夺形，身热，色夭然白[3]，及后下血衃[4]，血衃笃重，是谓四逆也；寒热夺形，脉坚搏，是谓五逆也。

【注释】

[1] 著痹：经久不愈的痹阻之病。

[2] 䐃肉破：肌肉瘦削如破败一般。破，破败，败坏。

[3] 色夭然白：面色白而无泽。夭然，枯槁貌。

[4] 后下血衃（pēi 胚）：大便中夹有黑色血块。后，大便。衃血，凝滞之血。

【导读】 所谓五逆，指脉证不符，病情笃重之病候。一逆：热病本当脉洪大，若反见"脉静"，是阳证得阴脉；热病汗出邪祛，应当脉搏平静，反见躁动不安，是热邪灼阴，真阴衰竭。二逆：泄泻后正气严重损伤，本为脾胃虚弱，水湿不运，湿胜则濡泄，而泻后不仅津伤，气随津脱，气津两伤，其脉象应为沉细而弱，如若反见洪大之脉象者，乃为脉证不符之逆证。三逆：病程长之著痹，症见身体沉重，麻木疼痛，行动不便，臂股等处大肌肉群瘦削，身体发热，半身无脉的元气将脱者是为逆证，预后凶险。四逆：淫欲过度，精夺阴亏，身体消瘦，体虚发热，肤色苍白无华，泻下紫黑瘀血者，其病情异常重笃，虽未言及脉象变化，仍不难分析此证为久病及肾，元阴枯竭之危候。五逆：久发寒热，阴亏血败，而致身体异常消瘦，久病应见细小沉涩之脉为顺，若见脉坚软搏大，是脉证相反，故为逆证。

所论五逆之证仅为脉证相反之逆证举例，有是证当有是脉，为脉证相符，提示病证较为单纯、轻浅；若见脉证相反之逆证，病情复杂、危重，临证应当仔细分辨，根据具体情况决定脉证从舍。

【语译】 黄帝问道：什么是"五逆"呢？

岐伯回答说：高热不退而脉象沉静，或已经汗出而脉象盛躁，是第一逆；泄泻病，但脉象洪大，是第二逆；痹证经久不愈，肌肉瘦削如破败，周身发热，脉搏微弱如绝止，是第三逆；阴液精血淫溢流失而致身形瘦如脱肉，周身发热，面色白而无泽，以及大便夹有紫黑血块，血色紫黑，是第四逆；恶寒发热，形体瘦削如脱，脉来盛实而搏手，是第五逆。

动输第六十二

【题解】本篇论述了十二经脉中手太阴、足阳明、足少阴三条经脉分别在太渊、人迎、太溪穴处搏动不休的机制，及其与全身气血输注的关系，故名"动输"。

【原文】黄帝曰：经脉十二，而手太阴、足少阴、阳明独动不休[1]，何也？

岐伯曰：是明胃脉[2]也。胃为五脏六腑之海，其清气[3]上注于肺，肺气从太阴而行之，其行也，以息往来，故人一呼脉再动，一吸脉亦再动，呼吸不已，故动而不止。

【注释】

[1] 独动不休：跳动不止。

[2] 是明胃脉：《太素》《甲乙经》并作"足阳明胃脉"，当从。

[3] 清气：水谷精微。

【语译】黄帝问道：十二经脉中，为什么唯独手太阴、足少阴、足阳明三经有动脉搏动不止呢？

岐伯回答说：足阳明胃经与脉搏跳动有密切关系，因为胃是五脏六腑所需营养之源，其水谷所化的精微，向上流注于肺，气从手太阴肺经开始，运行全身。经气的往来运行与呼吸之间有一定的比例关系，故人一呼脉搏跳动两次，一吸脉搏也跳动两次，呼吸不停，所以其脉跳动不止。

【导读】此节论述三条经脉（手太阴、足少阴、足阳明）搏动的机制。三经之所以跳动不休，是借助于胃气的资助。胃中水谷所化生的精气，由脾转输于肺，与肺吸入的自然界清气合成宗气，宗气积于胸中，贯注于心肺之脉。在宗气的作用下，经气从手太阴经开始周行于十二经脉。脉的搏动，同时又借助于肺的呼吸运动。所以说"其行也，以息往来""呼吸不已，故动而不止"。

【原文】黄帝曰：气之过于寸口[1]也，上十焉息？下八焉伏[2]？何道从还？不知其极[3]。

【注释】

[1] 寸口：腕后桡动脉搏动处。

[2] 上十焉息？下八焉伏：上、下，指脉气的来去，来者为上，去者为下。十、八，比喻脉气的盛衰。息，表示脉盛。伏，即伏藏，表示脉

气衰微。

[3] 何道从还？不知其极：道，脉行之道。极，穷尽。

【语译】黄帝问道：脉气过于寸口，为什么脉来时盛？而脉去时弱？脉气的运行从什么道路上来去往返？我不知道其终止穷尽的地方。

【导读】此节论"上十焉息，下八焉伏"。其中的"十"与"八"，诸多注家认识颇不一致。当以张介宾之注切合文义，认为"上""下"指脉的进退之势，"十""八"指脉气的盛衰形象。

【原文】岐伯曰：气之离脏也，卒然如弓弩之发，如水之下岸，上于鱼以反衰，其余气衰散以逆上，故其行微。

【语译】岐伯回答说：经气离开脏腑而外达经脉时，犹如弓弩突然发机，又像急流下冲堤岸，所以开始时脉气强盛，待脉气上达鱼际后，反而呈现衰象，其所余之气也已衰弱而向上逆行，所以气行之势就比较微弱。

【原文】黄帝曰：足之阳明，何因而动？

岐伯曰：胃气上注于肺，其悍气上冲头者，循咽，上走空窍[1]，循眼系[2]，入络脑，出颅，下客主人，循牙车[3]，合阳明，并下人迎，此胃气别走于阳明[4]者也。

【注释】

[1] 空窍：七窍。空，通"孔"。

[2] 眼系：又称"目系"，眼球内连于脑的脉络。

[3] 牙车：颊车，经穴名。

[4] 胃气别走于阳明：胃气别行于阳明经的另外一条路径。

【语译】黄帝问道：足阳明胃经搏动的机制是什么？

岐伯回答说：胃气向上流注于肺，其本经之气上冲于头部，沿着咽喉而上走于七窍，循着眼球深处的脉络，向内络于脑，接着出于颅部，下行会于客主人穴，沿颊车，合于足阳明本经，下行到人迎部位，这就是胃气别行而走向足阳明经的路径。

【导读】此节论足阳明胃经人迎脉搏动的机制。①胃气上注于肺，循十二经脉依次传至足阳明胃经而致；②胃中的慓悍之气通过另一径路，上达头部，再由头部循经下行至人迎穴，即"胃气别走于阳明"之故。因而促使人迎脉搏动不休。

【原文】故阴阳上下，其动也若一[1]。故阳病而阳脉小者为逆[2]，阴病而阴脉大者为逆[3]。故阴阳俱静俱动，若引绳相倾者病。

【注释】

[1] 阴阳上下，其动也若一：手太阴寸口脉和足阳明人迎脉的搏动，皆以胃气为本，并相互贯通，故相应一致。阴，手太阴肺脉。阳，足阳明胃脉。上，人迎。下，寸口。

[2] 阳病而阳脉小者为逆：阳病时阳气盛于外，人迎脉当大，若反小即为逆。阳脉，人迎脉。

[3] 阴病而阴脉大者为逆：阴病时气衰于内，寸口脉当小，若反大就为逆。阴脉，寸口脉。

【语译】因此，手太阴的寸口脉，与足阳明的人迎脉，其搏动是一致的。所以阳病而人迎脉反小的为逆象，阴病而寸口脉反大的也为逆象。故寸口脉与人迎脉阴阳应合，静则俱静，动则俱动，犹如牵引绳索一样协调均匀；假如二者失去平衡，出现偏盛或偏衰之象，就会生病。

【导读】此节论人迎与寸口相应。人迎脉在上，主阳经病而为阳；寸口脉在下，主阴经病而为阴。部位虽有上下之别，但二脉皆与胃气有关。因此，人迎与寸口"俱动俱静"，"其动也若一"，是为平衡协调。若人迎与寸口任何一方出现偏盛或偏衰，即"相倾"，则为病态脉象。若"阳病而阳脉小""阴病而阴脉大"皆为逆，预后较差。

【原文】黄帝曰：足少阴何因而动？

岐伯曰：冲脉者，十二经之海也，与少阴之大络，起于肾下[1]，出于气街[2]，循阴股内廉，邪[3]入腘中，循胫骨内廉，并少阴之经，下入内踝之后，入足下；其别者，邪入踝，出属跗上[4]，入大指[5]之间，注诸络[6]，以温足胫，此脉之常动者也。

【注释】

[1] 肾下：会阴穴。

[2] 气街：气冲穴。

[3] 邪：通"斜"。下同。

[4] 跗上：足背。

[5] 指：足趾。

[6] 诸络：足少阴经脉在足胫部的所有络脉。

【语译】黄帝问道：足少阴肾经因为什么而搏动？

岐伯回答说：冲脉是十二经脉之海，和足少阴的络脉同起于肾下的会阴穴处，出于气冲穴，沿大腿内侧，斜入膝部腘窝中，再沿胫骨内侧，与足少阴肾经相并，向下入足内踝之后，进入脚下。其支脉，斜入内踝，出足背外侧近踝处，进入足大趾间，注入足少阴经在足胫部的各络脉，以温润足胫部，这是足少阴经脉搏动不止的原因。

【导读】此节一论足少阴肾经太溪脉搏动的原理。足少阴经脉直接受到冲脉的冲动，使足踝部的太溪脉搏动不休。

二论寸口、人迎、太溪脉动的诊断意义。①寸口为手太阴肺经所过处，通过切按寸口脉，即可以察知全身各脏腑组织器官、气血阴阳的生理功能和病理变化，亦可推知疾病的转归和预后。②人迎为足阳明胃经的动脉，肺气亦通达其间。所以，全身脏腑经脉气血的盛衰情况都可以从人迎脉上反映出来。③足踝动脉即足少阴太溪脉附近，但后世多用足背动脉趺阳脉，在病情危急时，借以测知正气的存亡和病情之逆顺。

【原文】黄帝曰：营卫之行也，上下相贯，如环之无端，今有其卒然遇邪气，及逢大寒，手足懈惰[1]，其脉阴阳之道，相输之会[2]，行相失也，气何由还？

岐伯曰：夫四末阴阳之会者，此气之大络[3]也。四街[4]者，气之径路也。

故络绝则径通，四末解则气从合，相输如环。

黄帝曰：善。此所谓如环无端，莫知其纪，终而复始，此之谓也。

【注释】

[1] 懈惰：四肢乏力，懒于活动，且动作不灵活。

[2] 相输之会：十二经脉气血相互输注贯通与汇合。

[3] 四末阴阳之会者，此气之大络：四肢为阴阳经脉起止会合处，同时也是经气联络处。四末，四肢。

[4] 四街：头、胸、腹、胫四部的气街，是营卫循行必经的通道。

【语译】黄帝问道：营卫之气的运行，贯通人身上下，犹如圆环一样难分首尾。现在有人突然遇到邪气侵袭，或遭到严寒刺激，手足懈惰无力，则其经脉营卫循行之道、气血相互输注之处，将会失常紊乱。

气将从哪里循环往返呢？

岐伯回答说：四肢是阴阳经脉会合之处，也是营卫之气循行的径路。头、胸、腹、胫四部的气街，是营卫之气循行必经之路，所以当络脉被邪气阻绝，则头、胸、腹、胫四街径路替补通行，当四肢的邪气解除后，则络脉之气顺和，经气又会相互转输，如环无端。

黄帝说：讲得好。所谓经气好像圆环一样没有尽头，总是终而复始地循环，就是这个道理。

【导读】此节论营卫运行及四街的作用。原文从营卫运行及交会予以阐述，并指出营卫在四肢的交会。此节明确表达了气街是经络系统的重要组成部分，是十二正经、奇经八脉、经别之外气血运行的侧支旁路，尤其是在邪伤经脉，经脉为邪闭阻而不通的病理状态下，经气无法沿经络的常规之道运行时，气街就可发挥侧支旁路的代偿替补作用。

五味论第六十三

【题解】本篇专论五味和五脏的关系。五味能养五脏，同时五味也能伤五脏，从而引起各种病证。故名。

【原文】黄帝问于少俞曰：五味入于口也，各有所走，各有所病。

【语译】黄帝问少俞说：饮食的五味进入口中，各有它喜欢进入的脏腑经络，也各有它所引发的病变。

【导读】此节论五味入口，各有所走。饮食五味进入人体，由于"嗜欲不同，各有所通"（《素问·六节藏象论篇》）的缘故，五味虽各有所归，但并非只走某脏，而不入别脏，只不过是"先走"与"所喜"罢了。由于五脏生理特性不同，对饮食五味亦有特殊的杂合性与选择性。五味能养五脏，也能伤五脏，从而引起各种病证。

【原文】酸走筋，多食之，令人癃[1]；咸走血，多食之，令人渴；辛走气，多食之，令人洞心[2]；苦走骨，多食之，令人变呕；甘走肉，多食之，令人悗[3]心。余知其然也，不知其何由，愿闻其故。

【注释】

[1] 癃（lóng 隆）：小便不通。

[2] 洞心：心气不足而内虚。

[3] 悗（mán 蛮）：心中烦闷。

【语译】如酸味趋走于筋，多食酸味食物，使人小便不通；咸味趋走于血，多食咸味食物，使人口渴；辛味趋走于气，多食辛味食物，使人心中空虚；苦味趋走于骨，多食苦味食物，使人呕吐；甘味趋走于肉，多食甘味之品，使人心中烦闷。我知道五味食用过度，会分别引发上述病证，但不明白是为什么。我想听听其中的缘故。

【导读】此节论五味偏嗜，各有所病。由于饮食习惯不良，长期喜食某种饮食物，必然导致某味偏盛，使相应内脏功能失于偏颇，破坏五脏的平衡协调，疾病便由此发生，故有"久而增气，物化之常也；气增而久，夭之由也"（《素问·至真要大论篇》）之论。

【原文】少俞答曰：酸入于胃，其气涩以收，上之两焦[1]，弗能出入也，不出即留于胃中，胃中和温，则下注膀胱，膀胱之胞[2]薄以懦[3]，得酸则缩绻[4]，约而不通，水道不行，故癃。

【注释】

[1] 上之两焦：上行上、中两焦。之，至也。

[2] 胞：皮。唐·杨上善曰："膀胱皮薄而又濡。"

[3]　懦（nuò 诺）：软弱。

[4]　缩绻：收缩。

【语译】少俞回答说：酸味进入胃中，气味涩滞并有收敛作用，上行至上、中二焦，不能随气化运行而往来出入，既然不

出，则留在胃中，胃中温和，就向下渗注于膀胱，膀胱之皮薄而软，遇到酸味就卷曲而收缩，膀胱收缩就会小便不利，因而发生癃闭之病。

【导读】此节论过食酸味伤膀胱致癃闭的机制：过食酸味，酸性收涩→胃气郁滞而生热→下注膀胱→气化不利，故癃闭。

【原文】阴者，积筋之所终也，故酸入而走筋矣。

【导读】此节论过食酸伤肝而走筋入前阴的机制：肝主筋，前阴为宗筋之所聚→过食酸伤肝而及宗筋。

【语译】人的前阴，是众多筋脉汇聚之处，所以酸味入胃而趋走于筋。

【原文】黄帝曰：咸走血[1]，多食之，令人渴，何也？

少俞曰：咸入于胃，其气上走中焦，注于脉，则血气走之，血与咸相得则凝，凝则胃中汁注之，注之则胃中竭，竭则咽路[2]焦，故舌本干而善渴。血脉者，中焦之道也，故咸入而走血矣。

【注释】

[1]　咸走血：明·张介宾曰：“血为水化，咸亦属水，咸与血相得，故走注血脉。”

【导读】此节论过食咸味伤胃致病的机制：过食咸味，咸入血分，津血同源→血液凝涩→津枯血燥，故口渴。

[2]　咽路：咽喉。唐·杨上善曰：“咽为下食，又通于涎，故为路也。”

【语译】黄帝问道：咸味善走血分，多食咸味，使人口渴，这是为什么？

少俞回答说：咸味进入胃后，其气向上走于中焦，输注于血脉。脉中运行血气，血与咸味相遇，则血脉凝涩。血脉凝涩则胃中津液渗注于血以滋润，这样胃中的津液就不足，由于胃液不足，所以就会出现咽干口渴。血脉是输送中焦精微于全身的道路，所以咸味入胃后，就趋走于血。

【原文】黄帝曰：辛走气，多食之，令人洞心，何也？

少俞曰：辛入于胃，其气走于上焦，上焦者，受气而营诸阳者也，姜韭之气熏之，营卫之气不时受之，久留心下，故洞心。

【语译】黄帝问道：辛味善走于气，

多食辛味，使人心中空虚，这是为什么？

少俞回答说：辛味进入胃后，其气向上走于上焦，上焦接受中焦所化水谷精微而外达腠理诸阳，姜、韭的辛气熏蒸上焦，营卫之气也不时受其影响，而久留在胃中，所以有心中空虚的感觉。

【导读】此节论过食辛味伤心所致病证的机制：过食辛味积于胃中→辛散温通→故洞心（胃中空虚感）。

【原文】辛与气俱行，故辛入而与汗俱出。

【语译】辛味善走于卫气，与卫气同行，所以辛味入胃后，就会和汗液一起发散出来。

【导读】此节论过食辛味伤心所致汗出的机制：过食辛味积于胃中→辛散温通→布于上焦，腠理开发→故汗出。

【原文】黄帝曰：苦走骨[1]，多食之，令人变呕，何也？

少俞曰：苦入于胃，五谷之气，皆不能胜苦，苦入下脘，三焦之道皆闭而不通，故变呕。

【注释】

[1] 苦走骨：苦属火味，入心。《灵枢经集注》："肾主骨，肾属于寒水之脏，苦性寒，故走骨，同气相感也。"

【语译】黄帝问道：苦味善走于胃，多食苦味，使人呕吐，这是为什么？

少俞回答说：苦味进入胃后，胃中的五谷之气皆耐受不了苦味。苦味进入下脘，就会使三焦气行之道路闭阻而不通，所以胃气上逆作呕。

【导读】此节论过食苦伤胃致呕的机制：过食苦味伤胃气→胃失和降→故上逆作呕。

【原文】齿者，骨之所终也，故苦入而走骨，故入而复出，知其走骨也。

【语译】齿为胃经所过之处，所以苦味入胃而善走于骨，又复出于齿，所以知道苦味趋走于骨。

【导读】此节论过食苦走骨的机制：过食苦味→苦先走骨，齿为骨之余→故出入于齿。

【原文】黄帝曰：甘走肉，多食之，令人悗心，何也？

少俞曰：甘入于胃，其气弱小，不能上至于上焦，而与谷留于胃中者[1]，令人柔润者也，胃柔则缓，缓则虫动，虫动则令人悗心。其气外通于肉，故甘走肉。

【注释】

[1] 者："者"上脱"甘"字，"甘者"二字属下读。宜补。

【语译】黄帝问道：甘味善走于肉，多食甘味，会使人心中烦闷，这是为什么？

少俞回答说：甘味进入胃后，其气弱小，不能上达于上焦，而与谷物同留于胃中。甘味能使胃气柔润，胃气柔和则弛缓，气行弛缓，就会引起肠胃中寄生虫扰动，心动就使人心中烦闷。甘味外通于肉，因此说甘味趋走于肉。

【导读】此节一论过食甘致心中烦闷的机制。过食甘味使胃气弛缓→肠中寄生虫乘机扰动→上扰心中→故心中烦闷。

二论"五味入口，各有所走"的意义。人体赖以生存的各种营养物质，其主要来源是饮食水谷，而各种营养物质皆有五味之属，水谷化生的营养物质由于五味之偏，进入人体后各有"所走"和"所入"。无论食之五味、药之五味，皆具"嗜欲不同，各有所通"之本性，提示人体五脏对药食五味有其特殊的亲和力和选择性，脏腑各与其经脉相通，对药食之味具有向导作用，可将药食导引至特定的脏腑经络而发挥其功用，故此观点为脏腑用药，"药物归经"及"引经报使"理论奠定了重要的基础。

阴阳二十五人第六十四

【题解】本篇根据阴阳五行理论，按人的禀赋不同，将人的体质分为木、火、土、金、水五种类型，每一类型又根据五音太少、阴阳属性，以及手足三阳经的左右上下、气血多少之差异再推演成五类，于是分出二十五种不同的体质类型。本篇在此基础上分别论述了二十五种人在形体、生理病理和针刺法则等方面的特异性，故名。

【原文】黄帝曰：余闻阴阳之人何如？

伯高曰：天地之间，六合[1]之内，不离于五，人亦应之。故五五二十五人之政[2]，而阴阳之人不与焉[3]。其态又不合于众者五，余已知之矣。愿闻二十五人之形，血气之所生，别而以候，从外知内何如？

【注释】

[1] 六合：一个太阳回归年。《淮南子·时则训》："六合：孟春与孟秋为合，仲春与仲秋为合，季春与季秋为合，孟夏与孟冬为合，仲夏与仲冬为合，季夏与季冬为合。"

[2] 政：《甲乙经》作"形"，当从。

[3] 阴阳之人不与焉：阴阳之人，即《灵枢·通天》所说太阴、少阴、太阳、少阳、阴阳平和五种形态的人。不与，即不包括在内。

【语译】黄帝问道：我听说有阴阳不同类型的人，怎样区别呢？

伯高回答说：天地之间，一年之内，一切事物之理，都离不开五行，人也与之相应。所以人有五五二十五种类型，而以阴阳分类之人不在其内。阴阳分类之人有太阳、少阳、太阴、少阴、阴阳平和五种，与二十五类型之人不同，这些我已经知道了。我想听听二十五种人的形态，以及由于血气不同所形成的特征，从而诊治时能分别观察，从外表以了解内脏的变化，可以满足我的愿望吗？

【导读】本篇是论述体质内容的专章，根据阴阳五行学说的基本理论，结合长期的生活观察、医疗实践，按照人的肤色、体形、禀性、态度及对自然界变化的适应能力等方面的特征，归纳、总结出木、火、土、金、水五种不同的体质类型，再与五色、五音相配属，故又分为二十五类。

【原文】岐伯曰：悉乎哉问也！此先师之秘也，虽伯高犹不能明之也。

黄帝避席遵循而却[1]曰：余闻之，得其人弗教，是谓重失[2]，得而泄之，天将厌之。余愿得而明之，金柜藏之，不敢扬之。

岐伯曰：先立五形金木水火土，别其五色，异其五形之人，而二十五人具矣。

【注释】

[1] 遵循而却：恭敬慎重，不敢前进而退却。遵循，通"逡巡"，谦退貌。

[2] 重失：严重的损失。

【语译】岐伯回答说：你问得真详细啊。这是先师的秘传，就是伯高也不能彻底明白其中的道理。

黄帝离席却步，谦恭地说：我听说，遇到合适的人而不把秘学传授给他，这是重大的过失；得到秘学而不加重视，随便泄露出去，上天将会厌弃这种人。我希望得到它并加以阐明，将其藏在金柜里，不敢轻易外传。

岐伯说道：首先确立金、木、水、火、土五种形态，再区别五色，分辨五声，这样二十五种人的形态就具备了。

【导读】此节论阴阳二十五人的划分规律。古代以角、徵、宫、商、羽为五种音阶，而音调的清浊高低，是根据黄钟的宫音增损长短，以成十二律，又有正、偏和太、少的区别，如角又分为上角、太角、左角、钛角、判角，以说明五行之中，每一行也和音调的变化多端一样，可以根据禀赋不同而分为五五二十五种类型。

【原文】黄帝曰：愿卒[1]闻之。

岐伯曰：慎之慎之，臣请言之。

木形之人，比[2]于上角[3]，似于苍帝[4]。其为人苍色，小头，长面，大肩背，直身，小手足，好有才，劳心，少力，多忧劳于事。能春夏不能秋冬，感而病生，足厥阴佗佗然[5]。大角之人，比于左足少阳，少阳之上遗遗然[6]。左角之人，比于右足少阳，少阳之下随随然[7]。钛角[8]之人，比于右足少阳，少阳之上推推然[9]。判角之人，比于左足少阳，少阳之下栝栝然[10]。

【注释】

[1] 卒：明·张介宾曰："卒，尽也。"

[2] 比：比类。

[3] 上角：角音的一种。角为五音之一，五行属木。上角、大角、左角、钛角、判角，是角音的分类。凡得五行中一行之气全者，名曰"上"，属于本行之阴经，如上角属于足厥阴；得一行之气偏者，称为"太""少"，属于本行所属之阳经，并根据太、少而分上、下，太属上，少属下。其他四音与此相类。

[4] 苍帝：五帝之一，为东方之帝，其色苍。类比木形人，皮肤呈现苍色。

[5] 佗佗然：体态优美，雍容自得貌。

[6] 遗遗然：犹逶迤，从容自得貌。

[7] 随随然：和顺貌。

[8] 钛（dì 弟）角：右角。

[9] 推推然：前进、进取貌。

[10] 栝（guā 瓜）栝然：正直貌。

【语译】黄帝说道：我希望详尽地听听。

岐伯回答说：一定要慎之又慎啊！就让我谈谈这个问题吧。

木形人，与五音中的上角相比类，和东方的苍帝相似。其特征是：皮色苍，头小，面长，肩背宽大，身直，手足小，有才气，好用心机，体力不强，常为各种事务忧心劳神。能耐受春夏的温热，不能耐受秋冬的寒凉，秋冬容易感受邪气而发病。这类人，属于足厥阴肝经，其特征是柔美安重。木形中属于大角的一类人，比类于左足少阳经，少阳的上部，其表现特征为从容自得。木形中属于左角的一类人，比类于右足少阳经，少阳的下部，其表现特征为随和顺从。木形中属于钛角的一类人，比类于右足少阳经，少阳的上部，其表现特征是向前进取。木形中属于判角的一类人，比类于左足少阳经，少阳的下部，其表现特征是正直不阿。

【导读】此节论木形人的体质特点及其意义。

【原文】火形之人，比于上徵[1]，似于赤帝[2]。其为人赤色，广䏝[3]，锐面[4]小头，好肩背髀腹，小手足，行安地[5]，疾心[6]，行摇，肩背肉满，有气轻财，少信，多虑，见事明，好颜，急心，不寿暴死。能春夏不能秋冬，秋冬感而病生，手少阴核核[7]然。质徵之人，比于左手太阳，太阳之上肌肌然[8]。少徵之人，比于右手太阳，太阳之下慆慆然[9]。右徵之人，比于右手太阳，太阳之上鲛鲛然[10]。质判之人，比于左手太阳，太阳之下支支颐颐[11]然。

【注释】

[1] 徵（zhǐ 纸）：五音之一，属火。上徵、质徵、少徵、右徵、质判是徵音的分类。

[2] 赤帝：五帝之一，为南方之帝，其色赤。类比火形人，皮肤呈现红色。

[3] 广䏝（yǐn 引）：齿本宽露。䏝，通"龂"，齿本之义。

[4] 锐面：面形尖瘦。

[5] 行安地：步履稳重。

[6] 疾心：《备急千金要方》（以下简称《千金》）无"心"字，似是。"疾"连下"行"字与"摇肩"为句。

[7] 核核：《甲乙经》作"窍窍"，宜从，即谦虚。

[8] 肌肌然：疑应作"朓朓然"，形误。引申为月明貌，喻火之象为明。类比火行人，光明磊落。

[9] 慆（tāo 滔）慆然：多疑貌。

[10] 鲛（jiāo 交）鲛然：活跃貌。

[11] 支支颐颐：乐观自得貌。

【语译】火形的人，与五音中的上徵相比类，和南方的赤帝相似。其特征是：肤色赤，齿根宽，面尖瘦，头小，肩、背、腹、大腿各部发育匀称良好，手足小，步履稳重，走路快而且摇肩，背部和肩部肌肉丰满，做事有气魄，对钱财看的很轻，但少信用，多疑虑，对事情观察和分析都很敏锐而明白，颜面色好，性情急躁，不能长寿，容易暴亡。这类人能耐受春夏的温热，不能耐受秋冬的寒凉，秋冬容易感受邪气而发病。这种类型的人，属于手少阴心经，其特征是为人谦虚。火形中属于质徵的一类人，比类于左手太阳经，太阳的上部，其表现特征为光明正大。火形中属于少徵的一类人，比类于右手太阳经，太阳的下部，其表现特征为多疑。火形中属于右徵的一类人，比类于右手太阳经，太阳的上部，其表现特征是欢欣踊跃。火形中属于质判的一类人，比类于左手太阳经，太阳的下部，其表现特征是乐观自得。

【导读】此节论火形人的体质特点及其意义。

【原文】土形之人，比于上宫[1]，似于上古黄帝[2]。其为人黄色，圆面，大头，美肩背，大腹，美股胫，小手足，多肉，上下相称，行安地，举足浮，安心，好利人，不喜权势，善附人也。能秋冬不能春夏，春夏感而病生，足太阴敦敦然[3]。大宫之人，比于左足阳明，阳明之上婉婉然[4]。加宫之人，比于左足阳明，阳明之下坎坎然[5]。少宫之人，比于右足阳明，阳明之上枢枢然[6]。左宫之人，比于右足阳明，阳明之下兀兀然[7]。

【注释】

[1] 宫：五音之一，属土。上宫、大宫、少宫、加宫、左宫是宫音类型体质的分类。

[2] 黄帝：五帝之一，为中央之帝，其色黄。类比土形之人，皮肤呈现黄色。

[3] 敦敦然：诚实忠厚貌。

[4] 婉婉然：和顺貌。

[5] 坎坎然：持重貌。

[6] 枢枢然：圆滑貌。

[7] 兀（wù 务）兀然：独立不动貌。

【语译】土形的人，与五音中的上宫相比类，和中央的黄帝相似。其特征是：肤色黄，圆脸，头大，肩背肌肉丰厚，腹大，大腿及足胫部健壮，手足小，肌肉丰满，身体上下匀称，步履稳而举足轻，内心安静，喜做对别人有益的事，不喜欢权势，善于团结人。这类人能耐受秋冬的寒凉，不能耐受春夏的温热，春夏容易感受邪气而发病。这类人属于足太阴脾经，其特征是忠厚诚实。土形中属于大宫的一类人，比类于左足阳明经，阳明的上部，其表现特征为平和柔顺。土形中属于加宫的一类人，比类于左足阳明经，阳明的下部，其表现特征为持重。土形中属于少宫的一类人，比类于右足阳明经，阳明的上部，其表现特征为圆滑灵活。土形中属于左宫的一类人，比类于右足阳明经，阳明的下部，其表现特征为性格独立。

【导读】此节论土形人的体质特点及其意义。

【原文】金形之人，比于上商[1]，似于白帝[2]。其为人方面，白色，小头，小肩背，小腹，小手足，如骨发踵外，骨轻[3]，身清廉，急心，静悍，善为吏。能秋冬不能春夏，春夏感而病生，手太阴敦敦然[4]。钛商之人，比于左手阳明，阳明之上廉廉然[5]。右商之人，比于左手阳明，阳明之下脱脱然[6]。大商之人，比于右手阳明，阳明之上监监然[7]。少商之人，比于右手阳明，阳明之下严严然[8]。

【注释】

[1] 商：五音之一，属金。上商、钛商、大商、少商、右商是商音体质的分类。

[2] 白帝：五帝之一，为西方之帝，其色白。类比金形之人，皮肤色白。

[3] 骨轻：骨骼坚固而身体轻捷矫健。

[4] 敦敦然：坚定决断貌。

[5] 廉廉然：方正廉洁貌。

[6] 脱脱然：潇洒舒缓貌。

[7] 监监然：善于考察貌。

[8] 严严然：庄重威严貌。

【语译】金形的人，与五音中的上商相比类，和西方的白帝相似。其特征是：方脸，肤色白，头小，肩背小，腹小，手足小，足跟坚厚，其骨如生在足踵的外侧，身体轻捷，禀性廉洁，性情急躁，静则安，动则悍，刚悍沉着，擅长于做官吏。这类人能耐受秋冬的寒凉，不能耐受春夏的温热，春夏容易感受邪气而发病。这类人，属于手太阴肺经，其特征是果敢决断。金形中属于钛商的一类人，比类于左手阳明经，阳明的上部，其表现特征为廉洁自守。金形中属于右商的一类人，比类于左手阳明经，阳明的下部，其表现特征为潇洒舒缓。金形中属于大商的一类人，比类于右手阳明经，阳明的上部，其表现特征为善察是非。金形中属于少商的一类人，比类于右手阳明经，阳明的下部，其表现特征为庄重威严。

【导读】此节论金形人的体质特点及其意义。

【原文】水形之人，比于上羽[1]，似于黑帝[2]。其为人黑色，面不平，大头，廉颐[3]，小肩，大腹，动手足，发行摇身，下尻[4]长，背延延然[5]，不敬畏，善欺绐[6]人，戮死[7]。能秋冬不能春夏，春夏感而病生，足少阴汗汗然[8]。大羽之人，比于右足太阳，太阳之上颊颊然[9]。少羽之人，比于左足太阳，太阳之下纤纤然[10]。众之为人[11]，比于右足太阳，太阳之下洁洁然[12]。桎之为人[13]，比于左足太阳，太阳之上安安然[14]。是故五形之人二十五变者，众之所以相欺者是也。

【注释】
[1] 羽：五音之一，属水。上羽、太羽、少羽是羽音体质的分类。

[2] 黑帝：五帝之一，为北方之帝，其色黑。类比水形的人，皮肤色黑。

[3] 廉颐：面颊清瘦。颐，面颊。

[4] 尻（kāo）：脊骨的尾端。

[5] 延延然：长貌。

[6] 欺绐（dài 代）：欺骗。绐，欺哄。

[7] 戮（lù 录）死：被杀死。

[8] 汗汗然："汗"，周本、熊本并作"汙"，《千金》《甲乙经》并作"污"。按：作"汗"似是，"汗""污"乃古今字。"汗汗"，卑下貌。

[9] 颊颊然：洋洋自得貌。

[10] 纤（yū）纤然：善于周旋貌。

[11] 众之为人：众羽之人。

[12] 洁洁然：操守清白貌。

[13] 桎之为人：桎羽之人。

[14] 安安然：安然若无其事貌。

【语译】水形的人，与五音中的上羽相比类，和北方的黑帝相似。其特征是：肤色黑，面部多皱纹，头大，面颊清瘦，肩小，腹大，手足好动，行路时身体摇摆，从腰至尻距离较长，背部也比较长。他们无所敬畏，好欺骗人，常遭杀戮而死。这类人对时令的适应，能耐受秋冬的寒凉，不能耐受春夏的温热，春夏容易感受邪气而发病。这类人，属于足少阴肾经，其特征是人格卑下。水形中属于大羽的一类人，比类于右足太阳经，太阳的上部，其表现特征是洋洋自得。水形中属于少羽的一类人，比类左足太阳经，太阳的下部，其表现特征是不论善恶都能与之周旋。水形中属于众羽的一类人，比类于右足太阳经，太阳的下部，其表现特征为洁身自好。水形中属于桎羽的一类人，比类于左足太阳经，太阳的上部，其表现特征是安然若无事。因此，木、火、土、金、水五种形态的人，由于各自的不同特征，而有二十五种变化，彼此各有长短，众人之间所以有强弱胜负之相欺，原因即在于此。

【导读】
（1）论水形人的体质特点及其意义。

（2）论《内经》中的体质分类。①按五行属性分类。在取象比类思维指导下，根据五行特性和征象，对人体的体形、禀形等，进行体质分类，本篇体现此种分类法，将人体分为二十五种体质类型。这种分类揭示出了人体的不同生理特征，从而可以提高防治措施的针对性。②以阴阳太少分类。根据人体的阴阳之气的多少，并结合体态、性格特征进行分类，如《灵枢·通天》将人体分为太阴、少阴、太阳、少阳、阴阳平和之人五类；《灵枢·行针》亦以同样方法，将人体分为重阳、阳中有阴、阴多阳少、阴阳和调四种类型。两者互相印证，彼此发明。此种分类通过剖析体内阴阳偏颇，为确立治则、拟定针法提供了依据。③依体型肥瘦分类。如《灵枢·逆顺肥瘦》据此，将人体分为肥人、瘦人、肥瘦适中人三型；《灵枢·卫气失常》则将肥胖之人又分为膏型、脂型、肉型。此种分类有助于掌握肥、瘦、常人的生理和形态特征。④从禀性勇怯分类。如《灵枢·论勇》根据人之不同禀性。结合体态、心理特征，将人体分为两类：心肝胆功能旺盛、形体健壮者，多为勇敢之体；心肝胆功能衰减、体质屡弱者，多系怯弱之人。这样分类有利于分析病机、诊断疾病。

（3）《内经》的体质分类方法的特点有三。①运用阴阳五行思维模式进行体质分类。②体现了整体恒动思维方法。③结合临床实践，对拟定针法有重要指导意义。

【原文】黄帝曰：得其形[1]，不得其色何如？

岐伯曰：形胜色，色胜形[2]者，至其胜时年加[3]，感则病行，失则忧矣。形色相得[4]者，富贵大乐。

【注释】

[1] 得其形：二十五形之人各表现出其应有的特征。

[2] 形胜色，色胜形：人体形色贵在相称，若形色不一致，根据五行学说则有体形克肤色者，或肤色克体形者。

[3] 胜时年加：如木旺土衰，又逢丁壬木运，或厥阴气候。值其旺气相加等称为"胜时年

加"。

[4] 形色相得：形与色一致，如木形人色苍等。

【语译】黄帝问道：人体具备了五行的形体特征，而不具备相应的肤色，那将怎样呢？

岐伯回答说：形体的五行属性克肤色的五行属性，或肤色的五行属性克形体的五行属性，有了这种形色相克的现象，再遇到胜时年忌相加，感受了病邪，就会生病。若失治、误治，就难免有生命之忧。若形色相称，则将富贵快乐。

【导读】阴阳二十五人除有形体方面的特征外，还有经脉气血方面的变化，由于经络的阴阳属性及循行不同，气血多少各异，故生理病理表现也各不相同，即形色相得为生理，不相得为病理。

【原文】黄帝曰：其形色相胜之时，年加可知乎？

岐伯曰：凡年忌[1]下上之人[2]，大忌常加七岁，十六岁、二十五岁、三十

四岁、四十三岁、五十二岁、六十一岁，皆人之大忌，不可不自安也，感则病行，失则忧矣。当此之时，无为奸事[3]，是谓年忌。

【注释】

[1] 年忌：应当有所禁忌以躲避疾患的年龄。年，年龄。忌，禁忌。

[2] 下上之人：五形或上或下的二十五人。

[3] 奸事：不正当的事情。

【语译】 黄帝问道：在形色相克的时

【导读】 此节论阴阳二十五人的年忌规律。

【原文】 黄帝曰：夫子之言，脉之上下，血气之候，以知形气奈何？

岐伯曰：足阳明之上，血气盛则髯[1]美长；血少气多则髯短；故气少血多则髯少；血气皆少则无髯，两吻多画[2]。足阳明之下，血气盛则下毛美长至胸；血多气少则下毛美短至脐；行则善高举足，足指少肉，足善寒；血少气多则肉而善瘃[3]；血气皆少则无毛，有则稀枯悴，善痿厥[4]足痹。

足少阳之上，气血盛则通髯[5]美长；血多气少则通髯美短；血少气多则少髯；血气皆少则无须，感于寒湿则善痹，骨痛爪枯也。足少阳之下，血气盛则胫毛美长，外踝肥；血多气少则胫毛美短，外踝皮坚而厚；血少气多则胻[6]毛少，外踝皮薄而软；血气皆少则无毛，外踝瘦无肉。

足太阳之上，血气盛则美眉，眉有毫毛[7]；血多气少则恶眉[8]，面多少理[9]；血少气多则面多肉；血气和则美色。足太阳之下，血气盛则跟肉满，踵

坚；气少血多则瘦，跟空[10]；血气皆少则喜转筋，踵下痛。

手阳明之上，血气盛则髭[11]美；血少气多则髭恶；血气皆少则无髭。手阳明之下，血气盛则腋下毛美，手鱼肉以温；气血皆少则手瘦以寒。

手少阳之上，血气盛则眉美以长，耳色美；血气皆少则耳焦恶色。手少阳之下，血气盛则手卷多肉以温；血气皆少则寒以瘦；气少血多则瘦以多脉[12]。

手太阳之上，血气盛则有多须，面多肉以平；血气皆少则面瘦恶色。手太阳之下，血气盛则掌肉充满；血气皆少则掌瘦以寒。

【注释】

[1] 髯（rán 然）：两颊部的胡须。

[2] 两吻多画：口角旁多皱纹。吻，口角。画，皱纹。

[3] 瘃（zhú 竹）：冻疮。

[4] 痿厥：下肢痿软寒冷之证。

[5] 通髯：连鬓胡须。

[6] 胻：《本草图经》《普济方》并作"胫"，可从。

[7] 毫毛：眉中的长毛。

[8] 恶眉：眉毛枯焦无泽。

[9] 少理：《甲乙经》作"小理"，当从。"小理"，细小的皱纹。

[10] 跟空：足跟瘦而无肉。

[11] 髭（zī 资）：嘴上边的胡须。

[12] 多脉：因皮肉瘦削而脉络显露。

【语译】黄帝问道：先生说手足三阳经脉循行在人体上部和下部，测候其血气，就可知道形气的强弱，具体内容是怎样的呢？

岐伯回答说：足阳明经脉的上部，若血气充盛，则两颊的胡须美而长；血少气多，则胡须短；气少血多，则胡须稀少；血气皆少，则没有胡须，而且口角多皱纹。足阳明经脉的下部，若血气充盛，则阴毛美而长，可以延续至胸部；血多气少，则阴毛美而短，仅能长至脐部，走路时常高抬两足，足趾肌肉较少，足部常觉寒冷；血少气多，则下肢容易发生冻疮；血气都少，则无阴毛，即使有也稀少而枯悴，并且易患痿、厥、痹等病。

足少阳经的上部，若气血充盛，则两颊连鬓的胡须美而长；血多气少，则两颊连鬓的胡须美而短；血少气多，则胡须稀少；血气都少，则不生胡须，感受了寒湿之邪，容易发生痹痛以及骨痛、爪甲干枯等病证。足少阳经的下部，若血气充盛，则小腿上的毫毛美而长，足外踝肌肉丰满；血多气少，则小腿上的毫毛美而短，足外踝处皮肤硬而厚；血少气多，则小腿上的

毫毛稀少，足外踝处皮肤软而薄；血气都少，则小腿上无毫毛，足外踝瘦薄而无肌肉。

足太阳经的上部，若血气充盛，则两眉清秀而长，眉中生有长的毫毛；若血多气少，则两眉枯悴不秀，而且面部有许多细小皱纹；血少气多，则面部肌肉丰满；血气调和，则面色润泽秀美。足太阳经的下部，若血气充盛，则足跟部肌肉丰满而坚实；气少血多，则足跟部肌肉瘦削，甚者无肉；血气均少，则易发转筋、足跟痛等病证。

手阳明经的上部，若血气充盛，则嘴上边的胡须长得好；若血少气多，则嘴上边的胡须粗疏无华；血气均少，则嘴上边不生胡须。手阳明经的下部，若血气充盛，则腋毛秀美，手掌鱼际的肌肉温暖；气血都少，则两手瘦薄而寒凉。

手少阳经的上部，若血气充盛，则眉毛秀美而长，耳色红润；血气皆少，则耳部焦枯晦暗。手少阳经的下部，若血气充盛，则手部肌肉丰满而温暖；血气都少，则手部肌肉消瘦而寒凉；气少血多，则手部皮肉瘦薄，脉络显露。

手太阳经的上部，若血气充盛，则胡须多而美，面部肌肉丰满而平正；血气都少，则面部消瘦而晦暗枯槁。手太阳经的下部，若血气充盛，则手掌肌肉饱满；血气都少，则手掌肌肉瘦薄而寒凉。

【导读】此节论述手足三阳经血气盛衰的表现。根据手足三阳经气血之多少，探究二十五种体质的外在形体、内在脏腑的生理活动及病理变化，其生理病理特点是从手足三阳经经络循行的不同部位而反应于外。

【原文】黄帝曰：二十五人者，刺之有约[1]乎？

岐伯曰：美眉者，足太阳之脉，气血多；恶眉者，血气少；其肥而泽者，血气有余；肥而不泽者，气有余，血不足；瘦而无泽者，气血俱不足。审察其形气有余不足而调之，可以知逆顺矣。

黄帝曰：刺其诸阴阳奈何？

岐伯曰：按其寸口人迎，以调阴阳，切循其经络之凝涩，结而不通者，此于身皆为痛痹，甚则不行，故凝涩。凝涩者，致气以温之[2]，血和乃止。其结络者，脉结血不和，决[3]之乃行。

故曰：气有余于上者，导而下之；气不足于上者，推而休之[4]；其稽留不至者，因而迎之；必明于经隧[5]，乃能持之。寒与热争者，导而行之；其宛陈[6]血不结[7]者，则而予之。必先明知二十五人，则血气之所在，左右上下，刺约毕也。

【注释】

[1] 约：针刺的法则。

[2] 致气以温之：留针，使气来至，使气能充分发挥温通经络的作用，以消除血行凝涩之病态。致，使至。

[3] 决：开泄。

[4] 推而休之：明·马莳曰："留针休息，候其气至。"

[5] 经隧：经脉。

[6] 宛陈：人体脉络中的瘀血。

[7] 血不结："不"字疑衍。此指血液凝结。

【导读】此节根据阴阳二十五人的生理病理特点、经脉循行路径和气血盛衰的情况，提出了针刺的补泻原则。

【语译】黄帝问道：这二十五种类型的人，针刺治疗有一定的准则吗？

岐伯回答说：眉毛秀美的，是足太阳经脉的气血充足；眉毛粗疏不秀美的，是足太阳经脉的气血均少；体胖而肤色润泽的，是血气充盛有余；体胖而肤色不润泽的，是气有余而血不足；体瘦而肤色不润泽的，是气血都不足。根据外在特征，审察形气的有余、不足，予以补虚泻实的调治，就可知其逆顺情况了。

黄帝问道：针刺三阴、三阳经脉，应当怎样呢？

岐伯回答说：切按其人迎、寸口脉，以审察其阴阳经脉的盛衰变化，再循按其经络所行之处，诊察其凝涩与否，如有凝结不通，身体大多会出现痛痹，严重者不能行走，所以知其血气凝涩。对于血气凝涩的患者，应当留针，使气来至，则阳气得以温通血脉，待其气血通调，然后停止治疗。若有脉络结聚而血不通者，须开泄瘀血，疏通脉络，则血可畅行。所以说，上部病气盛而有余的，应导而使之下行；上部正气不足的，应推而扬之，使气上行；气迟滞而不至的，可用针迎之以引导气至。必须先明确经脉循行的道路，才能掌握各种针刺方法。如有寒热交争的现象，应根据阴阳的偏盛偏衰，宣导其偏盛的一方面使气血畅行。脉络血液瘀结的，可刺其血络以治疗。总之，必须先了解二十五种人的类型，辨别血气盛衰，以及左右上下各方面的特征，针刺的法则也就尽在掌握之中了。

五音五味第六十五

【题解】　本篇讨论了五音配属之人的经脉调治及五味宜忌，故以"五音五味"名篇。又以胡须生成为例，说明性别、先天禀赋等不同，对人体造成个体差异，最后指出十二经脉气血的多少，作为针刺补泻的根据。

【原文】　右徵与少徵[1]，调右手太阳上。左商[2]与左徵，调左手阳明上。少徵与大宫[3]，调左手阳明上。右角与大角，调右足少阳下。大徵与少徵，调左手太阳上。众羽[4]与少羽，调右足太阳下。少商与右商，调右手太阳下。桎羽[5]与众羽，调右足太阳下。少宫与大宫，调右足阳明下。判角[6]与少角，调右足少阳下。钛商[7]与上商，调右足阳明下。钛商与上角，调左足太阳下。

【注释】

[1] 右徵与少徵：徵为火音。右指右侧，少为不足。火音类型而居于右侧为"右徵"。火音类型而不及为"少徵"。

[2] 左商：商为金音。左指左侧。得金音而居于左侧为"左商"。

[3] 大宫：宫为土音。大，通"太"。宫音太过为"大宫"。

[4] 众羽：右羽之下为"众羽"。

[5] 桎羽：右羽之上为"桎羽"。

[6] 判角：左角之下为"判角"。

[7] 钛商：左商之上为"钛商"。

【语译】　属于火音中的右徵和少徵类型的人，应当调治右手太阳小肠经的上部。属于金音中的左商和火音中的左徵类型的人，应当调治左手阳明大肠经的上部。属于火音中的少徵和土音中的大宫类型的人，应当调治左手阳明大肠经的上部。属于木音中的右角和大角类型的人，应当调治右足少阳胆经的下部。属于火音中的大徵和少徵类型的人，应当调治左手太阳小肠经的上部。属于水音中的众羽和少羽类型的人，应当调治右足太阳膀胱经的下部。属于金音中的少商和右商类型的人，应当调治右手太阳小肠经的下部。属于水音中的桎羽和众羽类型的人，应当调治右足太阳膀胱经的下部。属于土音中的少宫和大宫类型的人，应当调治右足阳明胃经的下部。属于木音中的判角和少角类型的人，应当调治右足少胆阳经的下部。属于金音中的钛商和上商类型的人，应当调治右足阳明胃经的下部。属于金音中的钛商和木音中的上角类型的人，应当调治左足太阳膀胱经的下部。

【导读】　承上篇之后，此节进一步从性质和部位上分别论述了二十五种人与各条经脉的密切关系，及其在调治方法中应取的经脉。

【原文】上徵与右徵同，谷麦，畜羊，果杏，手少阴，脏心，色赤，味苦，时夏。上羽与大羽同，谷大豆，畜彘，果栗，足少阴，脏肾，色黑，味咸，时冬。上宫与大宫同。谷稷，畜牛，果枣，足太阴，脏脾，色黄，味甘，时季夏。上商与右商同，谷黍，畜鸡，果桃，手太阴，脏肺，色白，味辛，时秋。上角与大角同，谷麻，畜犬，果李，足厥阴，脏肝，色青，味酸，时春。

【语译】上徵和右徵同属火音之人，与其五行属性相通者，在五谷为麦，在五畜为羊，在五果为杏，在经脉为手少阴经，在五脏为心，在五色为赤，在五味为苦，在五时为夏。上羽和大羽同属水音之人，

与其五行属性相通者，在五谷为大豆，在五畜为猪，在五果为栗，在经脉为足少阴经，在五脏为肾，在五色为黑，在五味为咸，在五时为冬。上宫和大宫同属土音之人，与其五行属性相通者，在五谷为谷子，在五畜为牛，在五果为枣，在经脉为足太阴经，在五脏为脾，在五色为黄，在五味为甘，在五时为季夏。上商和右商同属金音之人，与其五行属性相通者，在五谷为黍，在五畜为鸡，在五果为桃，在经脉为手太阴经，在五脏为肺，在五色为白，在五味为辛，在五时为秋。上角和大角同属木音之人，与其五行属性相通者，在五谷为芝麻，在五畜为犬，在五果为李，在五脉为足厥阴经，在五脏为肝，在五色为青，在五味为酸，在五时为春。

【导读】此节论五音之人的经脉调治和五味宜忌。本篇说明不同体质类型的人患病时，应当调治不同的经脉脏腑，采用不同性味的食物，选用不同的季节进行调治。

【原文】大宫与上角同，右足阳明上。左角与大角同，左足阳明上。少羽与大羽同，右足太阳下。左商与右商同，左手阳明上。加宫与大宫同，左足少阳上。质判[1]与大宫同，左手太阳下。判角与大角同，左足少阳下。大羽与大角同，右足太阳上。大角与大宫同，右足少阳上。

右徵、少徵、质徵、上徵、判徵。左角、钛角、上角、大角、判角。右商、少商、钛商、上商、左商。少宫、上宫、大宫、加宫、左角[2]宫。众羽、桎羽、上羽、大羽、少羽。

【注释】

[1] 质判：质，通"徵"。质判，即判徵，

左徵之下。

[2] 角：马注本、黄校本均无，当删。

【语译】属于土音中的大宫和木音中的上角类型的人，都可以调治右足阳明胃经的上部。属于木音中的左角和大角类型的人，都可以调治左足阳明胃经的上部。属于水音中的少羽和大羽类型的人，都可以调治右足太阳膀胱经的下部。属于金音中的左商和右商类型的人，都可以调治左手阳明大肠经的上部。属于土音中的加宫和大宫类型的人，都可以调治左足少阳胆经的上部。属于火音中的质判和土音中的大宫类型的人，都可以调治左手太阳小肠经的下部。属于木音中的判角和大角类型的人，都可以调治左足少阳胆经的下部。属于水音中的大羽和木音中的大角类型的

人，都可以调治右足太阳膀胱经的上部。属于木音中的大角和土音中的大宫类型的人，都可以调治右足少阳胆经的上部。

右徵、少徵、质徵、上徵、判徵等五种，均属于火音的不同类型。左角、钛角、上角、大角、判角等五种，均属于木音的不同类型。右商、少商、钛商、上商、左商等五种，均属于金音的不同类型。少宫、上宫、大宫、加宫、左宫等五种，均属于土音的不同类型。众羽、桎羽、上羽、大羽、少羽等五种，均属于水音的不同类型。

【原文】黄帝曰：妇人无须者，无血气乎？

岐伯曰：冲脉、任脉，皆起于胞[1]中，上循背[2]里，为经络之海。其浮而外者，循腹右[3]上行，会于咽喉，别而络唇口。血气盛则充肤热肉，血独盛则澹渗[4]皮肤，生毫毛。今妇人之生，有余于气，不足于血，以其数脱血也，冲任之脉，不荣口唇，胡须不生焉。

黄帝曰：士人有伤于阴，阴气[5]绝而不起，阴不用，然其须不去，其故何也？宦者[6]独去何也？愿闻其故。

岐伯曰：宦者去其宗筋[7]，伤其冲脉，血泻不复，皮肤内结，唇口不荣，故须不生。

黄帝曰：其有天宦[8]者，未尝被伤，不脱于血，然其须不生，其故何也？

岐伯曰：此天之所不足也，其任冲不盛，宗筋不成，有气无血，唇口不荣，故须不生。

【注释】

[1] 胞：女性子宫，男子精室。

[2] 背：《太素》《甲乙经》并作"脊"，当从。脊，脊椎骨。

[3] 右：《太素》《甲乙经》无"右"字，当从。

[4] 澹渗：《素问·骨空论篇》王注引、《针经》《甲乙经》并作"渗灌"，宜从。

[5] 阴气：据明·马莳注，"气"似应作"器"。

[6] 宦者：太监。

[7] 宗筋：男性生殖器。

[8] 天宦：男子先天性生殖器发育不全。

【语译】黄帝问道：妇女没有胡须，是没有血气吗？

岐伯回答说：冲脉和任脉，都起始于胞中，向上循行于脊椎里，为经络气血汇聚之海。其浮行于体表的，沿腹部上行，会合于咽喉部，别行一支络唇。血气充盛，则充养皮肤，温养肌肉；若血独盛，则渗灌皮肤，生养毫毛。但妇女的生理特征是气有余而血不足，因为她们每月行经而频繁失血，冲、任经脉气血亏虚，不能荣养口唇，所以不能生长胡须。

黄帝问道：男子中有的损伤了阴器，阳痿而不能勃起，丧失了作用，但他的胡须并未脱去，这是什么原因？而太监阉割后不长胡须，又是什么缘故？我想听听其中的道理。

岐伯回答说：太监是割掉了睾丸，损伤了冲脉，血泻出后不能恢复正常，皮肤失养而闭结，口唇得不到气血荣养，所以不能生长胡须。

黄帝又问道：有一种天宦之人，未受到阉割的损伤，也不像妇女那样经常排出月经，但他不能生长胡须，这是什么原因呢？

岐伯回答说：这是先天性的发育不良，其人冲、任之脉气血不盛，阴茎、睾丸发育不健全，有气而无血，不能上行荣养口唇，所以不长胡须。

【导读】此节论述性别、禀赋对体质的影响。原文以胡须生成为例，说明了性别、先天禀赋、后天创伤是造成体质差异的主要因素。

【原文】黄帝曰：善乎哉！圣人之通万物也，若日月之光影，音声鼓响，闻其声而知其形，其非夫子，孰能明万物之精。

是故圣人视其颜色，黄赤者多热气，青白者少热气，黑色者多血少气。美眉者太阳多血，通髯极须者少阳多血，美须者阳明多血，此其时然也。

【语译】黄帝说：讲得好极了！圣人通晓一切事物的道理，好像日月之有光影，鼓响之有声音，听到他的声音就能知道他的形状。如果不是先生你，谁能够明达万事万物的精妙之理！所以圣人观察人的面部颜色，就可以了解其气血的盛衰。如面色黄赤的，气血热；面色青白的，气血寒；面色黑的，多血少气；眉毛秀美的，足太阳经脉多血；须髯连成一片的，足少阳经脉多血；胡须美好的，是阳明经脉多血，这是常见的现象。

【导读】本篇在讨论胡须生成时，反复强调其与人体血液充盛有密切关系，为后世从血治疗毛发病变奠定了理论基础。

【原文】夫人之常数，太阳常多血少气，少阳常多气少血，阳明常多血多气，厥阴常多气少血，少阴常多血少气，太阴常多血少气，此天[1]之常数也。

【注释】

[1] 天：《黄帝内经灵枢校注语译》："疑当作'人'字，与上'人之常数'相应。"

【语译】人体经脉气血的多少，有一定的规律，太阳经常多血少气，少阳经常多气少血，阳明经常多血多气，厥阴经常多气少血，少阴经常多血少气，太阴经常多血少气，这是人体经脉气血多少的正常规律。

【导读】此节论十二经气血多少。原文在讨论了人体生理差异的基础上，进一步指出不但不同个体的气血多少不同，就是同一个体，其不同经脉中气血多少也各异，这是人体正常的生理现象，是一种自然规律。《内经》关于十二经脉气血多少的论述，主要见于《素问·血气形志篇》《灵枢·九针论》和本篇。此节是作为针刺治疗时的补泻依据，但这三篇所记载的气血多少各不相同，历代医家考证，认为当以《素问·血气形志篇》的记载最为正确。

百病始生第六十六

【题解】本篇是《内经》论述发病的专篇。主要讨论了引起多种疾病的原因和发病机制，强调了正气在发病中的主导作用，并围绕"三部之气，所伤异类"，对三部病邪伤人的途径、部位、传变及其见证进行了阐述，提出了治病的基本原则。因篇首论述疾病之始生，故名。

【原文】黄帝问于岐伯曰：夫百病之始生也，皆生于风雨寒暑，清湿喜怒[1]。喜怒不节则伤脏，风雨则伤上，清湿则伤下[2]。三部之气，所伤异类[3]，愿闻其会[4]。

【注释】

[1] 喜怒：泛指情志致病因素。

[2] 风雨则伤上，清湿则伤下：清，通"凊"，寒冷。清湿，此指居处环境寒冷潮湿。

[3] 三部之气，所伤异类：三部之气，指伤于上部的风雨、伤于下部的清湿及伤于五脏的喜

怒三种不同性质的病邪。所伤异类，指上述邪气性质不同，伤人的部位也不一样。

[4] 会：要领，要点。

【语译】黄帝向岐伯问道：各种疾病的发生，都是由于风、雨、寒、暑、寒湿等外邪的侵袭，以及喜、怒等情志内伤。若喜怒不加节制，就会伤及内脏；外感风雨之邪，就会伤及人体的上部；感受湿冷之邪，就会伤及人体的下部。上中下三部邪气，伤害人体的部位各不相同，我想知道其中的道理。

【导读】此节论病因三类分类的依据。邪气伤人的不同部位是分类的依据。虽分三类，但也有阴阳分类的意涵，成为病因学的基本内容。

【原文】岐伯曰：三部之气各不同，或起于阴，或起于阳[1]，请言其方[2]。喜怒不节，则伤脏，脏伤则病起于阴也；清湿袭虚[3]，则病起于下；风雨袭虚，则病起于上，是谓三部。至于其淫泆[4]，不可胜数[5]。

【注释】

[1] 或起于阴，或起于阳：起，开始、发生。阴、阳，此指发病部位，阳，表；阴，里。

[2] 方：道理。

[3] 袭虚：乘虚侵袭。

[4] 淫泆（yì）：病邪在体内浸淫扩散。淫，浸淫。泆，同"溢"，扩散、散布。

[5] 不可胜数：难以尽察。胜，尽也。数，审、辨、考察。

【语译】岐伯回答说：风雨、寒湿、喜怒，三种邪气的性质不同，有的病先发于阴分，有的病先发于阳分，让我来谈谈其中的道理。凡喜怒没有节制，就会伤及内脏，内脏属阴，所以内脏受伤则病起于阴；冷湿之邪乘虚侵袭人体的下部，所以病发于下；风雨之邪乘虚侵袭人体的上部，

所以病发于上。这就是病邪容易侵犯的三个主要部位。至于病邪蔓延传变，那就更为复杂难以尽数。

【导读】此节论"三部之气，所伤异类"。风雨寒暑为伤于上部之邪，情志、饮食、起居、劳倦（包括房劳）、醉酒等为伤于中（内）部之邪，寒湿为伤于下部之邪，这是《内经》关于病因的三类分法。

【原文】黄帝曰：余固不能数[1]，故问先师，愿卒闻其道。

岐伯曰：风雨寒热，不得虚，邪不能独伤人[2]。卒然逢疾风暴雨而不病者，盖[3]无虚，故邪不能独伤人，此必因虚邪之风，与其身形，两虚相得，乃客其形[4]。两实[5]相逢，众人肉坚[6]。其中于虚邪也，因于天时，与其身形，参以虚实[7]，大病乃成。气有定舍，因处为名[8]，上下中外，分为三员[9]。

【注释】

[1] 固不能数（shǔ 暑）：确实说不清楚。固，的确、确实。

[2] 风雨寒热……邪不能独伤人：若人体正气不虚，虽遇四时不正之气，也不感邪发病。风雨寒热，泛指四时不正之气。

[3] 盖：连词，承接上文，表原因和理由。

[4] 两虚相得，乃客其形：四时不正之气只有在人体正气不足时，才能作用于机体而发病。两虚，指外界的虚邪和人体正气虚弱。得，合。

[5] 两实：自然气候正常（实风）和人体正气充实。

[6] 肉坚：腠理固密，健康无病。

[7] 参以虚实：人体正气虚与邪气盛实相合。实，邪气盛。虚，正气不足。

[8] 气有定舍，因处为名：邪气侵入人体，有一定的部位，根据不同的部位而确定其病名。气，邪气。舍，处所、部位。

[9] 三员：三部。

【语译】黄帝问道：我对于千变万化的病变确实不能尽数说清楚，所以向你请教，希望彻底了解其中的道理。

岐伯回答说：如果人体正气不虚，风雨寒热等四时不正之气，不能单独伤害人体而致病。有人突然遭遇狂风暴雨而不生病，是因为正气不虚，故邪气不能单独伤害人体。疾病的发生，必因虚邪之气与人体正气亏虚，两虚相合，外邪才能侵入人体而发病。如果四时气候正常，而且人又身体强健，皮肉坚实，就不易发生疾病。人被虚邪所伤，是由于天时不正之气与人体正气虚弱相合，才能酿成大病。邪气侵犯人体，由于性质不同各有一定的留止部位，按其留止部位予以命名，上下内外，可分为三部。

【导读】

（1）论邪正与发病的关系。①有邪正不虚，则不发病；有邪正虚，则可能发病；无邪正不虚，则不发病。②人体发病的条件：邪气伤人、天时气候、人体正气虚弱三者。③不同性质的邪气，伤人不同部位有其一定的规律。④由于邪气伤人的不同部位，分别有其特定的症状，因而有不同的病名。

（2）"虚邪"的概念源于《灵枢·九宫八风》《灵枢·岁露论》中的"虚风"之论。

本节经文有三点提示：①"虚风"指与节令所应方位相反的气候；②"虚风"极易伤人致病，故称为"虚邪"；③"虚邪"又称"贼风"。所以《内经》常将"虚邪""贼风"叠用，可用"四时不正之气"释之。

【原文】是故虚邪之中人也，始于皮肤，皮肤缓[1]则腠理开，开则邪从毛发入，入则抵深，深则毛发立，毛发立则淅然[2]，故皮肤痛[3]。留而不去[4]，则传舍于络脉，在络之时，痛于肌肉，其痛之时息[5]，大经乃代[6]。留而不去，传舍于经，在经之时，洒淅[7]喜惊[8]。留而不去，传舍于输[9]，在输之时，六经不通，四肢则肢节痛[10]，腰脊乃强[11]。留而不去，传舍于伏冲之脉[12]，在伏冲之时，体重身痛。留而不去，传舍于肠胃，在肠胃之时，贲响[13]腹胀，多寒则肠鸣飧泄，食不化；多热则溏出糜[14]。留而不去，传舍于肠胃之外，募原[15]之间，留著于脉，稽留而不去，息而成积[16]。或著孙脉，或著络脉，或著经脉，或著输脉，或著于伏冲之脉，或著于膂筋[17]，或著于肠胃之募原，上连于缓筋[18]，邪气淫泆，不可胜论。

【注释】

[1] 皮肤缓：腠理疏松，表虚。缓，疏松。

[2] 淅然：怕冷貌。

[3] 皮肤痛：明·张介宾曰："寒邪伤卫，则血气凝滞，故皮肤为痛。"

[4] 留而不去：邪气留滞不散。

[5] 其痛之时息：疼痛时作时止。

[6] 大经乃代：邪气由络脉传入经脉，由经脉代其承受邪气。大经，经脉，与络脉相对而言。

[7] 洒（xiǎn 鲜）淅：寒冷貌。

[8] 喜惊：此指战栗。

[9] 输：又称"输脉"，指足太阳膀胱经。

[10] 四肢则肢节痛：《太素》作"四支节痛"，可从。

[11] 强（jiàng 匠）：硬直，屈伸困难。

[12] 伏冲之脉：冲脉，循行部位深靠近脊柱里面的部分。

[13] 贲响：鸣响。贲，通"奔"。

[14] 溏出糜：便溏、泄痢。糜，通"糜"，大便糜烂腐败，恶臭难闻。

[15] 募原：肠外之脂膜。

[16] 息而成积：邪气留滞于脉，逐渐长成积块肿物。息，生长。

[17] 膂（lǚ 旅）筋：附于脊内之筋。膂，脊骨。

[18] 缓筋：循行于腹内之筋。而足阳明经脉在躯干亦行于腹部。

【语译】所以虚邪侵害人体，首先侵犯皮肤，使皮肤弛缓，腠理开泄，腠理开泄则邪气从毛孔而入，并渐至深部，遂使毛发竖起，寒栗，皮肤疼痛。若邪气留而不除，就会传入于络脉，邪气留滞络脉时，就会使肌肉疼痛。若疼痛时作时止，是邪气将由络脉传到经脉，经脉代受邪害。邪气滞留不除，就会传入于经脉，邪气留止经脉时，常寒栗，易惊。邪气滞留不除，就会传入输脉，邪气留止输脉时，六经之气郁滞不通，四肢关节疼痛，腰脊僵硬不能屈伸。若邪气滞留不除，就会传入伏冲之脉，邪气留止伏冲之脉时，则见体重身痛之症。邪气滞留不除，进一步传入于肠胃，邪气留止肠胃，则见肠鸣腹胀之症，若寒邪盛则肠鸣、泄泻，消化不良；热邪盛则便溏、泻痢。若邪气再滞留不除，就会传入肠胃外的脂膜之间，留着于募原脉络之中，邪气滞留，就会与气血相互凝结，结聚形成积块。总之，邪气侵入人体后，或留着于孙络，或留着于络脉，或留着于经脉，或留着于输脉，或留着于伏冲之脉，或留着于脊膂之筋，或留着于肠胃之募原，或留着于腹内之筋，邪气浸淫泛滥，难以尽述。

【导读】此节论外邪伤人的传变规律。体现了"风雨则伤上"和"气有定舍，因处为名"的观点。

【原文】黄帝曰：愿尽闻其所由然。

岐伯曰：其著孙络之脉而成积者，其积往来上下，臂手孙络之居[1]也，浮而缓[2]，不能句积而止之[3]，故往来移行肠胃之间，水湊渗注灌[4]，濯濯[5]有音，有寒则膜膜满雷引[6]，故时切痛。其著于阳明之经，则挟脐而居，饱食则益大，饥则益小[7]。其著于缓筋也，似阳明之积，饱食则痛，饥则安[8]。其著于肠胃之募原也，痛而外连于缓筋，饱食则安，饥则痛[9]。其著于伏冲之脉者，揣之应手而动，发手则热气下于两股，如汤沃之状[10]。其著于脊筋、在肠后者，饥则积见，饱则积不见，按之不得[11]。其著于输之脉者，闭塞不通，津液不下，孔窍干壅[12]。此邪气之从外入内，从上下也。

【注释】

[1] 臂手孙络之居：臂手，《甲乙经》作"擘乎"，宜从。擘，通"辟"，聚。乎，于。居，处也。积聚着于孙络之处，即为孙络之积。

[2] 浮而缓：《太素》作"孙络浮缓"。孙络浮浅而松弛。

[3] 不能句积而止之：不能约束积块而使之固定不移。句，通"拘"，拘积，约束积块。止，留止，固定。

[4] 水湊渗注灌：水液汇聚渗流。湊，《玉篇·水部》："湊，聚也。"

[5] 濯濯（zhuó 浊）：水流声。

[6] 膜膜满雷引：腹胀满，肠中雷鸣并牵引疼痛。膜膜满，腹部胀大。

[7] 其著于阳明之经……饥则益小：明·张介宾曰："足阳明胃挟脐下行，故其为积则挟脐而居也。阳明属胃，受水谷之气，故饱则大，饥则小。"

[8] 其著于缓筋也……饥则安：明·张介宾曰："缓筋在肌肉之间，故似阳明之积。饱则肉壅，故痛；饥则气退，故安。"

[9] 其著于肠胃之募原也……饥则痛：明·张介宾曰："肠胃募原痛连缓筋，饱则内充外舒，故安；饥则反是，故痛。"

[10] 其著于伏冲之脉者……如汤沃之状：揣，触摸。发手，抬手、举手。汤沃之状，如用热水浇灌状。

[11] 其著于脊筋……按之不得：明·张介宾曰："脊内之筋曰脊筋，故在肠胃之后，饥则肠空，故积可见；饱则肠满蔽之，故积不可见，按之亦不可得也。"

[12] 其著于输之脉者……孔窍干壅：积在足太阳之脉，则脉道闭塞不通，津液不布；太阳主表，因而皮毛孔窍干燥壅塞。下，向下布散。

【语译】黄帝说道：希望你详尽地讲讲积的具体表现。

岐伯回答说：邪气留着于孙络形成积证，积块可以上下往来移动，因其聚着于孙络之处，而孙络浮浅而弛缓，不能约束固定积块，所以往来移动，若肠胃之间有水液积聚，则会有濯濯水鸣之声；有寒则腹部胀满，肠鸣如雷，并相互牵引，时常急痛；若邪气留着于阳明经脉而形成积证，积块位于脐的两旁，饱食后积块显大，饥饿时积块变小；若邪气留着于缓筋形成积证，病状与阳明经的积证相似，饱食后胀痛，饥饿时反觉舒适；若邪气留着于肠胃的募原而形成积证，疼痛时向外牵连于缓筋作痛，饱食后感觉舒适，饥饿时疼痛；邪气留着于伏冲之脉形成积证，用手触按积块，积块应手而动，手离开时则觉有热气下行两股，好像热汤浇灌状；邪气留着于脊膂之筋形成积证，饥饿时积块可以见到，饱食后则积块不显，用手也触摸不到；如果邪气留着于输脉形成积证，会使脉道闭塞不通，津液不能布散，则孔窍干涩壅滞不通。这些都是邪气从外深入内，自上而向下伤害人体的情况。

【导读】此节进一步以积病为例，阐述"气有定舍，因处为名"的理念，突出了不同部位的积病，有不同的临床表现。这些不同的临床表现正是辨别不同部位积病的依据。

【原文】黄帝曰：积之始生，至其已成奈何？

岐伯曰：积之始生，得寒乃生，厥乃成积[1]也。

黄帝曰：其成积奈何？

岐伯曰：厥气生足悗[2]，悗生胫寒，胫寒则血脉凝涩，血脉凝涩则寒气上入于肠胃，入于肠胃则膜胀，膜胀则肠外之汁沫迫聚不得散[3]，日以成积。卒然多食饮，则肠满[4]；起居不节，用力过度，则络脉伤；阳络[5]伤则血外溢，血外溢则衄血[6]；阴络[7]伤则血内溢，血内溢则后血[8]；肠胃之络伤，则血溢于肠外，肠外有寒，汁沫与血相抟，则并合凝聚不得散，而积成矣。卒然外中于寒，若内伤于忧怒，则气上逆，气上逆则六输[9]不通，温气[10]不行，凝血蕴里[11]而不散，津液涩渗[12]，著而不去，而积皆成矣。

【注释】

[1] 得寒乃生，厥乃成积：寒气上逆，气机郁滞不行，渐成积块。

[2] 厥气生足悗：厥气，上逆之气。足悗，足部酸困、疼痛，行动不便。悗，同"闷"。

[3] 汁沫迫聚不得散：肠外之津液为寒邪所迫而结聚不散。汁沫，凝聚的津液。

[4] 卒然多食饮，则肠满：暴饮暴食致胃肠胀满。

[5] 阳络：在上、在表的脉络。

[6] 衄血：鼻衄、齿衄、肌衄、耳衄等出血症状。

[7] 阴络：在下、在内的脉络。

[8] 后血：大便下血。泛指前后二阴出血。

[9] 六输：六经。

[10] 温气：阳气。

[11] 凝血蕴里：阳气运行不畅，则凝结之血聚集包裹在一起而不得消散。蕴，蓄积。里，《太素》《甲乙经》均作"裹"，当从。

[12] 津液涩渗：津液涩滞不行。

【语译】黄帝问道：积证从开始发生到成形，是怎样的？

岐伯回答说：积证的产生，是因为感受了寒邪，寒邪由下厥逆上行，就会形成积证。

黄帝问道：积证形成的过程，是怎样的？

岐伯回答说：寒邪造成的厥逆之气，先使足部痛滞不利，再由此引起胫部寒冷，胫部寒冷则血脉凝涩，血脉凝涩就会使寒邪进而上犯肠胃，寒邪侵入肠胃，会导致腹部胀满；腹部胀满，则使肠胃之外的津液凝聚不能消散，日久便形成积证。又有因突然暴饮暴食，使肠内水谷过于充满，再加之起居无常，劳累过度，使络脉受伤。

凡在上、在表的阳络损伤，血液就会外溢，由此导致衄血；在下、在内的阴络损伤，血液就会内溢，由此导致便血。若肠胃的络脉损伤，则血液溢出于肠外，倘使肠外适有寒气，则汁沫与外溢之血相抟聚，两者相互凝结而不消散，积证就形成了。如果在外突然感受了寒邪，在内又被忧思、郁怒所伤，就会使气机上逆，气逆则六经气血运行不畅，阳气不能正常运行，血液得不到阳气的温煦则凝结不散，津液亦涩滞不能正常输布，留着而不能消散，于是积证也就形成了。

【导读】此节既指出了积病的病因：①外中于寒；②卒然多食饮；③起居不节；④用力过度；⑤内伤于忧怒。也论及了积病的机制：①气机逆乱（厥）；②血脉凝泣；③汁沫迫聚（痰湿困阻）。寒、汁沫与瘀血相互搏结，则合并凝聚不得散而积成。

【原文】黄帝曰：其生于阴者[1]，奈何？

岐伯曰：忧思伤心；重寒伤肺[2]；忿怒伤肝；醉以入房，汗出当风，伤脾；用力过度，若入房汗出浴，则伤肾。此内外三部之所生病者也。

【注释】

[1] 生于阴者：明·张介宾曰："凡伤脏者，皆病生于阴也。"

[2] 重寒伤肺：外感寒邪，内伤饮食生冷而损伤肺脏。

【语译】黄帝问道：病发于属阴的内脏，是什么原因造成的？

岐伯回答说：忧愁、思虑过度则伤害心脏；形体受寒，再加饮食生冷，两寒相合伤害肺脏；忿恨、恼怒过度则伤害肝脏；酒醉后行房事，汗出复又当风，则伤害脾脏；用力过度，或房事后汗出洗浴，则伤害肾脏。这就是内外上下三部发病的情况。

【导读】继"风雨则伤上"和"清湿则伤下"发病规律的论述之后，此又论脏伤则病"生于阴"的发病规律，即邪伤五脏的发病规律。①情志伤脏（如心、肝发病）；②外邪伤脏（如肺、脾发病）；③房劳伤脏（如脾、肾发病）。上述三类邪气"伤上""伤下""伤脏"的发病规律，故曰"此内外三部之所生病者也"。

【原文】黄帝曰：善。治之奈何？

岐伯答曰：察其所痛，以知其应[1]，有余不足，当补则补，当泻则泻，毋逆天时，是谓至治[2]。

【注释】

[1] 察其所痛，以知其应：审查疾病的外

候，可了解其病因、病位及病性，测知其相应的
内部病变。

　　[2] 至治：最佳的治疗原则。至，极。

　　【语译】黄帝说：讲得好。这些病应
怎样治疗呢？

　　岐伯回答说：观察病痛所在部位，就

可以测知病变所在，对于邪盛有余和正虚
不足之证，当补则补，当泻则泻，不要违
反四时气候和脏腑相应的原则，这就是最
好的治疗法则。

　　【导读】"辨证论治"是中医临证治病的总体思路，可分解为三个阶段：察其所痛
（运用各种诊察疾病的手段了解病情）→分析判断（"以知其应"，即症状所应的病因、病
机、病位、病性）→正确施治（①治疗方法得当；②因时制宜）。

行针第六十七

【题解】行针，指对针具的操作，即针刺方法。本篇讨论了不同体质类型，对针刺治疗的反应有迟、早、逆、剧等差异。因而在治疗时就要因人而异，采取不同的针刺方法。否则，不明白人体形气的情况，不能因人施治，会直接影响医疗效果。因篇内重点论述了有关针刺的问题，故以"行针"名篇。

【原文】黄帝问于岐伯曰：余闻九针于夫子，而行之于百姓，百姓之血气各不同形，或神动[1]而气[2]先针行，或气与针相逢[3]，或针已出气独行[4]，或数刺乃知，或发针而气逆[5]，或数刺病益剧，凡此六者，各不同形，愿闻其方[6]。

【注释】

[1] 神动：对针刺敏感。

[2] 气：得气。

[3] 气与针相逢：针刺后，针感随针而至。

[4] 针已出气独行：出针后，才有针感反应。

[5] 发针而气逆：针刺后出现不良反应。发

针，针刺。

[6] 方：道理。

【语译】黄帝向岐伯问道：我听了你所讲的九针用法，就用来给百姓治病，由于百姓的气血盛衰各不相同，对针刺的反应也不一致。有的对针刺敏感，得气反应先针而来；有的则针一刺入，立时就有得气反应；有的则在出针之后，才有得气反应；有的则经过数次针刺后，才有得气反应；有的下针后就出现气逆等不良反应；有的经过数次针刺后，病情反而加重。这六种情况，表现各不相同，我想听听其中的道理。

【导读】本篇主要论述了行针时所产生的六种不同反应的原因和机制，说明了体质与针刺反应的关系，指出针后产生不良反应或数刺后病情反而加重乃医工之误所致。体质不同，取决于阴阳气血的盛衰。所谓"百姓之血气各不同形"，指出人有重阳体质，有多阳少阴体质，多阴少阳和阴阳和调体质，说明阴阳气血的偏颇是形成体质差异的决定性因素之一。

【原文】岐伯曰：重阳之人[1]，其神易动，其气易往[2]也。

黄帝曰：何谓重阳之人？

岐伯曰：重阳之人，熇熇高高[3]，言语善疾，举足善高，心肺之脏气有

余[4]，阳气滑盛而扬[5]，故神动而气先行。

黄帝曰：重阳之人而神不先行者，何也？

岐伯曰：此人颇[6]有阴者也。

黄帝曰：何以知其颇有阴也？

岐伯曰：多阳者多喜，多阴者多怒，数怒者易解[7]，故曰颇有阴，其阴阳之离合难[8]，故其神不能先行也。

黄帝曰：其气与针相逢奈何？

岐伯曰：阴阳和调而血气淖泽[9]滑利，故针入而气出，疾而相逢也。

黄帝曰：针已出而气独行者，何气使然？

岐伯曰：其阴气多而阳气少，阴气沉而阳气浮者内藏[10]，故针已出，气乃随其后，故独行也。

黄帝曰：数刺乃知，何气使然？

岐伯曰：此人之[11]多阴而少阳，其气沉而气往难，故数刺乃知[12]也。

【注释】

[1] 重阳之人：阳气偏盛的人。

[2] 往：至。

[3] 熇（hè 贺）熇高高：阳气旺盛貌。熇熇，热盛貌。高高，《甲乙经》《太素》均作"蒿蒿"，当从。《礼记·祭文》郑注："蒿，谓气蒸出貌。"

[4] 心肺之脏气有余：心肺从部位而言属阳脏，心藏神，肺藏气，心肺脏气有余，则精神旺盛，肺气充沛，故神气易动而对针刺敏感。

[5] 扬：散。

[6] 颇：略微。

[7] 数怒者易解：这种人容易发怒，但又容易和解。

[8] 其阴阳之离合难：阳中有阴者，其阴阳不协调，故气血在全身的运行及离合出入不完全正常，所以针感较迟钝。

[9] 淖（nào 闹）泽：湿润、濡润。

[10] 阴气沉而阳气浮者内藏：阴多阳少之人，其浮滑之阳气亦随阴气沉而内藏。

[11] 之：《太素》无此字，宜从。

[12] 知：针刺的反应、感应。

【语译】 岐伯回答说：重阳的人，其神气易于激动，针刺时得气反应快。

黄帝问道：什么是重阳之人？

岐伯回答说：重阳之人，其阳气旺盛，说话很快，走路时脚抬得高，因为其心肺两脏之气有余，阳气滑利充盛而上扬升腾，所以神气易于激动，而针刺得气很快。

黄帝问道：重阳之人，其神气不易被激动，要待针入之后才有所反应，这是为什么？

岐伯回答说：这是阳盛之中略微有阴气在内。

黄帝又问道：怎么知道他是阳盛之中略微有阴气在内呢？

岐伯回答说：多阳的人多喜，多阴的人多怒，若屡次发怒而又易于缓解，这是阳中有阴，所以是略微有阴气在内。这种人阳中有阴，阳被阴滞，阴阳之气的离合困难，所以其神气不能在进针之前出现反应。

黄帝问道：有人针一刺入，立刻就有得气反应，这是什么缘故？

岐伯回答说：阴阳和调之人，血气运行润泽滑利，所以针一刺入，就迅速有所反应，随着针刺立刻而至。

黄帝问道：有人在出针之后，才有得气反应，是什么气促使这样的呢？

岐伯回答说：这种人阴气多而阳气少，阴气沉滞，阳气浮滑，沉滞则其气潜藏，所以针刺反应缓慢，在针出后，阳气随其针而上浮，其反应才随之出现，因此说这是独行。

黄帝问道：经过数次针刺后，才有反应，是什么气促使这样的呢？

岐伯回答说：这种人阴气多而阳气少，其气沉滞而运行困难，所以针刺多次才出

现反应。

【导读】

1. 体质与阴阳气血的关系

体质是人体正气盛衰偏颇和影响发病及疾病转化的潜在因素的综合反映，阴阳气血均属于正气范畴，其盛衰偏颇是决定体质差异的重要因素之一。"重阳之人""阴阳和调"及"多阴而少阳"之人的分类方法与《灵枢·通天》所说的"太阴之人、少阴之人、太阳之人、少阳之人、阴阳和平之人"基本相似。现代对体质类型的划分，也是以人体的阴、阳、气、血、津液的盛衰虚实变化为主进行分类。虽然分类方法有所不同，但从人体气血阴阳角度划分，是其共同之处。

2. 体质与针感的关系

原文认为针感出现的快慢，与人体阴阳之气的多少有关，如阳气盛的人，阳气滑利易行，故针感出现得快；阴阳平调之人，针感能适时而至；多阴少阳的人，其气沉滞难行，故针感出现慢。可以认为属于太阳与少阳的人，针感出现快；属于阴阳平和的人，针感适时而至；属于太阴和少阴的人，针感出现慢。

3. 体质与针刺效应

体质不同，对针刺的反应不一，提示临床针刺治疗要重视患者的体质差异，针对不同体质类型，采取不同的针刺方法，正如《灵枢·通天》之"古人善用针艾者，视人五态乃治之，盛者泻之，虚者补之"；《灵枢·逆顺肥瘦》之肥壮之人"气涩血浊"，针刺宜"深而留之，多益其数"；力强之人"气滑血清"，针刺宜"浅而疾之"；血气和调之常态人，针刺宜深浅适度，"无失常数也"；婴儿则当"以毫针浅刺而疾发针"。这种因人体质类型不同而刺的思想，值得借鉴。

【原文】

黄帝曰：针入而气逆者[1]，何气使然？

岐伯曰：其气逆与其数刺病益甚者，非阴阳之气，浮沉之势也，此皆粗[2]之所败，上[3]之所失，其形气无过焉[4]。

【注释】

[1] 针入而气逆者：（日）丹波元简云："推上下文例，者下似脱'其数刺病益甚者'七字。"

[2] 粗：即粗工，水平低下的医生。

[3] 上：《甲乙经》《太素》均作"工"，宜从。

[4] 其形气无过焉：与患者的形气体质没有关系。

【语译】

黄帝又问道：针刺入出现气逆等反应，是什么原因促使这样的呢？

岐伯回答说：针刺后出现气逆，或多次针刺病情反而加重，并不是人体阴阳之气的盛衰和浮沉之势所致，这是因为医生技术低劣，是治疗上的错误，与患者的形气体质没有关系。

【导读】此节论刺治不当，病情加剧。针刺固然是治疗疾病的重要方法之一，但在针

刺治疗时，若不注意操作手法，不分虚实，不知针刺的浅深和不考虑患者的年龄、体质及时间等因素，不但不会使病情减轻，反而会出现不良反应或使病情加重。说明针刺后产生不良反应和屡经针刺病情反而加重者，乃医生技术不精所致，与患者的形气体质无关，强调医生技术因素在治疗中的作用。

上膈第六十八

【题解】 上，上脘部。膈，同"隔"，隔塞不通。上膈，本指上脘部隔塞不通，食入还出的证情；篇中讨论的内容却是虫痛所致的下脘部隔塞不通的疾患。原文以"气为上膈"引入，因而名曰"上膈"，这种借宾定主的论理方法，古医籍中常有出现。

【原文】 黄帝曰：气为上膈[1]者，食饮入而还出，余已知之矣。虫为下膈[2]，下膈者，食晬时[3]乃出，余未得其意，愿卒闻之。

【注释】

[1] 上膈：食后即吐的噎膈病，俗称膈食。

[2] 下膈：虫积所致的呕吐宿食之证。

[3] 晬（zuì 醉）时：周时，一昼夜的时间。

【语译】 黄帝问道：由于气机郁结在上形成上膈病，进食后随即吐出，我已经知道了它的情况了。由于虫积在下形成的是下膈病，此病是进食后经过一昼夜才吐出，我不明白其中的道理，希望详尽地告诉我。

【导读】 此节论"膈"。本篇讨论了上膈及下膈的病因、症状及病理变化，并介绍了下膈病的刺治、艾灸和药物疗法等内容。

【原文】 岐伯曰：喜怒不适，食饮不节，寒温不时，则寒汁[1]流于肠中，流于肠中则虫寒，虫寒则积聚守于下管[2]，则肠胃充郭[3]，卫气不营[4]，邪气居之。人食则虫上食[5]，虫上食则下管虚，下管虚则邪气胜之，积聚以留，留则痛成，痛成则下管约[6]。其痛在管内者，即[7]而痛深；其痛在外者，则痛外[8]而痛浮，痛上皮热。

【注释】

[1] 寒汁：寒冷的津液。

[2] 管：通"脘"。《甲乙经》作"脘"。

[3] 郭：扩张。

[4] 卫气不营：脾胃的阳气阻遏而不能正常运行。卫气，脾胃的阳气。营，运行。

[5] 虫上食：明·张介宾曰："虫寒闻食，则喜而上求。"

[6] 约：束，紧束不通。

[7] 即：《太素》《甲乙经》并作"则沉"，宜从。

[8] 痛外：《黄帝内经灵枢校注语译》："'痛'字疑蒙上衍"。痛，通"壅"，壅滞、壅塞不畅。下同。

【语译】 岐伯回答说：这种病的形成，主要是由于情志不遂，饮食不节，寒温失于调摄，以致胃中阳气受损，运化失常，则寒湿流注于肠中；寒湿流于肠中，则肠内寄生虫感觉寒冷，虫觉寒冷则积聚盘踞在下脘，因而使肠胃形成壅塞，阳气不得温通，邪气也就留滞其中。人在进食的时候，虫闻气味，亦向上取食，虫向上取食则下脘空虚，下脘空虚则邪气乘虚侵入，积聚滞留而不散，便形成。壅滞已成，就会使下脘狭窄，传导不利，所以食后周时乃吐出。壅塞下脘之内，疼痛部位较深；壅塞下脘之外，疼痛部位较浅，同时，成痈的部位上皮肤发热。

【导读】此节论下膈主症及其形成机制。"下膈者，食时乃出"为下膈的主症，是下脘阻隔不通，食入一昼夜后出现呕吐，病变部位在下脘。因为食物入胃，经过胃的蠕磨腐熟发酵，当向下传之于小肠时受到阻隔，于是胃气失于和降而上逆，出现呕吐。"下膈"相当于今之"反胃"，如"脾伤则不磨，朝食暮吐，暮食朝吐，宿谷不化，名曰胃反"者是当用大半夏汤和茯苓泽泻汤治之（《金匮要略·呕吐哕下利病脉证治》）。

【原文】黄帝曰：刺之奈何？

岐伯曰：微按其痛，视气所行[1]，先浅刺其傍，稍内益深[2]，还[3]而刺之，毋过三行，察其沉浮[4]，以为深浅。已刺[5]必熨[6]，令热入中，日使热内[7]，邪气益衰，大痛乃溃[8]。伍以参禁[9]，以除其内，恬憺[10]无为，乃能行气，后以咸苦[11]，化谷乃下矣。

【注释】

[1] 视气所行：通过按诊，以测候病气发展动向。

[2] 稍内益深：慢慢进针逐渐深入。

[3] 还：重复。

[4] 沉浮：浅深。

[5] 已刺："刺已"，针刺完毕。

[6] 熨：热熨火灼的治疗方法。

[7] 热内：热入。内，入也。

[8] 溃：消散祛除。

[9] 伍以参禁：治疗应与护理互相配合，勿犯禁忌。

[10] 恬憺（tián dàn 甜淡）：安闲清静。

[11] 后以咸苦：清·张志聪曰："盖咸能软坚，苦能泻下。"

【语译】黄帝问道：怎样刺治这种病证呢？

岐伯回答说：以手轻按壅塞部位，观察病气发展的动向，先在壅塞部位的周围浅刺，慢慢进针至深部，如此反复刺治，但不能超过三次。审视病位的浅深，以确定针刺的深浅。针刺之后，要用温熨法，使热气直达内部，只要每天都使热气入内，则寒邪之气就日趋衰退，内痈自然溃散。再配合饮食起居等合理的调养护理，不要违犯各种禁忌，以消除其致病因素再伤内脏的可能性；同时要清心寡欲，以使人体气血调畅，然后再服用咸苦的药物调养，以软坚散结，使谷物得以消化而下传，就不会再朝食暮吐，下膈病即痊愈。

【导读】此节论下膈的治疗。①先刺后灸。本着"察其沉浮，以为深浅"的原则，按照"先浅刺其傍，稍内益深，还而刺之，毋过三行"，即近其病位，由浅入深，反复刺之但不得超过三次的方法；刺后运用灸法，以温通气血，扶助阳气，以此达到消壅除隔、祛邪扶正的治疗目的。②配合调养。因为"喜怒不适，食饮不节，寒温不时"是其病因，因此，在日常生活中应该防止或杜绝这些因素发生的可能，做到和喜怒、节饮食、适寒温等，对下膈的防治具有积极的作用。③药食善后，如咸、苦之味，对于胃肠功能的恢复亦有助益。

忧恚无言第六十九

【题解】忧恚（huì 惠），忧愁和忿怒。无言，失音。本篇讨论了因情志过度变化引起失音的病机和刺法，故名。

【原文】黄帝问于少师曰：人之卒然忧恚[1]而言无音者，何道之塞，何气出[2]行，使音不彰？愿闻其方。

少师答曰：咽喉[3]者，水谷之道也。喉咙[4]者，气之所以上下者也。会厌者，音声之户也[5]。口唇者，音声之扇也[6]。舌者，音声之机也[7]。悬雍垂者，音声之关也[8]。颃颡[9]者，分气之所泄也。横骨者，神气所使，主发舌[10]者也。

【注释】

[1] 忧恚：泛指过度的精神情绪刺激。恚，怒恨。

[2] 出：《甲乙经》作"不"，《灵枢略》作"之不行"。当从《甲乙经》改。

[3] 咽喉：《灵枢经校释》："'喉'，疑涉下'喉咙'致衍，似应删。"《释名·释形体》："咽，咽物也。"

[4] 喉咙：呼吸道的上端，下通于肺。

[5] 会厌者，音声之户也：会厌，又称吸门。位于舌骨之后，呼吸发音时则会厌开启，饮食吞咽或呕吐时则会厌关闭，以防异物进入气管。

[6] 口唇者，音声之扇也：口唇的开合，能使声浪由此发扬而出。扇，门扉、窗户。

[7] 舌者，音声之机也：舌的活动是形成语言的关键器官。机，机要。

[8] 悬雍垂者，音声之关也：悬雍垂其位冲要，是声音发出的必经关隘。悬雍垂，简称"悬雍"。

[9] 颃颡（háng sǎng 杭嗓）：口腔后上方软腭近后鼻道处。

[10] 横骨者，神气所使，主发舌：附于舌根的横骨，受意识支配，而能控制舌的运动。横骨，附于舌根部的软骨。

【语译】黄帝问少师说：有的人因为突然忧愁或忿怒而发不出声音，是哪一条通道阻塞了？什么气不能畅行，致使音声不响亮？我想听听其中的道理。

少师回答说：咽部是水谷入胃的必经通道，喉咙是呼吸之气出入的路径，会厌好像是发出声音的门户，口唇好像是发出声音的门扇，舌好像是语言声音的机关，悬雍垂好像是声音发出之道上的关隘，颃颡是口鼻之气分行的部位，横骨受神气的支配而控制着舌的运动。

【导读】此节论声音产生的机制。人之所以能发出声音，是由于喉咙、会厌、口唇、悬雍垂、颃颡、横骨、舌的协同作用下而产生。语言与声音受意识的支配，属于神活动的范围。在神的统率下，通过经络系统的联络沟通，各个器官密切合作，进行有条不紊地活动，声音就自然产生且洪亮。

【原文】 故人之鼻洞涕出不收者，颃颡不开，分气失也。是故厌小而疾[1]薄，则发气疾，其开阖利，其出气易；其厌大而厚，则开阖难，其气出迟，故重言[2]也。

人卒然无音者，寒气客于厌，则厌不能发，发不能下[3]，至其开阖不致，故无音。

【注释】

[1] 疾：《甲乙经》无"疾"字，宜从。

[2] 重言：语言謇涩。

【导读】 此节论失音发生的机制。①突然的精神刺激，超越人体自身的调节能力，可以产生失音；②外感寒邪，肺失宣降，气道不畅，会厌开阖失度而失音。

【原文】 黄帝曰：刺之奈何？

岐伯曰：足之少阴，上系于舌，络于横骨，终于会厌。两泻其血脉[1]，浊气乃辟[2]。会厌之脉，上络任脉，取之天突[3]，其厌乃发也。

【注释】

[1] 两泻其血脉：针刺足少阴肾经和任脉两经穴位，以泻其血络。

[2] 浊气乃辟：清·张志聪曰："浊气者，寒水之气也。辟，除也。"

【导读】 此节论失音刺治。此处失音皆为猝然产生的实证，针刺治疗时要"两泻其血脉，浊气乃辟"，符合"实则泻之"的治疗原则。又因足少阴肾经，上系于舌，络于横骨，终于会厌，故治疗上可选天突穴，是因"会厌之脉，上络任脉"的缘故。"两泻其血脉"，乃为精辟之言。

[3] 厌不能发，发不能下：清·张志聪："厌不能发，谓不能开也；发不能下，谓不能阖也。"

【语译】 所以，人鼻孔中流涕不止，那是颃颡不利，分气失职的缘故。凡会厌小而薄，则呼气快，开阖便利，出气容易，所以言语流畅；若会厌大而厚，则开阖困难，出气迟缓，所以语言謇涩。至于人突然发不出声音，是由于寒邪侵袭于会厌，使会厌不能开启，或开启后不能闭合，会厌开闭失其作用，所以就形成了失音病。

[3] 天突：任脉的腧穴。

【语译】 黄帝问道：失音病应怎样刺治呢？

岐伯回答说：足少阴肾经，上系于舌根，连络于舌根部的横骨，终止于会厌。刺治失音，应取足少阴经和任脉两经腧穴，以泻其血络，寒浊之邪就会排除。足少阴经在会厌的脉络，与任脉相连，所以取任脉的天突穴刺治，会厌的开阖就会恢复正常而发出声音。

寒热第七十

【题解】本篇讨论瘰疬的病因病机、临床表现、治法原则及其判断预后的方法，由于瘰疬是因寒热毒气所致，临床又有恶寒发热的表现，故名"寒热"。

【原文】黄帝问于岐伯曰：寒热瘰疬[1]在于颈腋者，皆何气使生？

【注释】

[1] 瘰疬（luǒ lì 裸力）：病名。颈项或腋窝的淋巴结结核。

【语译】黄帝问岐伯说：时发寒热的瘰疬病，多生在颈部和腋下，这是什么原因造成的？

【导读】瘰疬，又名鼠瘘、老鼠疮、疬子颈、颈疬等。小者为"瘰"，大者为"疬"，合称瘰疬。多发生在耳后、颈项、腋下处。因其初起结块如豆，历历可数，累累如串珠，且多伴寒热等症状，所以又称"寒热瘰疬"。该病比较顽固，日久难愈，对健康危害较大，故《内经》专篇讨论。

【原文】岐伯曰：此皆鼠瘘[1]寒热之毒气[2]也，留于脉而不去者也。

黄帝曰：去之奈何？

岐伯曰：鼠瘘之本，皆在于脏，其末上出于颈腋之间，其浮于脉中，而未内著于肌肉而外为脓血者，易去也。

【注释】

[1] 鼠瘘：瘰疬破溃，久不收口者。

[2] 毒气：邪恶之气。古人对足以致病的不正之气，常称为毒气，如风毒、火毒、寒毒等。

【语译】岐伯回答说：这都是鼠瘘病，因寒热毒气滞留于经脉中而不能消除所致。

黄帝问道：如何祛除呢？

岐伯回答说：鼠瘘的病根，都在内脏，作为其标的症状，却表现于颈部和腋下。如果毒气浅在，浮于经脉之中，还未深入附着于肌肉，只是外部化为脓血，较容易治愈。

【导读】寒热之毒邪侵犯机体，损伤脏腑，循着经脉而上，留于颈项、腋下之经络，使气血壅滞，血瘀痰凝，结聚而成瘰疬结核；毒盛热炽，肉腐血败而化脓；溃破流脓，状如鼠穴，即为鼠瘘。明确指出，瘰疬、鼠瘘病位虽发颈项体表，但病根却在内脏。为临床从调理脏腑入手，全身综合治疗该病提供依据。

【原文】黄帝曰：去之奈何？

岐伯曰：请从其本引其末[1]，可使衰去而绝其寒热[2]。审按其道[3]以予之，徐往徐来[4]以去之，其小如麦者，一刺知[5]，三刺而已[6]。

【注释】

[1] 从其本引其末：从作为病源的脏腑治疗，以引导患部邪毒消散。

[2] 可使衰去而绝其寒热：使病势衰退，寒热不发。

[3] 审按其道：审察与鼠瘘发生相关的经脉。

[4] 徐往徐来：采用缓慢进针、缓慢出针的手法补泻。

[5] 知：见效，病有起色。

[6] 已：病愈。

【语译】黄帝问道：怎样治疗呢？

岐伯回答说：应调治其病根内脏，从而引导滞留于标部的病邪消散，就可以使毒气衰退，而停止寒热的发作。治疗时要察明相关的脏腑经脉，然后循经取穴给予针刺，用缓入缓出的补泻针法，以祛除邪毒之气。若瘰疬形小如麦粒，针刺一次见效，针刺三次就可以痊愈。

【导读】瘰疬、鼠瘘病之根源在内脏，颈项、腋下属局部病变，故内脏为本，局部病变为标。遵循"治病必求于本"的原则，该病的治疗必须从内脏入手，首先调理其脏腑功能，使其正气充盛，能抗邪于外，然后治其标。如此，就可使邪毒之势渐退，全身寒热等症状也会消失。

治疗时要审察瘰疬、鼠瘘所在部位，根据所病脏腑经脉而取穴，给予适当的针刺调治。具体针法可采用缓慢进针、缓慢出针的手法。瘰疬初起，较小如麦粒，即给予治疗。强调该病宜早期施治，可望获得彻底治愈之佳效。否则，已成串珠累累，或已溃脓成瘘者，邪毒深、病势重，虽治之也收效甚微。

【原文】黄帝曰：决其生死奈何？

岐伯曰：反[1]其目视之，其中有赤脉，上下贯瞳子，见一脉，一岁死；见一脉半，一岁半死；见二脉，二岁死；见二脉半，二岁半死；见三脉，三岁而死。见赤脉不下贯瞳子，可治也。

【注释】

[1] 反：翻开。

【语译】黄帝问道：怎样判断这种病的生死预后呢？

岐伯回答说：翻开患者的眼皮进行观察，如果眼中有自上而下贯穿瞳子的赤脉，见有一条赤脉的，则时过一年而死；见有一条半赤脉的，则时过一年半而死；见有两条赤脉的，则时过两年而死；见有两条半赤脉的，时过两年半而死；见有两条赤脉的，则时过三年而死；如果赤脉还没有向下贯穿瞳子的，病还可以医治。

【导读】通过观察患者眼球上有无赤脉下贯瞳仁，来判断瘰疬、鼠瘘病的顺逆预后。方法是在患者眼球上发现红色脉络，但没有向下贯穿瞳仁，则邪气较浅，病势较轻，为可治之证，预后较好。相反，若有红色脉络上下贯穿瞳孔者，则邪毒较深，病势较重，主预后较差。但是还必须根据赤脉的多少来判断其预后相对的好坏。赤脉贯穿瞳仁的数目越多，患者的生存时间越长，相对预后要好些；赤脉贯穿瞳仁的数目越少，患者的生存时间越短，相对预后越差。

这是从瞳孔属肾立论，见赤脉贯瞳，提示邪毒炽盛，下灼真阴，病势危重，故预后不良。但死期的远近又取决于贯瞳赤脉的多少，盖赤脉少者，毒聚力锐而专；赤脉多者，毒散力钝而缓。清代莫枚士《研经言》提出见赤脉贯瞳已属瘰疬之中后期，此时气血已大耗，通过观察眼睛赤脉的多少，可以了解其阴血的存亡；赤脉多者血虽虚而尚存，故死期远；赤脉少者，阴血已虚竭，故死期近。临证时结合具体病情予以分析，不可拘执。

邪客第七十一

【题解】 邪，邪气，与人体正气相对而言，泛指各种致病因素及其病理损害。客，侵袭，侵害。本篇以邪气侵犯人体发生失眠为例，说明卫气、营气、宗气的运行规律和功能；又用取象比类的思维方法，将人之身形肢节与自然界之日月星辰、山川草木等进行广泛地联系印证，阐明天人相应的观点；举例说明经脉的曲折循行及手少阴经无"腧"的道理；最后介绍了"持针之数，内针之理"等针刺的具体方法和要求。由于本文以讨论邪气客于人体而致失眠证开篇，故名"邪客"。

【原文】 黄帝问于伯高曰：夫邪气之客人也，或令人目不瞑不卧出者，何气使然？

伯高曰：五谷入于胃也，其糟粕、津液、宗气分为三隧[1]。故宗气积于胸中，出于喉咙，以贯心脉[2]，而行呼吸焉。营气者，泌其津液，注之于脉，化以为血，以荣四末，内注五脏六腑，以应刻数[3]焉。卫气者，出其悍气之慓疾，而先行于四末分肉、皮肤之间而不休者也。昼日行于阳，夜行于阴，常从足少阴之分间，行于五脏六腑。

【注释】

[1] 隧：道路。

[2] 心脉：《太素》《甲乙经》并作"心肺"，宜从。

[3] 刻数：古代一昼夜，分作一百刻，用以

计算时间。营气一昼夜运行人身五十周，每周两刻，恰与百刻之数相应。详见《灵枢·五十营》。

【语译】 黄帝向伯高问道：邪气侵入人体，有时使人不能合目安眠，这是什么气的变化造成的？

伯高回答说：饮食进入胃中，所化的糟粕、津液、宗气，分别为三条途径。宗气积聚在胸中，出于喉咙，以贯通心肺，而推动呼吸运动。营气分泌津液，渗注于脉中，化为血液，外以营养四肢，内则流注脏腑，昼夜在体内环行五十周，与昼夜百刻之数相应。卫气是水谷所化的悍气，其性慓疾滑利，无休止地运行于四肢肌肉、皮肤之间，白天运行于阳分，夜间运行于阴分，从足少阴肾经的分间开始，依次行于五脏六腑。

【导读】

1. 五谷在胃肠中被分为糟粕、津液、宗气三类

五谷，是人类赖以生存的物质基础；胃为水谷之海，主受纳。五谷入胃后，在脾、大小肠的共同作用下，将其腐熟、消磨、运化、传导，泌别清浊，而分为三部分，分别从三个途径输布全身：一为固体有形之糟粕，经小肠、大肠的传导而排出体外；一为液态之津

液，可滋润充养全身，化生血液，或气化排出体外即为小便；一为气态之宗气，由五谷精气与肺吸入自然之气结合而成，聚于胸中。

2. 宗气、营气、卫气的关系

据"人受气于谷，谷入于胃，以传于肺，五脏六腑皆以受气，其清者为营，浊者为卫"（《灵枢·营卫生会》）可知，宗气是由肺吸入的清气与脾胃运化来的五谷精气在胸中结合而成的，其分化之清者（柔顺）为营气，浊者（慓悍）为卫气。

3. 宗气、营气、卫气的布散及其功能

（1）宗气：①助肺脏以行呼吸；②贯心脉以行营血；③维持嗅觉功能，形成宗气 – 心肺 – 鼻三位一体的整体功能结构。

（2）营气：①化血；②营养全身；③与卫气配合，调节人的睡眠。因其与血同行脉中，可分而不可离，故常"营血"并称。

（3）卫气：具有"温分肉，充皮肤，肥腠理，司开阖"，以及调控睡眠节律等多项功能。

【原文】今厥气[1]客于五脏六腑，则卫气独卫其外，行于阳，不得入于阴。行于阳则阳气盛，阳气盛则阳跷陷[2]；不得入于阴，阴虚，故目不瞑。

【注释】

[1] 厥气：邪气、逆乱之气。

[2] 阳气盛则阳跷陷：陷，《甲乙经》作"满"，当从。唐·杨上善曰："厥气客于内脏腑中，则卫气不得入于脏腑，卫气唯得卫于外，则为盛阳……阳跷之脉在外营目，今阳跷盛溢，故目不得合也。"

【语译】如有邪气侵入五脏六腑，就会使卫气只能运行于阳分，以护卫于肌表，而不能进入阴分。卫气行于阳分，则使在表的阳气亢盛，阳气亢盛就会使阳跷脉气充满；卫气不能入于阴分，则阴气虚，所以不能合目而眠。

【导读】此节论卫气与睡眠。综合《内经》有关卫气与睡眠关系的论述可知，卫气昼日行于阳，夜行于阴是人体寤寐的基础，其白天行于阳分二十五度，使阳脉充满，阳气旺盛则人醒寤且精神旺盛；夜晚入于阴分二十五度，使阴脉充满，阴气充沛则闭目眠寐。显然卫气昼行阳、夜行阴之循行规律是人类昼寤夜眠（寐）生命节律发生的基础（《灵枢·营卫生会》）。

邪客脏腑，使卫气失常，夜间卫气不能入于阴分是失眠发生的基本病机。《灵枢·大惑论》也有类似的论述。由于邪气侵袭人体，留滞于脏腑，影响卫气的运行。使卫气独行于阳而不得其阴，阳脉之气亢盛，阴脉之气不足，神不归藏，所以夜晚不眠。此即后世调和营卫治疗失眠的理论源头。

【原文】黄帝曰：善。治之奈何？

伯高曰：补其不足，泻其有余[1]，调其虚实，以通其道[2]而去其邪，饮以半夏汤一剂，阴阳已通，其卧立至。

【注释】

[1] 补其不足，泻其有余：明·张介宾曰："此针治之补泻也。补其不足，即阴跷脉所出足少阴之照海也；泻其有余，即阳跷脉所出足太阳之申脉也。若阴盛阳虚而多卧者，自当补阳泻阴也。"

[2] 通其道：疏通卫气运行之道路。

【语译】黄帝说道：讲得好。这种失眠应怎样治疗呢？

伯高回答说：应当用针刺方法，补其阴分的不足，泻其阳气的有余，调理阴阳虚实的偏差，以沟通阴阳交会之道，从而祛除其邪气，再服半夏汤一剂，使阴阳之气通调，便可立即入睡。

【导读】基于阳盛阴虚为失眠病机的认识，经文认为失眠的治疗，当以补阴之不足，泻阳之有余，调整机体营卫之盛衰，可祛除所客邪气，使卫气运行畅通，恢复营卫阴阳之循行规律而使其安卧。

【原文】黄帝曰：善。此所谓决渎壅塞[1]，经络大通，阴阳和得[2]者也。愿闻其方。

伯高曰：其汤方以流水千里以外者[3]八升，扬之万遍[4]，取其清五升煮之，炊以苇薪火[5]，沸置秫米[6]一升，治半夏[7]五合，徐炊，令竭为一升半，去其滓，饮汁一小杯，日三稍益，以知为度。故[8]其病新发者，覆杯则卧[9]，汗出则已矣。久者，三饮而已也。

【注释】

[1] 决渎（dú 读）壅塞：疏通淤滞。决，疏导。渎，小水渠。壅塞，不通、淤滞。

[2] 和得：二字误倒，《甲乙经》作"得和"，应据移正。

[3] 流水千里以外者：俗称"千里水"或"长流水"，取其源远流长，性能荡涤邪秽，疏通下达。

[4] 扬之万遍：用勺高扬搅和一万遍。

[5] 苇薪火：用芦苇做燃料，取其火烈。

[6] 秫（shú 熟）米：黄黏米。

[7] 治半夏：炮制过的半夏。

[8] 故：犹"若"。

[9] 覆杯则卧：形容刚刚服完药，立即安卧入睡，病愈甚速。覆杯，将空杯倒置。

【语译】黄帝说道：讲得好。所谓疏通壅塞，是使经络畅通，阴阳调和的治疗方法。希望把半夏汤方告诉我。

伯高回答说：半夏汤方，是用千里长流水八升，扬起搅动千万遍，待水澄清后，取清水五升，用芦苇作为燃料煎煮，等水滚沸，放入秫米一升及制半夏五合，继续以慢火煎煮，使药汤浓缩到一升半时，去掉药渣，每次饮服一小杯，每天服三次，根据情况可逐次加量，以见效为度。如果病初起，服药后很快就可入睡，汗出以后，病就好了；病程较久的，服三剂就可痊愈。

【导读】半夏汤即半夏秫米汤，由制半夏五合，秫米一升组成。半夏味辛能散，直趋少阴厥逆之气，使其上通于阳明；秫米甘寒，能泻阳补阴；流水千里，扬之万遍者称为"甘澜水"（《金匮要略》）。三者相伍，以奏调和营卫之功效。

【原文】 黄帝问于伯高曰：愿闻人之肢节，以应天地奈何？

伯高答曰：天圆地方，人头圆足方以应之；天有日月，人有两目；地有九州[1]，人有九窍[2]；天有风雨，人有喜怒；天有雷电，人有音声；天有四时，人有四肢；天有五音，人有五脏；天有六律[3]，人有六腑；天有冬夏，人有寒热；天有十日[4]，人有手十指；辰有十二[5]，人有足十指、茎、垂[6]以应之，女子不足二节，以抱人形[7]；天有阴阳，人有夫妻；岁有三百六十五日，人有三百六十节[8]；地有高山，人有肩膝。地有深谷，人有腋腘；地有十二经水，人有十二经脉。地有泉脉[9]，人有卫气；地有草蓂[10]，人有毫毛；天有昼夜，人有卧起；天有列星，人有牙齿；地有小山，人有小节；地有山石，人有高骨；地有林木，人有募[11]筋；地有聚邑[12]，人有䐃肉[13]；岁有十二月，人有十二节；地有四时不生草，人有无子。此人与天地相应者也。

【注释】

[1] 九州：古代的地域划分名称，如冀、兖、青、徐、扬、荆、豫、梁、雍，为夏制九州。

[2] 九窍：耳、目、鼻、口七窍，以及前、后二阴。

[3] 六律：黄钟、太簇、姑洗、蕤宾、夷则、无射，六种属阳的音律称为六律。

[4] 十日：十天干，即甲、乙、丙、丁、戊、己、庚、辛、壬、癸。

[5] 辰有十二：子、丑、寅、卯、辰、巳、午、未、申、酉、戌、亥十二地支。

[6] 茎、垂：男子阴茎和阴囊。

[7] 以抱人形：女子怀胎受孕。

[8] 三百六十节：《太素》作"三百六十五节"，应从。节，腧穴。

[9] 泉脉：地下水源的支脉。

[10] 草蓂（mì 觅）：地上丛生的野草。

[11] 募：通"膜"。唐·杨上善曰："'募'当为'膜'，膜筋，十二经筋及十二筋之外裹膜分肉者，名膜筋。"

[12] 聚邑：人类聚集居住的地方。

[13] 䐃肉：肩、肘、髀膝等处隆起的肌肉。

【语译】 黄帝向伯高问道：我想听听人体肢节，是怎样与天地现象相应的。你能谈谈吗？

伯高回答说：天是圆的，地是方的，人体头圆足方，以与天地相应；天有日月，人有两目；地有九州，人有九窍；天有风雨，人有喜怒；天有雷电，人有音声；天有四时，人有四肢；天有五音，人有五脏；天有六律，人有六腑；天有冬夏，人有寒热；天有十天干，人有手十指；天有十二辰，人有足十指、阴茎、阴囊与之相应，女子没有阴茎、阴囊，但可以受孕怀胎，以补足其数；天有阴阳，人有夫妻；一年有 365 日，人身有 365 个穴位；地面上有高山，人体有肩、膝；地面上有深谷，人体有腋、腘；地面上有十二条大的河流，人体有十二条主要经脉；地下有潜流的泉脉，人体有运行的卫气；地面上有众草丛生，人身上有毫毛生长；天有白昼黑夜，人有动寤静寐；天有众星，人有牙齿；地上有小山包，人有小骨节；地上有耸起的山石，人有高起的骨骼；地面上有林木，人体有膜筋；地上有人烟聚集的村镇，人体有隆起的肌肉；一年有 12 个月，人体四肢有 12 个关节；大地或有四时不生草木，人或有终身不育子女者。这就是人与天地相应的情况。

【导读】此节以比类取象思维方法，将人体与自然界进行广泛的联系，借以说明人与自然界息息相关，这是《内经》的重要命题，其意义在于通过人与自然万物的联系，揭示自然界万事万物的变化能直接或间接地影响人体，而人体对这些影响也必然相应地反映出各种不同的生理、病理变化。据此之理，就可以把握天人相应的关系，指导养生保健、防病治病。

【原文】黄帝问于岐伯曰：余愿闻持针之数[1]，内[2]针之理，纵舍[3]之意，扞皮[4]开腠理，奈何？脉之屈折，出入之处，焉至而出[5]，焉至而止，焉至而徐，焉至而疾，焉至而入？六腑之输于身者，余愿尽闻。少序别离[6]之处，离而入阴，别而入阳，此何道而从行？愿尽闻其方。

岐伯曰：帝之所问，针道毕矣。

【注释】

[1] 数：技巧。

[2] 内：音义同"纳"。进针。

[3] 纵舍：缓用针和舍针而不用。亦可解为施针手法。

[4] 扞（gǎn 赶）皮：用手指展平皮肤，循经取穴浅刺其皮层，使腠理开泄，刺皮而不伤肉的针法。扞，同"擀"，拉开、张开。

[5] 焉至而出：经气到哪里而出。

[6] 少序别离：经络在循行中的支别离合。少序，《太素》作"其序"，属上读，宜从。

【语译】黄帝向岐伯问道：我想听听持针的技术，进针的道理。缓用针或不用针的意义，以及展平皮肤使腠理开张的刺法等，这都是怎样的？关于经脉循行的曲折、出入之处，经气到哪里而出，到哪里而止，到哪里慢，到哪里快，到哪里而入？以及六腑经气输注于全身的情况等，我都想详尽了解。还有经脉的支别离合之处，阳经是怎样从腧穴别出走入阴经，阴经又是怎样由腧穴别出走入阳经的，这都是从什么通道运行的呢？请详细讲讲其中的道理。

岐伯回答说：你所问的这些，针法的要理全都包括其中了。

【导读】此节论经脉循行及施针方法，启经脉曲折、出入、离合之论。

【原文】黄帝曰：愿卒闻之。

岐伯曰：手太阴之脉，出于大指之端，内屈循白肉际[1]，至本节[2]之后太渊留以澹[3]，外屈上于本节，下内屈，与阴诸[4]络会于鱼际，数脉并注，其气滑利，伏行壅骨[5]之下，外屈出于寸口而行，上至于肘内廉，入于大筋之下，内屈上行臑阴[6]，入腋下，内屈走肺，此顺行逆数[7]之屈折也。

【注释】

[1] 白肉际：此指手太阴肺经的鱼际穴。

[2] 本节：大拇指的最后一个关节。

[3] 留以澹：此以水类比脉气汇聚于太渊穴处，而形成寸口脉动。

[4] 阴诸：《甲乙经》作"诸阴"，当从。

[5] 壅骨：指第一掌骨。

[6] 臑（nào 闹）阴：上臂内侧。臑，肩以下、肘部以上的部位。

[7] 顺行逆数：肺经之脉，从脏走手为顺

行，从手走肺为逆数。逆数，逆行的次序。

【语译】黄帝说道：我想详尽地听你谈谈这个问题。

岐伯回答说：手太阴肺经，出于拇指的尖端，由此向内曲折而行，沿着内侧白肉际，至拇指本节后的太渊穴；经气汇流于此而呈搏动的现象，再向外曲折而行，上于本节的下方，又向内曲行，和诸阴络会合在鱼际部，手太阴、手少阴、手厥阴数条经脉合并流注，其经气流动滑利，伏行于第一掌骨之下，再由此曲折向外，浮出于寸口，循经上行到肘内侧，进入大筋之下，又向内曲折上行，经过上臂内侧，进入腋下，然后向内曲行走入肺中。这是手太阴肺经由手向胸逆行曲折出入的情况。

【导读】此节以手太阴肺经之经气循行为例，回答经脉的曲折、出入、离合之问，这是临床针刺治疗肺系疾病的理论基础。

【原文】心主之脉，出于中指之端[1]，内屈循中指内廉以上留于掌中[2]，伏行两骨之间，外屈出两筋之间，骨肉之际[3]，其气滑利，上二寸[4]，外屈出行两筋之间，上至肘内廉，入于小筋之下，留两骨之会[5]，上入于胸中，内络于心脉。

【注释】

[1] 中指指端：中冲穴，为井穴。

[2] 掌中：劳宫穴，为荥穴。

[3] 骨肉之际：大陵穴，为输穴。

[4] 上二寸：《太素》作"上行三寸"，当从之。指间使穴，属心包经，为经穴。

[5] 两骨之会：曲泽穴，为合穴。

【语译】手厥阴经脉，出于中指尖端，由此向内曲折而行，沿着中指内侧，上行入于掌中，伏行在两骨之间，又向外曲行出于前臂掌侧两筋之间及腕关节骨肉之际，气行滑利，去腕上行三寸，又曲而外行，出行于两筋之间，上行至肘内侧，进入小筋的下方，流注于两骨的会合处，然后上行入于胸中，在内连络于心的经脉。

【导读】此节以手厥阴心包经之经气循行为例，回答经脉的曲折、出入、离合之问，这是临床针刺治疗心、心包疾病的理论基础。

【原文】黄帝曰：手少阴之脉独无腧[1]，何也？

岐伯曰：少阴，心脉也。心者，五脏六腑之大主也，精神之所舍也，其脏坚固，邪弗能容[2]也。容之则心伤，心伤则神去，神去则死矣。故诸邪之在于心者，皆在于心之包络，包络者，心主之脉[3]也，故独无腧焉。

【注释】

[1] 少阴之脉独无腧：腧，五输穴，在四肢膝、肘关节以下的井、荥、输、经、合五个特定穴。据《灵枢·本输》中记载，心经的五输穴，实际是心包经之所属。所以，就有"手少阴之脉独无腧"的提问。

[2] 容：《太素》《脉经》并作"客"，宜从。

[3] 心主之脉：心所主宰的经脉。包络为心之外卫，受心主宰，故称心主之脉。

【语译】黄帝问道：为什么手少阴经脉独无特定的五输穴？

岐伯回答说：手少阴经是心的经脉，

心是五脏六腑的主宰，是蕴藏精神的中枢。心脏坚固，外邪不能侵入。若外邪侵入，就会损伤心脏，心脏受伤则神气就会散失，神气散失则人即死亡。所以，各种外邪留滞在心脏的，实则都留滞在心包络，由于心包络是心脏主宰的经脉，能够代心受邪，取心包络的腧穴，可刺治心病，所以手少阴经脉没有特定的五输穴。

【导读】此节论手少阴心经无"输"的道理。经文从心脏在五脏六腑中的地位、功能等方面说明心脉无输之理。《灵枢·本输》篇则分别指出五脏六腑十一经五输穴的名称、部位，但所述手少阴心经之五输穴实际属于厥阴心包经。所以才引出"手少阴之脉独无输"之论。

心脉何以无"输"？在儒家君臣有序的礼教影响下，认为：①手少阴经内属于心，心为人体脏腑功能、生命活动之核心，气血充足，不易遭受邪气侵犯；②从心包络是心脏的外围，是"心主之宫城"，邪气犯心，常先犯心包，所以心包有保护心脏，代心受邪之功能。③心包为心的"臣使之官"，能传递心的相关信息，如"喜乐出焉"之类（《素问·灵兰秘典论篇》）。既然心包是心之外围，受心脏主宰，心脏本身不能受邪，由心包代受之，故而心包络的五输穴就可以替代心经的五输穴，临床取心包五输穴，就可治心病。

【原文】黄帝曰：少阴独无腧者，不病乎？

岐伯曰：其外经病而脏不病[1]，故独取其经于掌后锐骨之端[2]。其余脉出入屈折，其行之徐疾，皆如手少阴[3]心主之脉行也。故本腧者，皆因其气之虚实疾徐以取之，是谓因冲[4]而泻，因衰而补，如是者，邪气得去，真气坚固，是谓因天之序。

【注释】

[1] 其外经病而脏不病：明·张介宾曰："凡脏腑经络，有是脏则有是经。脏居于内，经行于外，心脏坚固居内，邪弗能容，而经则不能无病。"

[2] 掌后锐骨之端：手少阴心经的神门穴。

[3] 少阴：《太素》作"太阴"。按：当作太阴，如此与上文例举手太阴、心主二脉曲折出

入之顺行逆数，前后呼应。

[4] 冲：盛之义。

【语译】黄帝问道：手少阴心经独无五输穴，难道它就不生病吗？

岐伯回答说：脏腑各有经络，脏居于内，经行于外，心脏坚固不受邪，但外行的经脉不可能无病，因此，在其经脉有病时，可以单独取心经在掌后锐骨之端的神门穴刺治。其余各条经脉的出入曲折，经气运行的缓急，都像手太阴经及心包经那样。所以，病在心经，可取少阴本经的五输穴，而邪入心包，又当取心主本经的五输穴，治疗时，都要根据该经经气的虚实缓急，分别进行调治。邪气亢盛的用泻法，正气虚衰的用补法，如此，则邪气得以消除，真气得以坚固，这就叫顺应自然之规律。

【导读】此节论心经病证的治疗。手少阴心经虽无五输穴，但其经亦会生病，不过是心之外围心包或心之经脉病变。治疗心经病变可取其神门穴，视其虚实以及经气循行快慢而定，总以邪气盛实用泻法，正气虚衰用补法。还需根据四时气候、昼夜晨昏之阴阳消长

规律而刺治（即"因天之序"），就可使邪气祛除，正气充盛，病体康复。

【原文】黄帝曰：持针纵舍奈何？

岐伯曰：必先明知十二经脉之本末[1]，皮肤之寒热[2]，脉之盛衰滑涩。

其脉滑而盛者，病日进；虚而细者，久以持；大以涩者，为痛痹；阴阳如一[3]者，病难治。

其本末[4]尚热者，病尚在；其热已衰者，其病亦去矣。持其尺[5]，察其肉之坚脆、大小、滑涩、寒温、燥湿。因视目之五色，以知五脏而决死生。视其血脉，察其色，以知其寒热痛痹[6]。

【注释】

[1] 本末：经脉的起止点。

[2] 皮肤之寒热：触诊所得之皮肤寒热。

[3] 阴阳如一：明·张介宾曰："表里俱伤，血气皆败者，是谓阴阳如一，刺之必反甚，当舍而勿针也。"

[4] 本末：本，指胸腹。末，指四肢。

[5] 尺：尺肤。即腕、肘关节之间的皮肤。

[6] 察其色，以知其寒热痛痹：观察肤色，可以测知寒热痛痹，是古代尺肤诊法之一。

【语译】黄帝问道：持针纵舍之法，是怎样的？

岐伯回答说：一定要先知道十二经脉的起止，以及诊察皮肤的寒热，脉象的盛衰、滑涩。若脉滑而盛，病将日渐严重；脉虚而细，其病经久不愈；脉大而涩，是痛痹；若表里俱伤，血气皆败者，病难治，不宜针刺。凡胸腹四肢还有热象，说明病邪未除；若胸腹四肢热势已经消退，说明病已痊愈。诊察患者的尺肤，可以察知其肌肉的坚实与脆软，脉象的大小、滑涩，以及皮肤的寒温、燥湿。审视两目的五色，可以测知五脏的内在变化，并由此推测患者的死生。诊视患者的血脉，观察其肤色的变化，以测知寒热痛痹等病证。

【导读】此节以"痛痹"为例，专论施针前的八点基本要求。①明确经脉的循行。②明辨病证寒热性质。③辨明病势进退。④明辨病邪之去留。⑤诊尺肤，明辨邪正盛衰之虚实。⑥观眼目，了解五脏的变化。⑦视血脉，察色泽，以知其寒热痛痹。⑧察色泽，判断病证之寒热性质。

【原文】黄帝曰：持针纵舍，余未得其意也。

岐伯曰：持针之道，欲端以正，安以静，先知虚实，而行疾徐，左手执骨，右手循之，无与肉果[1]；泻欲端以正，补必闭肤，辅针导气，邪得淫泆[2]，真气得居。

黄帝曰：扞皮开腠理奈何？

岐伯曰：因其分肉，左别其肤[3]，微内而徐端之，适神不散[4]，邪气得去。

【注释】

[1] 无与肉果：针刺时不可用力过猛，以防止患者感应过激，使肌肉急剧收缩，而致针被肌肉缠裹，容易发生弯针、滞针等不良后果。果，通"裹"。

[2] 邪得淫泆：《甲乙经》作"邪气不得淫泆"，当从。指邪气不能扩散。

[3] 左别其肤：《太素》作"在别其肤"，当从。唐·杨上善曰："肤，皮也。以手按得分肉之穴，当穴皮上下针，故曰在别其肤也。"

[4] 适神不散：患者针刺后精神舒适，不致有神魂散荡的惊恐感觉。

【语译】 黄帝说道：持针纵舍的方法，我还没有明白。

岐伯说：针刺操作的法则是态度要端正，心神要安静，先须察明病证的虚实，然后再考虑施行缓急补泻的手法。在进针时，用左手握住患者的骨骼，右手循穴进针，用力不可过猛，以防止针被肌纤维缠裹。泻法要垂直下针；补法必须按闭皮肤上的针眼，并用辅助行针手法，以引导其正气，使邪气不能浸淫深入，而真气得以安定内守。

黄帝问道：展平皮肤、开张腠理的刺法，是怎样的呢？

岐伯回答说：顺着分肉的纹理，在分开穴位皮肤的同时，轻微用力并慢慢使针垂直刺入，这种针法，可使神气不致散乱而邪气得以排出。

【导读】 此节论施针的具体方法。①端正态度，集中精力。②根据虚实，掌握补泻。③左右手配合。

【原文】 黄帝问于岐伯曰：人有八虚[1]，各何以候？

岐伯答曰：以候五脏。

黄帝曰：候之奈何？

岐伯曰：肺心有邪，其气留于两肘[2]；肝有邪，其气流于两腋[3]；脾有邪，其气留于两髀[4]；肾有邪，其气留于两腘[5]。凡此八虚者，皆机关之室[6]，真气之所过，血络之所游，邪气恶血，固不得住留，住留则伤筋络骨节机关，不得屈伸，故病[7]挛也。

【注释】

[1] 八虚：两肘、两腋、两髀、两腘八个关节部位。

[2] 肺心有邪，其气留于两肘：心与肺的经脉均循行于上肢，肺经之尺泽穴、心经之少海穴都在肘间，故邪气乘虚而聚，多在两肘。

[3] 肝有邪，其气流于两腋：肝胆经行于胁腋，出于期门、渊液等穴，故邪之所聚，多在两腋。

[4] 脾有邪，其气留于两髀：髀，胯部。脾经从胫股上出冲门穴，故邪气留于髀胯之间，病在脾经。

[5] 肾有邪，其气留于两腘：肾的经脉上行出于膝弯阴谷等穴，故邪气留于两腘，病在肾经。

[6] 机关之室：犹言运动的枢纽，气血要会之处。

[7] 挛（jū 居）：《甲乙经》作"拘"，当从之改。

【语译】 黄帝向岐伯问道：人身有八虚，能够诊察哪些疾病呢？

岐伯回答说：可以诊察五脏的疾病。

黄帝问道：怎样诊察呢？

岐伯回答说：肺与心有了邪气，邪气留止于两肘；肝有邪气，邪气留止于两腋；脾有邪气，邪气留止于两髀（胯部）；肾有邪气，邪气留止于两腘。凡此两肘、两腋、两髀、两腘称为八虚的部位，都是关节活动的枢纽，也是真气往来经过及血络通行之要会。因此，不能容许邪气和恶血在此滞留，如果邪气与恶血滞留，就会损伤筋络，以致关节不能屈伸，所以形成拘挛。

【导读】此节论八虚与五脏。八虚，指人体八个重要的关节。肺、心应两肘，肝应两腋窝，脾应两髀，肾应两膝、腘窝。五脏应八虚，五脏有病，其邪气就会影响相应之八虚，并在关节部位有所反映。

肘、腋、髀、腘是人体大关节、大枢纽之所在，直接关乎肢体运动；也是人身真气往返、周流、转输之关键部位，血络游行之要会处。因此病邪和瘀血不能留滞于此，否则会损伤筋络、影响骨节机关之屈伸运动，会导致肢节痉挛之病变。掌握八虚与五脏的关系，可以通过观察八虚病理改变以分析内部脏腑的相关病证，针刺八虚部位之腧穴，就能调治脏腑相关病证。

通天第七十二

【题解】天，自然界。通天，即人与自然界相通应。本篇从"天人相应"的观点出发，根据体质禀赋之阴阳盛衰，把人分为太阴、少阴、太阳、少阳、阴阳平和五种类型。认为人的性格、品质、形态、体质等都与这五种类型有关。还根据五态人的生理病理特点，提出针刺治法原则。由于本篇取人与自然相通之义，故名"通天"。

【原文】黄帝问于少师曰：余尝闻人有阴阳，何谓阴人，何谓阳人？

少师曰：天地之间，六合[1]之内，不离于五[2]，人亦应之，非徒一阴一阳而已也，而略言耳，口弗能遍[3]明也。

【注释】

[1] 六合：一个太阳回归年的时间。

[2] 五：下文的太阴、少阴、太阳、少阳和阴阳平和五种体质类型的人。

[3] 遍：周遍、全部。

【语译】黄帝向少师问道：我曾听说人的体质类型有阴阳之分，那么，什么样的人是阳性之人？什么样的人是阴性之人？

少师回答说：在天地之间，一年之内，任何事物都离不开"五"这个数，人体类型也与"五"数相应，不仅是单一的阴性之人和阳性之人。这方面的详情只能大略地谈谈，因为很难用简单的语言全面表达明白。

【导读】"人以天地之气生，四时之法成"（《素问·宝命全形论篇》）。由于每个人所禀受天地阴阳之气的盛衰不同，故其性格品质、心理素质、外形特征等都有一定的差异。本篇根据上述差异，把人区分为太阴人、少阴人、太阳人、少阳人、阴阳平和之人五种类型，借以说明各类人的生理、病理特点，为临床辨证施治提供依据。此处根据阴阳可分的原则和特性，将人区分为阳类人和阴类人，又基于天地万物变化都不离五行的认知模式，将阴阳与五行结合，用于归纳人的体质类型，这一思维方法既突显本篇主题，也明确了五态人的分类。

【原文】黄帝曰：愿略闻其意，有贤人圣人，心能备而行之乎[1]？

少师曰：盖有太阴之人、少阴之人、太阳之人、少阳之人、阴阳和平之人[2]，凡五人者，其态不同，其筋骨气血各不等。

【注释】

[1] 心能备而行之乎：《灵枢经校释》疑当

为"必能备而衡之乎"，可参。

[2] 盖有太阴之人……阴阳和平之人：禀赋纯阴的人、阴多阳少的人、禀赋纯阳的人、阳多阴少的人和阴阳平和的人五种类型。

【语译】黄帝说：既然如此，我就大略地了解一下吧。另外，如果一个人具备了像圣人或贤人那样的品质，能够兼备阴阳之性而周行天下吗？

少师说：就人的体质类型而言，大致有太阴之人、少阴之人、太阳之人、少阳之人、阴阳平和之人，总共是五种，其形

态各异，筋骨的强弱、气血的盛衰也各不相同。

【导读】此节论体质分类。据禀赋之阴阳盛衰，可将人分为太阴、少阴、太阳、少阳、阴阳平和五种类型体质。五种不同体质之人在性格、品质、形态、筋骨、气血等方面迥异。

【原文】黄帝曰：其不等者，可得闻乎？

少师曰：太阴之人，贪而不仁，下齐湛湛[1]，好内而恶出[2]，心和而不发[3]，不务[4]于时，动而后之[5]，此太阴之人也。

【注释】

[1] 下齐湛湛：外表谦恭周正，内心深藏计谋。下，谦恭。齐，周正。湛湛，深厚貌。

[2] 好内而恶（wù 误）出：贪求获取，厌恶付出。内，音义同"纳"，此指人之所得。

[3] 心和而不发：喜怒不形于色。和，《甲

乙经》作"抑"，亦是。

[4] 务：求，追求。

[5] 动而后之：后发制人。

【语译】黄帝问道：这五种类型的人在心地性格方面的差异，可以给我讲讲吗？

少师回答说：所谓"太阴之人"，也就是禀赋纯阴无阳的人，为人处世贪婪而不顾道德，外表上谦恭周正，内心里却深藏机虑，贪求获取，厌恶付出，喜怒不形于色，不赶时髦，行动上惯用后发制人的手段。这是"太阴之人"在心性方面的特点。

【导读】此节论述了太阴人的性格、体态、体质特征。

【原文】少阴之人，小贪而贼心[1]，见人有亡，常若有得，好伤好害，见人有荣，乃反愠怒，心疾而无恩，此少阴之人也。

【注释】

[1] 贼心：心性残忍狠毒。贼，残暴。

【语译】所谓"少阴之人"，禀赋阴多

阳少，为人处世喜贪小利而内心残忍狠毒，看到他人有损失，好像是自己得了好处一般，感到满足，喜欢伤害，看到他人有什么荣誉，却反而心中恼恨，心性嫉妒，对人没有情义。这是"少阴之人"在心性方面的特点。

【导读】此节论述了少阴人的性格、体态、体质特征。

【原文】太阳之人，居处于于[1]，好言大事，无能而虚说，志发于四野[2]，举措不顾是非，为事如常自用[3]，事虽败而常无悔，此太阳之人也。

【注释】

[1] 于于：安然自足貌。

[2] 志发于四野：好高骛远。四野，四方荒远之地。

[3] 为事如常自用：常常意气用事，而自以为是。如，连词，相当于"而"。

【语译】所谓"太阳之人"，也就是禀赋纯阳无阴的人，为人处世显得安然自足，

喜欢谈论大事，尽管没有真才实学，却喜欢空谈，好高骛远，举止行为不顾忌是非道德，做事常常自以为是，即使事业失败了也没有悔悟之心。这便是"太阳之人"在心性方面的特点。

【导读】 此节论述了太阳人的性格、体态、体质特征。

【原文】 少阳之人，谄谛[1]好自贵，有小小官，则高自宜，好为外交，而不内附，此少阳之人也。

【注释】

[1] 谄谛（shì dì 是帝）：遇事谨慎，反复审察。

【导读】 此节论述了少阳人的性格、体态、体质特征。

【原文】 阴阳和平之人，居处安静，无为惧惧，无为欣欣[1]，婉然从物[2]，或与不争，与时变化[3]，尊则谦谦，谭而不治[4]，是谓至治。

【注释】

[1] 无为惧惧，无为欣欣：没有什么可以使他恐惧不宁，也没有什么可以使他欣喜难安。惧惧、欣欣，此指过分的恐惧和过分的欣喜。

[2] 婉然从物：能够心平气和地适应周围的事物。婉然，温顺貌。

[3] 或与不争，与时变化：与人相处而不与人相争，安然处世而能依随世事的变迁。或，有人。变化，指世事的变迁。

【导读】 此节论述了阴阳平和人的性格、体态、体质特征。

【原文】 古之善用针艾者，视人五态乃治之，盛者泻之，虚者补之。

黄帝曰：治人之五态奈何？

少师曰：太阴之人，多阴而无阳，其阴血浊，其卫气涩，阴阳不和，缓筋而厚皮，不之疾泻，不能移之。

少阴之人，多阴少阳，小胃而大肠[1]，六腑不调，其阳明脉小而太阳脉大，必审调之，其血易脱，其气易败也。

[4] 谭而不治：善于用说服的方法以德服人，而不是用压制的办法去统治人。谭，通"谈"。

【语译】 所谓"阴阳和平之人"，也就是阴阳和谐，无所偏颇的人，他们为人处世安和宁静，没有什么可以使其恐惧不宁，也没有什么可以使其欣喜若狂，能够心平气和地适应周围的事物，遇事不与人相争，善于适应时势的变化，即使有了尊贵的身份，仍然非常谦逊，能够以理服人，而不是依势而统治他人，具有极好的治理才能。这便是"阴阳和平之人"在心性方面的特点。

【语译】 所谓"少阳之人"，也就是禀赋阳多阴少的人，为人处世谨慎小心，常要反复审察，喜欢抬高自己，有了小小的官职，就高傲自得，喜欢对外交际，不善于团结内部的人。这便是"少阳之人"在心性方面的特点。

太阳之人，多阳而少阴[2]，必谨调之，无脱其阴，而泻其阳，阳重脱者易狂[3]，阴阳皆脱者，暴死不知人也。

少阳之人，多阳少阴，经小而络

大[4]，血在中而气外，实阴而虚阳[5]，独泻其络脉则强，气脱而疾[6]，中气[7]不足，病不起也。

阴阳和平之人，其阴阳之气和，血脉调，谨诊其阴阳，视其邪正，安容仪，审有余不足，盛则泻之，虚则补之，不盛不虚，以经取之。此所以调阴阳，别五态之人者也。

【注释】

[1] 小胃而大肠：小肠容积大而胃的容积小。

[2] 多阳而少阴：《甲乙经》"少"作"无"。明·张介宾曰："纯阳者曰太阳。"

[3] 阳重（zhòng 众）脱者易狂：重，很、甚的意思，表示程度。狂，阳气欲脱之兆。

[4] 经小而络大：明·张介宾曰："经脉深而属阴，络脉浅而属阳，故少阳之人，多阳而络大，少阴而经小也。"

[5] 血在中而气外，实阴而虚阳：阴血弱于内而阳气盛于外，应该一方面补其不足之阴血，一方面泻其有余之阳气。

[6] 气脱而疾：阳气很快地耗散于外。

[7] 中气：内在的阴血。

【语译】 古时候善于使用针灸的人，首先要明察患者属于这五种类型中的哪一种，之后才施行治疗，对邪气盛的人施用泻法，对正气不足的人施用补法。

黄帝问道：如何来分别治疗属于五种不同类型的人呢？

少师回答说："太阴之人"的体质阴气独盛而阳气潜藏，阴血稠浊而卫气涩滞，阴阳二气不能和调，筋膜弛缓，皮肤厚实。

在治疗这类人的时候，若不急用泻法，就不能使凝滞的阴邪散除。

"少阴之人"的体质阴气偏盛而阳气偏弱，胃腑较小而小肠较大，六腑的功能不易和谐，而且足阳明胃的经气弱小，手太阳小肠的经气盛大。在治疗这类人的时候，一定要审慎地予以调治，因为这类人的阴血易于外脱，阳气易于耗伤。

"太阳之人"的体质阳气独盛而阴气敛藏，因而在治疗时必须谨慎予以调治，不可耗伤其阴血，而只能泻除其阳气，但若泻除太过也会导致阳气的严重损耗，就容易出现阳气欲脱之证，若是阴血阳气都被耗伤而外脱，就会突然昏厥，不省人事。

"少阳之人"的体质阳气偏盛而阴气偏弱，经脉较为细小，络脉相对粗大，因而阴血弱于内而阳气盛于外。在治疗这类人的时候，一方面补其不足之阴血，一方面泻其有余之阳气，如果仅仅泻除络脉的阳气，就会迫使阳气很快地耗散于外，内在的阴血仍然虚弱不足，疾病就不易治愈了。

"阴阳和平之人"的体质阴阳和谐而无所偏颇，因而其血脉和调。在治疗这类人的时候，要谨慎地诊察其阴阳的变化，了解其邪正的盛衰，观察其面容举止的特点，从而掌握病变是属邪气有余，还是属正气不足，然后再给予适当的治疗，若邪气盛实就用泻法，若正气不足就用补法，若既非邪实也非正虚，就取本经的腧穴予以调治。上述内容是区别五种不同类型的人并据以调理其阴阳盛衰的方法。

【导读】 此节针对五种不同体质状态的人分别施以不同针刺的方法，如灸刺太阴体质类型的人，因其多阴而无阳，阴血重浊，卫气涩滞，阴阳不和，所以治疗时必须采取疾泻的针法，祛除阴浊，通导血脉；灸刺太阳类型体质的人，因其纯阳无阴，须谨慎调治，防止耗脱其阴气，只宜泻其亢盛之阳。若阴气大伤，则因阳盛而易生狂证；若阴阳俱脱者，则会导致暴死或昏迷不知人事。对于阴阳平和类型体质的人，因其具有"阴阳之气和，血脉调"的特点，灸刺时应明辨别阴阳盛衰变化，察观仪表容貌，判断邪正盛衰，详审有余与不足，以"盛则泻之，虚则补之，不盛不虚，以经取之"为原则灸刺。此是《内经》"辨体（体质）施治"理念的示范。

【原文】黄帝曰：夫五态之人者，相与毋故，卒然新会，未知其行也，何以别之？

少师答曰：众人[1]之属，不如[2]五态之人者，故五五二十五人，而五态之人不与焉。五态之人，尤不合于众者也。

【注释】

[1] 众人：普通体质类型的人。

[2] 如：相当，适合于。

【导读】此之"众人"，属于无明显阴阳偏颇的适中体质类型，就目前体质分类而言，与"阴阳平和"体质类型相当，应为健康的常态体质。

【语译】黄帝问道：这五种类型的人，医生跟他们接触之前并没有故交，乍一相见，并不能即刻了解他们的心性，那么根据什么来区别的呢？

少师回答说：一般的众人并不适宜用这五种类型来区分，因而才有五五二十五人的分类方法，这五种类型的人跟二十五人并没有什么关系，五种类型的分法完全不适合一般的众人。

【原文】黄帝曰：别五态之人奈何？

少师曰：太阴之人，其状黮黮然[1]黑色，念然下意[2]，临临然[3]长大，䐐然未偻[4]，此太阴之人也。

少阴之人，其状清然窃然，固以阴贼[5]，立而躁崄[6]，行而似伏，此少阴之人也。

太阳之人，其状轩轩储储[7]，反身折䐐[8]，此太阳之人也。

少阳之人，其状立则好仰，行则好摇，其两臂两肘则常出于背，此少阳之人也。

阴阳和平之人，其状委委然[9]，随随然[10]，颙颙然[11]，愉愉然[12]，暶暶然[13]，豆豆然[14]，众人皆曰君子，此阴阳和平之人也。

【注释】

[1] 黮（dǎn 胆）黮然：色黑貌。黮，原指桑椹熟透后的黑色，引申为深黑。

[2] 念然下意：心多计谋而外表谦恭。

[3] 临临然：身形高大貌。

[4] 䐐然未偻：形容假作屈膝卑躬之态，并非真有佝偻病。䐐然，屈膝貌。偻，脊背弯曲。

[5] 其状清然窃然，固以阴贼：貌似公正而守身不乱，实则内心怀藏阴险残忍的想法。清然，公正貌。窃然，卑下内守貌。

[6] 躁崄（xiǎn 险）：躁动不安，动作怪僻。崄，同"险"，怪僻之义。

[7] 轩轩储储：形容高傲自得，骄傲自满貌。轩轩，高大貌。储，积蓄，满。

[8] 反身折䐐：挺胸凸腹，以致膝䐐弯曲。

[9] 委委然：安详貌。

[10] 随随然：随和貌。

[11] 颙（yóng 喁）颙然：态度严正而又温

和貌。

[12] 愉愉然：和颜悦色貌。

[13] 暶（xuán 旋）暶然：目光慈祥柔和貌。

[14] 豆豆然：举止有度而不乱貌。

【语译】 黄帝问道：怎样从形色举止方面来区别这五种类型的人呢？

少师回答说："太阴之人"的面色阴沉晦暗，心多计谋而外表谦恭，身形高大，却常屈膝卑躬之态，实则并没有佝偻之病。这是"太阴之人"的形色举止特点。

"少阴之人"貌似公正而守身不乱，实则内心怀藏阴险和残忍，站立时躁动不安，动作怪僻，行走时曲背弯腰。这是"少阴之人"的形色举止特点。

"太阳之人"昂首自大，洋洋自得，挺胸凸腹，膝腘弯曲。这是"太阳之人"的形色举止特点。

"少阳之人"站立时喜欢仰头，行走时喜欢摆身，臂肘常挽在背后。这是"少阳之人"的形色举止特点。

"阴阳和平之人"举止安详随和，表情温和愉悦，目光柔和，举止有度，被称为君子。这是"阴阳和平之人"的形色举止特点。

【导读】 本篇以阴阳气之多少为依据，对五态人进行分类，实际含有丰富的人格体质分型的内容。人格是心理学研究的重要内容，包括个性倾向性和个性心理特征两方面。主要表现为个人在对己、对人、对事、对物等各方面适应时所形成的态度、趋向和所显示的独特个性。体质，属于生理和病理学的范畴，主要指遗传生理素质等多方面的个体差异。

《内经》多篇涉及人格，多结合体质论之，反映了《内经》形神合一的辩证观。有助于从个性心理差异中探求不同的病因病机而指导治疗。这是《内经》论述各种人格体质类型时，又常拟定相应调治原则的缘由。

本篇与《灵枢·阴阳二十五人》原文蕴涵有丰富的身体素质、心理素质等医学心理学、体质学说的内容，集中体现了《内经》的人格体质分型法，为建构中医体质学、中医心理学知识奠定了基础。

官能第七十三

【题解】官，官职，职责。能，能力，资质。官能，就是对针灸医生应该根据个人不同的禀赋，培养其应具备的技能，并述及培养这种技能的教学方法。关于用针的道理，首先要明确人的生理和疾病的阴阳、寒热、虚实性质，才能确定针灸补泻的方法；其次，应知天忌和邪气伤人的不同表现。

【原文】黄帝问于岐伯曰：余闻九针于夫子，众多矣，不可胜数，余推而论之，以为一纪[1]。余司诵之，子听其理，非则语余，请其正道[2]，令可久传，后世无患，得其人乃传，非其人勿言。

【注释】

[1] 以为一纪：把九针的内容汇集成纲。纪，纲领。

[2] 非则语余，请其正道：假如有错误的地方，请给予更正。

【语译】黄帝向岐伯问道：我从先生这里获得了许多有关九针的知识，难以一一列举。我推究其中的道理，经过归纳整理，成为系统的理论，并编成一篇文字，现在我读出来给先生听，如果有错误的地方，就请告诉我并加以修正，以使其得以长久流传，使后世的人们不受疾患的祸害。当然，要传给合适的人，不能传给那些不适合学习继承的人。

【导读】针灸是中医传统的治疗手段，针灸医师应该掌握的理论、技能及培养这种学识的教授方法都具有指导意义。篇中所论针刺手法、取穴方法及其原理等知识都是公认的操作规范。

【原文】岐伯稽首[1]再拜曰：请听圣王之道。

黄帝曰：用针之理，必知形气之所在[2]，左右上下[3]，阴阳表里[4]，血气多少[5]，行之逆顺[6]，出入之合[7]，谋伐有过[8]。知解结[9]，知补虚泻实，上下气门[10]，明通于四海[11]，审其所在，寒热淋露[12]，以输异处[13]，审于调气，明于经隧，左右肢络[14]，尽知其会[15]。

【注释】

[1] 稽（qǐ 起）首：跪拜礼。

[2] 必知形气之所在：必须掌握脏腑形气所在的部位。

[3] 左右上下：唐·杨上善曰："肝生于左，肺藏于右，心布于表，肾治于里，男左女右，阴阳上下，并得知之。"

[4] 阴阳表里：辨别阴阳表里的病机。

[5] 血气多少：明·张介宾曰："十二经气血各有多少不同，乃天禀之常数，故凡用针者……当详察血气而为之补泻也。"

［6］行之逆顺：明·马莳曰："其脉之所行，有逆有顺。如手太阴经自中腑而出少商者为顺，自少商而至中腑者为逆。"

［7］出入之合：经脉出入交会的部位。合，血气运行时交会的腧穴。

［8］谋伐有过：攻治有邪气的部位。谋，《太素》作"诛"。有过，病邪。

［9］解结：通过治疗祛除病邪，疏通经络。解，解除。结，结聚。

［10］上下气门：手足各经的腧穴。

［11］四海：指髓海（脑）、气海（膻中）、血海（冲脉）、水谷之海（胃）。

［12］寒热淋露：感寒、受热、淋雨、露风。

［13］以输异处：邪气会传入不同的部位。输，输注，此指邪气传入。

［14］左右肢络：经脉的支别。肢，通"支"。

［15］尽知其会：要明确十二经脉与左右支络的交会之处。

【语译】岐伯拜了两拜说：圣王请讲。

黄帝说：用针刺治病的法则，必须知道形气所在的上下左右、阴阳表里、经脉气血的多少、经气运行的逆顺、血气出入交会的腧穴等，这样才能正确施治，攻治病邪。又要知道解除结聚的方法，懂得补虚泻实的原则、各经腧穴的主治功用，明确经脉与气海、血海、髓海、水谷之海相通相应的关系。观察疾病的所在，以及感寒、受热、淋雨、露风等不同致病因素。治疗时要依据各经荥、输诸穴的功用与部位以选取相应的穴位，并且精准地调理经气。还要明确经气流行的通道及其散在左右的支络，全部了解其并合聚会之处。

【导读】此节论针灸应通晓的基本理论。

（1）脏腑部位及其表里关系。脏腑的解剖部位是诊断和鉴别诊断必须具备的知识，有助于治疗取穴；脏腑表里、所属经脉表里关系对于有效地采取脏病治腑，腑病治脏，阴经有病刺阳经，阳经有病刺阴经等方法提供依据，也是临床循经取穴、表里配穴、远近配穴等方法的基础。

（2）气血循行顺逆及经气运行出入之合。根据经脉的气血多少才能准确掌握谋伐有过、泻其有余的法度。"行之逆顺，出入之合"就是要掌握经脉循行的次序和出入交会的部位。这既是应用经络辨证的基础，也是循经取穴，以及把握经气"出入之合"的特定穴位，如肺出太渊，心出大陵，肝出太冲，脾出太白，肾出太溪等不可缺少的知识。

（3）虚实补泻和上下气门。证有虚实，必须详察，补虚泻实是临证治病的通行规则。临证必须精通虚实鉴别方法和处置原则，才能恰当地采用补泻手段，以恢复新的脏腑功能和动态平衡。"上下气门"就是上下气穴，此处指手足十二经脉每个穴位的名称、位置、适应证和针刺方法，才能恰当地选穴施治，这是临床针灸必须掌握的基本功。

（4）四海和荥输。辨别四海之盈虚，才能恰当地运用补泻法则。掌握十二经脉的井、荥、输、经、合等五输穴的部位、主治功效、施针手法等内容，才能有效地辨证施针，即所谓"明通于四海"之义。

（5）经隧及左右支络的交会。系统掌握经脉循行路线及左右支络的交会点，在实施针刺时根据情况采用左右异治、上病下治、表里同治等手段，思路将更加开阔，手段更为丰富。

【原文】 寒与热争，能合而调之；虚与实邻，知决而通之；左右不调，把而行之；明于逆顺，乃知可治；阴阳不奇[1]，故知起时；审于本末，察其寒热；得邪所在，万刺不殆；知官九针，刺道毕矣。

【注释】

[1] 奇（yǐ 倚）：偏，不正。

【语译】 若有寒热交争的疾病，是阴阳之气不和，要调其阴阳，使之协调；有时虚证与实证的表现有相似之处，可根据经脉的盛衰情况来疏通其经脉；左右不协调的病证，要用左病刺右、右病刺左的缪刺法治疗；区分了疾病的顺逆，就能知道是否可以刺治；辨明了脏腑阴阳已经调和，就可知病愈之时；审查清楚了疾病的标本、寒热属性，确定了邪气的所在部位，针刺治疗就不会出现差错；懂得了九针的不同性能，各尽其用，就可以说全面掌握了针刺治法。

【导读】 此节强调临证务必要注意以下内容。

（1）辨析病性。疾病的病理性质，不外乎阴阳、虚实、寒热。明辨于此，才能准确施以寒者温之，热者清之，寒热交争者调合之，虚者补之，实者泻之之法。

（2）判断顺逆。判断顺逆，是中医治病的重要特点。不同的疾病有不同的顺逆判断标准：顺证的特点是气色鲜明、语音清朗、精神健旺、反应灵敏、饮食知味、二便自调、脉象和缓。逆证的特点则与此相反，表现为气色晦暗、声低音哑、神疲少气、反应迟钝、饮食不进、溏泄不止、脉象弦涩数疾，或微结代等。只有辨明逆顺，才能掌握病势，而采取相应的治法。即所谓"明于逆顺，乃知可治"。

（3）辨别标本缓急。标本缓急治疗原则的具体应用有三。①急则治标，是指标病或标症甚急，有可能危及患者生命或影响对本病治疗时所采用的治疗原则；②缓则治本，指标病或标症缓而不急时所采用的治疗原则；③标本兼治，指标病与本病错杂并重时采取的治疗原则，此时单治本不治其标，或单治标不治其本，都不能适应治疗病证的要求，故必须标本兼顾而同治，才能取得较好的治疗效果。

【原文】 明于五输，徐疾所在，屈伸出入，皆有条理[1]，言阴与阳，合于五行，五脏六腑，亦有所藏，四时八风，尽有阴阳，各得其位。

合于明堂，各处色部，五脏六腑，察其所痛，左右上下[2]，知其寒温，何经所在。

审皮肤之寒温滑涩[3]，知其所苦，膈有上下，知其气所在。

【注释】

[1] 屈伸出入，皆有条理：针刺时体位的屈伸和针具的出入都有一定的规则。

[2] 察其所痛，左右上下：唐·杨上善曰："察五色，知其痛在五脏六腑，上下左右。"

[3] 寒温滑涩：明·张介宾曰："寒者多阴，温者多阳，滑者多实，涩者多虚。"

【语译】 要明确手足十二经五输穴的主治范围，疾徐补泻手法的施用，及针刺时患者体位屈伸的选择和进针、出针都有一定规律可循。五脏六腑合于天地阴阳五行，五脏贮藏精气，六腑传化水谷。四时之气与八节之风都有阴阳之分，伤人部位各有不同，却能集中于明堂部位而表现出相应的颜色；同时，五脏六腑的病变，也分别在各自相应的颜面部位表现出病色。根据这些就可以知道病位的上下左右，探明病性的寒热，以及邪犯的所在经脉；察审皮肤的寒温滑涩状况，就可知疾病的阴阳虚实；膈上为心肺所居，膈下为肝脾肾所居。审察膈膜的上下，可知病气的所在部位。

【导读】

1. 阴阳五行之理

阴阳五行是中医理论的基础，是认知脏腑功能、病理变化、治则治法、药物性味的基本思维范式，通晓阴阳的对立性、统一性、互根性和转化性在生理病理方面的联系；通晓五行的生克制化、五行对生理病理、自然现象的分类方法；阴阳五行对中医诊断、辨证的指导意义尤当熟悉。

2. 四时八风之害

八风指八个方位来的能引起致病的虚风，是四时八节发生的季节性致病邪气，《灵枢·九宫八风》分述了来自八方八季的八种致病邪风，分别侵犯不同脏腑而致不同病变。凡用针治病必须见微知著，早期诊治，达到"上工取气，救其萌芽"效果，感邪后若不及时治疗，病邪就可由表传里，由浅入深，以至于危及性命。

3. 望面部，审皮肤，明辨病位病性

此节强调望面部，明辨病位病性的重要性。通过观察面部的色泽判断病位在何脏何腑，痛在左右上下，属何经络受病，病性之虚实寒温等。审皮肤是根据皮肤的温度、光泽润滑程度，判断所患何病、病在何经、痛苦所在，为针刺提供依据。

【原文】先得其道，稀而疏之，稍深以留，故能徐入之。

大热在上，推而下之，从下上者[1]，引而去之，视前痛者，常先取之。

大寒在外，留而补之，入于中者，从合[2]泻之。

针所不为，灸之所宜，上气不足，推而扬之，下气不足，积而从之[3]，阴阳皆虚，火自当之[4]。

厥而寒甚，骨廉陷下，寒过于膝，下陵三里[5]，阴络所过，得之留止，寒入于中，推而行之，经陷下者，火则当之，结络坚紧，火所治之[6]。

不知所苦，两跷之下[7]，男阴女阳，良工所禁，针论毕矣。

【注释】

[1] 从下上者：自下部上炎的热邪。

[2] 合：合穴。

[3] 上气不足……积而从之：推而扬之，是引举其气以补上之义。积而从之，留针以随气充实其下之义。

[4] 火自当之：自可用灸法来治疗。火，灸法。

[5] 下陵三里：足阳明胃经的足三里穴。下陵与三里为一穴两名。

[6] 火所治之：《甲乙经》《太素》并作"火之所治"。

[7] 两跷之下：阴跷脉所出的照海穴和阳跷

脉所出的申脉穴。

【语译】 掌握经脉循行的规律，然后可以用针。用针时，首先要确定其主治的腧穴，针刺时宜先酌情少针浅刺，尔后再逐渐深刺并留针。

大热在上半身，用高者抑之的治法，推热下行，使下和于阴；热由下而上，当引导其上逆的邪气逐渐散去。病分先后，一般来说，要审察开始疼痛的部位，应先在该处针刺，以治其本。

大寒在表，当留针以补阳，助阳以胜寒；如寒邪入于里，宜取合穴使寒邪泻出。

至于针法不能治疗的病证，常常是灸法所适用的情况。上气不足的病证，可以用引导推补的方法使其气充盈；下气不足

的病证，可用留针随气的方法以补之。阴阳两虚的病证，不能用针刺治疗，而当用艾灸治疗。

如果经气厥逆而阴寒极甚，或骨侧的肌肉陷下，或寒冷过膝，要灸足三里穴。寒邪从阴络经过，得之而停留不去，如果寒邪入于经脉，当用针行散；如果寒邪凝结而使经气下陷，当用火灸治，以散寒邪；若络脉结而坚紧，也用灸法治疗。

如果患者苦楚莫名，难以描述，应选取阳跷脉的申脉穴和阴跷脉的照海穴。至于男子患病取阴跷而女子患病取阳跷，那是高明的医生所忌讳的事。有关针灸方法的论述至此就算是全部讲完了。

【导读】 先得其道，稀而疏之，是针灸者应熟悉的治疗原则。针刺治疗既要通晓基本理论，也要掌握针刺手法，而手法是实现补泻的重要环节。接前文观察皮肤的情况以判断其问题症结所在，阻隔有上有下，知其气机郁滞在何处。先要弄清楚经脉之道，然后才可以用针，采取选穴少、深刺留针的针刺方法，慢进针使其气徐徐而至，久留针亦能解其郁积之气。还列举了热证、寒证、虚证、厥证的临床辨证施针刺治方法。亦以某些情况下男女取穴有所不同之例，指出男女取穴刺治之异。

【原文】 用针之服[1]，必有法则，上视天光，下司八正[2]，以辟奇邪，而观百姓[3]，审于虚实，无犯其邪。

是得天之露，遇岁之虚[4]，救而不胜，反受其殃。故曰：必知天忌[5]，乃言针意。

【注释】

[1] 服：学习。

[2] 上视天光，下司八正：用针要看天气的阴晴变化以及四时八节气候的不同。天光，日月星辰。司，诊候。八正，立春、立夏、立秋、立冬、春分、秋分、夏至、冬至八个节气的正常气候。

[3] 以辟奇邪，而观百姓：四时不正之气能使人发病，应当让人们都知道。辟，同"避"，避开，回避。一说：除，去除之义。观，示。观百姓，即告诉给大家。

[4] 得天之露，遇岁之虚：天之露，自然界不合时令的气候变化，如春季少风多雨，长夏无雨多风等。岁之虚，当年的岁气不及而出现的反常气候，如夏不热，冬不寒等。

[5] 天忌：必须避忌的自然时气变化。

【语译】 用针治病必须有一定法则，还要观察日月星辰的运行变化，以及四时之气、八方之风的不同，避免不正之邪的侵袭，并且昭示百姓，注意不正之邪的侵害，随时防御，以免受邪发病。

如果遇到自然界不应时令的气候变化，或遭遇当年岁气不及而见的反常气候，医者若不通晓自然变化，就不能有效救治反常气候所致的病变，那么病势就会加重。因此必须知道天时的顺逆宜忌，才可以谈及针治道理。

【导读】

1. 应四时而刺的道理

针灸医师在实施治疗时必须结合四时六气的不同，调整用针的方法。针刺治病必须要观察日月星辰之光，参考立春、立夏、立秋、立冬、春分、秋分、夏至、冬至等时节的不同气候变化。要根据病势及体质的虚实，避免六淫入侵致病。

2. 医者应通晓天时宜忌

春夏之季，阳气升发，人体气血趋向体表，病邪伤人亦多在体表；秋冬之季，阴气渐盛，人体气血潜藏于内，病邪伤人亦多在深部，所以在治疗上，春夏宜浅刺，秋冬宜深刺。人体气血流注呈现出与时间变化相应的规律，针灸治疗注重取穴与时辰的关系，强调择时选穴，根据不同时辰选取不同的腧穴进行治疗。所谓"必知天忌"是整体观念之体现，要求医生临证时务要熟悉自然界的规律对人体的影响，能顺应这一规律，就对治疗产生积极作用，利于愈病；若违反这一规律，就会产生不利影响，甚至危及生命，即所谓"反受其殃"。

【原文】法于往古，验于来今，观于窈冥，通于无穷[1]，粗之所不见，良工之所贵，莫知其形，若神髣髴[2]。

【注释】

[1] 观于窈冥，通于无穷：察辨自然界与人体中幽微难见的变化，通达预防和治疗疾病的无穷方法。窈冥，幽微不可得见。

[2] 髣髴：即"仿佛"，模糊不清貌。

【语译】取法古人的理论经验，验之于临床实践，还要吸取现代治疗经验，仔细观察微妙难见的形迹，才可以通达医理而治疗变化无穷的疾病。技术粗疏的医生注意不到这些方面，高明的医生却十分珍视它。如果诊察不到微小的形迹变化，那么疾病就显得神秘莫测，难以把握了。

【导读】此节论通古达今，探微索隐。本节强调临床医生必须具备的知识储备和思维方法，观察人体脏腑经络、营卫气血等内在变化，探寻其中的变化规律。

【原文】邪气[1]之中人也，洒淅动形[2]。正邪[3]之中人也微，先见于色，不知于其身，若有若无，若亡若存，有形无形，莫知其情。

【注释】

[1] 邪气：不时之邪气，如春季感寒，夏季伤风等，与下文"正邪"相对。

[2] 洒淅动形：恶寒而战栗。洒淅，恶寒貌。

[3] 正邪：八方正风而致人疾病者，如春季风气伤人，或春季伤于东风等。

【语译】虚邪伤害人体，发病时恶寒战栗；正邪伤犯人体，发病时面色微有改变，身上没有特殊感觉，邪气似有似无，若存若亡，症状也不明显，很难认识清楚，因而不能知道确切的病情。

【导读】 此节论外邪伤人，形态各异。本节论述了外邪中人的几种表现形态，其中风寒从表侵袭，表现为恶寒战栗，类似于伤寒表实证；若系正风侵袭人体，临床症状较轻，则类似于太阳中风表虚证。如此之论亦见于《素问·八正神明论篇》之"正邪者，身形若用力，汗出腠理开，逢虚风，其中人也微，故莫知其情，莫见其形"。

【原文】 是故上工之取气[1]，乃救其萌芽；下工守其已成[2]，因败其形。

【注释】

[1] 取气：诊察脉气的细微变化。

[2] 已成：病变已成而症状显著。

【语译】 所以高明的医生治病是根据邪气伤人的微小变化，在疾病初始时就进行治疗；技术粗疏的医生不懂得这个方法，到病已成才进行施治，常会导致病情恶化而伤损身体。

【导读】 此节论上工救萌芽，下工守已成。认为医生水平有高低之分，治病时所采取的态度与方法不同。高明的医生通过观察脉气的微小变化，就能在邪势袭人的萌芽阶段采取有力措施，使邪退正复，故曰"救其萌芽"；平庸的医生只是等待疾病发展到很典型的阶段才能识别出来，因而常会导致病情恶化而伤损身体。说明疾病的发生发展存在由量变到质变的迁移过程，如能早加救治，则取效快，预后良好；如果等到病情发展到中期，则损害加重，临床症状相继出现，此时也难轻易收功。这就是《内经》多篇强调"治未病""救其萌芽"之缘由。

【原文】 是故工之用针也，知气之所在，而守其门户，明于调气，补泻所在，徐疾之意，所取之处。

【语译】 所以医生用针刺治病时，首先要知道脉气运行的所在，而守候其循行出入的门户；其次要明白调理气机的方法，宜补还是宜泻，进针的快慢，以及应取的穴位等。

【导读】 此节论针灸补泻手法的临床应用。"用针之服，必有法则"，《灵枢经》的《九针十二原》《小针解》《官针》等篇关于补泻方法的论述，奠定了针灸补泻的理论基础。针灸的补泻，是建立在辨证施治的基础之上。所以，必须明确辨别经络，为补泻明确方位；审察形神，为补泻确定程度；辨清虚实，为补泻提供依据。

【原文】 泻必用员[1]，切[2]而转之，其气乃行，疾而徐出[3]，邪气乃出，伸而[4]迎之，遥[5]大其穴，气出乃疾。补必用方[6]，外引其皮，令当其门，左引其枢[7]，右推其肤，微旋而徐推之[8]，必端以正，安以静，坚心无解[9]，欲微以留，气下而疾出之，推其皮，盖其外门，真气乃存。用针之要，无忘其神。

【注释】

[1] 泻必用员：泻除邪气一定要用圆活流利的针法。员，同"圆"。

[2] 切：近，逼近，指直达病所。

[3] 疾而徐出：快速进针而徐徐出针。疾，急、快，指快速进针。

[4] 而：《甲乙经》《太素》均作"入"。

[5] 遥：《甲乙经》《太素》均作"摇"。

[6] 补必用方：补益正气一定要用方正端静的针法。方，方正。

[7] 外引其皮……左引其枢：按抚皮肤，令其舒缓，看准穴位，用左手按引，使周围平展。

[8] 右推其肤，微旋而徐推之：右手推循着皮肤，轻轻地捻转，徐徐将针刺入。

[9] 无解：不可松懈。解，同"懈"。

【语译】 如果泻除邪气，必须用圆活流利的针法，逼近病所捻转行针，经气就能通畅；快速进针而缓慢出针，就能引邪外出；迎刺经气运行方向、出针时摇大针孔，邪气就会随针而很快外散。补益正气，针法必须端静从容和缓，先按抚皮肤，便于确定穴位，用左手按引，使周围平展，右手推循着皮肤，轻轻地捻转，徐徐将针刺入，姿势要端正，心静安和，专心致志，不可懈怠。气至之后，要留针少时，待经气流通就快速出针，并揉按皮肤，摩闭针孔，使真气留存于内而不外泄。用针的要妙，在于调养神气，推动生机以扶正祛邪，千万不要忽略。

【导读】 此节论针刺手法。①疾徐针法。通过进出针的快慢来实施补泻的方法，进针时快、出针时慢，达到泻其邪的目的。②捻转针法。通过捻转针柄实施补泻的方法，泻法的捻转角度要大，频率要快，力量要重，这与药物治实证药宜猛峻的道理一致；补法的捻转角度要小，频率要慢，力量要轻。③开合针法。通过针时针后对针孔采取的手法达到补泻目的之方法。泻法是出针时摇大针孔，使邪易出而达到泻邪的作用。补法是指较快出针，出针后按揉针孔，保护正气。④迎随针法。通过进针方向顺着经络循行还是逆着经络循行来实施补泻的方法。进针时针尖迎着经脉循行方向，逆经而针，达到祛邪目的；相反，补法则进针时针尖顺着经脉循行方向，促进气血流通，引导经气运行。⑤逆从针法。通过调整针刺方向与病位的关系而实施补泻的手法。进针时，针尖背离病位方向而刺的为泻法；相反，补法是在进针时，针尖朝着病位方向，以补其不足。⑥缪刺针法。交叉取穴法，即左病刺右，右病刺左。

用针之要，无忘其神。针刺或灸法治疗疾病，都是通过调气、治神、调整机体各部分的阴阳，使之从不协调的失衡状态恢复到正常状态。"无忘其神"含义有二：①要重视对患者神气的调节和治理，此指广义的神，通过各种治疗手法恢复神在人体的主导作用。②要求针灸者在操作时，要全神贯注，神思敏捷，在选穴、进针、行针、捻转、导气等过程中，刻意研精，一丝不苟，才能取得最佳疗效。

【原文】 雷公问于黄帝曰：《针论》曰：得其人乃传，非其人勿言。何以知其可传？

黄帝曰：各得其人，任之其能，故能明其事。

雷公曰：愿闻官能奈何？

黄帝曰：明目者，可使视色。聪耳者，可使听音。捷疾辞语者，可使传论[1]。语徐而安静，手巧而心审谛者[2]，可使行针艾，理血气而调诸逆顺，察阴阳而兼诸方[3]。缓节柔筋而心和调者，可使导引行气[4]。疾毒言语轻人者[5]，可使唾痈咒病[6]。爪苦手毒[7]，为事善伤者，可使按积抑痹[8]。各得其能，方乃可行，其名乃彰。不得其人，其功不成，其师无名。故曰：得其人乃言，非其人勿传，此之谓也。手毒者，可使试按龟，置龟于器下而按其上，五十日而死矣；手甘[9]者，复生如故也。

【注释】

[1] 捷疾辞语者，可使传论：语言流利，口齿清楚的人，可以让他传讲理论。

[2] 语徐而安静，手巧而心审谛者：明·张介宾曰："语徐者不苟，安静者不乱，手巧者轻重疾徐有妙，心审谛者精思详察无遗，故可胜是任。"

[3] 兼诸方：兼做处方配药的医疗工作。

[4] 缓节柔筋而心和调者，可使导引行气：唐·杨上善曰："身则缓节柔筋，心则和性调顺，此为第五调柔人也。调柔之人，导引则筋骨易柔，行气则其气易和也。"

[5] 疾毒言语轻人者：唐·杨上善曰："心嫉毒，言好轻人，有此二恶，物所畏之，故可使之唾咒。"疾毒，谓心性善妒而语言恶毒。疾，嫉妒。

[6] 唾痈咒病：以诅咒祈祷等法来祛除病气。

[7] 爪苦手毒：手法粗暴。苦，犹"毒"。

[8] 按积抑痹：明·张介宾曰："按积抑痹，亦导引行气之属，然积坚痹固，非爪苦手毒者不能破，术若相类，而用有轻重者也。"

[9] 手甘：手法轻缓而柔和。

【语译】雷公向黄帝问道：《针论》说：遇上合适的人才可传授，不合适的不

【导读】此节强调因材施教，用其所长。

能传于他。怎样知道谁是可以传授的合适人选呢？

黄帝说：求得不同方面的适当人员，量材取用，他们就能够精通其事。

雷公说：我想听听是怎样量材取用的。

黄帝说：眼睛明亮、视力好的人，可以教他们诊察颜色；听觉灵敏的人，可以教他们辨听声音；说话流利、思维敏捷的人，可以教他们传讲理论；言语缓慢、行动安静、手巧心细的人，可以教他们针灸，以理正血气、调治各种逆乱不顺的病证，并教他们观察阴阳变化以及从事处方用药的工作；肢节缓和、筋骨柔顺、心气平和的人，可以教他们导引按摩；嫉妒成性、口舌恶毒、言语轻薄的人，可以教他们唾痈咒病的祝由科工作；手重脚狠、做事经常损坏器具的人，可以教他们按摩积聚、抑制痹痛。各人的所长适得其用，各种治疗方法才可以推行，名声才可以显扬。如果传授不得其人，其功业不能成就，老师也得不到荣誉。所以说，遇到合适的人才能教他，不是合适的人选就不能教，就是这个道理。识别手狠的人，可以试着让他们按压乌龟：将乌龟放在器具下面，叫他们用手从上按压，到五十天乌龟就会死掉；如果手不狠而柔顺的人，则乌龟不会死去，依然像原来那样活着。

论疾诊尺第七十四

【题解】尺，尺肤，腕肘之间的部位。本篇论述了诊察尺部皮肤之松紧、厚薄、滑涩、润泽、粗糙、寒热与肌肉丰满、坚实、消瘦、脆弱及络脉变化等情况来判断疾病的诊察方法，故名"论疾诊尺"。还讨论了以掌面寒热、手鱼络脉变化、诊目辨病及风水、齿痛、黄疸、妊娠的特征和小儿病易愈、难愈或必死的特征等。强调诊察疾病必须"诸诊合参""诊应四时"。

【原文】黄帝问于岐伯曰：余欲无视色持脉，独调其尺[1]，以言其病，从外知内，为之奈何？

【注释】

[1] 独调（diào 吊）其尺：不用望色、诊脉，仅通过诊测尺肤，作为判断疾病的方法。调，调查。尺，尺肤，从肘部至手腕部位，古时认为其长为一尺，故称尺。

【语译】黄帝向岐伯问道：我打算既不望色，也不按脉，而是单独诊测患者的尺肤，来探讨他的病情，也就是根据尺肤的外在表现来测知内脏的病变，那将如何来进行呢？

【导读】尺肤诊法除本篇专论外，《内经》其他各篇也散有所论，足见《内经》对尺肤诊法的重视。诊尺肤与诊寸口脉，均能反映人体气血阴阳、脏腑经络的变化及邪之性质、深浅等情况。尺肤诊法包括通过望诊和按诊来诊察尺部的皮肤、肌肉、络脉等情况，以了解病情变化。

【原文】岐伯曰：审其尺之缓急、小大、滑涩[1]，肉之坚脆，而病形定矣。视人之目窠[2]上微痈[3]，如新卧起状，其颈脉动，时咳，按其手足上，窅[4]而不起者，风水肤胀也。

【注释】

[1] 尺之缓急、大小、滑涩：尺部皮肤的松弛或紧绷，尺部肌肉的丰满或瘦削，皮肤的滑润或干涩。

[2] 目窠（kē 科）：上下眼睑。

[3] 痈：肿起的样子。明·张介宾曰："痈，壅也，即新起微肿状。"

[4] 窅（yǎo 咬）：凹陷。

【语译】岐伯回答说：审察尺肤皮肤的松弛或紧绷、丰满或瘦削、滑润或干涩，以及坚实与松软，疾病的性质部位就可以确定。如果发现患者的眼睑微微肿起，就像是刚刚睡醒起床的样子，而且他的颈脉搏动明显，时时咳嗽，按压他的手足，凹陷而不能即起，这便是风水肤胀的病证。

【导读】此节论尺肤诊法。尺肤部位应手臂内与外两侧肌肤。近腕部位为上，近尺泽部位为尺里，两部之间为中；沿鱼际前缘上肘部尺泽穴处为外，沿尺侧后缘上肘部为内。

尺肤与全身脏腑经气相通，并有一定对应部位。通过尺肤可以了解全身脏腑信息。《素问·脉要精微论篇》将人体从头至足按比例缩小，依次排列在尺肤上，尺肤为全身皮肤的缩影，五脏六腑于尺肤部位皆有全息投射区域，故诊病时可以独取尺肤。

尺肤的辨病定位为：尺肤阳面（即手背侧）主要诊察大肠、小肠、三焦的病变；尺肤阴面（即手掌侧）主要诊察心、肺、心包的病变。从尺肤肌肤的张力与弹性程度，以及润泽与寒热状况，如缓、急、滑、涩、冷、热、浮、沉等，可以推测出疾病的阴阳、虚实、寒热、表里之病理变化。尺肤脏腑定位诊法示意图见图6。

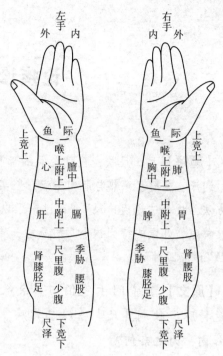

图6　尺肤脏腑定位诊法示意图

【原文】尺肤滑其淖泽者，风也[1]。尺肉弱者，解㑊[2]，安卧脱肉者，寒热，不治。尺肤滑而泽脂[3]者，风也。尺肤涩者，风痹[4]也。尺肤粗如枯鱼之鳞者，水泆饮也[5]。尺肤热甚，脉盛躁者，病温也；其[6]脉盛而滑者，病且出[7]也。尺肤寒，其脉小者，泄、少气。尺肤炬然[8]先热后寒者，寒热也。尺肤先寒，久大[9]之而热者，亦寒热也。

【注释】

[1]尺肤滑其淖（nào 闹）泽，风也：尺部皮肤光滑或者湿润，主风邪为患的病证。淖泽，泥潭沼泽之类，形容尺部汗出，皮肤湿润。

[2]解㑊（xiè yì 谢义）：病名。以身体困倦，肌肉消瘦，四肢懈怠为主要表现的疾病。

[3]泽脂：光泽如油脂。

[4]风痹：明·张介宾曰："尺肤涩者，血

少，血不能营，故为风痹。"

[5]尺肤粗如枯鱼之鳞者，水泆（yì 逸）饮也：脾土衰败，饮食不化精微，肌肤失养，故尺肤粗如枯鱼之鳞；脾气虚，水湿必然内生，聚而为水，泛溢为饮。水泆饮，水液内盛的饮证。泆，水荡溢而出。

[6]其：如果。连词，表示假设。

[7]病且出：疾病将要痊愈。出，病渐愈。

[8]炬然：灼热如火烧貌。炬，火焚。

[9]大：当作"待"。

【语译】如果尺肤的皮肤光滑或者湿润，是风气导致的病证；如果尺肤的肌肉柔弱无力，身体懈怠困乏，喜欢眠卧，肌肉瘦削如脱，是寒热病证，已经不能治愈；如果尺肤的皮肤光滑而润泽，就像油脂一般，是风气导致的病证；如果尺肤的皮肤不光滑，是风痹病证；如果尺肤的皮肤粗糙，就像干鱼的鳞片一般，是水液内盛的饮证；如果尺肤的皮肤很是灼热，而且脉

象盛大而躁动，是由于患了温热病的原因；若是脉象盛大而滑利，则是疾病将要痊愈；如果尺肤的皮肤凉冷，而且患者的脉象弱小，是泄泻少气的病证；如果尺肤的皮肤灼热如火烧一般，先感灼热后觉凉冷，是寒热病证；如果尺肤的皮肤刚刚触及感到凉冷，等待稍久却感觉灼热，也是寒热病证。

【导读】此节论尺肤诊法临床应用举例。本节以风邪为患、风痹、溢饮、解㑊等病证表现在尺肤部位的临床症状特点为例，介绍了尺肤诊法的临床意义，具有示范作用。

【原文】肘所[1]独热者，腰以上热；手所独热者，腰以下热。肘前[2]独热者，膺前热；肘后[3]独热者，肩背热。臂中[4]独热者，腰腹热；肘后粗以下三四寸热者，肠中有虫。掌中热者，腹中热；掌中寒者，腹中寒。鱼[5]上白肉有青血脉者，胃中有寒。

【注释】

[1] 所：部位。

[2] 肘前：肘部的内侧面。

[3] 肘后：肘部的外侧面。

[4] 臂中：前臂手以上，肘以下的部分，即前臂中段。

[5] 鱼：手鱼际，亦称手鱼。

【语译】如果肘部单独灼热，是腰以上部位有热；如果手部单独灼热，是腰以下部位有热；如果肘部内侧单独灼热，是前胸部位有热；如果肘部外侧单独灼热，是肩背部位有热；如果前臂中段单独灼热，是腰腹部位有热；如果肘部外侧皮肤粗糙，肘部以下三四寸有灼热感，这是肠中有虫的病证；如果手掌中灼热，是腹中有热的病证；如果手掌中凉冷，是腹中有寒的病证；如果手鱼际上白肉部分有青色的血脉，是胃中有寒的病证。

【导读】此节论形体尺肤定位及其举例。肘至手的不同部位分属人体整体的不同部位，前臂的不同变化，亦反映人体不同部位的病变。此节以腰以上有热、腰以下有热、胸膺有热、肩背有热、腰腹有热、腹中有热、腹中有寒、胃中有寒、肠中有虫为例，论证了尺肤部位也是人体整体生命信息集中体现之处，临床应用时可以作为脏腑病证定位、定性（寒热）的依据。此即《素问·脉要精微论篇》所总结的：上以候上，下以候下；前以候前，后以候后；尺肤热主热（热盛阴虚），尺肤寒主寒（寒盛阳虚）的应用原则。

【原文】尺炬然热，人迎大者，当夺血。尺坚大，脉小甚，少气，悗有加[1]，立死。

【注释】

[1] 悗（mán 蛮）有加：悗，烦闷。加，病情加重。

【导读】此节论尺脉合参诊法及其举例。尺肤诊是诊察判断疾病的方法之一，临证一定要与其他诊法密切配合，才能全面诊察疾病。本篇以温热病、泄泻、失血为例，论证了

【语译】如果尺部灼热如火烧，人迎脉盛大，必定是脱血的病证；如果尺部肌肉坚满而脉搏却很是弱小，这是气虚不足的病证，若是烦闷难安则说明病情加重，甚至会立即死亡。

尺肤诊法与脉诊方法相结合的临床意义，还可以据此对疾病的预后进行预测。其意义在于强调"诸诊合参"的重要性。

【原文】 目赤色者，病在心，白在肺，青在肝，黄在脾，黑在肾。黄色不可名者[1]，病在胸中。诊目痛，赤脉从上下者，太阳病；从下上者，阳明病；从外走内者，少阳病。诊寒热，赤脉上下至瞳子[2]，见一脉，一岁死；见一脉半，一岁半死；见二脉，二岁死；见二脉半，二岁半死；见三脉，三岁死。

【注释】

[1] 黄色不可名者：目色虽黄，又杂以它色，以致色泽怪异，难以名状。名，命名，取名。

[2] 赤脉上下至瞳子：《脉经》"脉"下有"从"字。

【语译】 如果白睛见赤色，是病在心

【导读】 此节论诊目辨疾及其举例。本节在五色应五脏、目部五色变化，五脏病变诊病原理的指导下，既按五行归类理论论证了病理状态下目见五色时的五脏定位；也根据经络的循行分布规律，指出目部赤脉走向不同，可反映不同经络的病变，如脉络从上向下行走，则主病在太阳经；脉络从上向下延伸至瞳子，则为火毒入肾等。此节所言目络之数少则预后凶，是为邪毒聚集，毒力专盛之故；脉络多则预后相对佳，是缘于毒力分散所致。临证要灵活对待，具体情况具体对待，不可单凭目中赤络来断定吉凶。可与《灵枢·寒热》篇末原文相参。

【原文】 诊龋齿痛，按其阳[1]之来，有过[2]者独热，在左左热，在右右热，在上上热在下下热。

【注释】

[1] 阳：手足阳明之脉。

[2] 有过：脉气失常。过，失常，异常。

【语译】 诊得患者龋齿疼痛，便要诊

【导读】 此节论齿痛诊法。龋齿之痛，热为主因，热邪所在者手足阳明经，并据齿痛部位判断病痛在何经。

脏；见白色，是病在肺脏；见青色，是病在肝脏；见黄色，是病在脾脏；见黑色，是病在肾脏。如果目色虽黄，又杂以它色，以致色泽怪异，难以名状，是病在胸中。诊得患者目睛疼痛，若有赤色脉络从上睑向下睑延伸，是太阳病；若有赤色脉络从下睑向上睑延伸，是阳明病；若有赤色脉络从外眦向内眦延伸，是少阳病。诊得患者寒热发作，并有赤色脉络从上睑向下延伸到瞳子，若发现一条赤脉，患者一年后死亡；若发现一条半赤脉，患者一年半后死亡；若发现两条赤脉，患者两年后死亡；若发现两条半赤脉，患者两年半后死亡；若发现三条赤脉，患者三年后死亡。

按他的手足阳明脉的搏动情况，如果脉气失常，那可能是热郁脉中。若龋齿部位在左，则为左侧阳明经有热；若龋齿部位在右，则为右侧阳明经有热；若龋齿部位在上，则为手阳明经有热；若龋齿部位在下，则为足阳明经有热。

【原文】诊血脉者，多赤多热，多青多痛，多黑为久痹，多赤、多黑、多青皆见者，寒热身痛。而[1]色微黄，齿垢黄，爪甲上黄，黄疸也；安卧[2]，小便黄赤，脉小而涩者，不嗜食。

【注释】

[1] 而：当作"面"。

[2] 安卧：身体倦怠而嗜睡。

【语译】诊察患者肤表的血络，色常赤的多属于热证，色常青的多属于痛证，色常黑的多属于经久不愈的痹证，赤黑青色并见的多属于寒热身痛的病证。如果面色微黄，牙齿色黄而污浊，爪甲之上也呈现黄色，这便是黄疸之证，患者身体倦怠而嗜睡，小便黄赤，脉小而涩，不欲饮食。

【导读】此节论诊察血脉（各皮部经脉）颜色以推断疾病。原文以多赤色络脉者多主热证，多青色络脉者多主痛证，多黑色络脉者多主久痹证，赤黑青络脉杂见者为阴阳失调、寒热交错、身体疼痛之证为例，指出络脉诊法的临床意义，可结合《素问·皮部论篇》相关原文理解。

【原文】人病，其寸口之脉，与人迎之脉小大等及其浮沉等者，病难已也。

女子手少阴脉动甚者，妊子。

婴儿病，其头毛皆逆上者，必死。耳间青脉起者，掣痛。大便赤瓣[1]飧泄[2]，脉小者，手足寒，难已；飧泄，脉小，手足温，泄易已。

【注释】

[1] 赤瓣：大便色赤而形如瓣状。按《甲乙经》《脉经》"赤"均作"青"。

[2] 飧泄：完谷不化的泄泻。

【语译】人患病以后，如果寸口脉跟人迎脉的大小相同，而且浮沉类似。这种病难以治愈。

女子的手少阴脉搏动较甚，是怀孕的征象。

婴儿患病以后，如果头发都逆而上翘，婴儿必会死亡。如果耳部有青色脉络凸起，是抽掣疼痛类病证。如果大便色赤而形如瓣状，完谷不化，脉搏弱小，手足冰凉，这种病难以治愈；如果泄泻水谷不化，脉搏弱小，但手足犹然温暖，这种泄泻则容易治愈。

【导读】此节简要论及人迎、寸口合参以辨疾病的临床应用，还涉及论妊娠诊法和论婴儿病的诊法。对于婴儿疾病，临床要察婴儿的头发、耳廓的脉络，以及触摸手足寒温来判断疾病的性质及预后。

【原文】四时之变，寒暑之胜[1]，重阴必阳，重阳必阴，故阴主寒，阳主热，故寒甚则热，热甚则寒，故曰：寒生热，热生寒，此阴阳之变也。故曰：冬伤于寒，春生瘅热[2]；春伤于风，夏生后泄肠澼[3]；夏伤于暑，秋生疟[4]；秋伤于湿，冬生咳嗽。是谓四时之序也。

【注释】

[1] 四时之变，寒暑之胜：四季气候的变化，乃是由于阴寒之气与阳热之气的相互克制。胜，克制，抑制。

[2] 瘅（dān 单）热：热性疾病。瘅，热病。

[3] 肠澼（pì 屁）：泄下脓血之证。

[4] 痎（jiē 街）疟：泛指疟疾。

【语译】四季气候的变化，乃是由于阴寒之气与阳热之气相互克制的结果，因为阴寒之气过甚，必会受到阳热之气的制约而转化为阳，而阳热之气过甚，也会受到阴寒之气的制约而转化为阴。这样说来，阴气虽然主寒，阳气虽然主热，但寒气过甚便会转化为热，而热气过甚也会转化为寒，因此也可以这样说：寒气生热，热气生寒。这便是阴阳变化的基本道理。所以，从医学的角度来说：冬季若被寒气伤害，到了春天就会发生温热病；春季若被风气伤害，到了夏天就会发生泄泻痢疾之类的病证；夏天若被暑气伤害，到了秋天就会发生疟疾之类的病证；秋季若被湿气伤害，到了冬天就会发生咳嗽之类的病证。这便是四季发病的规律。

【导读】篇末论参天时诊病。此节在复习四时气候"寒极生热、热极生寒、重阴必阳、重阳必阴"之转化规律的基础上，认为四时气候变化影响着发病规律，如冬季为阴而伤于寒邪，寒为阴邪，重阴必阳，在春天则生热病（"瘅热"属阳病）；春季为阳而伤于风邪，风为阳邪，重阳必阴，在夏季则发生泄泻或痢疾等病（病气下行为阴）；夏季为阳而伤于暑邪，暑为阳邪，重阳必阴，在秋季则发为疟疾（"痎疟"属阴病）；秋季为阴而伤于湿邪，湿为阴邪，重阴必阳，在冬季则发为咳嗽病（病气上逆属阳病）。这种伏而后发的观点，是后世温病学"伏邪"理论的源头，与《素问·阴阳应象大论篇》等有关论述相互印证。

刺节真邪第七十五

【题解】刺节，针刺方法。真，真气，即人体正气。邪，病邪。本篇讨论了刺节、五邪、解结和真邪等内容，仅取前后两个内容作为篇名，故名"刺节真邪"。

【原文】黄帝问于岐伯曰：余闻刺有五节，奈何？

岐伯曰：固有五节：一曰振埃[1]，二曰发蒙[2]，三曰去爪[3]，四曰彻衣[4]，五曰解惑。

黄帝曰：夫子言五节，余未知其意。

岐伯曰：振埃者，刺外经[5]，去阳病[6]也。发蒙者，刺腑输[7]，去腑病也。去爪者，刺关节肢络也。彻衣者，尽刺诸阳之奇输[8]也。解惑者，尽知调阴阳，补泻有余不足，相倾移[9]也。

黄帝曰：刺节言振埃，夫子乃言刺外经，去阳病，余不知其所谓也，愿卒闻之。

岐伯曰：振埃者，阳气大逆，上满于胸中，愤膜肩息[10]，大气[11]逆上，喘喝[12]坐伏，病恶埃烟，饲不得息[13]，请言振埃，尚疾于振埃。

黄帝曰：善。取之何如？

岐伯曰：取之天容[14]。

黄帝曰：其咳上气穷诎胸痛[15]者，取之奈何？

岐伯曰：取之廉泉[16]。

黄帝曰：取之有数乎？

岐伯曰：取天容者，无过一里[17]，取廉泉者，血变[18]而止。

帝曰：善哉。

【注释】

[1] 振埃：振去物品上的尘埃。喻针刺方法。

[2] 发蒙：原作"发曚"。从《太素》《甲乙经》改。去除遮蔽视线的翳障。类比针刺治疗视力模糊，听力减退之症的方法。

[3] 去爪：剪去伤残的爪甲。类比排除阴囊积水的治病方法，犹如去除多余的爪甲，故名。

[4] 彻衣：脱去外衣。类比针刺的方法。彻，除去。

[5] 外经：行于四肢及体表的脉络。

[6] 阳病：位置表浅的病变。

[7] 腑输：六腑的井、荥、输、经、合、原各穴。也作"府俞"。

[8] 奇输：各经的经别。

[9] 相倾移：使不足者充溢，有余者散除，两相变易而恢复正常。

[10] 愤膜肩息：形容胸部气满胀闷，耸肩呼吸貌。愤，当作"膹"。气郁胸中而胀满支撑。膜，胀，胀满。肩息，呼吸困难以致抬肩助力。

[11] 大气：宗气。

[12] 喘喝：气急而喝喝有声。

[13] 饲（yē 掖）不得息：呼吸不利。饲，同"噎"。喉咙噎阻而食不下。

[14] 天容：穴名，属手太阳小肠经。位于下颌角后，胸锁乳突肌前缘。

[15] 穷诎（qū屈）胸痛：胸部痛痹而致身体屈曲。穷，通"躬"，身体。

[16] 廉泉：穴名，属任脉。位于颌下结喉上舌根下陷中。

[17] 一里：一寸。

[18] 血变：血色变浅而脉络通畅。

【语译】 黄帝向岐伯问道：我听说刺法中有"五节"，是怎么回事呢？

岐伯回答说：刺法中的确有"五节"，第一叫"振埃"，第二叫"发蒙"，第三叫"去爪"，第四叫"彻衣"，第五叫"解惑"。

黄帝说道：先生只是说了"五节"的名称，我还没有搞清各自的含义。

岐伯回答说："振埃"，是针刺四肢及体表的脉络，治疗病位表浅病变的方法。"发蒙"，是针刺六腑的五输穴，治疗六腑病变的方法。"去爪"，是针刺四肢关节络脉的方法。"彻衣"，是遍刺各条阳经别络的方法。"解惑"，是洞察阴阳的变化并予以调理，补其不足，泻其有余，使不足者充溢，有余者散除，两相变易而恢复正常的针刺方法。

黄帝说道：刺节上说的是振去尘埃，你却说是针刺四肢及体表的脉络，治疗病位表浅的病变，我不明白这两者之间的关系，想要彻底了解其中的情由。

岐伯回答说：所谓振去尘埃，是用来比喻针刺方法。如果患者的阳气亢盛，上逆并壅滞于胸中，便会表现为胸中气郁而支撑胀满，宗气向上冲逆，便会表现为气喘喝喝，喜坐喜伏，厌恶尘埃和烟气，喉咙噎阻，呼吸不利。此时就要用"振埃"的方法来治疗。我只是用振去尘埃加以类比，其实际疗效比振去尘埃还要迅捷。

黄帝说道：讲得真好！具体如何来取穴治疗呢？

岐伯回答说：取天容穴治疗。

黄帝问道：患者咳嗽上气，胸部痛痹，以致身体屈曲，如何来取穴治疗呢？

岐伯回答说：取廉泉穴治疗。

黄帝问道：在选用这些穴位治疗时有什么法度吗？

岐伯回答说：针刺天容穴，不能深过一寸；针刺廉泉穴，血色变浅而脉络通畅就要止针。

黄帝说：讲得真好！

【导读】 此节论振埃刺法。

（1）含义："振埃者，犹振落尘埃"（张介宾注）。振埃在刺法中有二义，①病位表浅，其浅如灰尘落在物体的表面上；②针刺治疗时不必刺之过深，针刺浅表的经脉，以治疗阳病的方法。

（2）适应证：振埃刺法适用于胸中满闷，耸肩呼吸，气喘喝喝有声，不能平卧，咽喉犹如有物堵塞，感到呼吸困难之类的病证。此证是阳邪侵入胸中，使宗气循行失常，肺气失其宣发肃降，壅遏上焦所致。

（3）刺治方法：临证在阳（外经）上选穴。主穴用天容穴，留针时间约五分钟（"无过一里"，张介宾："无过一里，如人行一里许也。"又，《太素》："一里，寸也。"此指针刺深度，可参）。

【原文】黄帝曰：刺节言发蒙，余不得其意。夫发蒙者，耳无所闻，目无所见。夫子乃言刺腑输，去腑病，何输使然？愿闻其故。

岐伯曰：妙乎哉问也！此刺之大约，针之极也，神明之类也，口说书卷，犹不能及也，请言发蒙耳，尚疾于发蒙也。

黄帝曰：善。愿卒闻之。

岐伯曰：刺此者，必于日中，刺其听宫[1]，中其眸子[2]，声闻于耳，此其输也。

黄帝曰：善。何谓声闻于耳？

岐伯曰：刺邪以手坚按其两鼻窍而疾偃其声[3]，必应于针也。

黄帝曰：善。此所谓弗见为之，而无目视见而取之，神明相得[4]者也。

【注释】

[1] 听宫：穴名，属手太阳小肠经。位于耳屏前，下颌骨髁状突的后缘，张口呈凹陷处。

[2] 中其眸子：针感传导到眼珠。眸子，眼珠。又，张志聪谓"耳中之珠"，相当于鼓膜内的听骨（锤骨、砧骨、镫骨）。

[3] 疾偃其声：迅速闭口鼓气而不出声。偃，通"堰"。

[4] 神明相得：表示疗效之速，犹如神助。得，控制。

【导读】此节论发蒙刺法。

（1）含义：发蒙，指治疗时去除"耳无所闻，目无所见"病证的针刺方法。

（2）适应证：发蒙刺法适用于六腑病变引起的"耳无所闻，目无所见"之证。六腑以通为用，以降为顺。浊气不降，上犯清窍，则视力不清，听力减退。故有"九窍不利，肠胃之所生"之论。此法选用腑腧，取手太阳小肠经的听宫穴，主治耳鸣耳聋。因小肠经的支脉上至目外眦，故本穴又可治目疾。

（3）刺治方法：针刺时，让患者闭口按鼻，鼓气，不使声音外出，此种辅助手法，旨在提高疗效。针刺时间在"日中"进行。日中，为阳旺气盛之时，故取此时针刺。张志聪

【语译】黄帝又问道：尽管刺节中讲去除翳障，我却不明白其含义。我认为"发蒙"应该是针对耳聋无所闻，目盲无所见之类的病变而言，先生却说是针刺六腑的五输穴，来治疗六腑的病变，哪些腧穴能有如此的疗效呢？我想听听其中的情由。

岐伯回答说：你问得真是妙呀！这个问题正是刺法的大纲，针术的极致，是与神明相通的事情，其内容即使是口授书载，也还不能表达清楚。我只是用去除翳障来比喻，其实际疗效比去除翳障还要迅捷！

黄帝说：讲得真好！我想要彻底了解这方面的内容。

岐伯说道：若想要验证这种刺法，必须在日中时分，针刺患者的听宫穴，并让针感传导到眼珠，与此同时，就有声音回传到耳中。这说明所刺之穴便是当取之穴。

黄帝说道：讲得很好！怎么样才能使声音回传到耳中呢？

岐伯回答说：进针时稍向前斜，让患者用手紧紧地按压两侧鼻孔，并且迅速闭口鼓气而不出声，必定会在针刺部位有所反应。

黄帝说道：讲得真好！这大概就是人们常说的，不必视见其形迹便可施行正确的治法，不须用眼睛去诊视就可去除病气，犹若神明在暗中控制一般。

认为，"在上之七窍不通，独取手太阳以通心神之气，而七窍皆利，是神明之通于七窍也。心为阳中之太阳，故必于日中取之"。也就是说，耳闻目睹乃神（心）气之所使，故曰在日中阳气最盛之时刺之疗效好。

【原文】黄帝曰：刺节言去爪，夫子乃言刺关节肢络，愿卒闻之。

岐伯曰：腰脊者，身之大关节也。肢胫者，人之管以趋翔[1]也。茎垂者，身中之机[2]，阴精之候，津液之道也。故饮食不节，喜怒不时，津液内溢，乃下留[3]于睾，血道[4]不通，日大不休，俯仰不便，趋翔不能，此病荣然[5]有水，不上不下[6]，铍石所取，形不可匿，常不得蔽[7]，故命曰去爪。

帝曰：善。

【注释】

[1] 管以趋翔：人的下肢是主管行走的器官，也是站立时的支柱。管，管理，主持。趋，快步走。翔，行走时张臂如翼，若鸟之飞翔。趋翔，即行走。

[2] 茎垂者，身中之机：茎垂，阴茎及睾丸。明·张介宾曰："茎垂者，前阴宗筋也。命门元气盛衰具见于此，故为身中之机。"

[3] 留：通"流"，流注。

[4] 血道：《甲乙经》《太素》均作"水道"。

[5] 荣然：《甲乙经》《太素》均作"荥然"。荥，水液聚积貌。

[6] 不上不下：水液内盛，以致在上气息不利，在下小便不通。

[7] 形不可匿，常不得蔽：阴部肿大的形状显露难藏，即使下衣也不易遮掩。常，同"裳"，下衣。

【语译】黄帝又问道：刺节上说的是剪去爪甲，你却说的是针刺四肢关节的络脉，我想要彻底了解其中的情由。

岐伯回答说：腰脊是人体的主要关节所在，下肢胫骨是人体主管行走的器官，而阴茎和睾丸则是人体的枢要，阴精的外候，津液的通道。因此，如果饮食没有节制，喜怒不合时宜，便会导致水湿内盛而流溢，向下流注于阴部，由于水道不通，阴囊便一天天地无休无止地肿大起来，致使患者俯仰不便，行走困难。这种病变是由于水液聚积，以致在上气息不利，在下小便不通，应该用铍针、砭石来进行治疗。由于这种患者阴部肿大的形状显露难藏，即使是宽松的下衣也不易遮掩，所以把治疗这种病的方法称为"去爪"，就像是剪去多余的爪甲一样。

黄帝说：你说得真好！

【导读】此节论去爪刺法。

（1）含义：去爪，喻治疗阴囊水肿时，排除积聚的水液，犹如在人体去除多余的爪甲一样，故去爪刺法指治疗水肿的针刺方法。

（2）适应证：本法适用于阴囊日渐肿大，活动不便，行走困难的病证。因本证是"饮食不节，喜怒不时，津液内溢，乃下留于睾，血道不通"所致。

（3）刺治方法：刺治时选用"铍石"（铍针和砭石）。

【原文】黄帝曰：刺节言彻衣，夫子乃言尽刺诸阳之奇输，未有常处也，愿卒闻之。

岐伯曰：是阳气有余而阴气不足[1]，阴气不足则内热，阳气有余则外热，内热[2]相搏，热于怀炭，外畏绵帛近，不可近身，又不可近席，腠理闭塞，则汗不出，舌焦唇槁，腊干[3]嗌燥，饮食不让美恶。

黄帝曰：善。取之奈何？

岐伯曰：或之[4]于其天府、大杼三痏[5]，又刺中膂以去其热，补足手太阴以去其汗，热去汗稀，疾于彻衣。

黄帝曰：善。

【注释】

[1] 阳气有余而阴气不足：腑实脏虚，邪盛正衰的病理变化。

[2] 内热：《甲乙经》作"两热"。

[3] 腊（xī 西）干：皮肤枯裂。腊，皮肤皲裂。

[4] 或之：当作"取之"。

[5] 痏（wěi 委）：针刺的次数。

【语译】黄帝又问道：刺节上说的是脱去外衣，你却说的是遍刺各条阳经的别络，可是别络并没有固定的部位，我想要彻底了解这方面的情况。

岐伯回答说："彻衣"方法是针对阳气亢盛有余而阴气虚弱不足的病证而言。如果阴气虚弱不足，便内生虚热；如果阳气亢盛有余，便外见实热。若是内外两热相互搏聚，患者便会热势鸱张，比怀抱炭火还要厉害，害怕接触绵帛衣被之类，不愿挨近他人身体，也不愿贴近床褥，由于腠理闭塞，患者也不见汗出，感到口舌焦渴，嘴唇干燥，皮肤枯裂，咽喉干涩，而且不能辨别饮食的滋味。

黄帝说：讲得真好！怎样取穴治疗呢？

岐伯说：首先取天府、大杼二穴，各针刺三次；然后针刺中膂穴，来泻除体内的邪热；最后取手足太阴经的穴施行补法，使患者出汗。等到热势退去，汗出清稀，疾病就痊愈了。我只是用脱去外衣来作个比喻，它的实际疗效比脱去外衣还要迅捷！

黄帝说：先生讲得真好！

【导读】此节论彻衣刺法。

（1）含义："热去汗稀，疾于彻衣"，是指用针刺治疗热病奏效快捷，犹如脱衣的方法。

（2）适应证：适用于内外发热，无汗，全身肌肉消瘦，唇焦咽干，欲饮水，舌干，饮食不辨滋味之病证。由于阴亏不制其阳则内热，阳气有余则外热，两热相抟热更甚，犹如怀抱炭火。热势炽盛，故身热、无汗。热盛灼阴而见肌肉消瘦、口咽干燥、舌焦、饮食无味等症。

（3）刺治方法：宜用消热滋阴法治疗。选用天府、大杼、中膂穴，各刺三次。

【原文】黄帝曰：刺节言解惑，夫子乃言尽知调阴阳，补泻有余不足，相倾移也，惑何以解之？

岐伯曰：大风[1]在身，血脉偏虚，虚者不足，实者有余，轻重不得[2]，倾侧宛伏[3]，不知东西，不知南北，乍上乍下，乍反乍复，颠倒无常[4]，甚于迷惑[5]。

黄帝曰：善。取之奈何？

岐伯曰：泻其有余，补其不足，阴阳平复，用针若此，疾于解惑。

黄帝曰：善。请藏之灵兰之室，不敢妄出也。

【注释】

[1] 大风：导致偏枯不仁的风气，亦指此类病证。

[2] 轻重不得：举止动作轻重失宜。得，宜，适宜。

[3] 倾侧宛伏：身体姿态或歪向一侧，或屈身俯卧。为半身不遂时的被动性体位。宛，屈曲。

[4] 颠倒无常：心神错乱，喜怒无常。

[5] 迷惑：神志不清，不省人事。

【语译】黄帝又问道：刺节上说的是解除疑惑，你却说的是彻底洞察阴阳的变化并予以调理，补其不足，泻其有余，使

不足者充溢，有余者散除，两相变易而恢复正常。到底是怎样解除疑惑的呢？

岐伯回答说：大风之邪侵入人体，会导致人体的血脉一侧偏实，一侧偏虚，偏虚的一侧血气不足，偏实的一侧血气有余，因此患者的举止动作轻重失宜，或歪向一侧，或屈身俯卧，或者不知东西，难辨南北，忽起忽坐，时仰时伏，心神错乱，喜怒无常，甚至神志不清，不省人事。

黄帝说：讲得很好！怎样治疗呢？

岐伯说：泻除有余的邪气，补益虚弱的气血，使人身的阴阳恢复正常。如果能根据这样的原则取穴施治，取得疗效比解除疑惑还要迅捷！

黄帝说：讲得真是太好了！请让我把这些内容记录下来，并收藏在灵兰之室内。如果不是遇到合适的人，绝对不敢随便出示。

【导读】此节论解惑刺法。

（1）含义：是指治疗意识不清病证的刺治方法。惑，迷惑，神志不清，意识障碍，故有"不知东西，不知南北，乍上乍下，乍反乍复，颠倒无常，甚于迷惑"之状。

（2）适应证：用于治疗身体左右失于平衡，被动体位，甚者意识不清，反复多变的神志病证。此因感受风邪，使血脉空虚，正气不足，邪气有余所致的中风证。

（3）刺治方法："泻其有余，补其不足"，使阴阳平复的治疗原则，临证遵此原则选穴。

【原文】黄帝曰：余闻刺有五邪，何谓五邪？

岐伯曰：病有持痈[1]者，有容大[2]者，有狭小[3]者，有热者，有寒者，是谓五邪。

【注释】

[1] 持痈：缠绵持久的痈邪。持，缠绵持久。

[2] 容大：亢盛有余的实邪。容，宽也。

[3] 狭小：邪气不盛而正气亏弱的病势。

【语译】黄帝又问道：我听说在刺法中有"五邪"的说法，请问什么是"五邪"呢？

岐伯回答说：在各种病变中，有缠绵持久的痈邪，有邪盛正强的实邪，有邪弱正亏的虚邪，有痹阻的寒邪，有鸱张的热邪，这便是常说的"五邪"。

【导读】所谓刺五邪，是按邪气的性质和盛衰划分的五类致病邪气，即痈邪、实邪、虚邪、热邪、寒邪。此处所说的"病有持痈者，有容大者，有狭小者，有热者，有寒者，是谓五邪"，实乃邪气致"痈"（经脉气血壅滞不通）的五种临床症状。所谓"刺有五邪"，即使用针刺来祛除邪气，治疗疾病的五种特殊方法。

【原文】黄帝曰：刺五邪奈何？

岐伯曰：凡刺五邪之方，不过五章[1]，瘅热[2]消灭，肿聚散亡，寒痹益温[3]，小者益阳，大者必去，请道其方。

【注释】

[1] 五章：五种治疗方法。章，条目。

[2] 瘅（dān 单）热：热邪。

[3] 寒痹益温：病属寒邪痹阻者应该使用温散寒邪的方法。痹，闭阻，非专指风寒湿气而致

的痹证。

【语译】黄帝问道：怎样来用针法治疗这五种邪气导致的病变呢？

岐伯回答说：通过针刺治疗五邪之病的方法，不过是如下的五条：凡属热邪鸱张者必须消灭热邪，凡属痈邪凝滞者必须消散痈邪，凡属寒邪痹阻者必须温散寒邪，凡属邪弱正亏者必须温养正气，凡属邪盛正强者必须攻除邪气。请允许我来详细说明这些方法。

【导读】此节论针刺五邪有五种方法。凡属温热邪气所致的瘅热，用清解法使热邪消退；壅肿结聚，而未成脓者，用疏通消散法使其消散；寒邪所致的痹证，用温通经脉法以祛其寒；虚寒证用益气法温补；邪盛的实证，则泻其实邪。

【原文】凡刺痈邪，无迎陇[1]，易俗移性，不得脓，脆道更行[2]，去其乡，不安处所乃散亡。诸阴阳[3]过痈者，取之其输泻之。

【注释】

[1] 无迎陇：不要迎着痈邪的旺盛之势刺治，而应避其锐气。陇，通"隆"，盛大。

[2] 脆道更行：变易常规，另出新法。《太素》"脆"作"诡"。

[3] 诸阴阳：阴阳各经。

【语译】凡是针刺痈邪凝滞的病变，关键在于不可迎着邪气的亢盛之势使用泻法，因此要改变常规的治法，转换治疗的思路。痈邪若还没有成脓，就必须变易常规，另出新法，使痈邪离开所趋之处，不能留滞于患部，便可散去消亡。如果阴阳各经通过痈邪所在之处，就要选取该经的腧穴来施行泻法。

【导读】此节论刺痈邪法。痈即经脉气血壅滞不通而使邪气壅滞于机体某部，郁久化热，腐败肌肉气血则可成脓。本篇指出了未成脓时的两种具体治法：一是"去其乡，不安处所乃散亡"。张介宾："乡，向也。安，留聚也。去其毒气所向，不使安留处所，乃自消散矣。"即因势利导，不使邪气集聚，而使之自行消散。二是"诸阴阳过痈者，取之其输泻之"。在各条阴经或阳经上，如出现壅滞而与痈毒有关的现象，即当循经取穴以泻之。总之，不要在邪盛时强制治疗，根据痈肿所处的不同阶段，有步骤耐心地调治，或另用别法刺治，即所谓"无迎陇，易俗移性"。

【原文】凡刺大邪，日以小，泄夺其有余，乃益虚，剽其通，针其邪[1]，肌肉亲视之，毋有反其真[2]。刺诸阳分肉间。

【注释】

[1] 剽（piāo 飘）其通，针其邪：在邪气往来的通道上用针法攻散其邪气。剽，劫夺，有猛攻使散之义。

[2] 肌肉亲视之，毋有反其真：明·张介宾曰："肌肉亲视之，言邪正脉色，必当亲切审视，

【导读】此节论刺大邪法。大邪，即亢盛之邪。"邪气盛则实"（《素问·通评虚实论篇》），实则泻之，"泄夺其有余"为刺治大邪之法，祛除邪气时，在诸阳经取穴针刺，要观察患者肌肉的变化，准确判断，防止误伤真气。

【原文】凡刺小邪，日以大，补其不足乃无害，视其所在迎之界[1]，远近尽至，其不得外侵而行之，乃自费[2]。刺分肉间。

【注释】

[1] 视其所在迎之界：察明邪气所在的部位，并向此范围内招聚正气。迎，迎接，招引使之聚集。

[2] 乃自费：邪气便自行消散。费，耗损。

【导读】此节论刺小邪法。小邪，言其邪气不盛，但正气亦虚，治疗时从扶正着手，即"日以大，补其不足"。在分肉间取穴针刺，补其不足，使邪不得侵入而自行消散。

【原文】凡刺热邪，越而苍[1]，出游不归乃无病，为开通辟[2]门户，使邪得出，病乃已。

【注释】

[1] 越而苍：使热邪散越于外而使体内转凉。越，发散，消散。苍，通"沧"，凉。

[2] 辟：开辟。

【导读】此节论刺热邪法。针刺时摇大针孔，起针不按压，以开通壅滞，为祛邪开辟

若小作大，则反其真矣。"

【语译】凡是针刺邪盛正强的病变，关键在于使邪气一天天地逐渐消散，因此首先要泻除其有余的实邪，然后才可以调补被邪气伤损的正气。在邪气往来的通道上用针法攻散盛实有余的邪气，肌肉就会亲和而致密，经过诊察邪气已经消散无存，再转而调补受伤的正气。这种方法应该在各阳经的分肉之间取穴针刺。

【语译】凡是针刺邪弱正亏的病变，关键在于使正气一天天地逐渐充盛，因此首先要补益其不足的正气，才不会有大的妨害。察明邪气所在的部位，并向此范围内招聚正气，这样，远近的正气都汇聚在病部，使邪气不得向外侵扰而转行他处，从而就自行消散。这种方法应该在分肉之间取穴针刺。

同时注意邪盛正虚的所在部位，泻其偏盛。

【语译】凡是针刺热邪鸱张的病变，关键在于使热邪散越于外而使体内转凉，只有热邪外散而不再壅滞，才不会有大的妨害。通过施行针法为热邪畅通去路，开辟门户，使热邪能够外出而散越，病变就可以痊愈了。

道路，使热邪得以发散外泄。据"体若燔炭，汗出而散"（《素问·生气通天论篇》）判断，刺热邪的方法当为汗法。

【原文】凡刺寒邪，日以温，徐往徐来致其神[1]，门户已闭气不分，虚实得调其气存也。

【注释】

[1] 致其神：招引人体阳气。致，招引。神，即正气，此指人体的阳气。

【导读】此节论刺寒邪法。用针徐缓，慢进慢出，闭塞针孔，使正气不得外泄而逐渐恢复。

【语译】凡是针刺寒邪痹阻的病变，关键在于使阳气一天天地逐渐充盛，因此在针刺时要用徐来徐往的手法招引阳气，出针后要闭合针孔，使阳气不会从针孔外散，这样，阳气得以温散寒邪，而且自身内守不虚。

【原文】黄帝曰：官针奈何？

岐伯曰：刺痈者用铍针，刺大者用锋针，刺小者用员利针，刺热者用镵针，刺寒者用毫针也。

【语译】黄帝问道：要针刺这五邪之病，怎样选用针具呢？

岐伯回答说：针刺痈邪凝滞的病变，要用宽身似剑的铍针；针刺邪盛正强的病变，要用圆身锐尖的锋针；针刺邪弱正亏的病变，要用细身圆尖的员利针；针刺热邪鸱张的病变，要用大头锐末的镵针；针刺寒邪痹阻的病变，要用细如蚊喙的毫针。

【导读】此节论刺五邪的针具选择。根据疾病的邪正虚实情况，选用相宜的针具。刺痈、刺大邪、刺小邪、刺热邪、刺寒邪，分别选用铍针、锋针、员利针、镵针、毫针。

【原文】请言解论，与天地相应，与四时相副，人参天地，故可为解。下有渐洳，上生苇蒲[1]，此所以知形气之多少也。阴阳者，寒暑也，热则滋雨而在上，根荄少汁[2]。

【注释】

[1] 下有渐洳（rù 入），上生苇蒲：渐洳，湿润沼泽。苇，芦苇。蒲，蒲草，泛指水草。

[2] 热则滋雨而在上，根荄（gāi 该）少汁：地面水分受热蒸发，上升为雨；由于水分的蒸发，因此草木的根就缺少水分。根，树根。

荄，草根。根荄，草木的根。

【语译】请允许我再来谈谈关于解结的理论。人体与天地相配合，与四季相通应。既然人体与天地自然相参应，就可以用天地自然来解说人体。比如说在自然之中，在下若有湿润的泥土，在上就会长出茂盛的苇蒲，这也正是依照外在征象就可以了解内在血气的原因。阴阳二气的运动变化，导致了寒来暑往的气候变迁。若是天气炎热，就会蒸发水湿向上升腾，草木的根茎自然也就缺少汁液。

【导读】《内经》以"人参天地"的天人合一理念为哲学基础，依据长期生活的体验和实践观察知识的积累，诸如"下有渐洳，上生苇蒲，此所以知形气之多少也"（《灵枢·刺节真邪》）是通过观察苇蒲的生长状况来判断地下土质的肥瘠，这是该体验的真实写照。

古人就是在这样大量认知经验积累的前提下，形成了"司外揣内，司内揣外"的诊法思维背景，将人体内在脏腑组织的功能活动状况与外在表现类比为"日与月焉，水与镜焉，鼓与响焉"（《灵枢·外揣》）的关系。

【原文】人气在外，皮肤缓，腠理开，血气减，汁大泄，皮淖泽。

寒则地冻水冰，人气在中，皮肤致，腠理闭，汗不出，血气强，肉坚涩。当是之时，善行水者，不能往冰；善穿地者，不能凿冻；善用针者，亦不能取四厥[1]；血脉凝结，坚搏不往来者，亦未可即柔[2]。

故行水者，必待天温冰释冻解，而水可行，地可穿也。

人脉犹是也，治厥者，必先熨调和其经，掌与腋、肘与脚、项与脊以调之，火气已通，血脉乃行，然后视其病，脉淖泽[3]者，刺而平之；坚紧者，破而散之，气下乃止，此所谓以解结者也。

【注释】

[1] 四厥：四肢厥冷。

[2] 即柔：即刻通畅。柔，通畅之义。

[3] 脉淖泽：脉中血液流行滑利。

【语译】而此时人体的阳气也浮而在表，因而皮肤弛缓，腠理开疏，血气消减，汗液大泄，体表湿滑；若是天气寒冷，就会使土地冻结，水凝成冰，而此时人体的阳气也沉而在里，因而皮肤致密，腠理闭合，汗液不出，血气充盈，肌肉坚紧。在这寒冷的季节里，即使是善于行船的人也不能在冰中往来，即使是善于掘地的人也不会去开凿冻土。那么，同样的道理，在阴寒内盛的情况下，即使是善于用针的人也不能直接治疗四肢厥冷的病证，因为此时血脉凝滞坚聚，血气不能流畅地运行，即使施行针法也不能使之即刻畅通。所以，行船的人必须等到天气温暖，河冰消融，然后才可以在水中行船；掘地的人也必须等到天气温暖，冻土松解，然后才可以去挖掘土地。人的血脉也是如此，要想治疗四肢厥冷的病证，必须先用温熨的方法调和患者的经气，在手掌、腋下、肘部、脚部、项部以及脊背施用熨法，等到温热之气通达各处，血脉就流畅无阻了，然后再根据不同的病情施用不同的针法。如果脉中血液流行滑利，就用针刺的方法使之平复；如果脉搏坚实紧急，就用破除的方法使之消散，直到厥逆之气下行才可停针。这便是所谓解结的方法。

【导读】此节专论解结刺法的概念、所治病证的病机以及应用原则。解结，即用针刺治疗以解除邪气结聚所导致的病证，达到祛除疾病的方法。结，即聚结，邪气聚结于体内，则气机运行不畅，气血瘀滞而发生的病证。本节从天人相应的观点出发，指出因势利导是解结的基本原则。

【原文】用针之类，在于调气。气积于胃，以通营卫，各行其道。宗气留于海，其下者注于气街，其上者走于息道。故厥在于足，宗气不下，脉中之血，凝而留止，弗之火调，弗能取之。用针者，必先察其经络之实虚，切而循之，按而弹之，视其应动者，乃后取之而下之。

【语译】凡属用针法来治病，关键在于调理气机。水谷饮食所化的精微之气积贮于胃腑之中，补充营卫并使之流畅通达，各行其道。至于宗气，则贮积在气海之中，其中下行的部分流注到气街，其中上行的部分贯行于息道。因此，若是厥冷之病发生在足部，宗气就不能正常地下行，脉络中的血液就会凝结留滞，像这样的病变如果不先用温熨的方法来温通气血，就不能取穴治疗。因而在用针法治病之前，一定要首先诊察患者经络的虚实通塞，或触摸、或抚摩、或按压、或弹动，分别观察经络的反应，然后取穴施治而散除病气。

【导读】此节论调气是解结的关键。"用针之类，在于调气"。气机失调是造成"结"的直接原因，此指宗气作用失常。如果宗气运行迟滞，无力推动血行，则气血凝滞，形成"结"证，故曰"厥在于足，宗气不下，脉中之血，凝而留止"。治疗时，必须用温针艾灸之法，以温补阳气，通畅血脉，则"结"可解，若"弗之火调，弗能取之"。

【原文】六经调者，谓之不病，虽病，谓之自已也。

一经上实下虚而不通者，此必有横络盛加于大经，令之不通，视而泻之，此所谓解结也。

上寒下热，先刺其项太阳[1]，久留之，已刺则熨项与肩胛，令热下，合乃止[2]，此所谓推而上之者也。

上热下寒，视其虚脉而陷之于经络者取之，气下[3]乃止，此所谓引而下之者也。

大热遍身，狂而妄见、妄闻、妄言，视足阳明及大络取之，虚者补之，血[4]而实者泻之，因其偃卧，居其头前，以两手四指挟按颈动脉[5]，久持之，卷而切推[6]，下至缺盆中，而复止如前，热去乃止，此所谓推而散之者也。

【注释】

[1] 项太阳：足太阳膀胱经。因该经循项部下行，故称。

[2] 令热下，合乃止：使熨贴之温热下行，上下之寒热交合而平复，才可停用熨法。热，熨贴之温热。合，上寒下热交合而平复。

[3] 气下：在上之热气下行。

[4] 血：瘀血。

[5] 以两手四指挟按颈动脉：明·马莳曰："以两手各用大指、食指共四指，挟其颈动脉而按之，即人迎、人迎处也。"

[6] 卷（quán 权）而切推：弯曲手指进行抚摩。卷，曲。

【语译】若是手足六经均和调通达，就没有什么病患，即使有病也会自行痊愈。若是某一经脉上部盈满而下部凹瘪，而且流通不利，必定是横行的络脉瘀滞后，阻碍了大经脉的运行，使之阻塞不通，医生应该详加诊视并泻除横络中的实邪。这是所谓解结的方法。

如果腰以上有寒，腰以下有热，就要针刺足太阳膀胱经，而且要较长时间留针，针刺过后再温熨项部和肩胛部，务必要使熨贴的温热下行，上寒下热交合而平复，才可以停用熨法。这是"推而上之"的治法。

如果腰以上有热，腰以下有寒，就要察明患者的虚脉，也就是较其他经络凹陷的脉，并且取穴针刺，等到在上的热气下行，才可以停用针法。这是"引而下之"的治法。

如果亢盛的邪热充斥全身，患者神志狂乱而出现幻视、幻听、妄言，就要察明

足阳明经及其大络的情况，然后取穴针刺，若属虚证便用补益的方法，若有瘀血而属实证便用攻邪的方法。或者让患者仰卧，医生在患者的头顶之前，用两手拇指和食指从两边抚按他的颈动脉，先是较长时间地按压，然后弯曲手指进行抚摩，向下按到缺盆部就停止，而后重复上述动作，等到热邪散去，才可停止按抚。这是"推而散之"的治法。

【导读】此节论针刺解结的具体操作方法。通过"切而循之，按而弹之，视其应动"来辨别经络的虚实，然后施以相应的治法。操作时，取仰卧位，然后用两手拇指和食指挟按患者颈动脉，用"卷而切推"的手法，从上推至缺盆，反复进行，以至热退后停止推按。

【原文】黄帝曰：有一脉生数十病者，或痛，或痈，或热，或寒，或痒，或痹，或不仁，变化无穷，其故何也？

岐伯曰：此皆邪气之所生也。

黄帝曰：余闻气者，有真气，有正气，有邪气，何谓真气？

岐伯曰：真气者，所受于天[1]，与谷气并而充身也。

【注释】

[1] 所受于天：禀受于先天之精气。一说：禀受于自然之清气。又一说：真气为先天之精气、自然之清气、水谷之精微相合而成。

【语译】黄帝问道：有时候病位在同一经，却会发生几十种病变，或是疼痛，或是痈疽，或是发热，或是恶寒，或是瘙痒，或是痹痛，或是不知痛痒、不能活动，而且变化多端，其中的缘故是怎样的呢？

岐伯回答说：这些病变都是由于邪气侵害而产生。

黄帝问道：我听说的"气"有真气，有正气，还有邪气，什么叫真气呢？

岐伯回答说：所谓真气，是禀受于先天精气，与水谷精微相合而充养于周身的气。

【导读】此节定义了真气的概念，并表达其生成和功能。真气，是指来源于先天之气和吸入的自然界清气与水谷精气经人体气化而生成的、具有充养人身功能之气。《内经》有"真气者，经气也"（《素问·离合真邪论篇》）之论，认为真气即正气、经气。当下多遵张介宾之"真气，即元气"的观点。

真气的生成，主要源于先天之气，即肾精所化生的元气。又需要后天肺所吸入的自然界之清气和脾胃化生水谷精气的不断补充，然后输布于人体各处，是人体各种名目之气发生的源头，如输于经络之经气，行气脉内之营气，散于脉外之卫气，到达各脏腑的脏腑之气等，全身诸气皆源于此。

【原文】正气者，正风[1]也，从一方[2]来，非实风[3]，又非虚风[4]也。

【注释】

[1] 正风：四时正常气候，如春温而多东风，夏热而多南风等。

[2] 一方：正方、正时，所来的方位及时节均正常无偏。

【导读】所谓正气，不同于机体具有抗病能力之"正气"，又区别于"实风"和"虚风"。此之正气是指与时令适时而至的"风"（气候），如春季之东风、夏季之南风等，且其来势徐徐缓和；若来势猛烈者则称实风。可知此之"正气"是指符合时令适时而至的气候。

【原文】邪气者，虚风之贼伤人也，其中人也深，不能自去。正风者，其中人也浅，合而自去[1]，其气来柔弱，不能胜真气，故自去。

【注释】

[1] 合而自去：与真气相遇便自行散去。合，相逢，相遇。

【导读】此节论邪气。所谓邪气，指"从冲后来者为虚风"（张介宾注）。冲后，指相反方向，如春季风（位属东方）从西方来，就称为虚风，故凡属四时不正之气皆属虚风。虚风常伤害人体致病，又谓"虚风之贼"，或"贼风"，故常统称为"虚邪贼风"。此之邪气，是指反季节的四时不正之气。

邪气性质不同，所致病证有轻重之别，如正风（正邪）之来柔弱，致病力不强，不能胜过机体正气，且正气可祛邪外出，故其病位浅在，致病轻微，邪可自去，不须治疗，病可自愈。虚风（虚邪）中人，病位深在，传变无穷，变化多端，正气损伤程度严重，无力祛邪，邪气不能自出，疾病不可自愈，故须扶助正气，祛除邪气，疾病方可好转。

【原文】虚邪之中人也，洒淅动形[1]，起毫毛而发腠理。其入深，内搏于骨，则为骨痹。搏于筋，则为筋挛。搏于脉中，则为血闭不通，则为痈。搏于肉，与卫气相搏，阳胜者则为热，阴胜者则为寒，寒则真气去，去则虚，虚则寒。搏于皮肤之间，其气外发，腠理开，毫毛摇，气往来行，则为痒。留而不去，则痹。卫气不行，则为不仁。

【注释】

[1] 洒淅动形：身感恶寒而战栗。洒淅，恶寒貌。

【语译】所谓正气，是指四时正常的气候，也就是指与方位、节令的属性相一致的季节气候，既不是过于剧烈的实风，也不是非时而来的虚风。

[3] 实风：与方位、时节一致的气候。

[4] 虚风：反季节的气候，亦即四时不正之气。

【语译】至于邪气，就是非时而来，易伤人体的虚风。虚风伤害人体的部位比较深在，因而不能自行散除；正风伤害人体的部位比较表浅，与真气相遇便自行散去，这是由于正风的来势相对柔弱，不能战胜人体的真气，所以才会自行散去。

【语译】四时不正之气伤害人体，会使人身感恶寒而战栗，毫毛竖立而腠理开泄。如果侵害的部位较深并向内凝滞于骨骼，就发为骨骼痹痛；如果凝滞于筋膜，就发为筋膜挛缩；如果凝滞于经脉之中，就会造成气血闭阻不通，进而引发痈疽；如果凝滞于肌肉并与卫气相搏，阳邪偏胜的就出现热象，阴邪偏胜就出现寒象，因为阴寒偏胜会使真气退却，真气退却就会

导致正气亏虚，而正气亏虚就会出现寒象；如果凝滞于皮肤之间，人体的卫气就向外发泄，导致腠理开疏，毫毛摇动，邪气往来游行于皮肤之中，就会发为瘙痒；留止而不动，就会导致痹痛；而卫气若凝滞不行，就会导致不知痛痒，不能活动。

【导读】此节论虚邪。《内经》中"虚邪"的概念源于"虚风"，又谓"贼风""贼邪"，名别义同，均指四时不正之气，为原发之病因。《难经》之"虚邪""贼邪"是两类五行属性不同的邪气，是指五脏病传过程中的继发之邪，也称病传之邪。两者有严格界定，不可混淆。

【原文】虚邪偏客于身半，其入深，内居荣卫，荣卫稍衰，则真气去，邪气独留，发为偏枯。其邪气浅者，脉偏痛。

虚邪之入于身也深，寒与热相搏，久留而内著，寒胜其热，则骨疼肉枯；热胜其寒，则烂肉腐肌为脓，内伤骨，内伤骨为骨蚀[1]。有所疾[2]前筋，筋屈不得伸，邪气居其间而不反，发于筋溜[3]。有所结，气归之，卫气留之，不得反，津液久留，合而为肠溜[4]，久者数岁乃成，以手按之柔。已有所结，气归之，津液留之，邪气中之，凝结日以易甚，连以聚居，为昔瘤[5]，以手按之坚。有所结，深中骨，气因[6]于骨，骨与气并，日以益大，则为骨疽。有所结，中于肉，宗气归之，邪留而不去，有热则化而为脓，无热则为肉疽。凡此数气者，其发无常处，而有常名也。

【注释】

[1] 骨蚀：骨骼被侵蚀的病变。

[2] 疾：病痛，有伤损之义，用为动词。

[3] 溜：筋膜所生的赘瘤。溜，《甲乙经》作"瘤"。明·张介宾曰："筋瘤者，有所流注而结聚于筋也，即赘瘤之属。"

[4] 肠溜：邪气传入肠中，使气血凝滞而产生的赘瘤。

[5] 昔瘤：起病缓慢，病程较久的赘瘤。

[6] 因：居留之义。

【语译】四时不正之气若偏伤于半身，由于具有伤害部位深的特性，就会向内侵入营卫，致使营卫之气日渐虚衰，真气也随之而退却，邪气单独停留于半身，就发为偏枯不遂的病证。若是邪气较为轻微，也会导致经气不通，半身偏痛。

四时不正之气侵害人体的部位比较深在，而寒邪与热邪相互搏结，郁久不解，会停着于内。若寒邪胜过热邪，就会出现骨骼疼痛，肌肉枯萎；若热邪胜过寒邪，就会出现肌肉腐烂，化而成脓，还会内伤骨骼，骨骼内伤便发为骨质侵蚀的"骨蚀"证。若四时不正之气伤损人体的筋膜，就会出现筋膜挛缩，不能伸展，邪气单独留滞在筋膜之间而不外散，就会发为筋膜的赘瘤。四时不正之气凝滞于体内，真气随之归趋于内，卫气也留滞局部，不能宣散，

津液留聚日久，与邪气相合而发为肠间的赘瘤，病势发展较慢的几年后才可以长成，用手按压质软而较柔。四时不正之气凝滞在体内，真气随之归趋于内，津液也留聚不行，若此时再次感受邪气，便会凝滞阻结，一天天地变得更为严重，赘瘤相连而呈群居之势，这便是那种起病缓慢，病程较久的赘瘤，用手按压质硬而较坚。四时不正之气凝滞在体内较深的骨骼，邪气滞留在骨中，骨中的真气与邪气相结相聚，病变部位一天天地增大，就会发展成骨疽。四时不正之气凝滞在体内的肌肉，宗气随之归趋于肌肉，邪气留滞不散，若有热邪便化而为脓，若无热邪便发为肉疽。所有这些由四时不正之气导致的病变，其发病没有固定的部位，但各部之病却都有固定的病名。

【导读】此节论邪气损伤部位不同，病证表现各异。邪气侵犯的部位由浅入深、由表入里地传变，其病情也是由轻到重地发展。邪气侵犯部位不同，病证表现不一，故谓"发无常处，而有常名也"。也体现了"气有定舍，因处为名"（《灵枢·百病始生》）之观点。

卫气行第七十六

【题解】 本篇论述了卫气在人体运行的状况及与针刺的关系，故名"卫气行"。

【原文】 黄帝问于岐伯曰：愿闻卫气之行，出入之合[1]，何如？

岐伯曰：岁有十二月，日有十二辰[2]，子午为经，卯酉为纬[3]。

【注释】

[1] 出入之合：卫气运行过程中出入阴阳的交会情况。

[2] 十二辰：一天分为十二个时辰，分别以十二地支标记。

[3] 子午为经，卯酉为纬：用十二地支标记周天360度时，子位北，午位南，形成纵向经线；卯位东，酉位西，形成横向纬线。

【语译】 黄帝向岐伯问道：我想听你谈谈卫气是怎样运行于阴阳表里，又是怎样交会的？

岐伯回答说：一年之中有十二个月，一天之中有十二时。在十二支中，子位于北，午位于南，相对而成纵向之经线；卯位为东，酉位为西，相对而成横向之纬线。

【导读】 《内经》中的十二辰（《灵枢经》的《经别》《卫气行》篇）知识，应用了古代天文学的概念，是这一时代为了度量日月星辰的循行状态而对特定时空区位划分后的计量表达，是对时间空间区位的规定，因而有其特定的时间及方位之内涵。"辰"的本义是指日、月的交会点，即所谓"日月之汇是谓辰"。

【原文】 天周二十八宿，而一面七星[1]，四七二十八星，房昴为纬，虚张为经。是故房至毕为阳，昴至心为阴[2]，阳主昼，阴主夜。

【注释】

[1] 天周二十八宿（xiù 秀），而一面七星：指周天共二十八星座，东南西北每一方各为七个星座。二十八宿，古时人们将黄道（太阳在天球上所经的路线）上的二十八个恒星称为二十八宿，东南西北四方各七宿。东方苍龙七宿：角、亢、氐、房、心、尾、箕；北方玄武七宿：斗、牛、女、虚、危、室、壁；西方白虎七宿：奎、娄、胃、昴、毕、觜、参；南方朱雀七宿：井、鬼、柳、星、张、翼、轸。

[2] 房至毕为阳，昴至心为阴：意即自房宿至毕宿位在南方，时应白昼，为阳；自昴宿至心宿位在北方，时应黑夜，为阴。房宿位居正东，自房宿起向南经氐、亢……参、觜诸宿，最后到毕宿，凡十四宿，位均在南，应卯、辰、巳、午、未、申六辰，均为白昼，故应为阳；昴宿位居正西，自昴宿起向北经胃、娄、奎……箕、尾诸宿，最后到达心宿，凡十四宿，位均在北，应酉、戌、亥、子、丑、寅六辰，均为黑夜，故应为阴。

【语译】 在一周天共有二十八个星座，东南西北每一方各为七星，四七共二十八星。在二十八星之中，房宿居东，昴宿居西，相对而成横向之纬线；虚宿居北，张宿居南，相对而成纵向之经线。因此，由房宿至毕宿，凡十四宿均位在南方，时应白昼，为阳；自昴宿至心宿，凡十四宿均位在北方，时应黑夜，为阴。由于阳主白昼，阴主黑夜。

【导读】北斗星是二十八宿发生的天文背景。北斗有七星，故东、南、西、北各选七个亮星作为标记，这就是二十八宿发生的由来，即本篇所说的"天周二十八宿，而一面七星，四七二十八星"。可见，本篇集中体现了《内经》应用北斗七星的相关知识计量、分析人体卫气循行状况。

【原文】故卫气之行，一日一夜五十周于身，昼日行于阳二十五周，夜行于阴二十五周，周[1]于五岁[2]。

【注释】

[1] 周：环绕，循环之义。

[2] 岁：《甲乙经》《太素》均作"脏"。

【语译】所以卫气的运行，在一个昼夜间循环全身五十周，其中白昼循行在阳分二十五周，夜间循行在阴分二十五周，也就是在五脏间循行二十五周。

【导读】通过长期的生活体验和医疗实践，《内经》不仅对卫气的生成、特性、作用有着清楚的认识，同时在本篇对其在人体的具体运行状态也有详细记载，认为卫气之行一昼夜五十周次于身，"昼日行于阳二十五周，夜行于阴二十五周"，循环往复，无有终时。

【原文】是故平旦阴尽[1]，阳气出于目[2]，目张则气上行于头，循项下足太阳，循背下至小指[3]之端。其散者[4]，别于目锐眦[5]，下手太阳，下至手小指之间[6]外侧。其散者，别于目锐眦，下足少阳，注小指次指[7]之间。以上循手少阳之分侧[8]，下至小指[9]之间。别者以上至耳前，合于颔脉[10]，注足阳明，以下行至跗上，入五指之间[11]。其散者，从耳下下手阳明，入大指之间[12]，入掌中。其至于足也，入足心，出内踝下，行阴分，复合于目[13]，故为一周。

【注释】

[1] 阴尽：卫气结束了阴分的循行。尽，结束。

[2] 阳气出于目：卫气出于目内眦的睛明穴并从此开始在阳分循行。阳气，行于阳分的卫气。目，指睛明穴。

[3] 小指：足小趾。

[4] 其散者：其，指卫气。散，散行。卫气的运行，并不是按照十二经脉先后承接的顺序逐经相传，而是从头部开始分向各经散行。

[5] 目锐眦：目外眦，亦即眼眶外角。

[6] 间：《太素》作"端"。

[7] 小指次指：足小趾次趾。

[8] 手少阳之分侧：手少阳经的分部。分，部位，指经脉所循的分部。《太素》无"侧"字。

[9] 小指：《太素》此下有"次指"二字。

[10] 合于颔脉：与颔部的经脉相会合。颔，腮下，下巴。

[11] 五指之间：足第二趾和第三趾之间。五指，明·张介宾曰："五指当作中指，谓厉兑穴也。"

[12] 大指之间：手拇指和食指之间。

[13] 入足心……复合于目：明·张介宾曰：

"此自阳明入足心出内踝者，由足少阴肾经以下行阴分也。少阴之别为跷脉，跷脉属于目内眦，故复合于目，交于足太阳之睛明穴。此卫气昼行之序，自足手六阳而终于足少阴经，乃为一周指数也。"

【语译】因此，在清晨之时，卫气结束阴分的循行，于是，卫气出于目内眦的睛明穴，并从此处开始在阳分循行。每当清晨之时，人们刚刚睁开眼睛，卫气就由目内眦向上循行到头部，再经项部沿着足太阳经下行，经过背部向下到达足小趾的顶端；这其中散行的部分则从目外眦分出，向下沿着手太阳经循行，最终到达手小指的外侧端。另一部分散行的卫气也是从目外眦分出，一面向下沿着足少阳经循行，注入足小趾、次趾之间；一面向上沿着手少阳经的分部循行，向下到达手小指和无名指之间。更有别行的卫气向上到达耳前，与颔部的经脉相会合，注入足阳明经，然后沿经下行，到达足背，再循行到足第二趾和足第三趾之间；其中散行的部分则从耳部下行，沿手阳明经循行到手拇指和食指之间，再络入掌中。至于卫气从足阳明经循行到足部的，都入于足心，再出内踝，入于足少阴经，由足少阴经行于阴分，循少阴之阴跷脉，上行复合于目，交会于足太阳经的睛明穴，是卫气运行一周的顺序，因其周而复始的运行，始于手足六阳经，终于足少阴经而复合于目，故为一周。

【导读】平旦人醒之时，卫气循阴分二十五周已尽，从目内眦出阴入阳，上行头部，同时按照手足三阳经的路线由上向下运行，然后从足三阳抵达足底进入足心，行于足少阴经，循足少阴之别跷脉，上行再返回目，是为卫气行于阳之一周。

【原文】是故日行一舍[1]，人气[2]行一周与十分身之八[3]；日行二舍，人气行二周[4]于身与十分身之六；日行三舍，人气行于身五周与十分身之四；日行四舍，人气行于身七周与十分身之二；日行五舍，人气行于身九周；日行六舍，人气行于身十周与十分身之八；日行七舍，人气行于身十二周在身与十分身之六；日行十四舍，人气二十五周于身有奇分与十分身之二[5]，阳尽于阴，阴受气矣[6]。其始入于阴，常从足少阴注于肾，肾注于心，心注于肺，肺注于肝，肝注于脾，脾复注于肾为周[7]。是故夜行一舍，人气行于阴脏一周与十分脏之八，亦如阳行之二十五周，而复合于目[8]。阴阳一日一夜，合有奇分十分身之四，与十分脏之二，是故人之所以卧起之时有早晏[9]者，奇分不尽故也。

【注释】

[1] 日行一舍：太阳每运行一宿的距离。实际为地球运转一昼夜的二十八分之一。舍，即宿。周天二十八宿，故每一舍为周天的二十八分之一。

[2] 人气：卫气。

[3] 一周与十分身之八：人身一周零十分之八周。按：太阳每昼夜行一周天共二十八宿，卫气每昼夜行周身五十度，则太阳每行一宿，卫气行人身约1.785周，故称"一周与十分身之八"。

[4] 二周：《甲乙经》以及《素问·八正神明论篇》唐·王冰注引均作"三周"。

[5] 有奇分与十分身之二：有余数约人身一周的十分之二。奇分，余数。太阳运行十四舍的

时间应等于卫气运行二十五周的时间，并无余数。此处计算使用四舍五入法，将小数部分的 0.785 强入为 0.8 来计算，这样，太阳每行一舍，卫气就多行 0.015 周，太阳行十四舍，卫气多行约 0.2 周，因而出现了"十分身之二"的"奇分"。

[6] 阳尽于阴，阴受气矣：卫气结束阳分的循行，便入于阴分，而五脏则开始接受卫气的循行。

[7] 脾复注于肾为周：卫气夜间行于阴分，从肾经开始，以相克为序循行，由脾复传注于肾时为循行一周。

[8] 复合于目：明·张介宾曰："卫气行于阴分，二十五周则夜尽，夜尽则阴尽，阴尽则人气复出于目之睛明穴，而行于阳分，是为昼夜五十周之度。"

[9] 早晏：早晚。晏，晚。

【语译】当太阳运行一宿，卫气就在体内循行一又十分之八周；当太阳运行两宿，卫气就在体内循行三又十分之六周；当太阳运行三宿，卫气就在体内循行五又十分之四周；当太阳运行四宿，卫气就在体内循行七又十分之二周；当太阳运行五宿，卫气就在体内循行九周；当太阳运行六宿，人体的卫气就在体内循行十又十分之八周；当太阳运行七宿，卫气就在体内循行十二又十分之六周；当太阳运行十四宿，卫气就在体内循行二十五周。但是，卫气每循行二十五周，就有大约人身一周十分之二的余数。当卫气在阳分的循行终结，便入于阴分，而五脏则开始容受卫气。卫气最初进入阴分，一般是从足少阴经注入肾脏，再由肾脏注入心脏，再由心脏注入肺脏，再由肺脏注入肝脏，再由肝脏注入脾脏，再由脾脏回注到肾脏，这便是卫气在阴分循行的一周。因而，夜间经过太阳运行一宿的时间，人体的卫气就在五脏循行一又十分之八周，也跟其在阳分循行的情况相同，循行二十五周以后又归到目内眦。但是，卫气在阴分和阳分循行一昼夜，共计余数是人身一周的十分之二和五脏一周的十分之二。据此，人们眠卧劳作之所以有早有晚，正是由于卫气循行有余数未尽的原因。

【导读】卫气之行与时间关系十分密切，经文以日行二十八舍和滴水计时为时间指标，具体论述了卫气在人体的运行情况。卫气昼夜循行规律在《内经》中有不同表述，后世多遵本篇之论。卫气循行示意图见图 7。

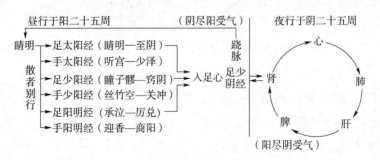

图 7　卫气循行示意图

【原文】黄帝曰：卫气之在于身也，上下往来不以期，候气而刺之奈何？

伯高曰：分有多少[1]，日有长短，春秋冬夏，各有分理[2]，然后常以平旦为纪[3]，以夜尽为始[4]。是故一日一夜，水下百刻，二十五刻者，半日之度也，常如是毋已，日入而止[5]，随日之长短，各以为纪而刺之[6]。

【注释】

[1] 分有多少：在不同的季节里昼夜的时分多少不等。如夏季白昼长，所占一天的时分多。分，时分。

[2] 春秋冬夏，各有分理：四季昼夜长短，随季节变化而有一定的规律，如春分、秋分昼夜的时间相等，从冬至起逐渐夜短昼长，从夏至起逐渐昼短夜长。分理，划分时分和昼夜的规则。

[3] 平旦为纪：候气应以平旦之时为准。纪，准则，指一天起始的标记。

[4] 以夜尽为始：以夜尽昼来作为新一天的起始。夜尽，夜终而昼复来，亦即平旦之时。始，周而复始。

[5] 止：白昼终结。

【导读】此节论候气以平旦为纪。原文认为候气的时间当以平旦为准，此时太阳从东方升起，人身阳气也就从阴出阳，故以平旦为计时之始，以推测卫气在人体所行之处。然春夏秋冬，日有长短之不同，平旦之时亦有移迁，故审察卫气之所在，还须结合季节的变化。

卫气之行与人之寐寤密切相关，人醒目张则卫气从阴出阳，而后行于诸阳经。然人之醒寤与日出并不同步，因个体差异而醒寤有早晚之别，日出卫气入阳是常，目张卫气入阳是常中之变，故计算卫气运行以针刺候气之时，要因人而异。

【原文】谨候其时，病可与期[1]；失时反候者，百病不治。故曰：刺实者，刺其来也；刺虚者，刺其去也[2]。此言气存亡之时，以候虚实而刺之。是故谨候气之所在而刺之，是谓逢时[3]。在于三阳[4]，必候其气在于阳而刺之；病在于三阴，必候其气在阴分而刺之。

【注释】

[1] 病可与期：疾病的痊愈可以计以时日，亦即很快地如期而愈。期，期日。

[6] 各以为纪而刺之：分别以四季日入的时间为标准来取穴针刺。

【语译】黄帝问道：卫气在人体之中上下往来地循环运行而且极有时间规律，医生若不依照卫气循环的规律去诊察病情并进行针刺，情况会怎么样呢？

伯高回答说：在不同的季节里，昼夜时分的多少并不相等，白昼黑夜的长短各不相同，因而春夏秋冬四季各有划分时分和昼夜的标准。通常是平旦作为一天起始的标记，而以夜尽昼来作为新的一天的开始。在一日一夜之间，漏壶的水下落一百个刻度，二十五刻恰好是半个白昼的度数。漏壶的水就这样有规律地下落而不停止，到了日落时分是白昼终结。医生要根据白昼在四季中长短不同的情况，分别以四季日落的时间为标准来取穴针刺。

[2] 刺实者……刺其去也：实证应在卫气来至之时施行针刺，以激发卫气祛邪外出；虚证应待卫气将去之时针刺，以调整经气使正气得复。其，指卫气。

[3] 逢时：指迎合卫气运行的时间规律。逢，迎合之义。

[4] 在于三阳：《甲乙经》作"病在于三阳"，律以后文，应补。

【语译】如果能够谨密地诊候卫气循行的时间并据以针刺，疾病的痊愈便可以计以时日；如果违背卫气循行的时间而妄施针法，任何疾病都不可能治愈。因此有这样的说法：针刺邪气盛实的病证，要等到卫气来至之时施行针法；针刺正气亏虚的病证，要等到卫气离去之时施行针法。说的就是要根据卫气来或去的情况，诊察病情的虚实，而后再施行针法。谨密地诊候卫气循行的部位而后施行针法，才称得上是迎合了卫气循行的时间规律。如果病变发生在三阳经，就必须等到卫气循行于阳分的时候再施行针法；如果病变发生在三阴经，就必须等到卫气循行于阴分的时候再施行针法。

【导读】 此节论候气针刺的方法。百病之生常影响于气，故有"审察卫气，为百病母"（《灵枢·禁服》）之论。针刺治病亦重在调气，然气在人体内的运行，随时间变化而有盛衰不同，故治疗疾病当"候气而刺"，只有"谨候其时，病可与期；失时反候，百病不治"，强调了候气而刺的重要意义。

（1）候虚实而刺。"刺实者，刺其来也；刺虚者，刺其去也"，指出针刺实证用泻法，要等待卫气运行到某一部位时，即在此处行针；刺虚证用补法，当在卫气运行离开某一部位时，在此部位行针以候气到来。

（2）谨候气之所在而刺。"（病）在于三阳，必候其气于阳而刺之；病在于三阴，必候其气在阴分而刺之"，是指在卫气运行到病变部位之时，予以针刺，如此以扶助正气，祛邪外出，而达到愈疾之目的。

【原文】 水下一刻，人气在太阳[1]；水下二刻，人气在少阳[2]；水下三刻，人气在阳明[3]；水下四刻，人气在阴分[4]。水下五刻，人气在太阳；水下六刻，人气在少阳；水下七刻，人气在阳明；水下八刻，人气在阴分。水下九刻，人气在太阳；水下十刻，人气在少阳；水下十一刻，人气在阳明；水下十二刻，人气在阴分。水下十三刻，人气在太阳；水下十四刻，人气在少阳；水下十五刻，人气在阳明；水下十六刻，人气在阴分。水下十七刻，人气在太阳；水下十八刻，人气在少阳；水下十九刻，人气在阳明；水下二十刻，人气在阴分。水下二十一刻，人气在太阳；水下二十二刻，人气在少阳；水下二十三刻，人气在阳明；水下二十四刻，人气在阴分。水下二十五刻，人气在太阳，此半月[5]之度也。从房至毕一十四舍，水下五十刻，日行半度[6]。回行一舍，水下三刻与七分刻之四[7]。

【注释】

[1] 水下一刻，人气在太阳：一刻，漏壶的水面下落一个刻度。人气，指卫气。太阳，手足太阳经。

[2] 少阳：手足少阳经。

[3] 阳明：手足阳明经。

[4] 阴分：足少阴肾经。

[5] 半月：《甲乙经》《太素》均作"半日"。

[6] 日行半度：太阳运行半个周天，即十四舍。

[7] 回行一舍，水下三刻与七分刻之四：天体运行每昼夜二十八舍，每舍运行时间为三刻又七分刻之四。

【语译】 在漏壶的水下落第一刻时，

卫气循行在手足太阳经；在漏壶的水下落第二刻时，卫气循行在手足少阳经；在漏壶的水下落第三刻时，卫气循行在手足阳明经；在漏壶的水下落第四刻时，卫气循行在属于阴分的足少阴肾经，便完成了一次循环。在漏壶的水下落第五刻时，卫气又循行在手足太阳经；在漏壶的水下落第六刻时，卫气又循行在手足少阳经；在漏壶的水下落第七刻时，卫气又循行在手足阳明经；在漏壶的水下落第八刻时，卫气又循行在属于阴分的足少阴肾经，又完成了一次循环。在漏壶的水下落第九刻的时间中，卫气又循行在手足太阳经；在漏壶的水下落第十刻时，卫气又循行在手足少阳经；在漏壶的水下落第十一刻时，卫气又循行在手足阳明经；在漏壶的水下落第十二刻时，卫气又循行在属于阴分的足少阴肾经，又完成了一次循环。在漏壶的水下落第十三刻时，卫气又循行在手足太阳经；在漏壶的水下落第十四刻时，卫气又循行在手足少阳经；在漏壶的水下落第十五刻时，卫气又循行在手足阳明经；在漏

壶的水下落第十六刻时，卫气又循行在属于阴分的足少阴肾经，又完成了一次循环。在漏壶的水下落第十七刻时，卫气又循行在手足太阳经；在漏壶的水下落第十八刻时，卫气又循行在手足少阳经；在漏壶的水下落第十九刻时，卫气又循行在手足阳明经；在漏壶的水下落第二十刻时，卫气又循行在属于阴分的足少阴肾经，又完成了一次循环。在漏壶的水下落第二十一刻时，卫气又循行在手足太阳经；在漏壶的水下落第二十二刻时，卫气又循行在手足少阳经；在漏壶的水下落第二十三刻时，卫气又循行在手足阳明经；在漏壶的水下落第二十四刻时，卫气又循行在属于阴分的足少阴肾经，又完成了一次循环。在漏壶的水下落第二十五刻时，卫气又循行到了太阳经，这便是卫气在半天之中循行的规律。从房宿到毕宿共十四宿，漏壶的水下落五十刻度，太阳运行了半个周天。太阳每运行一宿，漏壶的水要下落三又七分之四刻。

【导读】此节论卫气运行之度量。

（1）水下百刻与卫气行经。一日水下百刻中，卫气循行的具体经脉，从手足太阳经→手足少阳经→手足阳明经→足少阴肾经，每经占有一刻，再复还于手足太阳经，如此往复，循行不已。

（2）日行一舍与水下百刻。天体运行每昼夜二十八舍，每舍运行时间为三又七分之四刻。

【原文】大要曰[1]：常以日之加于宿上也，人气在太阳。是故日行一舍，人气行三阳行与阴分[2]，常如是无已，天与地同纪[3]，纷纷盼盼[4]，终而复始，一日一夜，水下百刻而尽矣。

【注释】

[1] 大要曰：概而言之。

[2] 故日行一舍，人气行三阳行与阴分：《甲乙经》《太素》均作"故日行一舍，人气行三阳与阴分"字。日行一舍，漏下三又七分之四刻，按照本节算法，时间到第四刻，卫气进入阴分，故言之。

[3] 天与地同纪：据《甲乙经》及《太素》，当作"与天地同纪"。

[4] 纷纷盼（pā 趴）盼：貌似纷乱实则有

序。盼盼，有序貌。

【语译】概而言之：通常在太阳运行到星宿所在位置时，卫气也循行到太阳经。所以，太阳每运行一宿，卫气要在太阳、少阳、阳明三经和阴分循环一个周次。卫气就这样与太阳相应而循环不休，像天和地纲纪相同一样，尽管貌似纷乱，但有纲有序，终而复始。在一昼夜漏壶的水下落一百刻，而卫气在人体中五十周的循环就完成了。

【导读】此节论卫气运行"与天地同纪"。原文在讨论了卫气运行与时间的关系后，指出"是故日行一舍，人气行三阳行与阴分，常如是无已，与天地同纪"，说明卫气在人体内，或出阴入阳，或出阳入阴，环周不休地运行，与自然界昼夜阴阳变化具有同步性，"平旦阴尽，阳气出于目"而行于阳，傍晚"阳尽于阴，阴受气矣"而循行于阴。《灵枢·营卫生会》有"卫气行于阴二十五度，行于阳二十五度，分为昼夜……夜半为阴陇，夜半后而为阴衰，平旦阴尽而阳受气矣。日中为阳陇，日西而阳衰，日入阳尽而阴受气矣"之论，所以候气而刺"常以平旦为纪，以夜尽为始"。

九宫八风第七十七

【题解】本篇从人体与自然密切相应的观念出发，根据天体的运行规律，运用九宫八风的理论，阐述了自然界正常气候及其异常变化对人体产生的不同影响，故名。

【原文】

合八风虚实邪正

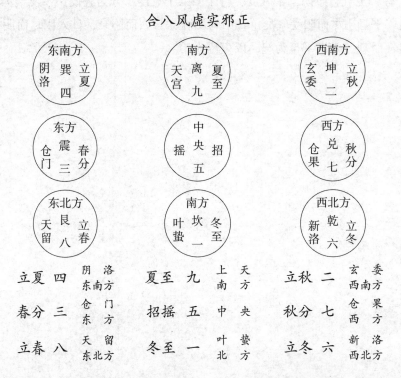

【导读】此节论"九宫八风"是《内经》以天文为背景建构的时空物三位一体模型，有多维度意涵。

（1）北斗七星知识是该模型建构的基础。"太一"（又作"太乙"）之解有二。一指形而上的"道"，如"道也者，至精也，不可为形，不可为名，强为之，谓之太一"（《吕氏春秋·仲夏纪》），"太一"即是道，可以决定四时八节变化的规则；二指北斗七星。天文学中将北辰（北极星）称为"太一"，北极星的位置不变，位于北天极，但据"太一游宫"，及与"中央者太一之位"（《鹖冠子·泰鸿》），"太一"当指北斗七星。正因为斗纲在一年不同时段的指向而确立了四时八节（《鹖冠子·环流》），《淮南子·天文训》基于北斗星斗柄旋转移行约十五日（度）为一节气，每四十五、四十六日为一季，自此厘定了二十四节气，故有"斗杓所指，以建时节"以及"斗为帝车，运于中央，临制四乡。分阴阳，建四时，均五行，移节度，定诸纪，皆系于斗"（《史记·天官书》）的结论。所以说基于北斗天文背景建立了"九宫八风"模型，是解读该模型时必须遵循的思维。

（2）"九宫八风"模型体现了北斗历法。依据历法定义，这种基于斗纲指向度量日月星辰循行，度量一昼夜的不同时辰的方法就属于历法范畴，当代学者称其为北斗历法，一年分为八个时间段是其最显著的特征。

（3）"九宫八风"模型表达节令变化有严格的时间节段。节令变化有永恒而严格的起止点，冬至日既是节令变化之起点，北斗历法的岁首是"冬至"日。是依据 4 条标准确定"冬至"日：①全年中午日影最长的一天；②日出东南方位（四 阴洛 东南方 巽）；③二十八宿中的昴宿黄昏时出现在正南方；④北斗星的斗柄指向子午线子的方位。斗柄无限循环，这就是四时、八节、二十四节气的时间、空间交接点必然是严格、永恒、固定的。

（4）"九宫八风"模型有严格的空间区位规定。在天空有"九宫"区位。有此九宫空间区位，①对北斗七星昼夜、一年不同时段运行轨迹予以度量；②规定了北极星（北辰）、二十八宿所在方位；③对五星、日月在不同季节循行轨迹予以标记。不同空间区位之相关天象于地面也有相应的气象、物象。

（5）"九宫八风"模型有严格的时间节点。《淮南子·天文训》有明确计量，"日行一度，十五日为一节，以生二十四时之变。斗指子则冬至……加十五日指子，故曰阳生于子，阴生于午。阳生于子，故十一月日冬至"。可见，《灵枢·九宫八风》关于北斗历法知识的应用是本之有据的。该历法是将一个太阳回归年（366 日，余数进位，取整数，这是北斗历法的主要特征）分为八个时段，用以度量一年四时八节的历法定制。

（6）用八卦概括八个时段气象、物象、人事、病象。八卦其实是最早的文字表述符号。能用深邃的哲理解释自然、社会现象。其在中国文化中与"阴阳五行"一样，是用来推演世界空间时间和各类事物关系的工具。每一卦象代表一定的事物，乾代表天，坤代表地等，用以象征各种自然、人事现象，此节则表达天地空间方位、四时八节时间区位，以及在此空间、时间区位中的天象、气象、物象。还能反映相应时空区位可能发生的自然灾害、致病邪气、流行病谱等。

（7）"九宫八风"模型是"洛书"数理模型的具体表达。此节九宫图中的一至九是用数替代了原来"洛书"中的阴阳符号。

"洛书"是史前人们用符号的方式表达其对天文、历法，乃至天地万物变化规律的把握，是他们为了认知物质世界所建构的模型和方法，也是中华民族传统文化的根。其中所应用的阴阳符号是黑圈和白圈。太阳光不能照耀的用黑圈"●"（空心）表示，太阳光能直接照耀的用白圈"○"（实心）表示。黑白圈数目的多少则表示不同时间、不同空间太阳照射时间的长短、所给予万物的热量的多少；黑白圈排列的次第则客观地反映了一个太阳回归年在不同时间、不同空间之白昼、黑夜时间的长短、气候的寒热变化等次序和周而复始的节律，而这些知识属于天文历法范畴。

五行是表达五季五方气候的运行规律。"奇数"为阳，自冬（水，1）→春（木，3）→

夏（火，9）→长夏（土，5）→秋（金，7）→冬（水，1）。"奇数"为阳，自冬→春→夏→长夏→秋→冬，其运行过程是1→3→9→7→1；用"奇数"数值的大小客观地表达了一年之中，自然界的阳（热）气由渐盛（上半年1→3→9）到渐衰（下半年9→7→1）的消长过程。"五"居中央而"自旋"。"偶数"表达一年不同季节阴（寒）气自立春→立夏→立秋→立冬是由盛而衰（上半年8→4→2），再由衰而渐盛（下半年2→6→8）的消长过程。"洛书""数"之布阵，表达了相应的空间方位、时间阶段、过程次第、节律、周期，以及与这些时空区位的阴阳消长状态和与此有关事物的五行属性。所以有人认为，以"洛书"背景下发生的"十月太阳历"为基础，是研究阴阳五行、十二兽纪日和八卦的起源问题之缘由。

【原文】 太一[1]常以冬至之日[2]，居叶蛰[3]之宫四十六日，明日[4]居天留[5]四十六日，明日居仓门[6]四十六日，明日居阴洛[7]四十五日，明日居天宫[8]四十六日，明日居玄委[9]四十六日，明日居仓果[10]四十六日，明日居新洛[11]四十五日，明日复居叶蛰之宫，曰冬至矣。

【注释】

[1] 太一：北极星，据本节太一"居""游""移"等，当指北斗星，是北斗围绕北极星旋转所引起的相对移动而言。

[2] 以冬至之日：从冬至之日开始。

[3] 叶（xié 胁）蛰：九宫之一，坎宫的别名，位居正北方，时主冬至、小寒、大寒三节气，为阴寒之极，蛰伏最协和之时，故名。叶，通"协"。

[4] 明日：四十六天以后的第二天，即第四十七天。

[5] 天留：九宫之一，艮宫的别名，位在东北，时主立春、雨水、惊蛰三节气。

[6] 仓门：九宫之一，震宫的别名，位在东方，时主春分、清明、谷雨三节气。

[7] 阴洛：九宫之一，巽宫的别名，位在东南，时主立夏、小满、芒种三节气。

[8] 天宫：九宫之一，离宫的别名，位在南方，时主夏至、小暑、大暑三节气。

[9] 玄委：九宫之一，坤宫的别名，位在西南，时主立秋、处暑、白露三节气。

[10] 仓果：九宫之一，兑宫的别名，位在西方，时主秋分、寒露、霜降三节气。

[11] 新洛：九宫之一，乾宫的别名，位在西北，时主立冬、小雪、大雪三节气。

【语译】 太一常居中央招摇宫，而以北斗旋指八方的八宫，从冬至日开始，指向北方的坎位时叶蛰宫四十六天，历经冬至、小寒、大寒三个节气。到了期满后的第二天，从立春日开始，指向东北方的艮位天留宫四十六天，历经立春、雨水、惊蛰三个节气。到了期满后的第二天，从春分日开始，指向东方的震位仓门宫四十六天，历经春分、清明、谷雨三个节气。到了期满后的第三天，从立夏日开始，指向东南方的巽位阴洛宫四十五天，历经立夏、小满、芒种三个节气。到了期满后的第二天，从夏至日开始，指向南方的离位上天宫四十六天，历经夏至、小暑、大暑三个节气。到了期满后的第二天，从立秋日开始，指向西南方的坤位玄委宫四十六日，历经立秋、处暑、白露三个节气。到了期满后的第二天，从秋分日开始，指向西方的兑位仓果宫四十六天，历经秋分、寒露、霜降三个节气。到了期满后的第二天，从立冬日开始，指向西北方的乾位新洛宫四十五天，历经立冬、小雪、大雪三个节气。到了期满后的第二天，开始指向北方的坎位叶蛰宫，而这天恰是冬至之日。

【导读】本篇先以九宫图示表示九宫方位，并论述太一（今多称"太乙"）北辰星游宫规律，及太一游宫而引起的自然界正常与异常气候变化，以说明气候变化对人体产生的影响，接着论述了八种虚风侵入人体的不同特点，强调人们要顺应自然界的气候变化，以预防疾病的发生。

【原文】太一日游，以冬至之日，居叶蛰之宫，数所在，日从一处，至九日[1]，复反于一，常如是无已，终而复始。太一移日[2]，天必应之以风雨，以其日风雨则吉，岁美民安少病矣，先之则多雨，后之则多汗[3]。

太一在冬至之日有变[4]，占在君[5]；太一在春分之日有变，占在相；太一在中宫之日[6]有变，占在吏；太一在秋分之日有变，占在将；太一在夏至之日有变，占在百姓。所谓有变者，太一居五宫之日，病风折树木，扬沙石。各以其所主占贵贱，因视风所从来而占之。

【注释】

[1] 九日：太一遍游八宫，每宫所在日数为一日，则九日指太一遍游八宫后的第二天。

[2] 太一移日：太一自上一宫指向下一宫的日子。

[3] 先之则多雨，后之则多汗：风雨先于太一移宫之日而至，则当年多雨；风雨后于太一移宫之日而至，则当年多旱。汗，当作"旱"。

[4] 变：灾异。

[5] 占在君：预测灾异与君王有关。占，预测，推测。

[6] 太一在中宫之日：太一指向立春、立夏、立秋、立冬之日。中宫，中央招摇宫，属土

而旺于四维，指九宫四隅的立春、立夏、立秋、立冬四季。

【语译】太一每日不息地旋指八方的八宫。太一是冬至这一天开始指向北方坎位叶蛰宫，如果从这一天开始计算太一旋指八宫的日子，等到太一遍游八宫后的第二天，就又回到了当初所指的位置。太一的运行就是这样永无休止，终而复始。在太一自上一宫移指下一宫的这一天，天象必定有风雨与之相应。如果在这一天风雨应时而至，那便是吉祥的征兆，预示着收成丰足，百姓安康无病；如果风雨不能应时而至，提前到来则当年多雨，推迟到来则当年多旱。

如果在太一指向冬至这一天出现灾异，预测的灾异与国君有关；如果在太一指向春分这一天出现灾异，这灾异与宰相有关；如果在太一指向立春、立夏、立秋、立冬这四天出现灾异，这灾异与官吏有关；如果在太一指向秋分这一天出现灾异，这灾异与将军有关；如果在太一指向夏至这一天出现灾异，这灾异与百姓有关。所谓出现灾异，就是在太一指向四方及中宫所应的四隅时出现大风，折断树木，飞扬沙石。因此，要分别根据各方之风所对应的情况，推测不同等级的人物吉凶顺逆，关键还在于判明风所来的方向和时间进行推测。

【导读】此节论太一游宫预测吉凶。①预示吉利。就自然界而言，风雨变化在游宫

之时日，则视为正常的气候现象，预示着风调雨顺，五谷丰登，六畜兴旺；就社会而言，必然预示着国泰民安；就人体而言，则人体健康，疾病发生较少。②预示不测。指出风雨不期而至，导致多雨；风雨过期不至，必多旱。时节与风雨变化若出现异常，就会病风折树木，扬沙石，为不测之凶年。若对具体人事而言，不同时日的灾病可以在不同人群中发生。

【原文】 风从其所居之乡[1]来为实风，主生，长养万物。从其冲后[2]来为虚风，伤人者也，主杀、主害者。谨候虚风而避之，故圣人日避虚邪之道，如避矢石然，邪弗能害，此之谓也。

【注释】

[1] 所居之乡：太一所指的位置，亦即所当的时令。如太一指向西方仓果宫，时应秋分，故秋分之时刮西风，即是来自所居之乡。

[2] 冲后：与太一所指位置相反，亦即与所当的时令相反。如太一指向北方叶蛰宫，时应冬至，不见北风而见南风，即与所当的时令相反，亦即来自"冲后"。

【语译】 凡是风从当令的方位而来，则称作实风，实风有生长之机，能养育万物；凡是风从不当时令的方位而来，则称为虚风，虚风是对人体有伤害作用的风，能侵害万物。因此，要谨慎地诊候虚风之所来并且适时地躲避，圣人说：若躲避虚风，就像躲避箭矢擂石一样，那么邪风之气就能不伤害人体。就是这个道理。

【导读】 此节论虚实之风及对人的影响。判断虚风、实风，主要是以风来的方向为依据。若风来自当令之方位，是与季节相符的气候，就叫作实风，主生长，以养育万物。实风均属正常之风，当太一居叶蛰宫，移宫之日，风从北方来，就称为实风，不为害而有益于万物。如果风从当令相反的方位（即冲后虚乡）而来，成为与季节相抵触的气候，就是虚风，容易伤人而致病，损害万物。如太一居叶蛰之宫，移宫之时，而风从南方来，就是虚风。虚风属异常之风，能伤人，有害于万物。这些知识的意义在于预防疾病，避其所害。

【原文】 是故太一入徙立于中宫[1]，乃朝八风，以占吉凶也。风从南方来，名曰大弱风，其伤人也，内舍于心，外在于脉，气主热。

风从西南方来，名曰谋风，其伤人也，内舍于脾，外在于肌，其气主为弱。

风从西方来，名曰刚风，其伤人也，内舍于肺，外在于皮肤，其气主为燥。

风从西北方来，名曰折风，其伤人也，内舍于小肠，外在于手太阳脉，脉绝则溢，脉闭则结不通[2]，善暴死。

风从北方来，名曰大刚风，其伤人也，内舍于肾，外在于骨与肩背之膂筋[3]，其气主为寒也。

风从东北方来，名曰凶风，其伤人也，内舍于大肠，外在于两胁腋骨下及肢节。

风从东方来，名曰婴儿风，其伤人也，内舍于肝，外在于筋纽[4]，其气主为身湿。

风从东南方来，名曰弱风，其伤人也，内舍于胃，外在肌肉，其气主体重。

【注释】

[1] 太一入徙立于中宫：以太一之位为中宫。

[2] 脉绝则溢，脉闭则结不通：脉气竭绝则邪气蔓延扩散，脉道阻闭则正气郁结不通。绝，竭尽。溢，水漫出，邪气蔓延扩散。

[3] 脊筋：脊柱旁侧的筋膜。

[4] 筋纽：筋膜汇聚之处。

【语译】所以，将太一所在之位定在中宫，八方之风就都朝向中宫，也就可以据此来判定方位，推测吉凶。

不当时令的风从南方来，叫作大弱风。大弱风伤害人体时，向内侵入心脏，在外伤于经脉，其性质是引起人体的热证。

不当时令的风从西南方来，叫作谋风。谋风伤害人体时，向内侵入脾脏，在外伤于肌肉，其性质是引起人体的虚证。

不当时令的风从西方来，叫作刚风。

刚风伤害人体时，向内侵入肺脏，在外伤于皮肤，其性质是引起人体的燥证。

不当时令的风从西北方来，叫作折风。折风伤害人体时，向内侵入小肠，在外伤于手太阳的经络，若是脉气竭绝则邪气蔓延扩散，脉道阻闭则正气郁结不通，患者常会突然死亡。

不当时令的风从北方来，叫作大刚风。大刚风伤害人体时，向内侵入肾脏，在外伤于骨骼和肩部、脊背旁侧的筋膜，引起人体的寒证。

不当时令的风从东北方来，叫作凶风。凶风伤害人体时，向内侵入大肠，在外伤于两肋两腋的骨下以及四肢关节。

不当时令的风从东方来，叫作婴儿风。婴儿风伤害人体时，向内侵入肝脏，在外伤于筋膜的汇聚之处，引起人体的湿证。

不当时令的风从东南方来，叫作弱风。弱风伤害人体时，向内侵入胃腑，在外伤于肌肉，引起身体沉重。

【导读】此节论八风伤人规律。所言八风，实指从当令季节相对方向而来的虚邪贼风，故能使人生病。由于虚风之不同，为病各有所别。假若人体虚弱，又逢天气之三虚(乘年之衰，逢月之空，失时之和。分别是指当年岁气不及，月缺无光之时日及四时反常的气候。详见《灵枢·岁露论》)而内外相感，正气不得胜邪，就会发生暴病死亡。如果三虚中只犯一虚，就可发生困乏疲惫，寒热错杂一类的病证。若被雨湿所浸，则邪伤筋肉，便会出现痿病。人如果遇到三虚的时候，就可能偏中邪风，致突然昏仆倒地，而引发半身不遂之类的病证。

【原文】此八风皆从其虚之乡[1]来，乃能病人。三虚[2]相抟，则为暴病卒死。两实一虚，病则为淋露寒热[3]。犯其雨湿之地，则为痿。故圣人避风，如避矢石焉。其有三虚而偏中于邪风，则为击仆偏枯[4]矣。

【注释】

[1] 虚之乡：与太一所指位置相反的方向，亦上文之"冲后"，如冬至日刮南风等。

[2] 三虚：风气与所当的年、月、时均相冲逆。虚，非时而至，亦即与太一所指位置相反，而具体又有年、月及时节的区别。

[3] 淋露寒热：淋雨、露风、感寒、受热而

发病。

[4] 击仆偏枯：击仆，犹若被击打而突然昏厥倒地。偏枯，半身不遂之病。

【语译】这八种风都是从不当时令的方位而来，所以才伤害人体而致病。如果风气与所当的年、月、时节均相冲逆，就可能突然发病而死亡。如果风气跟当令的年、月、时节中的两个相应而一个不相应，就会因淋雨、露风、感寒、受热而发病。如果触犯了雨湿之邪，就会发生痿证。因此，圣人躲避虚风之邪，就像躲避箭矢擂石一样。如果风气与当令的年、月、时节均相冲逆，而身体被邪风之气侵袭到一侧，就会像被击打一样昏倒，或者发生半身不遂的病证。

【导读】本篇通过天体运行变化，充分讨论对四季气候、人事社会及其疾病变化的预测，以预防异常自然变化对人体生存健康造成的不利影响。

九针论第七十八

【题解】九，奇数，为阳，"天地之大数也"；针，指针刺的工具。本篇主要论述了九针的来源、命名、规格、用途、形状、禁忌证等内容，把九针与人体、自然密切配合起来，并指出了在用针时，要注意观察患者的形志、气血多少、阴阳表里、五脏各种病变与五味所主来进行辨证施治。因本篇主要讨论九针的形状和用途，故名"九针论"。

【原文】黄帝曰：余闻九针于夫子，众多博大矣，余犹不能寤，敢问九针焉生？何因而有名？

岐伯曰：九针者，天地之大数[1]也，始于一而终于九[2]。故曰：一以法天[3]，二以法地[4]，三以法人[5]，四以法时[6]，五以法音[7]，六以法律[8]，七以法星[9]，八以法风[10]，九以法野[11]。

黄帝曰：以针应九之数奈何？

岐伯曰：夫圣人之起天地之数也，一而九之[12]，故以立九野；九而九之[13]，九九八十一，以起黄钟[14]数焉，以针应数也。

【注释】

[1] 大数：最大之数。古时八卦中的阳爻以"九"表示，阴爻以"六"表示，用以说明宇宙万物，故九与六皆大数。

[2] 始于一而终于九：即《九宫八风》篇图示中"洛书"1~9之数及其所表达的天文历法理念，及一年阴阳消长状态和五行生克制化规律。

[3] 一以法天：天，即自然。第一针取法于天。法，效法、比照。

[4] 二以法地：第二针取法于地。

[5] 三以法人：第三针取法于人。

[6] 四以法时：第四针取法于时。时有春、夏、秋、冬四季。

[7] 五以法音：第五针取法于音。音，有角、徵、宫、商、羽五者。

[8] 六以法律：第六针取法于音律。律有黄钟、太簇、姑洗、蕤宾、夷则、无射六律属阳，吕有大吕、夹钟、中吕、林钟、南吕、应钟六吕属阴。

[9] 七以法星：第七针取法于北斗七星（即大熊星座的天枢、天璇、天玑、天权、玉衡、开阳、摇光七星）。

[10] 八以法风：第八针取法于八风。详见《九宫八风》篇。

[11] 九以法野：第九针取法于九野。九州之分野。

[12] 一而九之：一乘九。

[13] 九而九之：九乘九

[14] 黄钟：古时乐器名，以竹制成，用以校正音律。因黄钟长为九寸，而每寸长九纵黍（将九粒黑黍纵向排列），九寸恰合八十一纵黍，即所谓"九而九之"，所以九针之数与黄钟之数相应，九针之法疗无穷之病。

【语译】黄帝说道：我从先生这里了解了九针的刺法，内容丰富，博大精深啊！可是我还没有完全地领悟。请问九针的刺法是怎样发明的？又是怎样命名的？

岐伯回答说：九针是取法于"九"这个天地间最大之数，而天地间的数理从一开始，到九终结。因此说，一取法于天，二取法于地，三取法于人，四取法于四季，五取法于五音，六取法于六律，七取法于七星，八取法于八风，九取法于九野。

黄帝问道：那么，针法是怎样跟"九"这个数相应的？

岐伯回答说：圣人创立天地之间的数理，从一开始到九结束，因而就以天、地、人、四季、五音、六律、七星、八风和九野来对应。若九与九相乘，九九八十一，因而就跟黄钟八十一黍的数对应。因此，九针是与"九"这个天地之间的最大之数相对应。

【导读】此节论述了九针的产生和命名的道理。九针刺法有多种变化，能治疗多种疾病。

【原文】一者天也，天者阳也，五脏之应天者肺[1]；肺者，五脏六腑之盖也；皮者，肺之合也，人之阳也。故为之治[2]针，必以大其头而锐其末，令无得深入而阳气出。

二者地也，人之所以应土者，肉也[3]。故为之治针，必筒[4]其身而员[5]其末，令无得伤肉分[6]，伤则气得竭。

三者人也，人之所以成生者，血脉也[7]。故为之治针，必大其身而员其末，令可以按脉勿陷[8]，以致其气[9]，令邪气独出。

四者时也，时者，四时八风之客于经络之中[10]，为瘤病[11]者也。故为之治针，必筒其身而锋其末[12]，令可以泻热出血，而瘤病竭。

五者音也，音者，冬夏之分，分于子午[13]，阴与阳别，寒与热争，两气相搏，合为痈脓者也。故为之治针，必令其末如剑锋，可以取大脓。

六者律[14]也，律者，调阴阳四时而合十二经脉[15]，虚邪客于经络而为暴痹者也。故为之治针，必令尖如牦[16]，且

员且锐，中身微大，以取暴气[17]。

七者星也，星者，人之七窍[18]，邪之所客于经，而为痛痹，舍于经络者也。故为之治针，令尖如蚊虻喙[19]，静以徐往，微以久留，正气因之，真邪俱往，出针而养者也。

八者风也，风者，人之股肱八节[20]，八正之虚风，八风伤人，内舍于骨解腰脊节腠理之间，为深痹也。故为之治针，必长其身，锋其末，可以取深邪远痹。

九者野也，野者，人之节解皮肤之间也[21]，淫邪流溢于身，如风水之状，而溜[22]不能过于机关大节者也。故为之治针，令尖如挺，其锋微员，以取大气之不能过于关节者也。

【注释】

[1] 应天者肺：肺通天气，故应于天之气。

[2] 治：制作。

[3] 应土者，肉也：脾居中央属土，脾主肌肉。

[4] 筒：竹管，指针身呈圆筒状。

[5] 员：同"圆"，圆滑。

[6] 肉分：肌肉间的界畔纹理。

[7] 人之所以成生者，血脉也：心主血脉，而心者，生之本也，故血脉应象于人。

[8] 按脉勿陷：在血脉上按压而使邪气不能内陷。

[9] 以致其气：使正气来复。

[10] 四时八风之客于经络之中：经络与四时相应，故四方的虚邪贼风，可侵入经络之中，而致病变。

[11] 瘤病：《甲乙经》作"痼病"。（日）丹波元简曰："《九针十二原》《官针》等篇俱谓锋针取瘤疾，又下文云：痼病竭，明是'瘤'乃'痼'之讹，当从《甲乙》。"

[12] 必筒其身而锋其末：使针身圆直，针尖锐利。

[13] 音者，冬夏之分，分为子午：寒极的冬至和热极的夏至分居正北的子位坎宫和正南的午位离宫，而音之数为五，居于中宫，正在离、坎二宫之间。音，宫、商、角、徵、羽五音。五音之数为五，在洛书中居于中央。冬夏之分，指冬至和夏至。在洛书中，冬至数为一，居正北；夏至数为九，居正南，而正北为子，正南为午，所以说"分为子午"。

[14] 律：定音之器。相传黄帝时伶伦截竹为管，以管的长短分别音乐的声调，共有十二律，阴阳各六，阳者称为律，阴者称为吕。

[15] 律者，调阴阳四时而合十二经脉：六律调节声音，分为阴阳，应于春、夏、秋、冬四时，在人体之中与十二经脉相合。

[16] 牦：长毛。针细而有韧性。

[17] 暴气：即暴痹，突发的邪气痹阻病证。

[18] 星者，人之七窍：天空星辰密布，人的通身空窍也很多。星，指北斗七星。

[19] 喙（huì 会）：鸟兽虫鱼的嘴。

[20] 风者，人之股肱八节也：八方之风合于人之八大关节。

[21] 人之节解皮肤之间也：人的关节间隙及皮肤腠理，言其众多。

[22] 溜：水下流。

【语译】一是比象于天。天属阳，而人体五脏中其相应的是肺，因为肺居于最上，如同五脏六腑的顶盖。皮肤是肺的外合，在人体之中也属于阳分。因此，为治疗肺和皮肤的病变而制造针具，一定使针头较大而针尖锐利，针具在使用时不会进得很深而导致阳气外泄。

二是比象于地。人体之中跟地相应的是肌肉。因此，为治疗肌肉病变而制造针具，一定要使针身呈圆柱状而使针尖圆滑，使针具在使用时不会伤及肌肉的分理，若是肌肉的分理被针具刺伤，会导致阳气衰竭。

三是比象于人。人体之所以能生长发育，完全是依赖血脉的充养。因此，为治疗血脉病变而制造针具，一定要使针身粗大而使针尖圆滑，使针具在使用时在血脉上按压而使邪气不能内陷，招聚正气，使邪气外出而消散。

四是比象于四季。四季之病，四季的八方之风侵入经络而导致经久不愈的瘤疾。因此，为治疗四季瘤疾而制造针具，一定要使针身呈圆柱状而使针尖锋利，使针具在使用时可以泻除热邪，刺破血络，从而使邪气散尽，瘤疾痊愈。

五是比象于五音。寒极的冬至和热极的夏至分居正北的子位坎宫和正南的午位离宫，而音之数为五，居于中宫，正在离、坎二宫之间，因而是阴阳分界之处，若寒热相争，两气搏结，会使血气壅滞而发生痈脓。因此，为治疗痈脓之病而制造针具，一定要使针尖像剑锋一样，使针具割破痈脓放脓。

六是比象于六律。音律可用以调适阴阳，并与四季相应，在人体之中跟十二经脉相合。若四时不正之气侵入十二经脉，便会导致突发邪气痹阻的病证。因此，为治疗突发邪气痹阻之病而制造针具，一定要使针尖像长毛一样，又长又锐，针身的中部略微粗大，治疗突发邪气痹阻的病证。

七是比象于七星。七星与人体的七窍相应。七窍是邪气侵入经脉而导致疼痛痹阻之证的途径，而邪气往往是通过七窍侵入经络，久留不去，就会发生痛痹。因此，为治疗疼痛痹阻之证而制造针具，一定要使针尖像蚊虻之类的嘴一样尖细，便于静候经气而徐徐入针，微微捻转而久留其针，从而使正气来聚，邪气消散，并可用以补养正气。

八是比象于八风。四季八方的正风，与人体上下肢的八个大关节相应。若是八方的非时不正之风侵害人体，常会向内侵入骨缝腰脊关节腠理之间，从而导致邪气深入而痹阻之证。因此，为治疗邪气深入痹阻的病证而制造针具，一定要使针身较长而使针尖锋利，用来刺疗邪气深入而痹阻的病证。

九是比象于九野。九州的分野，跟人体的关节皮肤相应。若是亢盛的邪气流溢于周身，出现浮肿，病状就像风水一样，这是由于水液下流却不能通过大的关节，以致肌肤积水为肿。因此，为治疗邪气流溢之证而制造针具，一定要使针尖像草茎一样柔细，针的尖端微微圆滑，可刺疗不能通过关节的亢盛之邪。

【导读】此节论九针应象而制。本节主要论述了九针与天地、人体之间的关系，认为天地自然界与人体密切相关，人生疾病与自然的变化分不开；九针是用来治疗人体百病的，所以九针的制作应适应人体与自然界的多种变化。经文具体叙述了九针中每一种针具与自然界和人体之间的相互配合关系，对各种针具的特点、形状及与人体相应部位和病证都进行了论述，为九针的发展和应用提供了理论根据。

【原文】黄帝曰：针之长短有数乎？

岐伯曰：一曰镵针者，取法于巾针[1]，去末寸半[2]，卒锐之，长一寸六分，主热在头身也。

二曰员针，取法于絮针[3]，筒其身而卵其锋，长一寸六分，主治分间[4]气。

三曰锃针，取法于黍粟之锐[5]，长三寸半，主按脉取气，令邪出。

四曰锋针，取法于絮针，筒其身，锋其末，长一寸六分，主痈热出血。

五曰铍针，取法于剑锋，广二分半，长四寸，主大痈脓，两热争者也。

六曰员利针，取法于牦针[6]，微大其末，反小其身，令可深内也，长一寸六分，主取痈痹者也。

七曰毫针，取法于毫毛，长一寸六分，主寒热痛痹在络者也。

八曰长针，取法于綦针[7]，长七寸，主取深邪远痹者也。

九曰大针，取法于锋针，其锋微员，长四寸，主取大气[8]不出关节者也。针形毕矣，此九针大小长短法也。

【注释】

[1] 巾针：别挂佩巾或头巾的别针。巾，佩巾。

[2] 寸半：当作"半寸"。

[3] 絮针：缝绵絮的针。

[4] 分间：分肉之间。分，分肉。

[5] 取法于黍粟之锐：锓针的针尖要仿照黍粟的形状，圆而微尖。

[6] 牦针：《灵枢·九针十二原》："员利针者，大如牦，且员且锐。"

[7] 綦（qí 奇）针：缝纫用的长针。

[8] 大气：大邪之气。

【语译】黄帝问道：针具的长短有一定的度数吗？

岐伯回答说：第一种针称镵针，模仿巾针的式样制成，在离尖端半寸的位置突然变得细锐，针长一寸六分，主治热在头身的病变。

第二种针称员针，模仿絮针的式样制成，针身呈圆柱状，针尖呈卵圆形，针长一寸六分，主治分肉之间的邪气。

第三种针称锓针，模仿黍粟的圆锐形状，针长三寸半，主要用来按压经脉，以招聚正气，祛邪外出。

第四种针称锋针，模仿絮针的式样制成，针身呈圆柱状，但针尖较为锐利，针

长一寸六分，主治邪热壅滞之病，还可刺络放血。

第五种针称铍针，模仿剑的尖锋形状，针身宽二分半，长四寸，主治大痈脓肿等内外邪热搏结的病证。

第六种针称员利针，模仿长毛的形状，针尖略大，针身反而较小，使针具易于深入，针长一寸六分，主治痈肿及邪气壅滞痹阻的病证。

第七种针称毫针，模仿毫毛的形状，针长一寸六分，主治邪气在络而致的寒热及疼痛痹阻的病证。

第八种针称长针，模仿綦针的式样制成，针长七寸，主要用于刺疗邪气深入痹阻的病证。

第九种针称大针，取法于锋针，针的尖端略圆，针长四寸，主要用来刺疗邪气不能通利关节，而积水成肿的病证。针具的形状已讲解完毕，这就是九针大小长短的规制。

【导读】此节论述九针的名称、规格及主治。本节主要说明了九针的名称，以及制作九针所仿照的实物形象，制成了镵针、员针、锓针、锋针、铍针、员利针、毫针、长针、大针九种，名称不同，其形状、长短、规格各异，以适应九种不同的病证。

【原文】黄帝曰：愿闻身形应九野奈何？

岐伯曰：请言身形之应九野也，左足应立春，其日戊寅己丑。左胁应春分，其日乙卯。左手应立夏，其日戊辰己巳。膺[1]喉首头应夏至，其日丙午。右手应立秋，其日戊申己未。右胁应秋分，其日辛酉。右足应立冬，其日戊戌己亥。腰尻下窍应冬至，其日壬子。六腑膈下三脏[2]应中州，其大禁[3]，大禁

太一所在之日[4]及诸戊己[5]。凡此九者，善候八正所在之处[6]，所主左右上下身体有痈肿者，欲治之，无以其所直之日溃治之，是谓天忌日[7]也。

【注释】

[1] 膺：泛指胸部。

[2] 膈下三脏：胸膈以下的肝、脾、肾三脏。

[3] 大禁：针刺的禁忌时日。大，重要。禁，针刺禁忌的时日。

[4] 太一所在之日：太一自上一宫移指下

一官的日子，即冬至、立春、春分、立夏、夏至、立秋、秋分、立冬八节。详见《灵枢·九宫八风》。

[5] 戊己：戊日和己日。按：戊己在五行属土，而中央戊己土为太一常居，故凡戊日或己日均为针刺所忌。

[6] 八正所在之处：八正，八方之正位，代表八个节气（即二分、二至、四立）。八正所在之处，指八方正风向所来之处。

[7] 天忌日：据节令变化确定不宜针刺的日期。

【语译】黄帝说道：我希望能够了解人的形体是如何与九野相应的？

岐伯回答说：那就让我讲解人的形体与九野相应的情况吧。如果把人体与九宫相对应，左足在东北方艮宫，与立春日相应，所值之日是戊寅、己丑二日；左胁在东方震宫，与春分日相应，所值之日是乙卯；左手在东南方巽宫，与立夏日相应，所值之日是戊辰、己巳二日；胸膺、咽喉、

头面在南方离宫，与夏至日相应，所值之日是丙午；右手在西南方坤宫，与立秋日相应，所值之日是戊申、己未二日；右胁在西方兑宫，与秋分日相应，所值之日是辛酉；右足在西北方乾宫，与立冬日相应，所值之日是戊戌、己亥二日；腰、臀和下窍在北方坎宫，与冬至日相应，所值之日是壬子；六腑和胸膈以下的肝、脾、肾位居中宫。针刺人体各部位时，要注意禁忌日期。针法的根本禁忌是指太一自上一宫移指下一宫，也就是八节移交的日子，以及戊日和己日。

掌握了人体九个部位和九个方位的相应关系，就可以测候八方当令节气的所在，及其与人体左右上下的关系，从而也就明确了刺法上的禁忌日期。例如，身体某个部位患了痈疮脓肿之类的疾病，如果正当太一所在及戊己所值之日就不能溃破放脓，这就是所谓的天时禁忌。

【导读】此节论身形应九野，针刺有忌日。本节论述了天人相应的观点，把人体的左右手足、两胁、头面、胸腹、二阴等分为九个部位和廿四节气的四立、二分、二至，以及太一居于中宫之日的九时节分别相应。原文论述了人体各部与自然界九野相应，这种联系之目的是根据时令节气变化，确定何时可以取什么部位刺治。因此明确了九个部位与九节相应，就能了解八正八风的方位，就可推测治疗的禁忌时间。至于天忌，指天时的宜忌。原文举痈肿之病例，说明治疗时，应根据部位以确定治疗时间，不能在太一所值之日乱治，这就是所谓的天忌日。

【原文】形乐志苦[1]，病生于脉，治之以灸刺。形苦志乐，病生于筋，治之以熨引[2]。形乐志乐，病生于肉，治之以针石。形苦志苦，病生于咽喝[3]，治之以甘药。形数惊恐，筋脉不通，病生于不仁，治之以按摩醪药[4]。是谓形。

【注释】

[1] 形乐志苦：形体安闲、舒适、温饱，而

精神忧伤、苦闷。形，形体。志，情志。

[2] 熨引：用药温熨导引。

[3] 喝：气喘。

[4] 醪药：药酒。

【语译】形体安逸，精神苦闷的人，病变会发生在经脉，应该用艾灸和针刺来治疗；如果形体劳苦，心志愉悦，病变多发生在筋膜，应该用熨法和导引来治疗；

如果形体安逸，心志愉悦，病变会发生在肌肉，应该用针法和砭石来治疗；如果形体劳苦，精神苦闷，病变会发生在咽部，出现气喘喝喝，应该用甘和的药物来治疗；如果多次遇到惊恐，会使筋膜不利，从而出现肌肤麻木不仁的病证，应该用按摩和酒剂来治疗。这便是五种形志病变及其对应的治法。

【导读】此节论身形应藏象。原文主要阐明用针时应注意的事项，强调用针时要观察形志，进行辨证施治；要观察和了解五脏的生理、病理、功能活动和变化规律，以及五脏的各种病变情况和五味所在，作为用针刺治时辨证施治的依据。

【原文】五脏气：心主噫[1]，肺主咳，肝主语，脾主吞，肾主欠。

六腑气：胆为怒，胃为气逆、哕，大肠小肠为泄，膀胱不约为遗溺，下焦溢为水。

五味：酸入肝，辛入肺，苦入心，甘入脾，咸入肾，淡入胃[2]，是谓五味。

五并[3]：精气并肝则忧[4]，并心则喜[5]，并肺则悲，并肾则恐，并脾则畏[6]，是谓五精之气并于脏也。

五恶[7]：肝恶风，心恶热，肺恶寒，肾恶燥，脾恶湿，此五脏气所恶也。

五液：心主汗[8]，肝主泣，肺主涕，肾主唾[9]，脾主涎[10]，此五液所出也。

五劳[11]：久视伤血，久卧伤气，久坐伤肉，久立伤骨，久行伤筋，此五久劳所病也。

五走：酸走筋，辛走气，苦走血，咸走骨，甘走肉，是谓五走也。

五裁[12]：病在筋，无食酸；病在气，无食辛；病在骨，无食咸；病在血，无食苦；病在肉，无食甘。口嗜而欲食之，不可多也，必自裁也，命曰五裁。

五发：阴病发于骨[13]，阳病发于血[14]，以味发于气[15]，阳病发于冬[16]，阴病发于夏[17]。

五邪[18]：邪入于阳，则为狂[19]；邪入于阴，则为血痹[20]；邪入于阳，抟则为癫疾[21]；邪入于阴，抟则为喑[22]；阳入之于阴，病静；阴出之于阳，病喜怒。

五藏：心藏神，肺藏魄，肝藏魂，脾藏意，肾藏精、志也。

五主：心主脉，肺主皮，肝主筋，脾主肌，肾主骨。

【注释】

[1] 噫：嗳气，饱食之声。胃之大络上连于心，故噫之在心，心气不舒，使胃气阻隔不通上逆。

[2] 淡入胃：淡附于甘，脾胃为表里，按五味入五脏理论，甘淡入脾胃。

[3] 五并：五脏精气偏聚在某一脏而致的五种病证。

[4] 并肝则忧：精气并聚于肝，肝气过旺，木反侮肺金，故有肺之志忧。

[5] 并心则喜：《灵枢·本神》："心气虚则悲，实则笑不休。"

[6] 并脾则畏：精并于脾，脾实而滞，土盛乘水，故见肾志。

[7] 五恶：五脏所恶。恶，憎恶。

[8] 心主汗：明·张介宾曰："心主血，汗为血之余也。"

[9] 肾主唾：明·张介宾曰："唾生于舌下，足少阴肾脉，循喉咙，挟舌本也。"

[10] 脾主涎：唐·杨上善曰："脾足太阴脉，通于五谷之液，上出廉泉，故名为涎。"

[11] 五劳：劳役过度所致的五种劳伤。

[12] 裁：节制，饮食禁忌。

[13] 阴病发于骨：肾病发生在骨骼。

[14] 阳病发于血：心病发生在血分。

[15] 以味发于气：《素问·宣明五气篇》"气"作"肉"。

[16] 阳病发于冬：肝病发生在冬季。清·张志聪曰："肝为阴中之少阳，逆冬气则奉生者少，春为痿厥，故肝脏之阳病发于冬。"

[17] 阴病发于夏：肺病发生在夏季。

[18] 五邪：五邪所乱。

[19] 邪入于阳，则为狂：唐·杨上善曰："热气入于阳脉，重阳故为狂病。"

[20] 邪入于阴，则为血痹：唐·杨上善曰："寒邪入于阴脉，重阴则为血痹。"

[21] 抟则为癫疾：邪气抟结不散，则发生头部疾患。癫，通"巅"，巅顶，指头部。

[22] 邪入于阴，抟则为喑：阳邪入于阴分，积聚不散，故病喑哑。

【语译】 五脏功能失调引起的气机病变分别是：心气不舒，表现为噫气；肺气不利，表现为咳嗽；肝气郁结，表现为语言错乱；脾气不和，表现为吞酸；肾气衰惫，表现为呵欠。

六腑功能失调引起的气机病变分别是：胆气郁而不畅则为多怒；胃失和降则为气逆呃逆；小肠清浊不分、大肠传导不固，则为泄泻；膀胱气虚失约，则为遗尿；若下焦水道不通，水溢则发为肿胀。

五味入胃之后所归脏腑分别是：酸味属木入肝，辛味属金入肺，苦味属火入心，甘味属土入脾，咸味属水入肾。淡味入于胃腑。这是五味跟五脏的应合关系。

五脏精气偏聚而致的病变分别是：精气偏聚于肝则为忧郁，精气偏聚于心则为喜笑不休，精气偏聚于肺则为多悲，精气偏聚于肾则为善恐，精气偏聚于脾则为多畏。这是五脏精气偏聚于某一脏所导致的病变。

五脏各有所恶分别是：肝主筋，风胜则筋脉拘急，故恶风；心藏脉舍神，热胜则灼伤血脉，扰及心神，所以恶热；肺主气为娇脏，外合皮毛，寒胜则气滞不宣，皮毛闭塞，故恶寒；肾属水，藏精而生髓，其性喜润，燥胜则伤精，骨枯而髓消，所以恶燥气；脾主运化水液，湿胜易困脾，故恶湿。这是五脏所憎恶的五气所病情况。

五脏所化之液分别是：心主汗，肝主泪，肺主涕，肾主唾，脾主涎。这是五液分别与五脏的联系。

五种劳逸过度所致的损伤是：久视伤血，病在心；久卧伤气，病在肺；久坐伤肉，病在脾；久立伤骨，病在肾；久行伤筋，病在肝。这是五种劳逸过度所导致的病变。

五味趋向人体不同部位分别是：酸味入肝，肝主筋，故趋向筋膜；辛味入肺，肺主气，故趋向卫气；苦味入心，心主血脉，故趋向血液；咸味入肾，肾主骨，所以趋向骨骼；甘味入脾，脾主肌肉，故趋向肌肉。这是五味趋向人体的不同情况。

五种病变须减裁的饮食分别是：病变若在筋膜，不可过食酸味的食物；病变若在卫表，不宜过食辛味的食物；病变若在骨骼，不可多食咸味的食物；病变若在血液，不可多食苦味的食物；病变若在肌肉，不宜过食甘味的食物。如果偏嗜某味的食物而想要进食，也不可过量，必须要节制，适可而止，这就称为"五裁"。

五脏病变好发的部位和季节分别是：肾病多发生在骨骼，心病多发生在血液，脾病多由饮食所伤而发生在肌肉，肝病多发生在冬季，肺病变多发生在夏季。

五种邪气侵扰的病变分别是：邪气入于阳分，就表现为神志狂乱；邪气入于阴

分，就表现为血脉痹阻；邪气入阳分而搏结不散，就表现为头部的疾患；邪气入阴分而搏结不散，就表现为失音不语；邪气由阳分转入阴分，患者多静默少言；邪气由阴分出于阳分，患者多烦躁喜怒。

五脏藏神分别是：心藏神，肺藏魄，肝藏魂，脾藏意，肾藏志。

五脏所主分别是：心主血脉，肺主皮毛，肝主筋膜，脾主肌肉，肾主骨骼。

【导读】 此节论脏腑生理、病理及其病证的治疗特点。本节以五脏为中心，运用五行理论中的类比思维，讨论了脏腑生理、病理及治疗特点，分别重申了五脏气、六腑气、五味、五并、五恶、五液、五劳、五走、五裁、五邪、五藏、五主等内容，借以说明五脏之气与各方面的关系。其主旨在于宣畅阐明五脏之气的生理、病理、治疗特点、用药（五味）规律，作为临床诊治的准则。这种以五脏为中心的分类归纳法，便于学者执简驭繁，提纲挈领地掌握五脏的生理病理特点，对临床诊断和辨治，都具有指导意义。

【原文】 阳明多血多气，太阳多血少气，少阳多气少血，太阴多血少气，厥阴多血少气，少阴多气少血；故曰：刺阳明出血气[1]，刺太阳出血恶气[2]，刺少阳出气恶血，刺太阴出血恶气，刺厥阴出血恶气，刺少阴出气恶血也。

足阳明太阴为表里，少阳厥阴为表里，太阳少阴为表里，是谓足之阴阳也。手阳明太阴为表里，少阳心主为表里，太阳少阴为表里，是谓手之阴阳也。

【注释】

[1] 出血气：既可出血，也可出气。

[2] 出血恶（wù 务）气：可以出血，不宜散气。恶，不宜。

【语译】 六经气血的多少各不相同，

因此，针刺时，应根据各经的情况，只可泻其多，不可泻其少，其规律是：阳明经血多而气多，在针刺阳明经时可以放血散气；太阳经血多而气少，针刺太阳经时可以放血而不宜散气；少阳经气多而血少，针刺少阳经时可以散气而不宜放血；太阴经血多而气少，针刺太阴经时可以放血而不宜散气；厥阴经血多而气少，针刺厥阴经时可以放血而不宜散气；少阴经气多而血少，针刺少阴经时可以散气而不宜放血。

足阳明经与足太阴经相表里，足少阳经与足厥阴经相表里，足太阳经与足少阴经相表里，这是足经的阴阳配合；手阳明经与手太阴经相表里，手少阳经与手厥阴经相表里，手太阳经与手少阴经相表里，这是手经的阴阳配合。

【导读】 此节强调观察和了解五脏六腑、十二经脉气血多少和表里的相互关系，才能

在临床上正确使用九针来治疗人体所发生的各种病变。从全篇内容看，《灵枢·九针论》似乎综合了《灵枢经》的《九针十二原》《九宫八风》《五音五味》及《素问》的《血气形志》《宣明五气》等篇内容，应互参照理解。

岁露论第七十九

【题解】岁，即年。古人以冬至日开始，到下一年的冬至日止，称为一岁。露，此指不正常的自然界气候变化。本篇主要论述了一年四季不正常的风雨侵害人体的发病规律，观察岁首的天气变化，预测全年发病情况，故名"岁露"。

【原文】黄帝问于岐伯曰：经[1]言夏日伤暑，秋病疟，疟之发以时[2]，其故何也？

岐伯对曰：邪客于风府[3]，病循脊而下[4]，卫气一日一夜，常大会于风府，其明日日下一节[5]，故其日作晏[6]。此其先客于脊背也[7]，故每至于风府则腠理开，腠理开则邪气入，邪气入则病作，此所以日作尚[8]晏也。卫气之行风府，日下一节，二十一日下至尾底[9]，二十二日入脊内，注于伏冲之脉[10]，其行九日，出于缺盆之中[11]，其气上行，故其病稍益[12]。至[13]其内搏于五脏，横连募原[14]，其道远，其气深，其行迟，不能日作，故次日乃稸积而作[15]焉。

黄帝曰：卫气每至于风府，腠理乃发，发则邪入焉。其卫气日下一节，则不当风府奈何？

岐伯曰：风府无常[16]，卫气之所应，必开其腠理，气之所舍节，则其府也[17]。

黄帝曰：善。夫风之与疟也，相与[18]同类，而风常在[19]，而疟特以时休[20]何也？

岐伯曰：风气留其处，疟气随经络沉以内搏[21]，故卫气应乃作也。

帝曰：善。

【注释】

[1] 经：当时流传的某种医经书。

[2] 疟之发以时：疟疾病的发作，有一定的时间规律。

[3] 风府：邪风之气聚会的部位。指督脉上的风府穴。

[4] 病循脊而下：邪气沿着脊椎下行。病，病气，即邪气。脊，脊椎骨。

[5] 其明日日下一节：从卫气会于风府的第二天起，卫气的会合之处每天下移一个椎节。节，椎骨的节段。

[6] 故其日作晏：疟疾每日发作的时间一天迟于一天。晏，晚之义。按：此指疟疾之病，每当疟邪搏结于卫气会合之处，两相争胜而疟疾发作。

[7] 此其先客于脊背也：邪气已先侵入脊背，才得与每日运行于脊柱的卫气相持而使疟疾发作。

[8] 尚：通"常"。

[9] 尾底：尾骶骨。

[10] 伏冲之脉：冲脉伏行于脊内的部分，亦称伏膂之脉。

[11] 缺盆之中：指天突穴。

[12] 稍益：《素问·疟论篇》《甲乙经》均

作"稍益早"。指疟邪发作一日早于一日。

[13] 至：至于。

[14] 横连募原：牵累募原。募原，亦作"膜原"，脏腑间的系膜。

[15] 次日乃稸（xù 续）积而作：邪气深入，不能当日外出与卫气相搏，需经一定的时间，至次日与卫气相搏而发作。

[16] 风府无常：风邪侵袭人体常无固定的部位。风府，指风邪之气侵袭之处。

[17] 气之所舍节，则其府也：邪气入侵之处，即其发病的部位。气，邪气。府，发病部位。

[18] 相与：《素问·疟论篇》《甲乙经》《太素》均作"相似"。

[19] 风常在：风邪致病所出现的症状，常持续存在。

[20] 时休：疟疾发作有间歇期。

[21] 沉以内搏：病邪随经络循行渐渐深入，依次传入内脏。沉，即深。搏，原作"抟"，据胡本、熊本改。

【语译】 黄帝向岐伯问道：医经中说，如果夏季被暑邪伤害，秋季就会发生疟疾。疟疾的发作有一定的时间规律，其机制是怎样的呢？

岐伯回答说：疟邪侵入风府以后，会沿着脊椎下行，而卫气一昼夜之间循行人体五十周，常在风府会合。因为从卫气会于风府的第二天起，卫气的会合之处每天要下移一个椎节，所以疟邪发作的时间一天迟于一天，这是由于疟邪已经先侵入脊背的原因。每当卫气在风府会合时，都会出现腠理开泄的生理现象，而腠理开泄时疟邪会乘隙侵入，疟邪侵入则会导致疟疾发作，这也是疟疾发作一天迟于一天的原因。人体的卫气在风府会合，每天要下移

一个椎节，到了第二十一天，就下移到尾骶部，第二十二天时卫气的会合处便转入脊椎之内，注入伏冲脉，而后沿脊椎上移九天，就转出缺盆之中。在这段时间内卫气循行中的会合之处逐日上移，所以疟疾发作的时间就一天早于一天。至于疟邪向内侵入五脏，横向牵累膜原后的发作情况，由于侵害的部位比较远，疟邪的位置比较深，而且往来迟缓，所以当疟邪侵入五脏，横连膜原以后，疟疾便不再每天发作，到了第二天等疟邪蓄积已足，才可能发作。

黄帝问道：每当卫气循行到风府并在风府会合时，就会出现腠理开泄的生理现象，而腠理开泄时疟邪就乘隙侵入，从而发生疟疾。可是，卫气在风府会合，每天要下移一个椎节，这时卫气的会合之处就不再正当风府，那又是怎么回事呢？

岐伯回答说：风府并没有固定的位置。当卫气在循行中会合于某个椎节，必定会导致这个椎节部位的腠理开泄，而疟邪恰好就侵入这个部位，因此，卫气所会的椎节，就是疟邪所伤的椎节，而这个椎节就是风府。

黄帝说：你讲得好。风邪和疟邪性质相似而同属外邪，可是风病的临床表现持续存在，而疟疾的临床表现休作有时，这是什么原因呢？

岐伯说：风邪滞留在所侵入的体表部位并与卫气搏结，所以症状持续存在；而疟邪则沿着经络深入而内传于脏腑，所以只是当与卫气搏结的时候才有症状发作。

黄帝说：你讲得真好！

【导读】 此节论疟疾发作的机制。关于疟疾的病因病理、临床表现以及治疗等内容，

《素问·疟论篇》有专论。本篇对疟疾发作有迟有早、间日疟、以时作之的机制进行了进一步阐发。疟疾的发作是卫气与邪气相搏结的表现。间日疟发作的机制是邪气深入，内迫脏腑，横连募原，离体表较远，行动较迟缓，不能当日与卫气相遇而搏结，所以才间日发作一次。同时，风邪侵入人体，并无固定部位，但卫气行至邪侵部位，与卫气相搏，疟疾即作，所以疟疾的发作时间规律与疟邪的侵入部位有关。虽然，风邪与疟邪是"相与同类"，但发病机制与临床表现不同。风邪常停留于肌表，致病出现的症状往往持续存在。疟邪则随经络循行逐渐深入，依次侵入内脏，与卫气相搏则疟疾发作，因此疟疾在临床上表现为定时发作，定时休止。

【原文】黄帝问于少师曰：余闻四时八风[1]之中人也，故[2]有寒暑，寒则皮肤急而腠理闭，暑则皮肤缓而腠理开。贼风邪气，因得以入乎？将[3]必须八正虚邪[4]，乃能伤人乎？

少师答曰：不然。贼风邪气之中人也，不得以时[5]。然必因其开也[6]，其入深，其内极病，其病人也卒暴；因其闭[7]也，其入浅以留[8]，其病也徐以迟。

黄帝曰：有寒温和适，腠理不开，然有卒病者，其故何也？

少师答曰：帝弗知邪入乎？虽平居[9]，其腠理开闭缓急，其故常有时也。

【注释】

[1] 四时八风：四季中八方之正风，如春之东风、夏之南风等。若正风过甚而伤人，则称为实风，亦即下文的"贼风邪气"。详见《灵枢·刺节真邪》。

[2] 故：必定，一定。

[3] 将：还是，或者是。表选择。

[4] 八正虚邪：来自八方的不正之气，即"冲后"而来的非当时令的风气。详见《灵枢·九宫八风》。

[5] 不得以时：八方实邪侵害人体，与寒暑时节并无关系。

[6] 必因其开也：邪气中人，必因腠理开泄方可。

[7] 闭：人体腠理闭合。

[8] 其入浅以留：邪气侵入人体，仅在表浅部位逗留。

[9] 平居：生活起居平静安适。平，正常。居，生活起居。

【语译】黄帝向少师问道：我听说四季中八方正风侵害人体时，一定要以过寒或过热的气候变化为其侵入人体的条件。若是过于寒冷，皮肤就紧急，腠理就闭塞，若是过于炎热，皮肤就弛缓，腠理就开泄。那么，是四时八方的实邪因不同的气候条件而侵入人体呢？还是一定要有八方的虚邪，也就是不当时令的不正之气，才能伤害人体而致病呢？

少师回答说：不完全是如此。八方的实邪侵害人体，跟寒暑时节并没有关系。但是，如果当时患者的腠理开泄，实邪侵入的部位就较深，因而内脏的病变较为深重，而且此时实邪伤人致病也比较急暴；如果当时患者的腠理闭塞，实邪侵入的部位就较浅并且只是留滞在局部，而且此时实邪伤人致病也比较徐缓。

黄帝问道：有时气候的寒温适宜，人的腠理也并非开泄，却仍然有人突发病患，其中的缘故又是什么呢?

少师回答说:您不知道邪气侵害人体的原因吗?人即使是生活起居平静安适,腠理的开闭缓急也有时间规律。

【导读】此节经文强调四时不正之气伤人致病的轻重、深浅,乃至所致病证的性质,与人体的功能状态有密切的关系,如果人体的汗孔、腠理处于开张、松弛状态(实乃喻指人体正气虚弱,抗御外邪能力不足),邪气就容易侵入人体而发病,而且所患病证也较重。反之,如果人体汗孔、腠理密闭(实指人体正气充足,抗御外邪能力强盛),外邪就不易伤人,即或伤人,病情也轻浅。此处仍然在于突出"邪之所凑,其气必虚"(《素问·评热病论篇》)和"邪之中人也,方乘虚时"(《灵枢·邪气脏腑病形》)之发病观。

【原文】黄帝曰:可得闻乎?

少师曰:人与天地相参也,与日月相应也。故月满则海水西盛[1],人血气积[2],肌肉充,皮肤致,毛发坚,腠理郄[3],烟垢著[4]。当是之时,虽遇贼风,其入浅不深。至其月郭空[5],则海水东盛,人气血虚,其卫气去,形独居,肌肉减,皮肤纵,腠理开,毛发残,膲理薄[6],烟垢落。当是之时,遇贼风则其入深,其病人也卒暴。

【注释】

[1] 海水西盛:海水盈溢于西方。按:月满之时阴气大盛,海水盛于西方。以阴阳论方位,则东为阳,西为阴,所以"海水西盛"为阴盛所致。

[2] 人血气积:人的气血充实。积,积累,有充盈之义。

[3] 郄(xì戏):固密之意。

[4] 烟垢著:形容皮肤脂垢较多,故色较深,犹如烟熏垢腻。此有体肥表固之意。

[5] 月郭空:月轮残亏。

[6] 膲(jiāo交)理薄:腠理疏松。膲理,皮肤肌肉的纹理。

【语译】黄帝说:我可以听你讲讲吗?

少师说:人体与天地是相参合的,与日月是相通应的。当月轮圆满的时候,海水盈盛于西方,人体的血气充盈,肌肉丰满,皮肤致密,毛发柔韧,腠理周密,皮肤脂垢较多而致肤色较深,犹如烟熏垢腻一般,在这个时候,即使遭逢伤残人体的邪风之气,侵害的部位也浅在而不深;至于月轮残亏的时候,海水盈盛于东方,人体的血气衰减,卫气消散而身形独挡邪风,肌肉瘦弱,皮肤松弛,腠理开泄,毛发枯悴,皮肤肌肉的纹理疏浅,皮肤脂垢较少而致肤色较浅,犹如烟垢退去一般,这时如果遭逢伤残人体的邪风之气,侵害的部位就较深,而且伤人致病也比较急暴。

【导读】此节论腠理之疏密不同,发病有轻重、浅深、徐暴之异。贼风邪气伤害人体,没有时间性,但必须在人的皮肤疏松,腠理开泄,卫外功能差的情况下,才能乘虚侵入而发病。人的气血内外虚实、皮肤的致密与疏松,又与自然界月之满缺,海水之潮落变化有关,人与天地日月相应。当月满,海水涨潮时,人的气血充实于肌表,肌肉充实,皮肤致密,毛发坚实,腠理闭,体肥表固,由于正气较强,腠理固密,即使邪气侵入人体,也部位表浅,起病较轻,徐缓。当月缺空,海水落潮时,人的气血在体表较少,卫气未能循行于体表,肌肉不够充实,皮肤松弛,毛发不坚实,腠理疏薄,体表不固,正气不足,邪气侵入，部位较深，起病急暴。

【原文】 黄帝曰：其有卒然暴死、暴病者何也？

少师答曰：三虚者，其死暴疾也；得三实者，邪不能伤人也。

黄帝曰：愿闻三虚。

少师曰：乘年之衰，逢月之空，失时之和[1]，因为贼风所伤，是谓三虚。故论不知三虚，工反为粗[2]。

帝曰：愿闻三实。

少师曰：逢年之盛，遇月之满，得时之和，虽有贼风邪气，不能危之也。

黄帝曰：善乎哉论！明乎哉道！请藏之金匮，命曰三实，然此一夫之论[3]也。

【注释】

[1] 乘年之衰，逢月之空，失时之和：乘，遭逢。年之衰，岁运不足，如火运之年不热等。月之空，谓月廓亏空，即无月之夜。时，季节。失时之和，本季当令的气候失于平和而出现异常变化。

[2] 论不知三虚，工反为粗：医生谈论疾病，不能掌握"三虚"的情况，只能是医术低劣的医生。

[3] 一夫之论：关于个体发病的理论。

【语译】 黄帝问道：如果有人猝然发病并突然死亡，是什么原因呢？

少师回答说：如要遭逢"三虚"，患者就会猝然发病并突然死亡；如果得遇"三实"，邪气并不能侵害人体。

黄帝说：什么是"三虚"？

少师说：遭逢当年的岁气不足，当月的月轮亏空，当季的气候失常，因而被邪风之气所侵害，这便是所谓的"三虚"。因此，论说病情而不懂得"三虚"的道理，即使在理论上再精深也反而成为拙劣的医生。

黄帝说：什么是"三实"？

少师说：得遇当年的岁气盈盛，当月的月轮圆满，当季的气候和调，即使有邪风之气也不能侵害人体，这便是所谓的"三实"。

黄帝说：先生讲得真是太好了！道理论述得太透彻了！请让我记录下来并藏在金匮之中。但是，这只是关于一人发病的理论。

【导读】 此节论三虚、三实与发病。三虚，即乘年之衰，逢月之空，失时之和，在这种情况下，人若感受邪风就会发生暴病，甚至突然死亡；三实，即逢年之盛，遇月之满，得时之和，在这种情况下，虽然有贼风邪气，但也不会侵害人体。仍然强调自然界气候季节变化，月之盈亏对人体发病的影响，与疾病之间的关系，是对人与天地日月相应道理的进一步说明。有关三虚、三实与疾病参阅《灵枢·九宫八风》的内容。

【原文】 黄帝曰：愿闻岁之所以皆同病者，何因而然？

少师曰：此八正之候也[1]。

黄帝曰：候之奈何？

少师曰：候此者，常[2]以冬至之日，太一立于叶蛰之宫[3]，其至也，天必应之以风雨者矣。风雨从南方来者，为虚风[4]，贼伤[5]人者也。其以夜半至也，万民皆卧而弗犯也，故其岁民小病[6]。其以昼至者，万民懈惰[7]而皆中于虚风，故万民多病。虚邪入客于骨而不发于外，至其立春，阳气大发，腠理开，因立春之日，风从西方来，万民又皆中于虚风，此两邪相搏，经气结代[8]者矣。

故诸逢其风而遇其雨者，命曰遇岁露焉[9]。因岁之和，而少贼风者，民少病而少死；岁多贼风邪气，寒温不和，则民多病而死矣。

【注释】

[1] 此八正之候也：要知道一岁之中许多人皆得相同疾病的原因，必须观察八方的风雨正常抑或异常情况。候，观察。

[2] 常：通"当"。

[3] 太一立于叶蛰之宫：北斗指向正北方的坎位叶蛰宫。详参《灵枢·九宫八风》。

[4] 风雨从南方来者，为虚风：《灵枢·九宫八风》："从其冲后来为虚风。"冬至正当十一月，月建在子，五行属水，风雨从南方来者，南方当午火之位，水火性殊，故冬至来自南方的风雨为从冲后来的虚风。

[5] 贼伤：伤害，侵害。贼，残害之义。

[6] 小病：《太素》《甲乙经》均作"少病"，应据改。

[7] 懈惰：未能预知而精神上懈怠无备。

[8] 两邪相搏，经气结代：两邪，新感与伏邪。结代，邪气滞留不去，新感与伏邪交替发病。

[9] 故诸逢其风而遇其雨者，命曰遇岁露焉：凡在冬至、立春、春分、立夏、夏至、立秋、秋分、立冬八节遭逢不当时令的风雨，都可

以称为"岁露"，即非时不正之气。诸，众，各，指冬至第八节。

【语译】 黄帝又说：我还想了解在一年之中许多人同时发病的情况，那又是什么原因导致的呢？

少师说：这乃是八方虚邪导致的病候。

黄帝问道：怎样来诊察这一类病候呢？

少师回答说：诊察这类病候，要根据冬至这一天的情况。在冬至这一天，太一指向北方坎位叶蛰宫，天象必定会以风雨来与之相应。如果这一天的风雨从南方而来，那是不当时令的虚邪，也就是伤害人体的不正之气。如果风雨在半夜时分来临，百姓大多眠睡在室内而没有触犯到邪气，故而在这年百姓只有少数发病；如果这风雨在白昼时分来临，百姓大多身处室外且懈怠无备，被邪气所侵害，故而在这年百姓就会多数患病。如果冬至这天不当时令虚邪侵入骨骼而不向外发作，到了立春的时节，阳气大盛，腠理开泄，而且立春这天风雨从西方而来，百姓又被立春这天不当时令的虚邪所侵害，这样，两次的虚邪相互持结，经脉之中邪气郁滞并交替为病。因此，凡在冬至、立春、春分、立夏、夏至、立秋、秋分、立冬八节遭逢不当时令的风雨，都可称为遇"岁露"，亦即遭受非时不正之气。如果当年气候和调，少有贼风邪气，百姓就很少发病，很少死亡；如果当年多有贼风邪气，气候寒温不调，百姓就多疾病，多有死亡。

【导读】 一年之中人皆同病的原因，是由于不符合时令季节的反常气候，即所谓"岁多贼风邪气，寒温不和"对人体的危害。如在冬季反有来自南方的风雨，冬行夏令，人们就易感受疾病，若此时有伏邪未发，到立春后复遭虚风，则新旧两邪合并，相继而发病。感受邪气时，人们的劳逸起居情况也是影响发病的重要因素。

此节所论"虚风"与上篇"虚邪贼风"不同，因此处"皆中于虚风，故万民多病"，

提示此处"虚风"致病有强烈的传染性，与《素问·刺法论篇》"五疫之至，皆相染易"之疫气相似。故有认为本篇有关虚风的论述，是后世温病学说的理论基础。

【原文】黄帝曰：虚邪之风，其所伤贵贱[1]何如？候之奈何？

少师答曰：正月朔日[2]，太一居天留之宫[3]，其日西北风，不雨，人多死矣。正月朔日，平旦北风，春，民多死，正月朔日，平旦北风行，民病多者，十有三也。

正月朔日，日中北风，夏，民多死。正月朔日，夕时北风，秋，民多死。终日北风，大病死者十有六。

正月朔日，风从南方来，命曰旱乡[4]；从西方来，命曰白骨[5]，将国有殃[6]，人多死亡。

正月朔日，风从东方来，发屋[7]，扬沙石，国有大灾也。正月朔日，风从东南方行，春有死亡。

正月朔，天利温[8]不风，籴贱[9]，民不病；天寒而风，籴贵，民多病。此所谓候岁之风，戕[10]伤人者也。

【注释】

[1] 贵贱：虚风伤人程度的轻重和患病人数的多少。

[2] 朔日：农历每月初一日为朔日。

[3] 天留之宫：东方艮位。详见《灵枢·九宫八风》篇。

[4] 旱乡：南方。《汉书·天文志》："南方谓旱乡。"南方属火位，故名旱乡。

[5] 白骨：西方。西方属金位，色白，主肃杀，故名白骨。

[6] 国有殃：国家将出现灾祸。

[7] 发屋：掀揭毁坏房屋。

[8] 天利温：《太素》作"天和温"。天气

温和。

[9] 籴（dí 敌）贱：粮价低贱。籴，买进粮食，此处用以表示年景，籴贱即年景丰足，籴贵即年景歉收。

[10] 戕：当作"残"。

【语译】黄帝问道：八方不正之气伤害人体的轻重程度怎样？如何来诊察这一类病候呢？

少师回答说：每年的正月初一日，太一指向东北方艮位天留宫。如果在这一天风从西北方而来，并且无雨，当天就会有许多人发病而死。如果当年正月初一日平旦时分风从北方而来，到春天就会有许多人发病而死。如果当年正月初一日平旦时分风从北方来，百姓们患病的会多达十分之三。如果当年正月初一日中午时分风从北方来，到夏天就会有许多人发病而死。如果当年正月初一日傍晚时分风从北方来，到秋天就会有许多人发病而死。如果当年正月初一日全天都是风从北方来，年内百姓们就会普遍患病，而且病死的人会占到患者的十分之六。如果正月初一日风从南方而来，称之为"旱乡"，因为南方属火而炎热；如果正月初一日风从西方来，称之为"白骨"，因为西方属金色白而主肃杀。上述两种情况预示国家将有灾祸，百姓多病死亡。如果正月初一日风从东方而来，掀起屋顶，飞扬沙石，预示国家将会有大的灾祸。如果正月初一日风从东南方而来，到春天就会有人发病而死。如果正月初一日气候温和，预示当年收成丰足而粮价低廉，百姓们也会健康无病；如果正月初一日天气寒冷而多风，预示当年收成不足而粮价昂

贵，百姓们也会体弱多病。以上这些便是诊　察八方虚风如何伤人致病的大概情况。

【导读】

（1）不同的虚邪贼风，伤害人的程度和发病轻重有别。此节阐述了通过观察正月初一这一天当中出现的异乎寻常的天气变化，来预测一年四季中的疾病流行情况，其中包括患病人数的多寡、病情的轻重等，并且还涉及预测当年农作物的收成好坏。

（2）正月朔日预测全年发病。此处叙述了根据正月初一出现的邪风的风向和发作时间，预测当年发病以及谷物的收成。这种推算预测结合民间有关农谚，常以某一天的风雨晴晦来推测当年的气候和农作物的收成好坏，时有应验，只能视为古人实践观察的经验之谈，有待于进一步研究和验证。

【原文】 二月丑[1]不风，民多心腹病。三月戌不温，民多寒热。四月巳不暑，民多瘅病[2]。十月申不寒，民多暴死。

【注释】

[1] 二月丑：指二月的丑日。此下"三月戌""四月巳""十月申"皆同。

[2] 瘅病：黄疸病。

【语译】 如果二月的丑日无风，预示当年百姓们多患心腹之病；如果三月的戌日不暖，预示当年百姓们多患寒热之病；如果四月的巳日不热，预示当年百姓们多患黄疸之病；如果十月的申日不冷，预示当年百姓们多患暴死之病。

【导读】 此节论述了"二月丑不风""三月戌不温""四月巳不暑""十月申不寒"使人出现的不同病证，说明了在各个季节中，凡出现不符时令的反常气候，是产生各种疾病的重要原因。

【原文】 诸所谓风[1]者，皆发屋，折树木，扬沙石，起毫毛，发腠理者也。

【注释】

[1] 诸所谓风：上文中所述正月初一日以及其他各日从各方吹来的风。

【语译】 另外，此上所说的风，都指的是那些能够掀起屋顶，折断树木，飞扬沙石，使人毫毛竖立，腠理开泄的暴烈之风。

【导读】 本篇用整体观念认识外感疾病。外感疾病的产生，主要是由于外邪侵袭，外邪的产生与自然界气候变化有关。本篇把自然界气候的影响，归纳为"三虚""三实"。同时还强调了各个季节，出现不符合时令的反常气候，产生的疾病不同，这都是外感疾病发病的必要条件。但外邪袭人，是否致病，以及既病后病情的轻重缓急，又取决于人体正气的强弱。人体正气强盛，血气充盈，卫外固密，外邪无空入侵，疾病也就无从可生。只有在人体正气虚弱，腠理疏松，卫外无力，开合失常的时候，外邪才能乘虚而入。

这种既重视外界致病因素，更重视人体正气的防御；既注意人体气血盛衰、劳逸起居，也注意到气候时令、寒暑变化对人体的影响，充分体现了整体观的思维方法，为后人采取多种方法预防疾病，特别是避免时令病邪的侵害指出了方向。

大惑论第八十

【题解】惑，有迷乱、困惑之义；大惑，言惑之甚者。本篇首先论述了登高俯视而发生复视、眩晕、迷惑的机制；其次还讨论了善忘、善饥、不得卧、少瞑、多卧等病证的病机。以"大惑论"名篇者，主要论述登高时迷惑、眩晕、视歧感觉的机制。

【原文】黄帝问于岐伯曰：余尝上于清泠之台[1]，中阶而顾，匍匐[2]而前则惑[3]。余私异之，窃内怪之，独瞑独视，安心定气，久而不解。独博[4]独眩，披发长跪[5]，俯[6]而视之，后久之不已也。卒然自上[7]，何气使然？

【注释】

[1] 清泠（líng 灵）之台：极高的楼台。

[2] 匍匐：以手伏地而行。

[3] 惑：心神不定。

[4] 博：《太素》作"转"，即眩晕。

[5] 披发长跪：披发，指脱帽，恐俯视而帽脱于下，并非特指散开头发。长跪，直身而跪。

[6] 俯：低头向下。

[7] 上：《甲乙经》《太素》均作"止"，宜从。

【语译】黄帝向岐伯问道：我曾在登清泠的高台时，上到中阶向下回顾，赶快就匍匐着向上攀行，当时感到心神不定。我心中暗自诧异不已，就独自一人时而闭上眼睛，时而张目审视，同时尽力地安宁心神，摄定气息，但久久不能缓解，只是感到一阵阵的昏眩，于是我就散开头发，直身而跪，俯首直视地面，但仍然不能缓解。可是，在突然之间，所有的不适感觉就又全部自然消失了。这是什么原因造成的呢？

【导读】此节论惑。开篇以黄帝登高台而发生眩晕迷惑的感觉为题，从眼睛的组织结构、与脏腑的关系、生理功能等入手，深入探讨眩惑产生的病因病机。由于登高台而环顾俯视，导致头晕目眩、神乱迷惑等现象，询问其产生机制并导入本篇之论。

【原文】岐伯对曰：五脏六腑之精气，皆上注于目而为之精[1]。精之窠为眼[2]，骨之精为瞳子[3]，筋之精为黑眼[4]，血之精为络[5]，其窠气之精为白眼[6]，肌肉之精为约束[7]，裹撷筋骨血气之精而与脉并为系[8]，上属[9]于脑，后出于项中。

【注释】

[1] 为之精：使目能明察。精，目明能视。

[2] 精之窠（kē 科）为眼：人体之精气的汇聚之处为眼睛。窠，巢穴，指精气的汇聚之处。眼，眼睛的总称，包含白睛、黑睛、血络等。

[3] 骨之精为瞳子：肾的精气汇聚于瞳子。骨，指肾。

[4] 筋之精为黑眼：肝的精气汇聚于黑睛。筋，指肝。黑眼，瞳子外周的黑色部分。

[5] 血之精为络：心的精气汇聚于目眦的血络。血，指心。络，指两目眦的血络。

[6] 其窠气之精为白眼：肺的精气汇聚于白睛。《甲乙经》无"其窠"二字。气，指肺脏。

[7] 肌肉之精为约束：脾的精气汇聚于眼睑。肌肉，指脾。约束，指眼睑。

[8] 裹撷（xié 胁）筋骨血气之精而与脉并为系：意指眼睑包裹网罗筋骨气血之精与脉相合，成为目系。裹撷，即包裹网罗的意思。撷，以衣襟兜物。筋骨血气之精，指瞳子、黑眼、白眼、络。系，指目系。

[9] 属（zhǔ 主）：连系，连属。

【导读】此节一论眼的局部构造。"惑"之发生，缘于登高顾视而伴目眩，显然与眼睛有直接关系。二论论眼与脏腑的关系。指出眼睛虽是体表的局部器官，但与脏腑气血有着十分密切的关系。脏腑精气通过经络的联系而贯注于目，不但是构成眼睛的基本物质，也使其具备视物辨五色之功能。眼球是脏腑精气汇聚而成，不同的脏腑精气贯注于眼睛的不同部位。只有五脏六腑的功能协调，精气充足，目才能发挥其"视万物，别黑白，审短长"（《素问·脉要精微论篇》）的功能。三论眼与脑的关系。认为脏腑的精气与脉络相合构成目系，直接上连脑髓并受脑的支配，故脑病可影响及目而有眼球活动以及视觉功能异常的病证，如"迷""惑""视歧"等。

【原文】故邪中于项[1]，因逢其身之虚，其入深，则随眼系以入于脑，入于脑则脑转，脑转则引目系急，目系急则目眩以转矣。邪其精[2]，其精所中不相比也[3]，则精散，精散则视歧，视歧见两物。

【注释】

[1] 邪中于项：明·张介宾曰："邪气中于风府、天柱间。"

[2] 邪其精：邪气侵害眼睛。《太素》"邪"下有"中"字，宜从。精，同"睛"，眼睛。

[3] 其精所中不相比也：目睛之精气被邪气

所伤而不能周密内蓄。精，目睛之精，亦即五脏上注于目的精气。比，周密而内蓄的意思。

【语译】所以邪气侵害到项部，又适逢此人身体虚弱，邪气侵入的部位就较深，并随着目系侵入脑中。邪气侵入脑部则会使髓海动荡，髓海动荡则会牵引目系而使目系拘急，目系拘急就会出现头目昏眩而视物旋转。如果邪气侵害目睛，目睛的精气被邪气所伤而不能周密内蓄，于是精气离散于外，而精气离散就会出现"视歧"。所谓"视歧"，就是把一件物品看成两件。

【语译】岐伯回答说：五脏六腑的精气都向上输注于目而使目能明察，所以说人体精气的汇聚之处就是眼睛。肾的精气汇聚于瞳子，肝的精气汇聚于黑睛，心的精气汇聚于目眦的血络，肺的精气汇聚于白睛，脾的精气汇聚于眼睑。眼睑包裹网罗了肝肾心肺等脏的精气，与脉络合并而成为目系。目系向上跟脑相连属，向后又出于项部。

【导读】此节论视歧。视歧，是指双眼外观如常，唯视一物为二形的眼病。本篇最早记载其病名和病因病机，后世则以症命名，有"视一为二""视物为两"等称谓。这是某些外障或内障眼病中的症状之一，类似于西医学的"复视症"。

依据上述病因病机，该病当辨证施治。如因外邪中络者，治以祛邪为主。属风寒者，用川芎茶调散加减；属风热者，用桑菊饮加减。若精散邪中，正虚邪实者，依《审视瑶函》用补肝散（党参、玄参、茯苓、防风、细辛、羌活、黄芩、车前子、羚羊角）加山萸肉、菟丝子。若肝肾不足，精华衰竭者，用益气聪明汤加减。同时配合针刺疗法，可缩短疗程，提高疗效。取穴睛明、瞳子、风池、丝竹空、合谷、光明、肝俞、肾俞等穴。

【原文】目者，五脏六腑之精也，营卫魂魄之所常营也[1]，神气之所生也。故神劳则魂魄散，志意乱。是故瞳子黑眼法于阴，白眼赤脉法于阳也[2]，故阴阳合传[3]而精明也。目者，心使也；心者，神之舍也[4]，故神精乱而不转[5]，卒然见非常处，精神魂魄，散不相得[6]，故曰惑也。

【注释】

[1] 营卫魂魄之所常营也：眼睛受营卫二气温养，魂魄两神支使。

[2] 瞳子……法于阳也：瞳子黑睛，为肝肾之精所注，故为阴；白眼赤脉，为心肺之精所注，故为阳。

[3] 合传：和调而汇聚。合，和调，和谐。传，通"抟"，聚也。

[4] 目者……神之舍也：目能视物是神明的作用，而神明是由心所主使。心使，心神所支使的器官。使，支使，支配的意思。另，《太素》

《甲乙经》《千金》诸本在"心"下皆有"之"字，宜从。

[5] 神精乱而不转：精神离散，以致精气紊乱而不能汇聚于眼睛。神，《甲乙经》作"神分"二字，谓精神离散不守。转，当作"抟"，汇聚的意思。

[6] 得：和谐，和调。

【语译】眼睛是五脏六腑精气的汇聚之处，受营卫二气的营养和魂魄的支使，也是人体神气的外应。因此，若神气过劳，就会使魂魄离散，志意错乱。因为瞳子和黑睛属阴，白睛和目眦血络属阳，所以阴阳和调而汇聚，才会使目睛明亮。眼睛是心神所支使的器官，而心是心神所藏之处，因此，当精神离散，以致精气紊乱而不能汇聚于目睛的时候，突然遭逢非常之处，就会使精神魂魄离散而不能和调，从而出现心神不定的感觉。

【导读】此节一论目与营卫、与魂魄。眼睛既是五脏六腑精气汇聚之处，又是营卫之气、魂魄出入的场所。因此，通过眼睛就可以了解脏腑精气的盛衰、营卫气血的盈虚，以及魂魄活动正常与否。

二论目与心神。此节强调目与心神的关系。心为君主之官，五脏六腑之大主，既主血脉，又主神志。眼睛正常功能的发挥，深受心神的支配。心主神之功能正常，精充血旺气足，则目得其养，故眼睛黑白分明、精采内含，神光充沛，视物清晰、炯炯有神；反之，见白睛暗浊，黑睛色滞，失却精采，浮光暴露，瞳神呆滞，视物模糊等，是眼之失神、无神。故谓之"目者，心之使也；心者，神之舍也"。

【原文】黄帝曰：余疑其然。余每之[1]东苑[2]，未曾不惑，去之则复[3]，余唯独为东苑劳神乎？何其异也？

岐伯曰：不然也。心有所喜，神有

所恶[4]，卒然相惑[5]，则精气乱[6]，视误故惑，神移乃复。是故间[7]者为迷，甚者为惑。

【注释】

[1] 之：前往。

[2] 东苑：帝王的花园。

[3] 复：恢复。

[4] 心有所喜，神有所恶：人心既有所喜好，也有所厌恶。心、神互词。

[5] 卒然相惑：喜恶之情突然触动心神。惑，《太素》作"感"，触动，感触，宜从。

[6] 精气乱：明·张介宾曰："偶为游乐，心所喜也。忽逢奇异，神所恶之。夫神有所恶，则志有不随，喜恶相感于卒然，故精气为乱。"

[7] 间：轻微。

【语译】黄帝问道：我怀疑你的说法是否正确。我每次前往东苑，没有一次不出现心神不定的，等到离开那里以后就又恢复正常。难道我仅仅是因为前往东苑而劳神吗？怎么会有如此怪异的事情呢？

岐伯回答：并非如此。人心既有所喜好，也有所厌恶，若是喜恶之情突然触动心神，便会使精气逆乱，并且影响眼睛的功能而出现视觉错乱，因而出现心神不定的感觉，等到情绪转移后就会恢复正常。这种情况中较轻的称为"迷"，较重的称为"惑"。

【导读】此节论"惑"形成的机制。在论述目之生理构造的基础上，进一步分析目眩以转、视歧、神乱迷惑等症状产生的病理机制：①外邪乘虚伤于项，入于脑，脑转引目系急，故眩晕而转；②神劳过度，使魂魄散，志意乱，故眩晕惑乱；③卒然处于惊险之地，或见厌恶不悦之景，使精神魂魄散乱，而致迷惑，属于环境性心理障碍。

【原文】黄帝曰：人之善忘者，何气使然？

岐伯曰：上气不足，下气有余，肠胃实而心肺虚，虚则营卫留于下，久之不以时上，故善忘也。

【语译】黄帝问道：有的人容易忘事，是什么原因造成的呢？

岐伯回答说：这是由于上部之气不足，下部之气有余，也就是肠胃壅实而心肺亏虚。因为下实而上虚，营卫二气就久久滞留于肠胃而不能依时上输于心肺，从而使心神失养而容易忘事。

【导读】此节论善忘发生的机制。善忘，指善忘前事，记忆力减退为主的病证，又称喜忘、多忘、好忘、健忘。心主血脉而藏神，故善忘多由心主神志功能失调而致。本段指出其病机为"上气不足，下气有余"；即因肠胃壅实，水谷不能化生营卫以充养心肺，久而久之，以致心肺不足，气血两虚，心神失养，而产生健忘。

【原文】黄帝曰：人之善饥而不嗜食者，何气使然？

岐伯曰：精气并于脾，热气留于胃[1]，胃热则消谷，谷消故善饥。胃气逆上，则胃脘寒[2]，故不嗜食也。

【注释】

[1] 精气并于脾，热气留于胃：胃腑之阴气偏聚于脾脏，而阳热之气独留于胃腑。精气，胃腑之阴气，亦即胃阴。

[2] 胃脘寒：《甲乙经》"寒"作"塞"。（日）丹波元简云："当从《甲乙》，塞字为正。

盖胃热故善饥，胃脘塞故不嗜食。"

【语译】黄帝问道：有的人常感饥饿却不思饮食，这又是什么原因造成的呢？

岐伯回答说：这是由于胃腑之阴气离

聚于脾脏，而阳热之气独留于胃腑。因为胃腑有热，过度地克消水谷，而水谷过度地克消就会常感饥饿；因为胃气上逆，就会使胃脘滞塞，故而不思饮食。

【导读】此节论善饥不嗜食发生的机制。善饥不嗜食，即患者有很强的饥饿感而不思进食。因热气留于胃中，致胃热亢盛，火盛则消谷，所以患者常有很强的饥饿感；但又因精气并于脾，阴土壅滞不化，而"胃脘塞"满，难以受纳，故"不嗜食"。总以胃热充盛，中焦壅塞，又谓"胃强脾弱"为其基本病机。

【原文】黄帝曰：病而不得卧者，何气使然？

岐伯曰：卫气不得入于阴，常留于阳。留于阳则阳气满，阳气满则阳跷盛，不得入于阴则阴气虚，故目不瞑矣[1]。

【注释】

[1] 不得……故目不瞑矣：这是根据卫气昼行于阳、夜行于阴的运行规律，在阴阳必须求平衡的前提下，说明卫气独行于阳分，不得入于阴

分，阳有余而致阴不足，所以就使在内的阴分虚而不寐。

【语译】黄帝问道：有的人患病而不能入睡，这是什么原因造成的呢？

岐伯回答说：这是由于卫气不能入于阴分，时常滞留在阳分。因为卫气滞留在阳分，就使阳气盈满，而阳气盈满会使阳跷脉盛实有余，同时，卫气不能入于阴分又使阴气亏虚，故而不能入睡。

【导读】此节论目不瞑、不得卧发生的机制。不得卧、目不瞑，皆指夜不得寐、失眠之义。《内经》认为，卫气昼行于阳，夜行于阴，是人类寤寐的基础，如"卫气昼日行于阳，夜半则行于阴；阴者主夜，夜者卧""阳气尽，阴气盛，则目瞑，阴气尽而阳气盛，则寤矣"（《灵枢·口问》）。可知，卫气运行的阴阳失序既可以导致不得卧之失眠，也可以导致多卧多瞑之嗜睡证。此处之不得卧，是因卫气夜间不能行于阴分，而仍留于阳分，阳脉盛，阴脉虚，阳不入阴，故目不得闭而失眠。

【原文】黄帝曰：病目而不得视者，何气使然？

岐伯曰：卫气留于阴，不得行于阳。留于阴则阴气盛，阴气盛则阴跷满，不得入于阳则阳气虚，故目闭也[1]。

【注释】

[1] 不得……故目闭也：唐·杨上善曰：

"卫气留于五脏。则阴跷盛而不和，唯阴无阳，所以目闭不得视也，以阳主开，阴主闭也。"

【语译】黄帝问道：有的人患病而不想张目视物，这是什么原因造成的呢？

岐伯回答说：这是由于卫气滞留在阴分，不能出而循行于阳分。因为卫气滞留在阴分，就使阴气盛实，而阴气盛实会使阴跷脉盈满有余，同时，卫气不能出行阳

分又使阳气亏虚，故而闭目不欲视物。

【导读】此节论目闭不得视发生的机制。阳主开，阴主闭。由于卫气运行失序而白昼留于阴分，不得行于阳分；使阴脉盛，故白昼闭目难睁，而难以视物。

【原文】黄帝曰：人之多卧者，何气使然？

岐伯曰：此人肠胃大[1]而皮肤湿[2]，而分肉不解[3]焉。肠胃大则卫气留久，皮肤湿则分肉不解，其行迟。夫卫气者，昼日常行于阳，夜行于阴，故阳气尽则卧，阴气尽则寤[4]。故肠胃大，则卫气行留久；皮肤湿，分肉不解，则行迟。留于阴也久，其气不清[5]，则欲瞑，故多卧矣。其肠胃小[6]，皮肤滑以缓，分肉解利，卫气之留于阳也久，故少瞑[7]焉。

黄帝曰：其非常经[8]也，卒然多卧者，何气使然？

岐伯曰：邪气留于上膲[9]，上膲闭而不通，已食若饮汤，卫气留久于阴而不行，故卒然多卧焉[10]。

【注释】

[1] 肠胃大：引申为身体胖大。

[2] 皮肤湿：《甲乙经》《太素》均作"皮肤涩"。

[3] 不解：不滑利。解，滑利。

[4] 阳气尽则卧，阴气尽则寤：卫气在阳分循行终结，人便困倦思睡；卫气在阴分循行终结，人便睡醒神清。

[5] 其气不清：卫气留于阴分而不能使精神清爽。清，《甲乙经》《太素》均作"精"，谓清爽，宜从。

[6] 肠胃小：引申为身体瘦小。

[7] 少瞑：《甲乙经》《太素》均作"少卧"，与上文"多卧"相对为文，似妥。

[8] 非常经：并非往日时时好睡。常经，经常之义。

[9] 膲：同"焦"。

[10] 已食若饮汤……故卒然多卧焉：明·张介宾曰："邪气居于上焦，而加之食饮，则卫气留闭于中，不能外达阳分，故猝然多卧。"若，或者。

【语译】黄帝问道：有的人时时困倦思卧，这是什么原因呢？

岐伯回答说：这类人身体胖大，皮肤涩滞，分肉不够滑利。由于身体胖大，卫气就久久滞留于肠胃之中；由于皮肤涩滞，分肉不够滑利。这样，卫气的循行就迟滞不畅。卫气在白昼时循行于阳分，夜晚间循行于阴分，故而卫气在阳分循行终结，人便困倦思睡，在阴分循行终结，人便睡醒神清。如果身体胖大，卫气便会滞留于肠胃，同时，皮肤涩滞，分肉不够滑利，也会使卫气的循行迟滞不畅。由于卫气滞留于阴分，不能使精神清爽，所以患者就总想闭目而困倦思卧。如果身体瘦小，皮肤滑润而舒缓，分肉滑利流畅，卫气便会循行在阳分，此人就很少闭目而精神清爽。

黄帝问道：如果此人往日并非好睡，却突然出现困倦多眠，这又是什么原因呢？

岐伯回答说：这是由于邪气滞留在上焦，上焦之气闭塞不通，同时，又刚刚吃过饭，卫气滞留于阴分而不能外出于阳分，所以突然出现困倦多眠的现象。

【导读】此节论多卧、少瞑、卒然多卧发生的机制。卧寐醒寤皆与卫气运行有关，故谓"卫气者，昼日常行于阳，夜行于阴，故阳气尽则卧，阴气尽则寤"。多卧、少瞑、卒然多卧三证，都是由于卫气的运行受到某些病理因素的影响，而运行失序所发生的病证。

【原文】 黄帝曰：善。治此诸邪奈何？

岐伯曰：先其脏腑，诛其小过，后调其气[1]，盛者泻之，虚者补之，必先明知其形志之苦乐，定乃取之[2]。

【注释】

[1] 先其脏腑……后调其气：首先诊视五脏六腑，去除其间的微邪，而后调其营卫。《甲乙经》"先"下有"视"字。

[2] 必先明知其形志之苦乐，定乃取之：明·张介宾："然人之致此，各有所由，故于形志苦乐，尤所当察。善苦者忧劳，多伤心肺之阳；乐者纵肆，多伤脾肾之阴，必有定见，然后可以治之。"

【语译】 黄帝说：先生讲得真好！怎样治疗这些病变呢？

岐伯说：首先诊视五脏六腑，去除其间的微邪，然后再调理卫气。若是邪气亢盛就使用泻法，若是正气不足就使用补法。但是，一定要先审明患者形体情志的苦乐，确定之后才可以着手施治。

【导读】 此节论诸疾的治疗要求。一要明辨脏腑定位。"先其脏腑"，就提示诸病多与脏腑功能失调有关，临证必须明辨病变脏腑定位，确定病因病机。二要早期诊治。"诛其小过"，即强调早期诊治，防微杜渐，以防疾病传变或加重。三要调理营卫，补虚泻实。"后调其气，盛者泻之，虚者补之"。本篇所论疾病多与营卫失调，卫气运行失序有关，故强调治疗时要调理营卫，并在明辨证候虚实性质的基础上，正确应用泻实补虚的法则。四要因人制宜，辨体施治。"必先明知其形志之苦乐，定乃取之"，即是强调要结合患者的形体、精神状况而决定治疗法则，做到因人制宜。

痈疽第八十一

【题解】本篇以论痈、疽为主题，概述了痈疽形成的原因，并根据痈疽发病部位的不同，列举了各种痈疽的名称、证治和预后，篇末以痈疽在病机和症状特点方面的鉴别结束全文，因通篇专论痈疽，故名。

【原文】黄帝曰：余闻肠胃受谷，上焦出气，以温分肉，而养骨节，通腠理。

【语译】黄帝说：我听说肠胃受纳水谷而化生精气，其中的卫气宣发于上焦，能够温养分肉，荣养骨节，开通腠理。

【导读】此节论卫气的生成及功能。开篇指出卫气的化源、布散的部位及生理功能。

（1）卫气的生成。原文明确指出水谷是卫气生成的原料，肠胃是卫气化生的场所，故与"卫者，水谷之悍气也"（《素问·痹论篇》）及"人受气于谷，谷入于胃，以传与肺……浊者为卫"（《灵枢·营卫生会》）之论一致。

（2）卫气由上焦布散。"上焦出气"与"上焦开发，宣五谷味，熏肤充身泽毛，若雾露之溉，是谓气"（《灵枢·决气》）之论，均明确表达了卫气之所以能布散于全身，是凭借上焦（肺）的宣散作用而布达于全身。

（3）卫气的功能。①温分肉，即卫气的温煦作用。②养骨节。骨节活动依赖卫气的温养，才能保持其灵活自如地运动。③通腠理。卫气运行于全身，外而肌肤，内而脏腑，通达腠理，如果卫气这一功能失常，卫气便会滞留于局部而化脓生疮，如风邪伤于分肉之间，"与卫气相干，其道不利，故使肌肉愤而有疡"（《素问·风论篇》）即是其例。可见，卫气疏通腠理的功能失常，是痈疽形成的机制之一。

【原文】中焦出气如露[1]，上注溪谷[2]，而渗孙脉。津液和调[3]，变化而赤为血，血和则孙脉先满溢[4]，乃注于络脉，皆盈[5]，乃注于经脉。阴阳已张[6]，因息乃行[7]，行有经纪[8]，周有道理[9]，与天合同[10]，不得休止。

【注释】

[1] 中焦出气如露：中焦化生营气，而营气如雨露一般，有滋养灌溉周身的作用。

[2] 溪谷：肌肉之间的会合处。大者称为谷，小者称为溪，为营气行聚滋养之处。

[3] 津液和调：营气与津液相并而调和。

[4] 溢：充盛、充足。

[5] 皆盈：《甲乙经》作"络脉皆盈"。

[6] 阴阳已张：阴阳诸经被血气充盈之后。张，有充盈之义。

[7] 因息乃行：人体经脉之气伴随呼吸的变化而运行。息，呼吸。

[8] 行有经纪：血气的运行有一定的度数规则。经纪，度数。

[9] 周有道理：营卫在全身的循环运行，与天体周而复始的运行规律相符合。

[10] 合同：应合而协同。合，应合。

【语译】其中的营气化生于中焦，像雨露一样，有滋养灌溉周身的作用，向上灌注于肌肉的会合处，并渗泄到细小的孙络中，与津液相并而调和，变化而成为赤色的血液。如果血液和调，孙络就首先盈满，孙络盈满而溢泄，才输注到络脉，络脉全都盈满并溢泄，才输注到经脉。当阴阳诸经被血液充盈之后，随着呼吸运动才得以流畅地循行。血脉的循行有一定的度数，周流于全身也有一定的规则，并且与天地自然相合协同，永无休止。

【导读】此节论血的生成及循行。一是循行路径。营气、津液从肌肉交会处（即溪谷）"渗入"血脉的最微细部分（即孙脉）即化为血。然后从血脉最微细处逐渐向较大血脉中运行，显然指血的回流；然后血又从大经脉逐渐向远端微细血脉循行。这一过程《灵枢·五十营》等篇也有论及。二是气血运行与呼吸的关系。气血循着经脉，"因息乃行"，指出血行与呼吸的关系，而"人一呼脉再动，一吸脉亦再动，呼吸定息脉五动，闰以太息，命曰平人"（《素问·平人气象论篇》）之论虽然讨论脉搏与呼吸之比率，其本质仍是血行与呼吸关系的临床应用，也是医生诊脉的依据。也指出肺主气司呼吸，能助心行血。气血之所以能"因息乃行"，完全是"肺朝百脉"作用的结果。肺气调畅，呼吸通达，血行也就流畅，此即所谓"人之一身，皆气血之所循行，气非血不和，血非气不运"（《医学正传·气血》）之理。

【原文】切而调之，从虚去实，泻则不足，疾则气减[1]，留则先后[2]。从实去虚，补则有余。血气已调，形气乃持[3]。余已知血气之平与不平，未知痈疽之所从生，成败[4]之时，死生之期，有远近，何以度之，可得闻乎？

【注释】

[1] 疾则气减：用急刺之法祛邪则邪气消减。疾，急刺攻邪。气，邪气。

[2] 留则先后：用留针之法扶正则须守持始终，以聚正气。留，留针。先后，留针的时间要足够长。

[3] 形气乃持：形体与神气才能安宁。持，安定，安宁。形气，《太素》作"形神"。

[4] 成败：痈疽成形与败坏。成，成形，为顺证。败，败坏，为逆证。

【语译】医生诊按脉息并据以调理虚实时，或是依照患者的虚实情况而先除去实邪，使用攻邪的泻法之后则仅余正虚，再施用补法，比如先用急刺之法祛邪则邪气消减，然后用留针之法扶正则须守持始终，以聚正气；或是依照患者正虚的情况而补其正气，使用扶正的补法之后则正气盈满。当血气和调以后，形体与神气才能安宁。我已经知道关于血气平和与不平和的道理了，却还不明白痈疽发生的原因、痈疽成形和败坏的时间以及患者的死生期限的长短，像这些情况应该怎样来诊测呢？是否可以让我听听你的说法呢？

【导读】此节论平调气血以维持正常生理功能。气血是维持正常生命活动的基本物质，必须保持调畅与平和，不论是邪盛所致之实，或是正虚引起之虚，都要及时采取正确的方法，使气血平调，以维持正常的生理活动，也就不会生痈疽之类的病证。所谓"从虚去实"，是用祛邪的泻法以治实证；"从实去虚"，是以使正气充实的补法消除虚证。只有正确地施以补泻，才能获得"血气已调，形神乃持"之效果。

【原文】岐伯曰：经脉留[1]行不止，与天同度，与地合纪[2]。故天宿失度[3]，日月薄蚀[4]，地经失纪[5]，水道流溢，草萱不成[6]，五谷不殖，径路不通，民不往来，巷聚邑居，则别离异处，血气犹然，请言其故。

夫血脉营卫，周流不休，上应星宿[7]，下应经数[8]。

【注释】

[1] 留：通"流"。

[2] 与天同度，与地合纪：经脉运载气血，流行不止，有规律地运行，和天地的运动变化规律同步。气血运行人体一周，水下两刻，一昼夜五十周次于全身，正合水下百刻之度数，故谓"与天同度"。

[3] 天宿失度：在天之星宿的运行失去常度。度，常度，规律。

[4] 日月薄蚀：日月晦暗无光或亏蚀不圆。

[5] 地经失纪：河流不能正常地通行，溃决四溢，泛滥成灾。比喻机体经脉失常而引起疾病。地经，地上的河流。经，常流之河。

[6] 草萱（yí 宜）不成：草死不能生长。草萱，草类。

[7] 星宿：泛指日月星辰。

[8] 下应经数：人体十二经脉的气血如同十二条河流一样，畅通无阻，长流不息。经数，古代的十二条河流。

【语译】岐伯说：经脉流行于周身而从不止息，跟天象是同一法度，跟地理是同一规则。因此，在天之星宿的运行失去常度，日月晦暗无光或亏蚀不圆，在地之江河的流动就会失去常规，出现横流溢泄而泛滥成灾，于是草木不能正常地生长，五谷不能正常地繁育，同时，由于河水泛滥，街巷道路阻塞不通，民众流离失所。那么，血气的情况也就跟上述的情况一样，请让我来谈谈其中的缘故吧。人体的血脉营卫周流于全身而从不止息，在上跟星宿日月相应，在下跟山川流水相合。

【导读】此节在论述气血正常循行的意义之后，以江河泛滥、草木枯死、道路阻塞、民不聊生、离乡背井的例子为喻，指出人体经脉气血运行失常，就会有痈疽之患的道理。

【原文】寒邪客于经络之中则血泣[1]，血泣则不通，不通则卫气归之，不得复反[2]，故痈肿[3]。

【注释】

[1] 泣：通"涩"。

[2] 不通则卫气归之，不得复反：寒邪侵犯于内，卫气趋向于里而蕴积，不能返转于体表。归，有留滞之义。

[3] 痈肿：壅滞于局部而成肿。痈，通"壅"，壅滞不通。

【语译】如果寒邪侵入经脉之中，血液就涩滞不畅，血液涩滞不畅则气机不通，气机不通则卫气留滞于局部，不能正常地循环往复，因此就壅滞于局部而成肿。

【导读】此节论痈疽发病的机制。痈疽的形成较为复杂，《内经》认为形成痈疽的原因有：①感受热邪。热邪灼伤肌肤，使其局部阳热偏亢而生痈疽。②外感六淫邪毒。六淫邪毒，皆可化火生热，腐肉成脓而生痈疽。③饮食不节。过食膏粱厚味，炙煿辛辣之品，损伤气机，酿成内热，而成痈疽。④七情所伤。气机郁而化热，也可成为痈疽。⑤寒邪所伤，郁而化热。本篇所论内容则属于此。

【原文】寒气化为热，热胜则腐肉，肉腐则为脓，脓不泻则烂筋，筋烂则伤骨，骨伤则髓消，不当骨空，不得泄泻[1]，血枯空虚，则筋骨肌肉不相荣，经脉败漏[2]，薰于五脏[3]，脏伤故死矣。

【注释】

[1] 不当骨空，不得泄泻：骨髓消损之后，不能充盈于骨腔，也不能输注于骨骼。当，此指充盈之义。骨空，指骨腔，即骨中的空腔，为骨髓所聚。泄泻，输注营养之义。

[2] 败漏：败坏而渗漏。

[3] 薰于五脏：指热毒内陷，灼伤内脏。薰，同"熏"，熏灼。

【语译】若是寒邪郁而化热，热气炽盛会导致肌肉腐坏，肌肉腐坏就化为脓液，脓液不能外泻就使筋膜败坏，筋膜败坏就会内伤骨骼，骨骼受伤就会使骨髓消损，不能充盈于骨腔，也不能输注于骨骼。如果同时血液亏虚不足，筋骨肌肉都得不到血液的营养，便会出现经脉败坏而渗漏。若是热气进一步熏灼五脏，使五脏伤损，患者就会死亡。

【导读】此节一论痈疽化脓之机制。痈疽化脓，是由于局部气血阻滞不通，先有肿胀，而后血败肉腐而成脓。肿是局部气血瘀阻停滞而成，肿成之后就加重阳热之气的蕴积，即所谓"寒气化为热，热胜则腐肉，肉腐则为脓"，此与"有热则化为脓""烂肉腐肌为脓"（《灵枢·刺节真邪》）观点一致。二论痈疽内陷之机制。痈疽形成，其邪毒由浅表向深层发展，伤筋烂骨，病陷五脏，直至死亡。脓血不能及时排出，是痈疽内陷的主要因素。提示脓液一旦形成，就要切开引流，排脓通畅，使脓毒排有去路，是防止痈疽内陷的重要措施。

此节认为痈疽的形成和演变的进程有三个阶段，即痈肿→化脓→内陷，对后世外科疮疡的分期施治奠定了基础。

【原文】黄帝曰：愿尽闻痈疽之形与忌日名[1]。

【注释】

[1] 痈疽之形与忌日名：痈疽的病状、忌日和病名。日，原本作"日"，形近而误，故改。

【语译】黄帝说：我希望能够了解痈疽的病状、忌日和病名。

【导读】此节论痈疽的命名。继论述气血的生成、循行以及痈疽的发生、化脓和内陷的机制之后，又对 18 种痈疽的名称、发生部位、局部表现、治疗方法、注意事项及预后等问题进行了论述。

【原文】岐伯曰：痈发于嗌[1]中，名曰猛疽[2]，猛疽不治，化为脓，脓不泻，塞咽，半日死；其化为脓者，泻则合豕膏[3]，冷食[4]，三日而已。

发于颈，名曰天疽[5]，其痈[6]大以赤黑，不急治，则热气下入渊腋[7]，前伤任脉，内熏肝、肺，熏肝、肺十余日而死矣。

阳留大发[8]，消脑留项[9]，名曰脑烁[10]，其色不乐[11]，项痛而如刺以针，烦心者死不可治。

发于肩及臑[12]，名曰疵痈[13]，其状赤黑，急治之，此令人汗出至足，不害五脏，痈发四、五日逞焫之[14]。

发于腋下、赤坚者，名曰米疽[15]，治之以砭石，欲细而长，疏砭之[16]，涂已豕膏[17]，六日已，勿裹之。其痈坚而不溃[18]者，为马刀挟瘿[19]，急治之。

发于胸，名曰井疽[20]，其状如大豆，三、四日起，不早治，下入腹，不治，七日死矣。

发于膺[21]，名曰甘疽，色青[22]，其状如穀实瓜蒌[23]，常苦寒热，急治之，去其寒热，十岁死，死后出脓[24]。

发于胁，名曰败疵[25]，败疵者，女子之病也，灸之，其病大痈脓，治之，其中乃有生肉，大如赤小豆，㕮薱翘[26]草根各一升，以水一斗六升煮之，竭[27]为取三升，则强饮[28]厚衣，坐于釜上，令汗出至足已。

发于股胫，名曰股胫疽，其状不甚变，而痈脓搏骨[29]，不急治，三十

死矣。

发于尻，名曰锐疽[30]，其状赤坚大，急治之，不治，三十日死矣。

发于股阴，名曰赤施[31]，不急治，六十日死，在两股之内，不治，十日而当死。

发于膝，名曰疵痈[32]，其状大痈[33]，色不变，寒热，如坚石[34]，勿石[35]，石之者死，须其柔[36]，乃石之者生。

诸痈疽之发于节而相应者[37]，不可治也。发于阳[38]者，百日死；发于阴者，三十日死。

发于胫，名曰兔啮[39]，其状赤至骨，急治之，不治害人也。

发于内踝，名曰走缓[40]，其状痈也，色不变，数石其输[41]，而止其寒热，不死。

发于足上下[42]，名曰四淫[43]，其状大痈，急治之，百日死。

发于足傍，名曰厉痈[44]，其状不大，初如小指发[45]，急治之，去其黑者，不消辄益[46]，不治，百日死。

发于足指，名脱痈[47]，其状赤黑，死不治；不赤黑，不死。不衰，急斩之，不则死矣[48]。

【注释】

[1] 嗌（yì 异）：咽喉。

[2] 猛疽：发病急，病情凶险。

[3] 泻则合豕膏：脓液排出后，则口含炼过的猪油，不要急于下咽，以保护疮面，不使疮面过早封口，利于脓液的排出。《甲乙经》《太素》

"泻"下均有"已"字。泻已,痈疽溃破,脓液排出后。合,《太素》作"含"。豕膏,炼过的猪油,性凉能清润。

[4] 冷食:清·张志聪曰:"豕乃水畜,冷饮豕膏者,使热毒从下而出也。"

[5] 夭疽:因其疽发于颈部耳后,难治易死,故名。

[6] 痈:夭疽局部的肿块。

[7] 渊腋:穴名,属足少阳胆经,在腋下三寸,当第五肋间。指胸腋部。

[8] 阳留大发:《甲乙经》《太素》"留"均作"气"。

[9] 消脑留项:热毒销铄脑髓,并流注于颈项。留,通"流"。

[10] 脑烁(shuò 朔):病名。疮疡发于太阳经脉,生在颈部,由于热毒炽盛,最能销铄脑髓,故名之。烁,通"铄",消损。

[11] 不乐:由于此病生于项部,痛如针刺,故患者神色抑郁不乐。

[12] 臑(nào 闹):肩肘之间的部位,即上臂。

[13] 疵(cī 刺)痈:清·张志聪曰:"此痈浮浅如疵,在皮毛而不害五脏。"

[14] 逞烊之:赶快施以艾灸。逞,疾也。

[15] 米疽:米,言其红肿面积小。此病生于腋窝,故又名腋疽,亦称疚疽。

[16] 欲细而长,疏砭之:明·张介宾曰:"砭石欲细者,恐伤肉也;欲长者,用在深;故宜疏不宜密。"

[17] 涂已豕膏:以炼过的猪油涂敷。已,同"以"。

[18] 不溃:痈疽难以溃破,脓液不易排出。

[19] 马刀挟瘿:生于腋下,形如马刀虫者为马刀。生于颈部的叫挟瘿。

[20] 井疽:部位很深,病情凶险。

[21] 膺:胸两侧部位。

[22] 色青:疮肿局部皮色发青。

[23] 穀(gǔ 谷)实瓜蒌:痈疽肿块的形状,有的像楮实,有的像瓜蒌。穀实,即楮实,楮树的果实。

[24] 死后出脓:化脓部位很深,脓液量多,即使死后,疮口的脓液仍然淋漓排出。

[25] 败疵:胁痈。

[26] 葰翘草根:连翘的茎叶和根。一说:菱和连翘的根。

[27] 竭:水干涸。此有浓缩之义。

[28] 强饮:尽力服完。强,勉强。

[29] 痈脓搏骨:明·张介宾曰:"言脓着于骨,即今人之所谓贴骨痈也。"

[30] 锐疽:因患处在尾骶骨的尖端,故名锐疽。但应和生于右侧耳后乳突部的"锐疽"区分开。

[31] 赤施:又名股阴疽。火色赤,因其是火毒施布于大腿内侧所致,故清·张志聪说:"阴股,足三阴之部分也,以火毒而施于阴部,故名赤施。"

[32] 疵痈:与上文病名相重。《甲乙经》《太素》均作"疵疽"。

[33] 大痈:严重肿起。痈,此有肿起之义。

[34] 如坚石:局部坚硬,脓未形成。

[35] 石:动词,用砭石刺破排放脓液。未成脓者不可切开,故曰"勿石";已成脓,局部变软且有波动感,要及时刺破排脓,故谓"石之"。

[36] 须其柔:等到痈肿变得柔软,才能切开痈肿排脓。须,待,等待。

[37] 发于节而相应者:明·马莳曰:"节者,关节也。其节外廉为阳,内廉为阴。"

[38] 发于阳:发生在关节的阳面,亦即伸侧。此下"发于阴"谓发生在关节的屈侧。

[39] 兔啮(niè 聂):又名足根疽。疮疡溃破后脓水淋漓,状如兔咬,故名。啮,即咬。

[40] 走缓:内踝疽。《证治准绳》又称为"鞋带痈"。

[41] 数(shuò 朔)石其输:多次用石针在患处砭刺。数,多次,屡次。石,用如动词,用

石针砭刺。输，指患处。

[42] 发于足上下：痈疽或发生于脚背，或发生于足底。

[43] 四淫：四，指双足的上下部位。淫，毒盛蔓延为害。

[44] 厉痈：言其凶险。但清·张志聪认为此痈生于胃经，"足阳明之脉，起于大趾次趾之厉兑，故发于足旁，名曰厉痈"。二说均通，然其一从病势解，一从部位释。

[45] 初如小指发：清·张志聪曰："谓初发如小指，其状肿而长，乃邪在经络之形，卫气归之，则圆而坟起矣。"

[46] 不消辄益：若是黑色不退则病情会恶化。益，增益，此有病情加重或恶化之义。

[47] 脱痈：又名脱疽。

[48] 不衰……不则死矣：明·张介宾曰："六经原输，皆在于足，所以痈发于足者，多为凶候。至于足趾，又皆六井所出，而痈色赤黑，其毒尤甚，若无衰退之状，则急当斩去其趾，庶得保生，否则毒气连脏，必至死矣。"

【语译】 岐伯说：痈疽发生在咽喉，名叫猛疽。初起而未能及时治疗，就会化而成脓，脓液不能外泻而阻塞喉中，半天之内就可能死亡。猛疽若已化脓，在泻其脓液之后则应口含炼过的凉猪油以润护咽喉，三天之后就可以痊愈。

痈疽发生在颈部，名叫夭疽。疮形较大而颜色赤黑，如果未能抓紧治疗，热毒就会向下侵入渊腋穴的部位，向前伤及任脉，向内熏灼肝肺，十几天后就可能死亡。

若是阳热之气大盛，销铄脑髓，流注颈项而发为痈疽，名叫脑烁。患者时常神情凄惨，颈项疼痛，就像用针刺一样。若兼见心中烦躁，便是不可治愈的死证。

痈疽发生在肩部及臂臑，名叫疵痈。疮色赤黑，应该抓紧治疗。这种痈疮会使患者出汗，直至足部，但不会伤及五脏，

可以在痈发四五天以内赶快用艾灸之法治疗。

痈疽发生在腋下，色赤而质坚，名叫米疽。米疽的治疗应该使用砭石，但砭石的制形要细长，并且稀疏地砭刺，刺过以后用炼过的猪油涂敷，六天之内便可以痊愈，但应注意不要包裹。若是米疽的质地坚硬而不易溃破，名叫马刀挟瘿，应该抓紧治疗。

痈疽发生在胸部，名叫井疽。初起的疮形像大豆一样，三四天后便会肿大高起，若不及时治疗，疮毒会下入腹中，若再不治疗，患者七天以后就会死亡。

痈疽发生在胸部两侧，名叫甘疽。疮色发青，形状像楮实或瓜蒌一样，患者常常苦于恶寒发热。对甘疽应该抓紧治疗，去除恶寒发热的症状，但十年以后患者仍会死亡，死后疮口仍有脓液流出。

痈疽发生在胁部，名叫败疵。是女子易患的病候，应该用艾灸的方法治疗。若是疮肿形大而脓多，则应刺破排脓，可以看到疮中有新生的肉芽，就像赤小豆大小，随之将连翘的茎叶和根各一升切碎，用一斗六升水煎煮，浓缩为三升后取汁，让患者尽力一次服完，穿上暖厚的衣服，坐在热水锅之上，使全身出汗以至于足部，病可痊愈。

痈疽发生在股胫部，名叫股胫疽。在局部形色上并无明显变化，但痈脓内聚于骨骼，若不抓紧治疗，三十天以后就会死亡。

痈疽发生在尾骶部，名叫锐疽。形大而质硬，颜色红赤，应该抓紧治疗，若不能及时治疗，三十天以后就会死亡。

痈疽发生在大腿内侧，名叫赤施。若

不抓紧治疗，六十天以后就会死亡。若是发生在两侧大腿的内侧而未能及时治疗，十天以后就可能死亡。

痈疽发生在膝部，名叫疵痈。疮形较大，但肤色不变，兼见恶寒发热。若疵痈质硬如石，切不可用砭石刺疗，如用砭石刺疗，必死无疑，一定要等到质地变软以后才可以用砭石刺疗，才可能治愈。

各种痈疽若是发生在关节部位并左右相应，就不能治愈。发生在关节阳面，一百天后便会死亡；发生在关节阴面，三十天后便会死亡。

痈疽发生在胫部，名叫兔啮。疮色红赤，深入至骨，应该抓紧治疗，若不能及时治疗，便会危及生命。

痈疽发生在内踝，名叫走缓。疮形肿大，但肤色不变。若能多次用石针在患处砭刺而使寒热的症状消退，患者便不至于死亡。

痈疽发生在足部的上下，名叫四淫。疮形肿大，应该抓紧治疗，若不能及时治疗，一百天以后就会死亡。

痈疽发生在足旁，名叫厉痈。疮形不大，初起时就像小指一般大小，应该抓紧治疗，去除疮面上的黑色，如果黑色不消，病情就会加重，以至于不能治愈，一百天以后就可能死亡。

痈疽发生在足趾，名叫脱痈。疮色若见赤黑。便是不能治愈的死证；若不见赤黑色，便是可以治愈的生证。如果经过治疗仍不能缓解，就要赶快切除病趾，不然就会死亡。

【导读】

1. 痈疽的分类命名

十八种名称各异的痈疽，分类命名规律有四。①按痈疽发生的部位命名：如脑烁、股胫疽、四淫、甘疽、疵痈、锐疽（鹳口疽）等。②按局部症状命名：如米疽、马刀挟瘿、兔啮、井疽等。③按病情变化命名：猛疽、夭疽、败疵、厉痈、脱痈、败疵等。④按病机命名：赤施、走缓等。可见，痈疽的分类命名主要是根据发病的部位和病情变化，尤其是以部位为多，后世对疮疡痈疽的命名也是如此。如将痈分为内痈、外痈两大类，外痈如背痈、颈痈（又叫对口痈）、腹痈（生在腹壁）等；内痈是生于内脏，如肺痈、肝痈、肠痈等。

2. 痈疽的治疗

总的治疗原则是在于"通"，不论是外治还是内治，都贯彻这一治疗理念。

（1）同病异治。"同病异治"是《素问·病能论篇》制定的治疗痈疽的原则，从三方面予以体现：①痈疽的类型不同，治法不同；②痈疽的发展阶段不同，治法不同；③痈疽的部位不同，发展阶段不同，治法也不同。

同为痈疽，之所以治疗方法完全不同，是由于所患的部位不同，发展阶段有别，或未成脓，或已成脓，或邪去新肉始生，或邪毒内陷筋骨，内熏五脏，加之患者的性别、年龄、体质的差异，所以要针对不同情况，采用不同的治疗方法，这就是"同病异治"原则在痈疽治疗中的体现。

（2）及早施治。对于痈疽应早期诊断，早期治疗，以防止痈疽恶化内陷。原文在所述的 18 种痈疽病的治疗中，就有 12 处提出要"急治""早治"，并认为"不急治""不早治"，就会使病情恶化或死亡。可见，对于外科疮疡疾患，早期诊治同样是重要的治疗原则。

3. 痈疽的预后

痈疽预后不可一概而论，若发生的部位表浅，仅限局部，未波及内脏者，只要及时治疗，预后大多较好。由于痈疽发生的部位不同，是否及时治疗，治疗方法是否得当，都对预后有较大影响。此节认为发病部位不同，预后不同；治法得当与否，预后不同；内陷与否，预后不同。痈疽内陷者预后差，不内陷者预后好；致痈邪气的毒烈程度不同，预后也不同。如同样发于下肢末端的痈疽，"走缓""四淫"虽可致死，却无"脱痈（疽）"的病情凶险。

【原文】黄帝曰：夫子言痈疽，何以别之？

岐伯曰：营卫[1]稽留于经脉之中，则血泣而不行，不行则卫气从之[2]而不通，壅遏而不得行，故热。大热不止[3]，热胜则肉腐，肉腐则为脓。然不能陷[4]，骨髓不为燋枯[5]，五脏不为伤，故命曰痈。

黄帝曰：何谓疽？

岐伯曰：热气淳盛，下陷肌肤，筋髓枯，内连五脏，血气竭，当其痈下[6]，筋骨良肉皆无余[7]，故命曰疽。疽者，上之皮夭以坚[8]，上如牛领[9]之皮。痈者，其皮上薄以泽[10]。此其候也。

【注释】

[1] 营卫：偏义复词，义偏在"营"。

[2] 卫气从之：从，顺从，随着。因为脉内之营血凝涩阻滞，所以卫气也就随之不行。

[3] 大热不止：局部蓄积之热不断地发展。

[4] 不能陷：痈的病位表浅，很少内陷筋骨，攻入脏腑。

[5] 骨髓不为燋枯：痈毒不能深陷于骨髓，所以骨髓未被耗伤太甚。燋，通"焦"。

[6] 痈下：疮肿之下。

[7] 筋骨良肉皆无余：疽之邪毒伤人甚烈，内陷筋骨，所以在其疮面之下的肌肉筋骨都受其害，不受其害的完好组织所剩无几。

[8] 夭以坚：晦暗而坚硬。夭，色泽不明润。

[9] 牛领：牛颈。领，脖颈。

[10] 薄以泽：痈的表皮光亮而薄，按之较软。

【语译】黄帝问道：先生讲述了各种痈疽的情况，那么，痈和疽又怎样来鉴别呢？

岐伯回答说：营气滞留在经脉之中，血液也就因之而涩滞不畅，而血行不畅，卫气也随之而不能畅达。由于营卫二气壅遏于局部而不能流行，因此便郁而化热，甚至大热不止。由于热邪炽盛，导致肌肉腐坏，而肌肉腐坏就会化而成脓。但是，这种热邪不能内陷于骨髓而使之销铄枯竭，五脏也不会为其所伤，因此就命名为痈。

黄帝问道：那么，什么又叫疽呢？

岐伯回答说：由于热邪亢盛，深陷于肤肉之中，并使筋脉骨髓销铄枯竭，又向内伤及五脏，血气因之而枯竭，以致在患处的皮肤之下，筋骨肌肉都已败坏无余，因此就命名为疽。就患处的皮色来看，疽的疮面皮色晦暗而发硬，就像牛颈部的厚皮一样，痈的疮面皮色润泽而较薄，这便是痈和疽在病候上的不同。

【导读】此节论痈与疽的鉴别诊断。应用对比的方法，从形成的病因病机、病位深浅、病情的凶险程度等方面，将两者作了鉴别。根据临床实践看，痈轻疽重；从阴阳属性分析，痈为阳证，疽为阴证。痈的预后较佳，而疽的预后甚差。此节较详细而明确地论述了痈和疽的鉴别。后世辨别痈疽方法虽有发展，但仍是《内经》旨意之拓展。

（1）发病部位的深浅：痈发部位较浅，疽发部位较深。

（2）局部表现：痈者"皮上薄以泽"，而疽者"皮夭以坚，上如牛领之皮"。

（3）病变预后：痈的预后较好，而疽则凶险。

主要参考书目

[1] 皇甫谧. 针灸甲乙经 [M]. 北京：人民卫生出版社，1984.

[2] 杨上善. 黄帝内经太素 [M]. 北京：人民卫生出版社，1965.

[3] 张介宾. 类经 [M]. 北京：人民卫生出版社，1964.

[4] 河北医学院. 灵枢经校释 [M]. 北京：人民卫生出版社，1982.

[5] 张登本，武长春. 内经词典 [M]. 北京：人民卫生出版社，1990.

[6] 傅贞亮，张登本，高光震，等. 黄帝内经灵枢经析义 [M]. 银川：宁夏人民出版社，1993.

[7] 张登本. 白话通解黄帝内经 [M]. 西安：世界图书出版公司，2000.

[8] 张登本. 内经的思考 [M]. 北京：中国中医药出版社，2006.

[9] 王玉兴.《黄帝内经灵枢经》三家注 [M]. 北京：中国中医药出版社，2013.

[10] 丹波元简. 灵枢识 [M]. 北京：人民卫生出版社. 1984.

[11] 郭霭春. 黄帝内经灵枢经校注语译 [M]. 天津：天津科学技术出版社，1991.

[12] 张登本，孙理军. 全注全译《黄帝内经》[M]. 北京：新世界出版社，2008.

[13] 张隐庵. 黄帝内经灵枢经集注 [M]. 上海：上海科学技术出版社，1991.

[14] 张登本.《黄帝内经》二十论 [M]. 北京：中国中医药出版社，2017.

[15] 孙理军，张登本.《黄帝内经灵枢经》点评 [M]. 北京：中国医药科技出版社，2020.